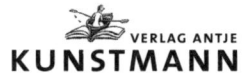

Karl Heinz Roth

BLINDE PASSAGIERE

Die Coronakrise und die Folgen

Verlag Antje Kunstmann

Inhaltsverzeichnis

Vorwort 9
Einleitung: Krankheitserreger als blinde Passagiere 12
Der Schwarze Tod *13* | Die Influenzapandemie 1918–1920 *15* | Drei Geschwindigkeiten *18*

Teil I – Ein vorausgesagtes Ereignis 21
1 Zwei Coronapandemien als Menetekel: SARS und MERS 23
Die SARS-Pandemie 2002/2003 *23* | Die MERS-Pandemie seit 2012 *26*
2 Der Aufbau von Frühwarnsystemen 29
3 Die medizinische Forschung: Erfolge und ungelöste Probleme 35
Das biomedizinische Umfeld des Coronavirus *35* | Viren aus dem Labor: Die Synthese von Coronaviren *36* | Wege und Irrwege der Impfstoffentwicklung *39*
4 Die globalen Großstiftungen und ihr Anspruch auf ›Public-Private-Partnership‹ bei der Pandemiebekämpfung 42
5 Potemkinsche Dörfer? 51
Die Krise der World Health Organization (WHO) *51* | Nationale Pandemiepläne im Griff der Pharmaindustrie *54*
6 Vom Atomkriegsszenario zur Pandemie-Übung 60
Von FALLEX zu LÜKEX: Die Entwicklung in Deutschland *61* | Die Pandemie-Übungen 2007 und 2012 *63* | Evakuierungspläne in den Vereinigten Staaten von Amerika *73* | Pandemien als ›Live Simulation Exercises‹ *67*
7 Das große Rätsel: Warum unterblieben die Vorsorgemaßnahmen? 80

Teil II – Die Covid-19-Pandemie   85

1   Beginn und regionale Ausbreitung   87
Die Ursprünge *87* | Das Übergreifen der Epidemie auf Ost- und Südostasien *94*

2   Ein Virus auf Weltreise (Januar–April 2020)   99
Die Ausbreitung in Europa *100* | Covid-19 in den USA *109* | Die Schwellen- und Entwicklungsländer *113*

3   Epizentren in der Neuen Welt und das weltweite Wiederaufflackern der Pandemie (Mai–August 2020)   126
Die Vereinigten Staaten von Amerika *126* | Epizentrum Lateinamerika *128* | Das weltweite Wiederaufflackern der Pandemie *133*

4   Die zweite Welle ab September 2020 und die Entwicklung bis Anfang Mai 2021   145

Teil III – Die Eigenschaften der Pandemie   155

1   Das Virus erobert den Menschen   157
Das Virus in seiner natürlichen Umwelt *157* | Die Übertragung auf den Menschen *158* | Die Übertragung von Mensch zu Mensch *161* | Neue Virusmutanten *165* | Die wichtigsten Merkmale der Pandemie *166*

2   Krankheitsverläufe und medizinische Behandlung   169
Erkrankungsbeginn und Diagnosestellung *169* | Klinische Krankheitszeichen und Behandlungsmethoden *171* | Die Suche nach einer kausalen Therapie *174* | Todesursachen *177* | Die Genesenen und die längerfristig Geschädigten *179* | Die Entwicklung neuer Impfstoffe *181*

3   Infizierte – Genesene – Verstorbene: Ein kritischer Blick auf die Statistik   188
Infektionshäufigkeit und Dunkelziffern *188* | Die Schätzung der Genesenen, der Stellenwert der Impfkampagne und die kollektive Immunität der Bevölkerung *190* | Fallstricke der Mortalitätsstatistik *192* | Die ersten repräsentativen Stichproben *198*

4   Das Ausmaß und die Eigenschaften der Pandemie   201
Die erste Welle *201* | Die Zwischenetappe (Juni bis Ende August 2020) *206* | Das Ausmaß der zweiten und dritten Welle *211* | Die Eigenschaften der Pandemie *214* | Covid-19 im historischen Pandemievergleich *217*

Teil IV – Die Gegenmaßnahmen 225
1 China: Vom Vertuschen zum autokratischen Durchgreifen 227
2 Die Gegenmaßnahmen in Ost- und Südostasien 231
3 Lockdowns in Europa 236
Sechs verlorene Wochen: Fehlentscheidungen und mangelnde Ressourcen *236* | Kassandra spricht *241* | Panikreaktionen und Lockdowns *249* | Verspätete Lernprozesse – Die Lockerungsphase im Sommer 2020 *255*
4 Das Pandemie-Management in den USA 258
5 Eindämmungsversuche in Lateinamerika 265
6 Der zweite Lockdown ab Herbst 2020 und der Beginn der Impfkampagne 273
Der zweite Lockdown *273* | Der Start der Impfkampagne *280*
7 Wie kam es zum ›Großen Lockdown‹? Eine Zwischenbilanz 287
Die spontanen Vorkehrungen der Bevölkerung *288* | Das Versagen der epidemiologischen Sofortmaßnahmen *290* | Die Preisgabe der Risikogruppen *291* | Der ›Große Lockdown‹ – eine folgenreiche Panikreaktion? *292*

Teil V – Die Lockdowns: Effekte – Alternativkonzepte – Hintergründe 297
1 Die Auswirkungen der Lockdowns auf den Verlauf der Pandemie 299
Beurteilungskriterien *301* | Neue Modellrechnungen *304* | Schädliche Nebeneffekte *311*
2 Die Marginalisierung alternativer Konzepte zur Pandemiebekämpfung 317
3 Die tieferen Ursachen der Coronakrise 326
Die Umbrüche des globalen Gesundheitswesens *327* | Begrenzte Zugänge zur medizinischen Grundversorgung *330* | Der Um- und Rückbau des Krankenhauswesens *340* | Der Zustand des Pflegebereichs für Alte und Behinderte *344*

Teil VI – Die Folgen der Coronakrise 349
1   Ängste, Gerüchte und Panikreaktionen   351
2   Der veränderte Alltag   361
3   Soziale Folgen und sozialpolitische Interventionen   373
4   Die Politik im Ausnahmezustand   394
5   Ökonomische Paradoxien der Coronakrise   407
Die lange Stagnation und der Krisenbeginn 2018/19 *407* | Der Kollaps Chinas und die globale Kettenreaktion Februar–März 2020 *408* | Die Finanzmärkte als Akzelerator: Die Corona-Panik im März 2020 und ihre Eindämmung durch die Zentralbanken *411* | Der ›Große Lockdown‹ – Der Kollaps der Weltökonomie *413* | Kreditausweitung und Fiskalpakete *421* | Die Krisenverluste und der ›Wert des Lebens‹ *425* | Die Lockdowns als Beschleuniger der Innovationsprozesse *427* | Hypotheken auf die Zukunft? Zentralbankbilanzen und globale Verschuldung *430* | Ein kritischer Ausblick im historischen Vergleich *433* | Zusammenfassung und Ausblick *438*

Anmerkungen   441

Anhang   489
Abkürzungsverzeichnis *490* | Tabellenverzeichnis *492* | Glossar *493* | Hinweise zu Quellen und Literatur *500*| Personenregister *502*

Vorwort

Auch mich brachte die Coronakrise aus dem Gleichgewicht. In den Medien und in der Politik gab es nur noch dieses Thema. Ihm konnte sich niemand entziehen. Hinzu kam die zermürbende soziale Isolation. Veranstaltungen, Tagungen und Treffen im Freundeskreis wurden abgesagt. Der ›Große Lockdown‹ versperrte mir sogar zeitweilig den Zugang zu den Unterlagen eines laufenden Forschungsprojekts.

Das Leben im Ausnahmezustand weckte Erinnerungen an frühere epidemische Notlagen. Seit Beginn der 1980er Jahre war ich als Hausarzt in einem ›sozialen Brennpunkt‹ tätig gewesen und unverhofft zu einem ›Frontmann‹ der AIDS-Pandemie geworden. Es gab damals lebhafte Debatten über das angemessene Vorgehen gegen das Killervirus. Einige Politiker und Experten forderten, die besonders gefährdeten homosexuellen Männer zu überwachen, die Drogenabhängigen zu internieren und das Rotlichtmilieu trockenzulegen. Vor Ort erarbeiteten wir im Dialog mit den Betroffenen weniger drastische Lösungen. Zum Glück konnten sich unsere Alternativvorstellungen schließlich durchsetzen: detaillierte Aufklärung über die Übertragungswege und Eigenschaften des Erregers, kostenlose Verteilung von Kondomen und Ausbau der Drogenberatung.

Der Erreger von Covid-19 ist alles andere als harmlos. Aber die medizinischen Antworten zur Eindämmung seiner Ausbreitung wurden in Rekordzeit entwickelt, während wir noch heute auf den AIDS-Impfstoff warten. Trotzdem waren die Dispute über die effizientesten nicht-pharmazeutischen Gegenmaßnahmen weitaus heftiger und wurden vor einer breiten Öffentlichkeit ausgetragen. Das war durchaus verständlich, denn das Coronavirus bedroht nicht nur eine bestimmte soziale Gruppe.

Diesen Kontroversen wollte ich mich nicht entziehen. Ich bemerkte jedoch bald, dass das verfügbare Wissen für eine belastungsfähige Stellungnahme nicht ausreichte. Dafür war das Geschehen viel zu komplex und unkalkulierbar, denn neben den fachmedizinischen und gesundheitspolitischen Problemen machten sich gravierende soziale und wirtschaftliche Auswirkungen bemerkbar.

In dieser Situation kamen mir meine jahrzehntelangen Forschungen auf zahlreichen Feldern der Medizin- und Sozialgeschichte zugute. Für ein tieferes Verständnis der sich ausweitenden Coronakrise waren diese Faktoren alle von Bedeutung. Voraussetzung war freilich, dass ihre verschiedenen Komponenten in ihren Wechselwirkungen analysiert wurden. So reifte in mir der Plan, das vor unseren Augen ablaufende Pandemiegeschehen zum Gegenstand einer zeitgeschichtlichen Analyse zu machen, in die alle wesentlichen Aspekte integriert sind.

Das Ergebnis dieser im April 2020 begonnenen und im Mai 2021 abgeschlossenen Anstrengung ist das vorliegende Buch. Ich habe es aus einer globalen Perspektive geschrieben – angesichts der weltweiten Dynamik erschien mir dies nötig. Davon ausgehend habe ich sechs Schwerpunkte gebildet, die aufeinander aufbauen und eine ausgewogene Beurteilung des Gesamtgeschehens ermöglichen sollen. Als Basis dient eine Skizzierung der Vorgeschichte von Covid-19, die bis zum Beginn des neuen Millenniums zurückreicht. Darauf folgt eine Übersicht über den bisherigen Pandemieverlauf, die durch eine Analyse seiner wichtigsten biomedizinischen und strukturellen Eigenschaften vertieft wird. Der vierte Schwerpunkt bietet eine kritische Darstellung der als ›Lockdown‹ bezeichneten behördlichen Maßnahmen zur Kontakt- und Mobilitätsbeschränkung. Im fünften Teil untersuche ich die dadurch sichtbar gewordenen gesundheitspolitischen Probleme der Coronakrise. Den Abschluss bildet sechstens ein Überblick über ihre mentalen, sozialen, politischen und wirtschaftlichen Folgen.

Bei meinem integrierend-historischen Blick auf die Gegenwart habe ich immer wieder Unterstützung erfahren. An dieser Stelle möchte ich mich vor allem bei vier Personen bedanken. Vom Beginn bis zum Abschluss der Untersuchung hat mir Malte Heuer bei der Erschließung der Materialen, den statistischen Berechnungen und den Korrekturarbeiten zur Seite gestanden. Angelika Ebbinghaus und Roland Herzog haben das Manuskript lektoriert und auch wichtige Hinweise zur Umstellung und Straffung des Texts gegeben; selbstverständlich bin ich für den Inhalt allein verantwortlich. Sehr gefreut hat mich, dass Antje Kunstmann das Buch in ihr Verlagsprogramm aufgenommen hat.

Das Manuskript wurde im Mai 2021 abgeschlossen, als die Pandemie ihren dritten Höhepunkt überschritt, und bis Ende Juli überarbeitet. Auch wenn Covid-19 noch lange nicht in die endemische Phase übergegangen ist, war ein erster Überblick möglich.

Einleitung: Krankheitserreger als blinde Passagiere

Krankheitserreger, die weltweite Epidemien auslösen, sind blinde Passagiere. Ihre Reservoire haben sie häufig in der Tierwelt. Die Flöhe beherbergen die Pestbakterien und die Erreger des Fleckfiebers. Die Influenzaviren sind bei den Wildvögeln heimisch, und die Coronaviren nisten in den Fledermäusen. Von dort breiten sie sich seit Jahrtausenden auf weitere Zwischenwirte aus. Die Pesterreger besiedeln die Populationen der wilden Nager und Hausratten, die Grippeviren die Geflügel- und Schweinezuchten, und die Coronaviren exotische Wildtiere.

Wenn die Erreger die Populationen ihrer Zwischenwirte verlassen, wird es für den Menschen gefährlich. Die Flöhe der Hausratten springen auf sie über und infizieren ihre eigenen Flöhe, die Kleiderläuse. Auch von den Geflügel- und Schweinefarmen ist es nicht weit zum Menschen. Und viele exotische Wildtiere werden in Asien als gesundheitsfördernde Delikatessen gehandelt und verspeist.

Wenn die Krankheitserreger die Artenbarriere überspringen, ist es zu Anpassungsvorgängen gekommen, die auf kleineren oder größeren Veränderungen ihres Erbguts beruhen. Die dann in Gang kommende Ausweitung der tierischen Infektionskreisläufe auf die Lebenssphäre der Menschen ist nicht häufig. Oft ist sie harmlos, weil das menschliche Immunsystem sie in Schach hält. Aber manchmal versagt die Immunabwehr. Dies ist vor allem bei neu auftretenden Krankheitserregern häufig. In solchen Fällen bleibt ihre Weiterübertragung von Mensch zu Mensch nicht auf bestimmte Siedlungsgebiete beschränkt. Wenn diese Gebiete über Verbindungen zu ihren Nachbarregionen verfügen, begeben sich die Bakterien und Viren mit auf die Reise. Sie verstecken sich in den mitgeschleppten Zwischenwirten – Hausratten, Kleiderläusen, Geflügel und Schlachtvieh sowie in exotischen Wildtieren. Häufig haben sie vor Reisebeginn auch schon die Menschen befallen. Es kommt aber auch vor, dass sie sich ausschließlich bei den Menschen als unerkannte blinde Passagiere einnisten. Infolgedessen verlaufen die Reiserouten und Geschwindigkeiten, in denen sich die Krankheitserreger in der menschlichen Zivilisation ausbreiten, sehr unterschiedlich. Dazu zwei Beispiele: Der Schwarze Tod des 14. Jahrhunderts und die Influenzapandemie 1918/20.

Der Schwarze Tod

Seit Jahrtausenden koexistieren die Pestflöhe mit den wilden Nagern der zentralasiatischen Hochebene.[1] Als der Klimawandel diese Weltregion im 14. Jahrhundert auszutrocknen begann, begaben sich die Nager – und mit ihnen die Pestflöhe – auf Wanderschaft. Sie kamen in näheren Kontakt mit menschlichen Siedlungen. Die Flöhe sprangen auf die dort heimischen Hausratten über. Ende der 1330er Jahre brach bei einer nestorianischen Christengemeinde in Issyk-Kul im heutigen Kirgistan die Pest aus. Von hier aus bildeten sich größere Infektionsherde, die sich nach und nach über Nordindien nach China ausbreiteten. Dort herrschten Hungersnöte und Kriegswirren, die ohnedies Millionen Menschen das Leben kosteten. Bis Mitte der 1340er Jahre sind in China und im übrigen Asien etwa 25 Millionen Menschen der Pest zum Opfer gefallen. Wie dies im Einzelnen geschah, ist unbekannt.

Über die Ausbreitungswege der Pest in die übrigen Weltregionen[2] sind wir besser unterrichtet: Sie folgten den Routen des Fernhandels, der unter der Mongolenherrschaft neu aufgeblüht war. Händlerkarawanen und Mongolenheere kreuzten Zentralasien auf den Verzweigungen der Seidenstraße, die nördlich des Kaspischen Meers verliefen. Gegen Mitte der 1340er Jahre erreichten die in den Handels- und Armeetrecks mitreisenden blinden Passagiere die untere Wolga und die Don-Region. Dort sprangen sie auf den Armee-Tross der Goldenen Horde über, die sich gerade anschickte, die Krim zurückzuerobern. In den Jahren 1345/46 belagerte sie die an der Ostküste der Krim gelegene genuesische Handelsniederlassung Kaffa (heute Feodosia), um sie auszuhungern. Die Pest dezimierte jedoch ihren Belagerungsring. Daraufhin katapultierten die Mongolen die Leichen ihrer Gestorbenen über die Mauern, und so erreichte der tödliche Erreger Europa.[3] Es gelang den Genuesen, auf mehreren Galeeren zu fliehen. Im Frühjahr 1347 machten sie in Trapezunt und anschließend in Konstantinopel, der Metropole des Byzantinischen Reichs, Zwischenstation. Dort lösten sie eine katastrophale Epidemie aus und infizierten die Besatzungen weiterer genuesischer Handelsschiffe. Von hier an folgte die Pest den Seerouten des genuesischen Fernhandels, und nun wurde die Ausbreitungsgeschwindigkeit der Epidemie durch die Rudergeschwindigkeit ihrer Galeeren bestimmt.

Eine Hauptroute verlief nach Alexandria, wo die ersten todbringenden Schiffe im Frühsommer 1347 ankamen. Die Hafenstadt wurde zum Knotenpunkt der weiteren Ausbreitung, die die Küstenstädte der Levante und Nordafrikas sowie den gesamten Nahen Osten erfasste.

Die zweite Hauptoute führte in die Hafenstädte Siziliens und danach Italiens: Messina, Pisa, Genua und Venedig. Italien wurde um die Jahreswende 1347/48 zum europäischen Epizentrum des Schwarzen Todes. Von hier aus wurde ganz Süd- und Westeuropa in die Pandemie einbezogen: Frankreich schon im Herbst 1347 von Marseille aus, das spätere Österreich über Tirol, den Brennerpass und Venedig, Spanien über Barcelona und die Balearen. Danach zog die Pest stromaufwärts nach Mittel- und Nordeuropa, vor allem über die Rhône und das Rheintal bis zu den Städten der Nordseeküste, nach England und zum Handelsnetz der Hanse. Schließlich verlangsamte sich ihr Tempo, zugleich verstärkte sich jedoch die regionale Ausbreitung.

Lange wurde über die Frage diskutiert, was dazu geführt hatte, dass sich der Pesterreger im Tempo der Handelskarawanen, der mongolischen Heere, der genuesischen Galeeren und anschließend der Flussschifffahrt sowie der Pferdefuhrwerke der Binnenhändler ausbreiten konnte. Der Grund dafür war, dass man in der klassischen Seuchenhygiene die Hausratte für den einzigen Zwischenwirt hielt, von dem die infizierten Flöhe auf den Menschen übersprangen. Hausratten aber sind sesshaft. Sie verlassen auch die Schiffsräume nur selten, und deshalb war ihr Transmissions- und Reproduktionsverhalten weitaus gemächlicher als die tatsächliche Ausbreitungsgeschwindigkeit des Schwarzen Todes. Das Rätsel konnte erst in den 1890er Jahren durch den bakteriologischen Nachweis des Erregers[4] und die nachfolgenden epidemiologischen Untersuchungen geklärt werden. Der zweite Zwischenwirt, der Menschenfloh, folgte dem Menschen in seinen Kleidern auf Schritt und Tritt. Zudem konnte die Pest auch direkt von Mensch zu Mensch, nämlich durch Tröpfchen, übertragen werden. Somit gab es insgesamt drei mögliche Übertragungswege gleichzeitig. Da der in mehreren genetischen Varianten auftretende Erreger der Beulen- und Lungenpest zudem hoch pathogen war, war der Schwarze Tod ein furchtbares Ereignis. Er raffte ein Drittel der damaligen europäischen Bevölkerung dahin, in den übrigen Weltregionen war es wohl ähnlich. Die Pest blieb seither jahrhundertelang endemisch. Selbst heute flackert sie noch manchmal auf. Wir wissen inzwischen recht gut, wie die blinden Passagiere der Pest die damals bekannte Welt heimsuchten und entvölkerten. Über die Frage, wie und warum sie überhaupt seit 1351 wieder abklang, wird hingegen noch immer gerätselt.

Die Influenzapandemie 1918–1920

Mit großer Wahrscheinlichkeit hatte die als ›Spanische Grippe‹ bezeichnete Influenzapandemie von 1918–1920 ihren Ursprung in einem County des US-Bundesstaats Kansas, in dem sich viele Schweinezuchtfarmen befanden. Dort wurden ab Januar 1918 zahlreiche schwere Atemwegserkrankungen beobachtet.[5] Mehrere Rekruten aus diesem Landstrich verschleppten das Virus in ein benachbartes Camp der US Army, in dem 56.000 junge Männer für ihren Europa-Einsatz in den Expeditionary Forces ausgebildet wurden. Innerhalb kürzester Zeit entwickelten zahlreiche Soldaten Symptome, die sich von den seit langem bekannten Influenza-Zeichen durch ihre Heftigkeit unterschieden. Der Infektionsherd breitete sich rasch in weiteren Militärcamps aus, griff auf die Ausbildungszentren der US Navy über und erfasste die Zivilbevölkerung der benachbarten Großstädte.[6] Im März 1918 stiegen in Detroit, in South Carolina und im Zuchthaus San Quentin die Infektionszahlen. Da die Militärbehörden keine wesentlichen Unterschiede zu den Influenza-Saisons der vergangenen Jahrzehnte feststellten, hielten sie an ihren Transportplänen fest. So konnte sich die erste Pandemiewelle fast gleichzeitig in den USA und in der Transatlantikregion ausbreiten.

Im April traf ein erstes Schiff, dessen Besatzung infiziert war, in Bordeaux, einem der größten Umschlagszentren der Entente in Europa, ein. Die Epidemie griff rasch um sich und erfasste auch Einheiten des britischen Expeditionskorps und der britischen Marine. Zudem dehnte sie sich auf das Hinterland aus und erreichte im Mai–Juni Italien und Spanien sowie über Kriegsgefangene und direkte Frontkontakte auch Deutschland. Die weltweite Ausbreitung folgte hingegen den Routen der britischen Flottenverbände. Sie erreichte im Mai über Murmansk das europäische Russland, griff auf Nordafrika über und breitete sich im Juni ausgehend von Bombay und Kalkutta in Indien, auf den Philippinen und in China aus; zuletzt wurde sie von der britischen Navy bis nach Neuseeland verschleppt. In allen Ländern und Regionen breitete sich die Pandemie innerhalb weniger Wochen aus, um ebenso rasch wieder abzuklingen. Da sich die Sterblichkeit trotz der heftigen Symptome (die Soldaten und Matrosen nannten die Influenza ›three day fever‹ oder ›knock-down fever‹) in Grenzen hielt, schrieben die Militärärzte und -behörden der ersten Welle der Pandemie, die vom März bis Juli andauerte, keine besondere Schwere zu.

Das änderte sich schlagartig, als die zweite Welle losbrach. Im August 1918 legte ein britisches Kriegsschiff in Free Town (im späteren Sierra Leone) an. Die Besatzung begab sich wegen gravierender Symptome in Krankenhausbehandlung. Die Infektion griff rasch auf die Hafenarbeiter und die übrigen Stadtbewohner über. Auch im zentralen Umschlaghafen der Entente im französischen Brest entstand ein neuer Infektionsherd, der dem Auftreten eines weitaus virulenteren Erregers mit einer zehnfach höheren Sterblichkeitsrate geschuldet war. Den dritten Hotspot der zweiten Welle bildete Boston, wo eine aus Europa zurückkehrende Einheit mit schweren Krankheitssymptomen anlandete. Bis Herbstbeginn hatte eine weitaus aggressivere Variante der Pandemie drei Kontinente im Griff – Afrika, Europa und die Vereinigten Staaten. Darüber hinaus kam es in allen betroffenen Ländern – insbesondere in Asien – zum Wiederaufflammen der Infektionsketten der ersten Welle. Ab Januar 1919 war schließlich auch Australien in das weltweite Pandemiegeschehen einbezogen.

Erst seit den 1990er Jahren vermochte die medizinhistorische Forschung die ganze Tragweite der Katastrophe zu rekonstruieren.[7] Nachdem die Pandemie von Free Town ausgehend alle größeren Hafenstädte Afrikas erfasst und entlang der Flussrouten und Eisenbahnlinien durchdrungen hatte, starben dort innerhalb weniger Wochen 15-20 Millionen Menschen. In Indien traf die Pandemie ab Oktober 1918 auf eine katastrophale Hungersnot und forderte 7-12 Millionen Todesopfer. In den USA starben etwa 600.000 Menschen, in England und Wales waren es 200.000, in Deutschland zwischen 240.0000 und 260.000. Unter Berücksichtigung der teilweise stark differierenden Bevölkerungsgrößen waren ähnliche Sterblichkeitsraten auch im übrigen Kontinentaleuropa sowie in Russland, Australien und Neuseeland zu beobachten. Weitaus höher waren sie dagegen beispielsweise auf Samoa und in Alaska, wo jeweils ein Viertel der Bevölkerung dahingerafft wurde. Der zweiten Pandemiewelle fielen vor allem 20-40-Jährige zum Opfer – ein außergewöhnliches Phänomen der an Überraschungen so reichen Geschichte der Influenza. Dies war sicher auch auf den Erschöpfungszustand der Millionenheere zurückzuführen, die nach Kriegsende auf den Truppentransportern und in den überfüllten Militärzügen vom europäischen Kriegsschauplatz zurückkehrten. Die Opfer, die die ›Spanische Grippe‹ der Weltbevölkerung auferlegte, waren gewaltig. Zwar kamen viele mit dem Schrecken einer heftigen Grippe davon. Wo medizinische Versorgungssysteme existierten, mussten jedoch etwa 25 % aller Infizierten klinisch (zumeist in Lazaretten und ad hoc eingerichteten Hilfskrankenhäusern) behandelt werden. Mindestens die Hälfte der Weltbevölkerung (800 Millionen Menschen) hatte sich angesteckt. Hochrechnungen, die auch die weitgehend unregistriert gebliebenen Zivilopfer des Globalen Südens einbeziehen, schätzen die Gesamtzahl der Opfer der Influenzapandemie heute auf 40-50 Millionen.[8]

In zahlreichen Ländern gab es 1919/20 noch eine dritte Welle, die auf einige kleinere Schwerpunkte beschränkt blieb. Sie wurde noch stärker als ihre beiden Vorläufer durch die Kriegsfolgen und die weltweiten sozialen Massenkämpfe überlagert. Der Erreger war jedoch genauso virulent wie in der zweiten Etappe der Pandemie, die im August 1918 in Free Town, Brest und Boston begonnen hatte.

Drei Geschwindigkeiten

Der Schwarze Tod und die Influenzapandemie von 1918–1920 gehören zu den größten Katastrophen der Weltgeschichte. Sie lagen fast 600 Jahre auseinander. Sie unterschieden sich in vielen wichtigen Aspekten voneinander. Erstens waren die Ausbreitungswege anders. Die Pest hatte ihren Ursprung in den Hochebenen Zentralasiens. Der neue Subtyp des Influenzavirus trat dagegen im US-amerikanischen Mittelwesten auf, sodass die Infektionsrouten von der Neuen Welt ausgingen, die zur Zeit des Schwarzen Todes noch vollkommen von Eurasien abgetrennt gewesen war. Zweitens unterschieden sich die Übertragungswege grundlegend: Die Pestbakterien erreichten ihre Opfer gleichzeitig über Rattenflöhe, Kleiderläuse und direkte Übertragung von Mensch zu Mensch; bei der Influenza nutzten die Viren ausschließlich die Menschen als Infektionsquellen. Drittens gab es gravierende Unterschiede hinsichtlich der Pathogenität der Erreger und der Krankheitsverläufe. Die Pest suchte alle Infizierten heim. Sie starben in den meisten Fällen mit entstellten Körpern und unter unerträglichen Schmerzen. Infolgedessen sind auch die Mortalitätsstatistiken völlig anders. Die Pest raffte in den betroffenen Regionen ein Drittel und manchmal auch die Hälfte der Bevölkerung dahin. Bei der Influenzapandemie waren annähernd katastrophale Effekte (Mortalitätsraten bis zu 25 %) nur in einigen Regionen Afrikas und Südasiens zu verzeichnen.

Aufschlussreich ist auch der Vergleich der Ausbreitungsgeschwindigkeit. Sie war in beiden Fällen vom Grad der damaligen Mobilität der Weltbevölkerung und dem durchschnittlichen Tempo der von ihnen benutzten Transportmittel abhängig. Bei beiden Pandemien war die Mobilität aus spezifischen historischen Gründen erheblich gesteigert. Der Erreger des Schwarzen Tods traf auf eine Konstellation, in der sich das mongolische Weltreich gerade konsolidiert hatte, sodass es zu einer markanten Wiederbelebung des asiatisch-europäischen Fernhandels gekommen war. Zudem befand sich die Herrschaft der Mongolen und der aus ihr hervorgegangenen Goldenen Horde noch in der Expansionsphase, sodass die Seidenstraße und die an sie anschließenden Transportrouten des unteren Wolga- und Don-Gebiets bis hin zum Schwarzen Meer von ihren Truppen genutzt wurden. Diese asiatische Mobilitätskette kreuzte sich dann in Kaffa am Ostufer der Krim mit Europa. Von hier aus wurden die unheilbringenden blinden Passagiere von den Galeerenflotten der Genuesen weitergetragen.

Bei der Ausbreitung der Influenzapandemie knapp 600 Jahre später trugen die kriegerischen Auseinandersetzungen entscheidend zu ihrer Verbreitung bei. Die US Navy transportierte in der Zeit vom März bis August 1918 fast eine Million Soldaten zur Verstärkung der in Europa kämpfenden Expeditionary Forces über den Atlantik und sorgte dafür, dass sich die Epidemie nicht nur in den USA, sondern fast zeitgleich in Europa ausbreitete. Es blieb dann der weltweit operierenden britischen Kriegsflotte vorbehalten, die Pandemie in die Hafenstädte der Dominions und Kolonien des Empire zu exportieren. Da die involvierten Militärführungen das Risiko dieses allen bewussten rapiden Transfers der blinden Passagiere trotz der Warnungen einiger Mediziner unterschätzten, war auch die Ausbreitung der zweiten besonders verheerenden Pandemiewelle in erster Linie auf die uneingeschränkte Mobilität ihrer Kriegsflotten zurückzuführen.

Eine bedeutende Rolle spielte aber auch der jeweilige Zustand der Transportmittel. Das Ausbreitungstempo des Schwarzen Tods folgte den täglich zurückgelegten Wegstrecken der Kamelkarawanen der Seidenstraße, der Schiffstreidler an Don und Wolga und der Trecks der Mongolenheere, bevor dann der Schlagrhythmus der von Sklaven vorangetriebenen genuesischen Galeeren das Tempo bestimmte. Für die damaligen Verhältnisse waren dies erhebliche Geschwindigkeiten (eine Steigerung von 3–5 auf etwa 15 Stundenkilometer), und dies erklärt die dramatische Beschleunigung, die die Pest 1347/48 nach ihrer anfänglich langsamen Ausbreitung von Zentralasien nach China und Südrussland auszeichnete. Danach verlangsamte sich das Tempo wieder, denn die von der Rhône, dem Rhein und dem Brenner ausgehenden innereuropäischen Handelsrouten erforderten häufig wechselnde Transportmittel. Erst nach ihrer Ankunft am Niederrhein und in den Nordseehäfen beschleunigte sich die Pandemie nochmals. Die fünf Ausbreitungsetappen des Schwarzen Tods waren somit durch recht unterschiedliche Geschwindigkeiten geprägt.

Bei der Influenzapandemie von 1918–1920 war dies anders. Auch sie verlief in mehreren Phasen, die sich teilweise überlappten. Aber ihr Tempo war ziemlich homogen, sobald sich in den USA die ersten großen Infektionsherde gebildet hatten. Die Marinekommandos der USA und Großbritanniens verfügten über technisch hoch entwickelte Schiffseinheiten. Auch die großen Truppenbewegungen zu den Fronten und die anschließende massenhafte Demobilisierung waren erheblich beschleunigt, da sie in der Regel über die großen Eisenbahnnetze führten. Insgesamt dominierte somit eine Transportkette aus Schiff und Schiene, deren Tempo durch die teilweise schon auf Mineralöl umgestellten Schiffsantriebe und die Lokomotiven bestimmt wurde (durchschnittlich 15 bis 60 Stundenkilometer). Selbstverständlich ließ bei den Transporten dieser Massenheere nach Europa und von dort zurück in alle Weltteile die Logistik häufig zu wünschen übrig. Deshalb kam es in den großen Umschlaghäfen immer wieder zu Stauungen, die das Übergreifen der Pandemie auf deren Zivilbevölkerung und von dort ins Hinterland begünstigten. Die unfreiwilligen ›superspreader‹ der ›Spanischen Grippe‹ waren dabei von Anfang an die infizierten Besatzungen der US-amerikanischen und britischen Kriegsschiffe.

Fast genau einhundert Jahre später brach die Covid-19-Pandemie aus. Auch bei ihr handelt es sich um eine akute Infektion der Atemwege und des Atemsystems, und deshalb ähneln die Übertragungswege und Krankheitsverläufe der Influenza. Aber je länger sie dauert, desto stärker unterscheidet sie sich von den saisonal auftretenden Influenzapandemien der letzten Jahrzehnte. Dieses Phänomen legt es nahe, auch die Coronapandemie als eine historische Zäsur anzusehen, bei der sich der Vergleich zur Influenza-Pandemie aufdrängt, um die veränderten Rahmenbedingungen und Abläufe zu verstehen.

Wer sich auf eine solche Perspektive einlässt, wird zunächst danach fragen, wie sich die heutige Mobilität der Weltgesellschaft auf die Covid-19-Pandemie auswirkt, und wie sich das rasant beschleunigte Tempo der heute benutzten Transportmittel (150 bis 800 Stundenkilometer) auf ihre Dynamik auswirkt. Unter diesen Gesichtspunkten werde ich Ausbreitungswege und Eigenschaften der Covid-19-Pandemie untersuchen. Damit werde ich es jedoch nicht bewenden lassen. Ich werde vielmehr zuvor der Frage nachgehen, inwieweit die gesundheitspolitischen Institutionen auf dieses lange vorausgesagte Ereignis vorbereitet waren.

TEIL I
EIN VORAUSGESAGTES EREIGNIS

1. Zwei Coronapandemien Als Menetekel: Sars Und Mers

Die SARS-Pandemie 2002/2003

Im November 2002 erkrankten in der südchinesischen Provinz Guangdong einige Bauern und mehrere Köche exotischer Tierrestaurants mit influenza-ähnlichen Symptomen: Fieber, Atembeschwerden sowie Kopf- und Gliederschmerzen. Häufig verschlimmerte sich ihr Zustand, sodass sie teilweise hospitalisiert und wegen atypisch verlaufender Pneumonien behandelt werden mussten. Einige Patienten waren hoch infektiös: So infizierte ein Koch, der wegen der Ausbildung eines akuten Atemwegssyndroms in mehrere Kliniken verlegt wurde, nacheinander zahlreiche Mitpatienten und Angehörige des Krankenhauspersonals. Zu ihnen gehörte auch ein Lungenspezialist, der im Februar 2003 zu einer Familienfeier nach Hongkong reiste. Auch er erwies sich als unfreiwilliger ›Superspreader‹ und infizierte binnen kürzester Frist zahlreiche Hotelgäste, die die blinden viralen Passagiere auf ihren anschließenden regionalen und Interkontinentalflügen mitnahmen und nach Kanada, Singapur, Vietnam und in die USA exportierten. Auch aus der Provinz Guangdong fanden derartige Transfers statt, insbesondere nach Taiwan. Zunächst beschränkten sich die von den Angesteckten ausgehenden Infektionsketten auf Familienangehörige, Mitpatienten, Krankenhausangestellte und Hotelgäste. Im Verlauf des Februars kam es zu den ersten Übertragungen außerhalb dieser engen Kontaktnetze. Der erste und wichtigste Infektionsherd war und blieb die Provinz Guangdong mit der Perlfluss-Metropole Guangzhou, gefolgt von Hongkong, Taiwan, Toronto, Singapur und Vietnam.

Die chinesischen Behörden unterdrückten die Nachrichten über die rätselhafte neue Infektionskrankheit drei Monate lang. Sie informierten die WHO erst am 10. Februar 2003 über dieses Ereignis und berichteten über 305 Infizierte und fünf Todesfälle. Deshalb blickten die Gesundheitswissenschaftler zunächst nach China, um aus dem Vorgehen der Gesundheitsbehörden im glücklicherweise einzigen Epizentrum der ersten Coronakrise ihre Lehren zu ziehen.[1] Dort hatte eine Expertenkommission im Januar 2003 einen Bericht über die Ausbreitung der SARS-Epidemie in Guangdong verfasst. Die Provinzregierung hatte ihn als ›streng geheim‹ eingestuft. Dies hatte erhebliche Verzögerungen in der internen Kommunikation zur Folge gehabt. Als das nationale Gesundheitsministerium schließlich davon erfuhr, unterdrückte es die Weiterverbreitung des Berichts. Auch das im Jahr 1983 gegründete Chinese Center for Disease Control and Prevention (CCDC) hielt sich bedeckt und unterließ eine Warnmeldung an die Hospitäler. Obwohl sich inzwischen in der Provinz Gerüchte und Panikreaktionen ausbreiteten, unterblieb jegliche Aufklärung. Einer am 22. März angereisten WHO-Delegation wurde erst eine Woche später der Zutritt zur Provinz Guangdong erlaubt, auch die anschließende Genehmigung zum Besuch der Krankenhäuser in Beijing verzögerte sich. Nun mussten die Behörden die Gesundheitskrise öffentlich zugeben, aber noch zu dieser Zeit erklärte der damalige Gesundheitsminister, man habe die Situation unter Kontrolle. Doch dann geriet die chinesische Regierung unter internationalen Druck. Das *Wall Street Journal* forderte den Erlass eine Reisewarnung für China. Als der Arzt eines Militärhospitals den Gesundheitsminister in einer E-Mail der Lüge bezichtigte, wurde nichts gegen ihn unternommen, als seine Stellungnahme in den westlichen Medien zu zirkulieren begann. Die Gründe für dieses Verhalten waren naheliegend: Die Feiern zum chinesischen Neujahr sollten nicht gestört werden. Darüber hinaus tagte im März 2003 der Nationale Volkskongress. Er war von besonderer Bedeutung, weil durch ihn eine Umbildung der Zentralregierung verabschiedet werden sollte.

Am 2. April diskutierte der chinesische Staatsrat erstmalig über die SARS-Krise, kurze Zeit später befasste sich auch der Ständige Ausschuss des Politbüros der Kommunistischen Partei mit ihr. Nun wurde das Ruder herumgerissen, denn es zeichneten sich die größten politischen Loyalitätsverluste seit dem Massaker von 1989 auf dem Platz des Himmlischen Friedens ab. Der Gesundheitsminister, der Bürgermeister von Beijing und weitere 120 höhere Funktionsträger wurden entlassen; hinzu kamen über 1.000 Disziplinarverfahren. Der Staatsrat und die Armeeführung bildeten einen Krisenstab, dem ein Expertenteam aus dem Gesundheitsministerium und den medizinischen Forschungszentren zugeordnet wurde. Es kam zu einschneidenden Maßnahmen. Lokale Task Forces entstanden, die umfangreiche Isoliermaßnahmen anordneten und überwachten. Zahlreiche Betriebe des Perlfluss-Deltas und der Provinz mussten schließen. In den Kliniken hielt ein strenges Hygiene- und Desinfektionsregime Einzug. Alle an SARS-CoV Erkrankten wurden kostenfrei behandelt, um die Ausbreitung der Epidemie auf die Bauern und Wanderarbeiter einzudämmen. Für diese Akutmaßnahmen stellte die Zentralregierung umgerechnet 250 Millionen US-Dollar zur Verfügung, von den Provinz- und Lokalregierungen kamen 875 Millionen hinzu.

Im Verlauf des Juni 2003 konnte die Epidemie eingedämmt und schließlich – wenn auch nur zeitweilig – eliminiert werden. Die dreimonatige Unterbindung adäquater Gegenmaßnahmen und der anschließende Lockdown reduzierten die chinesische Wirtschaftsleistung um einen knappen Prozentpunkt. Weitaus gravierender war der politische Loyalitätsverlust. Vor allem aus diesem Tatbestand zog die chinesische Führung weitreichende Konsequenzen – wenn auch, wie wir heute wissen, nur zeitweilig. Immerhin setzte sich die Erkenntnis durch, dass die extremen sozialen Verwerfungen zwischen Stadt und Land sowie die hinter der ökonomischen Entwicklung herhinkenden sozialen Sicherungssysteme den Ausbruch weiterer Epidemien begünstigen konnten.

In den folgenden Wochen verdichteten sich die Informationen über den klinischen Verlauf der Krankheit. Die Inkubationszeit betrug zwei bis sieben Tage. Die Übertragung erfolgte über Tröpfchen, der Erreger drang über den Rachen und die oberen Luftwege rasch in die Lungen ein. Da die Erkrankten erst mit Beginn der markanten Symptome ansteckend wurden, war die Ausbreitungsgeschwindigkeit langsam. Hinzu kam, dass nur ein Teil der Patienten hochinfektiös war, sodass die von den relativ wenigen ›Super-Übertragern‹ ausgehenden Infektionsketten rasch identifiziert und eingedämmt werden konnten. Trotzdem waren bis zum Frühjahr 2003 dreißig Länder – darunter auch acht europäische Nationalstaaten – und fast alle Kontinente betroffen. Ab Juli traten nur noch Einzelfälle auf. Nach dem Abklingen der Pandemie im Jahr 2004 wurden weltweit 8.096 Infizierte und 774 Verstorbene registriert, davon 7.083 bzw. 648 in China. Dies entsprach einer Fallsterblichkeit von 9,6 %.

Aufgrund der monatelangen Vertuschungspraktiken der VR China konnte das Genom des Erregers erst im März 2003 entschlüsselt und der inzwischen als SARS (Severe Acute Respiratory Syndrome) bezeichneten Krankheit als SARS-Coronavirus (SARS-CoV) zugeordnet werden.[2] Ein halbes Jahr später erkannten Virologen auch den Mechanismus, mit dessen Hilfe das Virus an den menschlichen Lungenzellen andockte und in sie eindrang: Das Spike-Protein nutzte den ACE2-Rezeptor als Schlüssel zum Schloss. Das war eine ominöse Entdeckung. Da zusätzlich festgestellt wurde, dass das Virusgenom trotz seines einsträngigen Aufbaus sehr flexibel war, konnte es jederzeit zu weiteren Ausbrüchen kommen.

Im Verlauf des Jahres 2004 wurden auch die Herkunft des Virus und die Ursache der Pandemie aufgeklärt. Das SARS-CoV(-1)-Virus hatte sein Reservoir in mehreren Fledermausarten. Es nutzte bestimmte Schleichkatzen, die über einen dem menschlichen Organismus entsprechenden ACE2-Rezeptor verfügen, als Zwischenwirt; es wurde aber auch in Marderhunden nachgewiesen. Die zoonotische Übertragung auf den Menschen hatte im fernöstlichen Milieu des exotischen Wildtiergewerbes stattgefunden, wo Menschen auf Tierfarmen, Großmärkten und in Esslokalen eng mit den in Käfigen gehaltenen und erst kurz vor dem Verzehr geschlachteten Tieren zusammenleben. Zwar erließ die Regierung der VR China nach der Aufklärung der Übertragungswege einige Verordnungen zur Einschränkung und Regulierung dieses Gewerbes. Es war jedoch derart stark in der Gesellschaft verankert, dass es mehr oder weniger unangefochten weiterbestand. Tatsächlich wurde die SARS-CoV(-1)-Infektion in China endemisch, und in den folgenden Jahren entstanden immer wieder kleinere Infektionsherde.

Die MERS-Pandemie seit 2012

Zehn Jahre nach dem Ausbruch der SARS-Pandemie stellte sich heraus, dass die von den Coronaviren ausgelösten Zoonosen des Atemsystems nicht nur in Ostasien und China entstehen. Dies wurde im Juni 2012 erkannt, als bei einem in London verstorbenen Patienten aus Saudi-Arabien die Gensequenzen eines bislang unbekannten Betacoronavirus nachgewiesen worden. Der Mann war wegen einer schweren atypischen Pneumonie und eines Nierenversagens von Dschidda in die Intensivabteilung einer Londoner Spezialklinik ausgeflogen worden. Drei Monate später wurde ein weiterer Patient aus Katar, der sich zuvor in Saudi-Arabien aufgehalten hatte, mit den gleichen Symptomen nach London verlegt. Die bei ihm isolierten Viren stimmten mit denjenigen des ersten Falls überein, sodass man von einem neuen Erreger ausgehen musste, der in der Bevölkerung der Arabischen Halbinsel zirkulierte. Im November erhöhte sich die Zahl der Erkrankten auf neun, nachdem auch bei mehreren, wegen atypischer Pneumonie behandelten Patienten nachträglich die gleichen Genomsequenzen nachgewiesen worden waren. Ende März 2013 berichtete die WHO über 17 laborbestätigte Erkrankte, von denen elf gestorben waren; genau ein Jahr später waren von insgesamt 206 Erkrankten 86 verstorben. Da sich die Epidemie anfänglich auf die Arabische Halbinsel und den Nahen Osten (mit Clustern in Saudi-Arabien, den Vereinigten Emiraten, Katar und Jordanien) beschränkte, erhielt sie die Bezeichnung Middle East Severe Respiratory Syndrome (MERS), und das sie auslösende Virus wurde ihr als MERS-Coronavirus (MERS-CoV) zugeordnet.

Im Verlauf des Jahrs 2014 breitete sich die Epidemie regional und weltweit aus. Dies geschah diskontinuierlich und sporadisch, weil die Erstinfizierten zwar ihre engere Umgebung (Familie, Arbeitskollegen und Krankenhauspersonal) ansteckten, von diesen aber keine weiteren Sekundärinfektionen (Sekundärpassagen) ausgingen. In Dschidda und Ryadh entstanden krankenhausspezifische Infektionsherde. Aus den meisten arabischen Ländern und dem Iran wurden Einzelfälle gemeldet, ebenso aus Großbritannien, Frankreich, Italien und Deutschland. Dabei handelte es sich immer um arabische Reisende oder um Touristen, die von der Arabischen Halbinsel zurückgekehrt waren, und deren persönliches Umfeld. Sie waren überwiegend männlich. Besonders gefährdet waren 50–69-Jährige, die an chronischen Krankheiten (vor allem obstruktive Lungenerkrankungen und Diabetes) litten. Die Fallsterblichkeit war hoch und unterstrich die Schwere der Infektion. Im Januar 2020 meldete die WHO über 2.519 bestätigte MERS-Infektionen und

866 Verstorbene. Davon entfielen auf Saudi-Arabien 2.121 Patienten und 788 Todesopfer. Bei dieser hohen Fallsterblichkeit (34,3 % weltweit und 37,1 % in Saudi-Arabien) muss indessen berücksichtig werden, dass es auch bei der MERS-CoV-Infektion zahlreiche Fälle gibt, die asymptomatisch oder mild verlaufen und nicht erkannt werden. Einer in Saudi-Arabien durchgeführten Studie zufolge gab es mehrere zehntausend Immunisierte. Die Letalitätsrate ist somit mit großer Wahrscheinlichkeit wesentlich niedriger. Sie kann aufgrund der unsicheren Datenlage nicht geschätzt werden.

Auch die MERS-Pandemie zog ausgedehnte virologische und epidemiologische Studien nach sich. Dabei konnten ihre Besonderheiten, nämlich ihr sporadischer, aber durch schwere Erkrankungen gekennzeichneter Verlauf, rasch aufgeklärt werden. Beim Erreger handelt es sich um ein typisches Betacoronavirus, dessen Nukleotidsequenzen jedoch in einigen Abschnitten erhebliche Besonderheiten aufweisen. Als Eintrittspforte zum Menschen benutzt es einen sich auf der Oberfläche der Lungenzellen befindlichen Peptidase-Rezeptor (DPP 4). Der Schlüssel-Schloss-Mechanismus ist jedoch instabil, sodass die Viren nur in die tief im Lungeninneren gelegenen Lungenzellen einzudringen vermögen. Dies erklärt zum einen, warum die Infektionsketten in der Regel auf die Erstpassage beschränkt bleiben, zum andern aber auch die Schwere der Erkrankung.

Auch die Epidemiologen wurden rasch fündig. Wie bei allen bis heute bekannten Betacoronaviren bilden Fledermäuse das Reservoir. Von hier aus breitet sich das MERS-CoV auf die einhöckerigen Kamele als Zwischenwirte aus; wie Antikörper-Serientests nachweisen, sind inzwischen alle Dromedarherden der Arabischen Halbinsel durchseucht. Die Übertragung auf den Menschen findet in den Ställen, auf den Kamelmärkten und bei der Verarbeitung sowie beim Konsum der Kamelprodukte statt, so etwa beim Trinken von roher Kamelmilch.

2. Der Aufbau von Frühwarnsystemen

Die neuartigen Coronapandemien waren ausgesprochene Alarmsignale. Zwar blieben sie in ihrer Ausdehnung beschränkt und traten nur sporadisch auf. Aber der Anteil der durch sie ausgelösten schweren Erkrankungen und Falltodesraten von fast 10 bzw. 35 % war gravierend. Auch wenn es gelang, die Ausbreitung dieser Infektionskrankheiten gezielt einzudämmen, entstanden in den folgenden Jahren weltweit immer wieder lokale Infektionsherde, so beispielsweise ab Mitte Mai 2015 in Südkorea, wo ein unfreiwilliger Importeur des MERS-Virus binnen weniger Wochen 186 Personen infizierte, weil er nacheinander mehrere Krankenhäuser aufsuchte und lange unerkannt blieb. Infolgedessen ist es mehr als verständlich, dass die nationalen und internationalen Gesundheitsbehörden und Forschungsinstitute trotz vielfältiger paralleler Belastungen[1] über gezielte Präventions- und Überwachungsmaßnahmen nachzudenken begannen. Und dies umso mehr, als im Herbst 2016 in der südchinesischen Provinz Guangdong eine weitere pathogene Variante des Betacoronavirus auftrat – SARS-CoV-2–, die die Jungferkelbestände mehrerer Schweinemastfarmen dahinraffte und nur durch die Ausrottung großer Schweinebestände eingedämmt werden konnte.[3]

Die Experten des öffentlichen Gesundheitswesens hatten somit gute Gründe für ihre Besorgnis. Sie schlussfolgerten aus den sich seit 2003 häufenden epidemiologischen und virologischen Untersuchungen, dass die Weltbevölkerung noch einmal Glück gehabt hatte: Das neuartige Virus verfügte über keine perfekten Andockpunkte an den menschlichen Lungenzellen, und die wenigen ernsthaft Infizierten wurden wegen der Schwere ihrer Symptome rasch erkannt. Das konnte sich jedoch künftig zum Schlechteren wenden, denn das Auftreten ›raffinierterer‹ Varianten des Coronavirus war jederzeit möglich.

Derartige Ausgleichsmaßnahmen benötigten freilich Jahrzehnte, die überbrückt werden mussten. Das CCDC wurde massiv aufgewertet und mit einer Sondereinrichtung zur Früherkennung epidemischer Infektionskrankheiten ausgestattet. Dieses Frühwarnsystem wurde mit Katastrophenplänen kombiniert, um auch für den Fall eines Scheiterns der ersten Eindämmungsetappe gerüstet zu sein.

Die anfänglichen Vertuschungsmanöver und das anschließende harte Durchgreifen der chinesischen Führung wurden von den ›Intelligence Units‹ des Public Health weltweit beobachtet und kommentiert, zugleich aber auch auf die eigene Problemlage bezogen. Die Situation war seit Anfang März 2003 in zahlreichen Ländern ähnlich, weil der ominöse chinesische Indexpatient gegen Ende Februar mit Hunderten internationaler Gäste des Hongkonger Hotels Metropole Kontakt gehabt hatte. Da zudem weltweit die ersten schweren Krankheitsfälle auftraten – in Deutschland erstmalig am 15. März 2003 – musste rasch gehandelt werden, um das sich in der VR China anbahnende Fiasko zu vermeiden.

Noch vor der Entsendung ihrer Untersuchungskommission nach China wurde die WHO weltweit aktiv. Sie nahm Kontakt mit der Gesundheitsbehörde Hongkongs auf, verschaffte sich die Daten aller Gäste des Hotels Metropole und verteilte sie über ihre Regionalbüros an die involvierten nationalen Zentren zur Infektionskontrolle (CDC) weiter.[4] Daraufhin aktivierten die Überwachungsbehörden ihre epidemiologischen Abteilungen und bildeten Task Forces, um die möglichen unfreiwilligen Importeure des neuen Virus aufzuspüren und die klinischen Meldesysteme auf mögliche unerkannte atypische Pneumoniefälle aufmerksam zu machen. Da nur die weltweit führenden Institutionen – die Centers for Disease Control and Prevention der USA, das japanische National Institute of Infectious Disease und das deutsche Robert Koch-Institut – über die entsprechenden Kompetenzen und Kapazitäten verfügten, kam es unter der Regie der WHO zu einer spezifischen Arbeitsteilung. Die virologischen Labors des japanischen Zentrums übernahmen die Testung und Immunitätsprüfung des Untersuchungsmaterials, das ihnen die Partnerinstitutionen Hongkongs, Singapurs, Vietnams und anderer südostasiatischer Länder zuschickten. Die Epidemiologic Intelligence Unit (EIU) der US-amerikanischen CDC stimmte die globale Informationslage mit den Nachrichten aus der VR China ab. Das RKI mobilisierte seine gesamten Ressourcen. Sein zentrales Viruslabor sequenzierte in Zusammenarbeit mit dem Hamburger Tropeninstitut die wichtigsten Teile des Virusgenoms. Zusätzlich entwickelte es die Testverfahren zum Infektions- und Immunitätsnachweis des SARS-Virus weiter und trieb zusammen mit den kooperierenden Laboratorien ihre Standardisierung voran. Parallel dazu entwickelte die Abteilung für Infektionsepidemiologie ihr Überwachungsspektrum (Surveillance) weiter, ging knapp 80 Verdachtsfällen nach und nahm Verbindung mit den möglichen Kontaktgruppen der insgesamt neun nachgewiesenen Infizierten im In- und Ausland auf. Alle Ergebnisse wurden in eine extra aufgebaute Hotline eingespeist und an die internationalen Kooperationspartner, insbesondere die WHO und das europäische Frühwarnsystem, weitergegeben.

Im Rahmen dieses ad hoc aufgebauten Verbundnetzes gelang es, die pandemische Ausbreitung des SARS-Virus rasch einzudämmen. Dieser Erfolg verdankte sich vielen glücklichen Zufällen sowie der Tatsache, dass Sekundärpassagen ausblieben. Den Akteuren war dies bestens bewusst. Ihre wichtigste Lektion bestand infolgedessen darin, sich für den weltweiten Aufbau nationaler Frühwarnsysteme und einer damit einhergehenden dauerhaften Kommunikationsstruktur einzusetzen.

In den von der SARS-Pandemie heimgesuchten Ländern wurden diese Einsichten zügig umgesetzt.[5] Auf das aufwendige Frühwarnsystem der VR China habe ich schon hingewiesen. Dauerhafte Emergency Units entstanden auch in Kanada, Australien, Taiwan, Singapur und Südkorea und wurden zügig ausgebaut. Hinzu kamen u. a. das 2003 von der EU-Kommission auf den Weg gebrachte und im Mai 2005 funktionsfähig gewordene European Centre for Disease Control and Prevention (ECDC), für dessen Etablierung die SARS-Pandemie den letzten Anstoß gegeben hatte.[6]

Letztlich konnte eine dauerhafte Frühwarnstruktur zur Vorbereitung auf weitere unverhofft auftretende Pandemien nur auf der Basis verbindlicher WHO-Richtlinien geschaffen werden. Deshalb griffen die durch die SARS-Pandemie besonders betroffenen WHO-Mitgliedstaaten eine Initiative wieder auf, die die WHO-Versammlung 1995 verabschiedet hatte, um angemessene Antworten auf die durch die Internationalisierung des Reiseverkehrs und der Handelsbeziehungen verstärkten Gesundheitsrisiken zu finden. Nach intensiven Vorarbeiten etablierte die WHO-Versammlung 2003 eine Arbeitsgruppe und beauftragte sie, die aus dem Jahr 1969 stammenden ›International Health Regulations‹ (IHR) grundlegend zu überarbeiten.[7] Zwei Jahre später folgte die Verabschiedung des Regelwerks. Es beschränkte sich im Gegensatz zur Vorfassung nicht mehr auf spezifische Epidemien, sondern bezog sich auf alle Erkrankungen, von denen ein weltweites Risiko ausging. Davon ausgehend wurden alle Mitgliedsstaaten verpflichtet, einen elementaren Standard an Vorbeugungs- und Überwachungsstrukturen zu etablieren und ein Meldesystem für alle neu auftretenden Erkrankungen von möglicher internationaler Bedeutung einzurichten. Die eintreffenden Berichte sollten einem vom WHO-Generalsekretär berufenen Experten- und Beratungsgremium vorgelegt werden. In dringlichen Fällen sollte zudem ein ›Emergency Committee‹ zusammentreten und die erforderlichen Gegenmaßnahmen einleiten. Auch die Befugnisse der sechs regionalen und der nationalen WHO-Niederlassungen wurden gestärkt, und in den wichtigsten Flughäfen und Hafenstädten sowie an den globalen Verkehrsknotenpunkten wurden Beobachtungsstellen eingerichtet. Es gab viele weitere Festlegungen und Empfehlungen, so etwa über die Koordination von Prophylaxekampagnen und Impfprogrammen, in denen sich das durch die erste globale Pandemie des 21. Jahrhunderts ausgelöste Krisenbewusstsein widerspiegelte.

Am 23. Mai 2005 verabschiedete die WHO-Versammlung das auf lange Sicht angelegte Regelwerk. Es gehörte – und gehört auch heute noch – zu den am besten durchdachten internationalen Abkommen des neuen Millenniums. Ob es sich auch in der Praxis bewährte, war eine ganz andere Frage, die uns noch weiter unten beschäftigen wird. An schweren Belastungsproben herrschte kein Mangel, denken wir nur an die nach wie vor ungebrochene Ausbreitung der Malaria, an die schwierige Umsetzung der Programme zur Eindämmung der AIDS-Pandemie oder die neuerlichen Ausbreitungswege der Tuberkulose.

Als Stresstest der besonderen Art sollte sich indessen das sieben Jahre nach der Verabschiedung der International Health Regulation ausgebrochene Middle East Respiratory Syndrome (MERS) erweisen, denn mit ihm war eine weiteres humanpathogenes Coronavirus aufgetaucht, das im Fall des Scheiterns sofort greifender Eindämmungsversuche katastrophale Folgen nach sich ziehen konnte. Doch diesmal bestanden die Frühwarnsysteme ihre Bewährungsprobe. Im Gegensatz zur SARS-Pandemie wurden sie aktiviert, sobald das Virusgenom des in London klinisch behandelten zweiten arabischen Patienten entschlüsselt war.[8] Die dazu erforderlichen Untersuchungen schloss das Virologische Laboratorium der niederländischen Erasmus-Universität am 20. September 2012 ab. Drei Tage später informierte Public Health England das Frühwarnsystem des European Centre for Disease Prevention and Control und kurz danach das Frühwarnsystem der WHO, die entsprechende Warnmeldungen über ihre Regionalbüros an die Mitgliedsländer weiterleitete. Unter der Regie des Emergency Committee starteten arbeitsteilige Aktivitäten zur Aufklärung des Krankheitsgeschehens und zur Risikoabschätzung. Das Institut für Virologie der Universität Bonn entwickelte innerhalb weniger Tage ein an das neue Virusgenom angepasstes Testverfahren. Das WHO-Regionalbüro für den Mittleren Osten (Eastern Mediterranean) koordinierte die Kontakte zwischen den Gesundheitsministerien der betroffenen arabischen Länder. Die dabei gewonnenen klinischen Daten wurden in Abstimmung mit den britischen, US-amerikanischen (CDC) und deutschen Kooperationspartnern zu einer vorläufigen Krankheitsdefinition zusammengefasst. Es folgten Leitlinien zur Abklärung der Übertragungswege und des Infektionsrisikos sowie zur Aufklärung der zoonotischen Entstehung des MERS-CoV auf der arabischen Halbinsel.

Alles in allem gelang es, die globale Ausweitung der regionalen Epidemie auf wenige Einzelfälle zu beschränken. Insofern hatte das neu eingeführte globale Frühwarnsystem seine erste Belastungsprobe bestanden. Aber das war auch diesmal kein Wechsel auf die Zukunft, denn in der arabischen Welt blieb die MERS-CoV-Infektion endemisch. Zudem wurde einmal mehr deutlich, dass das Funktionieren des internationalen Netzwerks die Existenz leistungsfähiger nationaler Präventions- und Kontrollzentren voraussetzte. Wie nach der SARS-Krise mangelte es auch diesmal nicht an entsprechenden Initiativen. Die aus historischen Gründen zersplitterten Präventions- und Kontrolleinrichtungen Englands (nicht Großbritanniens) und Frankreichs wurden zu Zentralbehörden vereinigt.[9] Das Robert Koch-Institut vollendete in den folgenden Jahren seinen Aufstieg zur zentralen Public-Health-Institution in Deutschland. Auch in der arabischen Welt und im subsaharischen Afrika gab es einige Fortschritte. Das Nigeria Centre for Disease Control nahm 2011 seine Tätigkeit auf, und zwei Jahre später gründeten die Mitgliedsländer der Afrikanischen Union die African Centres for Disease Control and Prevention (ACDC) mit Sitz in Addis Abeba. Hier ging es jedoch in erster Linie um die Koordinierung der Maßnahmen gegen die weitere Ausbreitung der Malaria und der AIDS-Pandemie, und seit 2014 bestanden die ACDC ihre erste Bewährungsprobe als regionale Frontorganisation gegen die Ebola-Epidemie.

3. Die medizinische Forschung: Erfolge und ungelöste Probleme

Noch mehr als die Experten des Public Health waren die Wissenschaftlerinnen und Wissenschaftler beunruhigt. Nach der Entschlüsselung des Genoms des SARS-Coronavirus stellten sich ihnen drei Fragen:[1] Gab es weitere Varianten der Betacoronaviren, die dem Menschen gefährlich werden konnten? Wie war es um ihre natürlichen Reservoire und ihre Zwischenwirte bestellt? Und in welchen Weltregionen kamen sie besonders häufig vor?

Das biomedizinische Umfeld des Coronavirus

In einer ersten Etappe untersuchten die Biowissenschaftler die taxonomischen Beziehungen des neu aufgetretenen Erregers. Sie identifizierten fast 40 Varianten, die eine hohe Variabilität aufwiesen und infolgedessen über eine ausgeprägte Fähigkeit zum Überspringen der Artenbarriere verfügten. Diese Flexibilität verdankten sie ihrem natürlichen Reservoir, den Fledermäusen, die aufgrund ihrer weiten Verbreitung und ihrer Flugfähigkeit eng mit den Coronaviren koexistieren. Einige Fledermausarten beherbergten sogar mehrere Coronaviren gleichzeitig, und das war eine ideale Voraussetzung für häufige Rekombinationen zu weiteren Subtypen. Infolgedessen war es jederzeit möglich, dass sich SARS-ähnliche Coronaviren an verschiedene Zwischenwirte und schließlich auch an den Menschen anpassten. Zudem waren sie weltweit verbreitet. Seit der zweiten Hälfte der 2000er-Jahre erschienen mehrere Studien, durch die die Existenz virusbeherbergender Fledermäuse in Südostasien, Afrika, der arabischen Welt und schließlich auch in Nordamerika nachgewiesen wurde. Tatsächlich überschritten Alpha- und Betacoronaviren in der Folgezeit immer wieder die Artenbarriere. Die Alphaviren mischten sich unter die Influenzaviren und lösten relativ harmlose Atemwegsinfekte aus. Hingegen waren das SARS- und mehr noch das MERS-Virus gefährlich. Bis zum Beginn der Covid-19-Pandemie traten weltweit immer wieder SARS- und MERS-Infektionsherde auf.

Im März 2019 bilanzierte eine chinesische Forschergruppe die bisherigen Untersuchungsergebnisse der vorangegangenen fünfzehn Jahre.[2] Sie kam zum Ergebnis, dass eine weitere Pandemie vom SARS-Typ bevorstehe, und dass sie mit großer Wahrscheinlichkeit von China ausgehen werde. In China seien die meisten Fledermausarten heimisch, und ihre Koexistenz mit den Coronaviren sei besonders ausgeprägt. Zudem lebten die Fledermäuse im besonders dicht besiedelten, bevölkerungsreichsten und durch mehrere Klimazonen geprägten Süden und Osten des Lands in enger Nachbarschaft mit den Menschen, wobei auch die traditionelle Esskultur eine wichtige Rolle spiele. Die Biologen forderten eindringlich den Aufbau eines Frühwarnsystems, damit der nächste Ausbruch schon in der Entstehungsphase unterdrückt werden konnte. Ein dreiviertel Jahr später sollte sich diese wissenschaftlich fundierte Warnung bitter bewahrheiten.

Viren aus dem Labor: Die Synthese von Coronaviren

Parallel zu den Epidemiologen und Biowissenschaftlern machten sich auch die Virologen an die Arbeit.[3] In einem ersten Schritt wandten sie 2003 ein seit längerem entwickeltes gentechnisches Verfahren, das die Identifikation der Funktionsweisen bestimmter Genabschnitte in den Lebewesen ermöglicht (Reverse Genetik), auf die SARS-Coronaviren an.[4] Ein Jahr später synthetisierten sie das Spike-Protein, mit dem das Virus an den menschlichen Lungenzellen andockt.[5] Einige Zeit später wurde das Erbgut eines SARS-ähnlichen Virus in seiner gesamten Länge zusammengefügt, um seine pathogenen Eigenschaften in standardisierten menschlichen Zellkulturen und Modellmäusen untersuchen zu können.[6] Der Infektionsnachweis gelang, und damit begann unter der Regie der US-amerikanischen National Institutes of Health (NIH) auch auf dem Feld der Corona-Virologie eine neue Ära der biologischen Synthese von lebendigen Organismen. In den folgenden Jahren wurden die technischen Prozeduren weiter verfeinert, um den Schlüssel-Schloss-Mechanismus zwischen dem Spike-Protein des Virus und dem menschlichen ACE2-Rezeptor exakt imitieren und die Rekombination der viralen Laborprodukte maschinell automatisieren zu können. Das Ziel dieser aufwendigen und kostspieligen Team-Arbeiten in den Hochsicherheitslabors war von den NIH klar vorgegeben: Es sollten SARS-analoge Coronaviren synthetisiert werden, um im Fall eines Wiederauftretens der SARS-Pandemie in kürzester Zeit massenhaft Impfstoffe und monoklonale Antikörper[7] produzieren zu können.

Die MERS-Pandemie von 2012 führte zu einer Intensivierung der Synthese-Projekte der Gentechniker und Virologen. Da die auf die Forschungsinstitute der University of North Carolina (in Chapel Hill) und der Boston Medical School konzentrierten Programme den gewaltigen Anforderungen an biotechnische Ressourcen und wissenschaftliche Kompetenz nicht gewachsen waren, arrangierten die NIH nun einen internationalen Forschungsverbund. Es unterstützte den Aufbau eines zentralen Forschungslabors der Chinesischen Akademie der Wissenschaften (CAS) in Wuhan und schloss Kooperationsverträge mit einem immunologisch-virologischen Institut in Bellinzona im schweizerischen Tessin.[8] Innerhalb dieses Netzwerks starteten großangelegte Versuchsserien, die nachgerade faustische Dimensionen annahmen.[9] Die Teams beschafften sich ein SARS-ähnliches Virus, das die Virologen von Wuhan gerade in einer Hufeisen-Fledermaus gefunden und isoliert hatten. Im nächsten Schritt kombinierten sie sein Genom mithilfe der reversen gentechnischen Verfahren mit dem Erbgut des originären SARS-CoV-Virus, das sie in Mäusen gezüchtet hatten. Diese Neuschöpfung (Chimäre) testeten sie anschließend in den Kulturen menschlicher Lungenzellen. Dabei bildeten sich Infektionsherde, und dies war der Beweis dafür, dass das Spike-Protein der Chimäre am menschlichen ACE-2-Rezeptor andockte und im Laborversuch (in vitro) mit den pathogenen Genomsträngen der SARS-CoV-Epidemie übereinstimmte. In einem letzten Schritt konnte dann auch die Replikation des Chimäre-Virus in den Lungen lebender Mäuse (in vivo) nachgewiesen werden.

Das waren beunruhigende Ergebnisse. Sie stellten unter Beweis, dass jederzeit mit dem Auftreten weiterer Varianten der SARS-Coronaviren zu rechnen war, die an den auf der Oberfläche der menschlichen Lungenzellen vorhandenen Rezeptoren anzudocken vermochten. Dies konnte nicht nur direkt oder über Zwischenwirte geschehen, wie dies die Epidemiologen inzwischen nachgewiesen hatten. Es war zudem möglich, dass die Coronaviren ›toxische‹ Spike-Proteine besaßen, die den Menschen ohne vorherige Mutation oder Rekombination zu infizieren vermochten. Infolgedessen schlugen die Forschungsgruppen 2016 in einer bilanzierenden Studie Alarm. Sie schrieben, der Nachweis der Fähigkeit der (inzwischen als WIV1-CoV bezeichneten) Chimäre, den ACE2-Rezeptor als Eintrittspforte zur menschlichen Lungenzelle zu nutzen, sei ein Warnsignal für jederzeit mögliche weitere Epidemien. Gleichzeitig ergebe sich aus der Synthese des Virus die Chance, sich gegen die bevorstehenden Ausbrüche zu wappnen.[10] Damit nahmen die Autoren die uns schon bekannten Prophezeiungen der Biowissenschaftler vor einer von China ausgehenden Coronapandemie um drei Jahre vorweg.

Indessen war diese wissenschaftliche ›Vorwegnahme‹ weiterer Coronapandemien alles andere als harmlos. In der Retorte der Gentechniker war eine neue pathogene Variante entstanden, die die Fähigkeit hatte, eine weitere Epidemie auszulösen. Zwar arbeiteten die Teams in Labors, in denen die Abluft, das Abwasser und die Abfälle nach strengen Maßstäben gefiltert wurden, und sie hantierten in virusdichten Schutzanzügen. Trotzdem kam es in diesen weltweit expandierenden Hochsicherheitslabors immer wieder zu Unfällen und unvorhergesehenen Ereignissen, die das Entweichen von Erregern begünstigten. Nicht zufällig beschloss der US-Kongress Ende 2014 ein einjähriges Moratorium für die Forschung mit SARS- und MERS-Viren, das allerdings nicht verlängert wurde. Danach sind in Chapel Hill, Boston, Wuhan, Bellinzona und andernorts weitere Chimären synthetisiert und an Zellkulturen und Modellmäusen getestet worden.

Infolgedessen lässt sich nicht mit letzter Sicherheit ausschließen, dass SARS-CoV-2 ein ›Laborflüchtling‹ war, obwohl dies nach wie vor unwahrscheinlich erscheint. Auch wenn die Hypothese einer natürlichen zoonotischen Übertragung alle wesentlichen Argumente auf ihrer Seite hat, sollte die Möglichkeit einer unbeabsichtigten Freisetzung einer Genomvariante des Virus aus den Forschungslabors von Wuhan, Bellinzona, Capel Hill und Boston weiter diskutiert werden.

Wege und Irrwege der Impfstoffentwicklung

Dessen ungeachtet steht für die meisten die Legitimität dieser Forschungsprojekte außer Frage: Es sollten leistungsfähige Impfstoffe entwickelt werden, um die endemisch gewordenen Corona-Infektionen unter Kontrolle zu bringen und gegen die befürchteten neuen Ausbrüche gewappnet zu sein.[11] Die Ansprüche an die Vakzine waren gewaltig. Es ging nicht nur darum, potente Antikörper gegen ein möglichst breites Spektrum der Virusgenome zu entwickeln, vor Infektion und Übertragung zu schützen und überschießende Immunreaktion zu vermeiden. Bei den Coronaviren erforderte die Abdichtung der Oberfläche der Schleimhautzellen des Atemtrakts oberste Priorität, und dies war nur möglich, wenn vor allem spezielle Antikörper gebildet wurden.[12]

Diese und andere Ermahnungen wurden jedoch anfänglich kaum berücksichtigt. Da sich die Ergebnisse der genetischen Analyse des SARS-Virus nur allmählich konsolidierten, waren die Genabschnitte des Spike-Proteins, die sich besonders zur Bildung von Antikörpern eignen, noch unbekannt. Deshalb konzentrierten sich vor allem chinesische Forschergruppen auf die Entwicklung von Impfstoffen, die inaktivierte SARS-Viren als Plattform benutzten. Die Viren wurden mit Formalin und UV-Licht behandelt, zur Wirkungsverstärkung wurde das seit langem erprobte Adjuvans Aluminiumhydroxid zugesetzt. Trotz der enormen Risiken begann einem US-amerikanischen Übersichtsbericht zufolge schon 2004 die klinische Erprobung.[13] Auch in anderen Ländern setzten Impfstoffteams auf dieses Verfahren. Die Resultate waren in allen Fällen negativ. Die mit den doppelt inaktivierten Impfstoffen traktierten Versuchstiere bildeten zwar rasch Antiköper aus. Es kam aber gleichzeitig zu überschießenden Immunreaktionen, die die schweren Verläufe des akuten Atemwegssyndroms kopierten. Aber auch die Produktion des Impfstoffs war gefährlich, denn die Arbeiterinnen und Arbeiter hantierten mit hochkonzentrierten Aufbereitungen der SARS-Viren, da die Bioreaktoren noch nicht in Gebrauch waren. Infolgedessen konnte bei unsachgemäßem Vorgehen jederzeit eine neue SARS-Pandemie ausgelöst werden.

Wie häufig in der Geschichte der Impfstoffentwicklung folgte der heroischen Anfangsphase eine Phase der Ernüchterung. Weltweit wurden jetzt die methodischen und technischen Voraussetzungen überprüft und verfeinert.[14] Frettchen wurden für die Labore gezüchtet, denn bei ihnen löste die SARS-Infektion Symptome und Krankheitsverläufe aus, die den klinischen Beobachtungen am Menschen gleichkamen. Das Adjuvans Aluminiumhydroxid wurde mithilfe neuer Adsorptionstechniken modifiziert, weil es manchmal die impfbedingten Autoimmunreaktionen verstärkte, oder es wurde gänzlich durch weniger aggressive Zusatzstoffe ersetzt. Auch die Plattformen wurden verfeinert. Weltweit wurde alles herangezogen, was sich bislang im Rahmen der Gen- und Krebsforschung bei der Impfstoffentwicklung bewährt hatte: DNA-Rekombinanten, Proteinfragmente des Virus und die von den Gentechnikern synthetisierten Varianten des SARS-Virus. Alle diese Studien scheiterten, weil sie bei den Versuchstieren entweder überschießende Immunreaktionen auslösten oder nur eine schwache und kurzlebige Immunabwehr bewirkten. Trotz einiger bedeutender Innovationen war die Entwicklung eines wirksamen Impfstoffs nach jahrelangen Anstrengungen in die Krise geraten.

Dann brachte die MERS-Pandemie einen neuerlichen Aufschwung. Bislang hatten die mit der Bekämpfung der Infektionskrankheiten befassten Behörden des öffentlichen Gesundheitswesens die Impfstoffentwicklung gegen die SARS-Viren koordiniert und finanziell unterstützt. Jetzt kamen weitere Akteure hinzu. Die Mediziner und Biowissenschaftler gründeten neue Forschungsnetzwerke, so etwa 2012 das Deutsche Zentrum für Infektionsforschung. Zusätzlich brachten etwa zwei Dutzend Unternehmen der Bio- und Gentechnik ihr Knowhow ein.

2015/16 begann die dritte Etappe der Impfstoffentwicklung gegen die Coronaviren.[15] Dabei setzte sich weltweit in Anlehnung an die Innovationen der Gentherapie die Tendenz durch, möglichst harmlose Viren als ›Genfähren‹ zu benutzen, die, ohne sich selbst zu vermehren, die inzwischen sequenzierten Genabschnitte zur Expression des Spike-Proteins der pathogenen Coronaviren in die menschlichen Zellen einbrachten und eine Immunreaktion auslösen. Versuche in diese Richtung hatte es schon in den Jahren zuvor gegeben, aber sie hatten keine Erfolge gezeitigt. Beispielsweise hatten Mediziner der University of North Carolina die abgeschwächten Erreger der viralen Mundhöhlenentzündung (Stomatitis) als Genfähre benutzt, aber keine länger anhaltende Immunität gegen das SARS-Virus erreicht.[16] Doch nun kannte die Phantasie der Forscherinnen und Forscher keine Grenzen mehr. Eine französische Gruppe benutzte den Masern-Impfstoff als Vektor zur Expression des modifizierten Spike-Proteins des SARS-Virus.[17] Ein Team US-amerikanischer und australischer Gentechnikfirmen passte das rekombinante Spike-Protein in ein harmloses Insektenvirus ein und hoffte durch den Zusatz von Delta-Inulin (Advax) eine effiziente Lösung gefunden zu haben, auf deren Basis die Impfstoffproduktion in kürzester Zeit hochgefahren werden konnte.[18]

Dies sind nur zwei Beispiele von vielen. Sie scheiterten in den meisten Fällen schon in der Laborphase. Nur wenige erreichten die erste Etappe des klinischen Versuchsstadiums. Zu diesen Ausnahmen gehörte die Studie einer Forschergruppe der University of Oxford, die ein bei Schimpansen endemisches Adenovirus als Vektor zur Replikation des Spike-Proteins des MERS-Virus benutzte. Die Phase I der klinischen Erprobung erbrachte erstmalig eine Immunreaktion, die bei drei Vierteln der Probanden 180 Tage lang anhielt.[19] Ein ebenfalls zur Vorbeugung gegen die MERS-Infektion gestarteter Großversuch des Deutschen Zentrums für Infektionsforschung, der das Virus der Pocken-Vakzine benutzte, wirkte dagegen weniger nachhaltig.[20] Die hier skizzierten klinischen Studien wurden bis zur Jahreswende 2019/20 fortgesetzt. Dann setzte die SARS-CoV-2-Pandemie neue Prioritäten.[21]

4. Die globalen Grossstiftungen und ihr Anspruch auf ›Public Private Partnership‹ bei der Pandemiebekämpfung

Seit Beginn des neuen Millenniums sind auch einige global operierende angloamerikanische Stiftungen auf die Pandemie-Gefahren aufmerksam geworden, mit denen die Weltbevölkerung in zunehmendem Ausmaß konfrontiert war. Zu ihnen gehörten – und gehören seither – insbesondere die vom den Informatikern William ›Bill‹ und Melinda Gates initiierte Bill & Melinda Gates-Stiftung sowie der in mehreren Etappen aus dem Pharmakonzern Wellcome ausgegründete Wellcome Trust. Ihr Engagement wurde zunächst wenig beachtet und nur von einigen Nichtregierungsorganisationen kritisch unter die Lupe genommen. Das änderte sich schlagartig, als Gates im März 2015 in Vancouver bei einem Medienauftritt erklärte, die Menschheit sei nicht mehr durch Atomkriege bedroht, sondern in wachsendem Ausmaß den Risiken verheerender Viruspandemien ausgesetzt, die im schlimmsten Fall bis zu 30 Millionen Todesopfer fordern könnten. Während er dieses Worst-Case-Szenario präsentierte, wechselte der Power Point-Spot vom Atompilz zu einem überdimensional vergrößerten Coronavirus.[1] Seither ranken sich um Bill Gates, der die Bill & Melinda Gates Fundation (BMGF) zusammen mit Melinda Gates und dem Großinvestor Warren Buffett leitet, wilde Gerüchte hinsichtlich der Coronapandemie. In ihnen mischen sich Teilwahrheiten mit Unterstellungen und Verschwörungstheorien. Da sich der in London ansässige Wellcome Trust und die anderen im Gesundheitswesen engagierten US-Stiftungen immer mehr zu Juniorpartnern der gesundheitspolitischen Initiativen der BMGF entwickelt haben,[2] werde ich sie im Folgenden weitgehend vernachlässigen.

Die Gates-Initiative steht in einer langen Tradition. Seit Beginn des 20. Jahrhunderts haben US-amerikanische Großstiftungen bei der Internationalisierung des Public Health und der internationalen Seuchenhygiene eine entscheidende Rolle gespielt. Dabei ging die im Jahr 1913 vom Erdölmagnaten John D. Rockefeller gegründete Rockefeller Foundation sofort in Führung, wobei sie in einigen Schwerpunkten mit der zwei Jahre zuvor gegründeten Carnegie Foundation kooperierte.[3] Sie etablierte einen International Health Board, ordnete diesem eine Sanitary Commission zu und startete weltweit Kampagnen zur Bekämpfung der Malaria, des Gelbfiebers und parasitärer Massenerkrankungen. Parallel dazu finanzierte der Board die Gründung zahlreicher Schools of Public Health, so an der Johns Hopkins University in Baltimore, an der Harvard University, an der University of Toronto sowie die London School of Hygiene and Tropical Medicine. In den 1930er Jahren folgte in Zusammenarbeit mit der Carnegie Foundation ein hoch dotiertes Engagement zur Umsetzung eugenischer Konzepte, um die Menschheit durch Geburtenkontrolle und Massensterilisationen vor ihrer angeblich drohenden ›Entartung‹ zu bewahren; in diesem Zusammenhang unterstützte die Rockefeller Foundation bis Kriegsbeginn auch diverse Projekte der nazistischen ›Rassenhygiene‹.[4] Parallel dazu finanzierte die Medical Division der Rockefeller Foundation den Übergang der klassischen Genetik zur Molekulargenetik[5] und organisierte in den 1950er Jahren ein weltweit disloziertes Projekt zur Virusforschung, das wesentlich zum Aufbau des heute üblichen taxonomischen Systems beitrug und den Grundstein zur Erforschung und Kartierung der humanpathogenen Virusstämme gelegt hat.[6] Aus der historischen Perspektive könnte man etwas überspitzt sagen, dass die Rockefeller Foundation die seit den 1880er Jahren entwickelten Ansätze zu einer im öffentlichen Gesundheitswesen verankerten Seuchenhygiene international durchgesetzt hat – eine frühe Partnerschaft zwischen Großstiftungen und Gesundheitsbehörden, bei der die Unternehmer-Mäzene Regie führten. Infolgedessen ist es gut nachvollziehbar, dass Bill und Melinda Gates das Vermächtnis der Rockefeller Foundation sorgfältig studierten und sich beim Aufbau ihres Stiftungskomplexes laufend mit der Rockefeller-Familie abstimmen.[7]

Einen weiteren wichtigen Beitrag zur Entdämonisierung des ›Gates-Syndroms‹ leistet der nüchterne Blick auf die Rahmenbedingungen des US-amerikanischen Stiftungswesens. In der dominierenden Mentalität der US-Gesellschaft gilt die Akkumulation von Reichtum als wichtigster persönlicher Leistungsnachweis und ist uneingeschränkt positiv besetzt. Wer Reichtum angehäuft hat, soll deshalb auch allein über seine Verteilung bestimmen, statt ihn weitgehend an den Staat abführen zu müssen, zumal dieser als unfähig zu einer adäquaten Ressourcenverteilung eingeschätzt wird. Indessen verpflichtet die protestantische Ethik die Reichen, ihre überschüssigen Einkünfte zu erheblichen Teilen für wohltätige (›charitable‹) Zwecke zur Verfügung zu stellen. Selbstverständlich folgt auch die Steuergesetzgebung diesen Leitbildern.[8] Wer wohltätig stiftet, braucht die dreißigprozentige Quellensteuer auf Dividenden nur zu einem geringen Teil oder auch gar nicht zu entrichten. Darüber hinaus begünstigt die Erbschaftssteuer die familiendynastische Akkumulation von Stiftungskapital. Bis zu einem Volumen von sieben Millionen US-Dollar ist die Vererbung von Vermögen steuerfrei. Auch für weitaus größere Beträge gibt es zahlreiche Schlupflöcher; zudem wird die Erbschaftssteuer in periodischen Abständen vollständig ausgesetzt.

Aufgrund der Deregulierungen der 1990er Jahre, an denen auch die Obama-Administration nichts Grundlegendes änderte, verstärkte sich die strukturelle Abhängigkeit des Gesundheitswesens von den ›Charitable Foundations‹ der Kapitalvermögensbesitzer noch weiter. Mit der nach wie vor rudimentären sozialen Krankenversicherung korrespondiert ein öffentliches Gesundheitswesen, das zu immer größeren Teilen aus privaten Spenden finanziert wird. Selbst die renommiertesten Bereiche – so etwa die 1946 gegründeten Centers for Disease Control und die National Institutes of Health – werden inzwischen weitgehend von Stiftungen gesteuert.[9]

Somit waren auch die Rahmenbedingungen optimal, sobald sich die Familie Gates darauf festgelegt hatte, die Agenden ihres Stiftungsprojekts auf das globale Gesundheitswesen zu fokussieren. Dies war offensichtlich zu Beginn des neuen Millenniums der Fall, als Bill und Melinda Gates eine 1994 gegründete Vorläuferstiftung mit den übrigen Stiftungen der Gates-Familie zusammenlegten und in Bill & Melinda Gates Foundation (BMGF) umbenannten.[10] Seither operiert die Stiftung auf der Basis strikter Managementregeln. Die Einnahmeseite ist auf maximale Rendite orientiert: Die nach und nach in sie eingebrachten Vermögenswerte belaufen sich zusammen mit den ab 2011 hinzugekommenen Einlagen Warren Buffetts inzwischen auf 46,8 Milliarden

US-Dollar. Sie werden in besonders rentable Unternehmensaktien angelegt. Die sechs größten Aktienpakete hielt die BMGF 2018 bei Buffetts Kapitalholding Berkshire Hathaway und Microsoft, bei der Canadian National Railway sowie bei Televisa, Walmart und Caterpillar Inc.[11] Auch die Weiterverteilung der Kapitaleinkünfte ist effizienzorientiert. Dabei dominieren solche Schwerpunktbildungen, die rasche und wirksame Erfolge versprechen. Nach diesen Grundsätzen werden die mittlerweile fünf Abteilungen der Stiftung gemanagt.[12]

Dabei hat wie bei der Rockefeller Foundation die Global Health Division konzeptionell wie finanziell das größte Gewicht. Während ihres Aufstiegs zur weltgrößten Privatstiftung hat die BMGF in den Jahren 2009 bis 2015 für die Kontrolle der Infektionskrankheiten in jährlich wachsendem Umfang insgesamt 5,6 Mrd. US-Dollar zur Verfügung gestellt.[13] Zur Bekämpfung der weltweit dominierenden Massenkrankheiten Malaria, Geschlechtskrankheiten, HIV-AIDS und Tuberkulose stellte sie jeweils 1,4 Mrd., 1,3 Mrd. und 1,0 Milliarden US-Dollar zur Verfügung, die vorrangig zur Entwicklung von Impfstoffen eingesetzt wurden. Auch die internationalen Projekte der Reproduktionsmedizin und Familienplanung wurden mit Beträgen gefördert, die an die Milliardengrenze heranreichten. Dagegen folgten Fördermittel zur ›horizontalen‹ Entwicklung der gesundheitspolitischen Infrastruktur in erheblichem Abstand, so etwa für das Public Health Management (660 Mio.), für die gesundheitliche Basisversorgung (416 Mio.) und die elementare Basishygiene mit 365 Mio. US-Dollar. Die Gewichtung lag somit eindeutig bei den ›vertikalen‹ Schwerpunktvorhaben und verlagerte sich zudem immer stärker auf die Entwicklung neuer Impfstoffe sowie die Durchführung groß angelegter Impfprogramme.

Die hier referierten Beträge sind eindrucksvoll, zumal sie sich bis zu Beginn des Jahrs 2020 mehr als verdoppelten. Gemessen an den globalen Ausgaben für das Gesundheitswesen beeindrucken sie weniger. Das war selbstverständlich auch den Vorstandsmitgliedern und Treuhändern der BMGF bewusst. Infolgedessen bemühten sie sich von Anfang an um den Ausbau oder die Neugründung von weltweit operierenden internationalen Netzwerken. Sie sollen die Effekte ihrer Zuwendungen potenzieren und gleichzeitig eine den Visionen der BMGF entsprechende Schwerpunktbildung durchsetzen. Zu diesem Zweck engagierte sich die BMGF sofort nach ihrer Gründung für die Ausweitung schon bestehender sowie die Neugründung internationaler Netzwerke. Einige davon wirken eher im Stillen – aber nicht weniger wirksam. Andere sind seit dem Ausbruch der Covid-19-Pandemie ins Blickfeld der Weltmedien geraten und teilweise heftig umstritten.

Ihre ersten Gehversuche absolvierte die BMGF unmittelbar nach ihrer Gründung, indem sie der ebenfalls in Seattle im Bundesstaat Washington ansässigen und global tätigen Gesundheitsinitiative PATH unter die Arme griff.[14] PATH existierte seit 1977 und hatte sich zunächst mit Projekten zur Familienplanung einen Namen gemacht. Nun wurde sie massiv ausgebaut und verlagerte ihren Schwerpunkt auf die akuten Probleme der Weltgesundheit, die vorrangig durch Immunisierungsprogramme unter Kontrolle gebracht werden sollten. In diesem Kontext übernahm PATH die Aufgabe, die dafür erforderliche Infrastruktur – vereinfachte Impf-Sets, Kühlketten usw. – zur Verfügung zu stellen. Seither ist PATH in Abstimmung mit der BMGF für die technisch-logistische Infrastruktur ihrer Impfkampagnen zuständig. Allein in den Jahren 2009 bis 2015 ließ ihr die BMGF knapp eine Milliarde US-Dollar zum Aufbau der Vakzine-Infrastruktur zukommen und band in den folgenden Jahren zahlreiche weitere globale Impfstoffprojekte in ihr Joint Venture mit PATH ein. Dazu gehörten der in dieser Zeitspanne mit 777,6 Millionen US-Dollar dotierte ›Global Fund to fight AIDS, Tuberculosis and Malaria‹, das Polio-Impfstoffprogramm der Rotary Foundation (400,1 Millionen US-Dollar), die ›Global Alliance for Tuberculosis Drug Development‹ (338,4 Mio. US-Dollar), der ›Medicine for Malaria Venture‹ (334,1 Mio. US-Dollar) und umfangreiche Zuschüsse an die Impfkampagnen der UNICEF, die überwiegend dem US Fund for UNICEF zur Verfügung gestellt wurden.[15] Darüber hinaus beteiligte sich die BMGF ab 2012 gemeinsam mit dem Wellcome Trust an einem von der japanischen Regierung und elf führenden japanischen Unternehmen der Pharma- und Medizintechnikbranche geründeten ›Global Health Innovative Technology Fund‹, der in den folgenden Jahren in vier Forschungsportalen die weltweite Entwicklung neuer Impfstoffe und Medikamente vorantrieb, um die seit langem endemischen und mehr noch die neu aufgetretenen Infektionskrankheiten unter Kontrolle zu bringen.[16]

Es gab aber auch Neugründungen, an denen die BMGF von Anfang an als Mitinitiator und wichtigster privater Geldgeber beteiligt war. Dazu gehörte vor allem die ›Global Alliance for Vaccine and Immunization‹ (GAVI), die sich nach ihrer Gründung im Jahr 2000 rasch zur Koordinationszentrale des soeben skizzierten Netzwerks der Public Private Partnerships entwickelte. Die BMGF setzte allein in den Jahren 2005 bis 2015 Projektgelder im Umfang von knapp 4 Milliarden US-Dollar für GAVI ein und stockte diesen Betrag bis 2020 um weitere 1,56 Milliarden US-Dollar auf.[17]

Im GAVI-Projekt arbeiten seit nunmehr 20 Jahren zahlreiche Regierungen der Transatlantikregion und der Entwicklungsländer mit der WHO, dem UN-Kinderhilfswerk UNICEF, dem von der BMGF angeführten Stiftungskonsortium, mit Vertretern der führenden Impfstoff- und Pharmakonzerne sowie einigen weltweit aktiven medizinischen Hilfsorganisationen zusammen.[18] Ihr Ziel ist, die im Globalen Süden nachwachsenden Generationen gegen die gefährlichsten Infektionskrankheiten zu immunisieren und die elementare Gesundheitsversorgung zu verbessern. Dabei entwickelte sich rasch ein Ziel-Mittel-Konflikt um die Prioritäten: Sollte zuerst die hygienische und medizinische Basisversorgung aufgebaut werden, um die Impfprogramme effizient durchführen zu können, oder hatten die Impfprogramme wegen der rasch zu erzielenden Erfolge Vorrang? Beim Disput darüber kam es zu aufschlussreichen Bündnissen. Die am stärksten engagierten Regierungsvertreter Europas (Norwegen und Großbritannien) votierten zusammen mit den an einer nachhaltigen Entwicklung des Gesundheitswesens der Entwicklungsregionen interessierten Pharmakonzernen und den medizinischen Hilfsorganisationen für ein simultanes und gleichrangiges ›Health System Strengthening‹ (HSS), für das in den Statuten der GAVI nur ein Ausgabenanteil von einem Viertel vorgesehen war. Ihnen stand eine Koalition der Impfexperten und Impfkonzerne, der US Agency for International Development (USAID) und der privaten Hauptstifter gegenüber. Der Konflikt schwelte jahrelang, bis sich in der zweiten Dekade das als ›Gates Approach‹ bezeichnete Konzept einer ›vertikalen‹, schwerpunktbezogenen und auf sofortige Effekte fixierten Immunisierungsstrategie durchsetzte. Seit 2010/2011 fielen die Investitionen des GAVI-Projekts zugunsten einer mittelfristig angelegten ›horizontalen‹ Hygiene- und Basisversorgung auf ein Zehntel des Gesamtbudgets. Die HSS-Protagonisten resignierten und zogen sich aus dem so hoffnungsvoll begonnenen Projekt einer nachhaltigen Überwindung des gesundheitspolitischen Gefälles zurück. Die medizinischen und karitativen Hilfsorganisationen (Médecins Sans Frontières, Misereor usw.) blieben hingegen an Bord und verfolgten die weitere Entwicklung. Wer die Bulletins und Presseerklärungen auf ihren Webseiten mitverfolgt hat, kann die zwiespältigen Effekte des ›Gates Approach‹ gut nachzuvollziehen. Positiv schlägt zu Buch, dass die Impfkampagnen von GAVI zur Immunisierung gegen das Humane Papillomvirus, die Kinderlähmung (Polio), die Japanische Enzephalitis, die Meningitis A, die Masern, das Fleckfieber, die Cholera, die Pneumokokken und die Rotaviren sowie die pentavalente Grundimmunisierung gegen Diphterie, Wundstarrkrampf, Keuchhusten, Haemophilus Influenzae und Hepatitis B mindestens 20 Millionen Kindern und Heranwachsenden des Globalen Südens das Leben gerettet haben. Dafür war jedoch ein Preis zu zahlen. Um die Kampagnen durchführen zu können, mussten die Gesundheitsbehörden der Entwicklungsländer ihr ohnedies rudimentäres Versorgungssystem für diese Aufgaben einsetzen. Trotzdem entstanden gravierende Probleme bei der Etablierung der technisch hoch entwickelten Infrastruktur (so etwa der Kühlketten), den Transportkapazitäten und der Bereitstellung von Personal; auch die Dokumentation und die Verlaufskontrollen waren lückenhaft und versagten teilweise vollkommen. Das hatte zur Folge, dass sich in vielen Slum Cities und ländlichen Regionen die allgemeine sanitäre und gesundheitliche Basisversorgung weiter verschlechterte.

Dank der laufenden Berichterstattung der global operierenden medizinischen Nichtregierungsorganisationen ist auch die wirtschaftspolitische Seite des Dilemmas gut nachvollziehbar.[19] Zu Beginn der zweiten GAVI-Dekade wurde ein vom Impf-Duopol Pfizer und GlaxoSmithKline (GSK) entwickelter neuer Pneumokokken-Impfstoff eingeführt.[20] Er war – und ist – gut wirksam und erlangte oberste Priorität für eine Impfkampagne, weil der Pneumokokken-Pneumonie jährlich etwa ein Viertel aller Kleinkinder (unter fünf Jahren) der südlichen Hemisphäre zum Opfer fällt; er schützt aber auch die übrigen Altersgruppen vor einer gefährlichen Superinfektion, die häufig während der Influenza- und Coronapandemien auftritt. Für diesen begehrten ›fair shot‹ mussten die Menschen bzw. Krankenkassen in den entwickelten Weltregionen mindestens 80 US-Dollar zahlen. In zähen Auseinandersetzungen handelte die vom GAVI-Board eingesetzte Impfstoffkommission den Preis für die auf 30 Millionen Jahresdosen angesetzten Kontingente auf 21 US-Dollar je Einzeldosis herunter. Bei den durch die Médecins Sans Frontières (MSF) erzwungenen Debatten deklarierte das Duopol seine Selbstkosten pro Dosis mit 10 US-Dollar. Es ließ sich also mit 11 US-Dollar pro Dosis subventionieren, sodass GAVI ganz wesentlich zur Generierung eines Extraprofits auf die Pneumokokkenvakzine beitrug, der sich bis 2015 auf 16 Milliarden US-Dollar summierte. Gleichzeitig wurden wesentlich billiger angebotene und als gleichwertig zertifizierte Konkurrenzpräparate aus Indien und China auf Distanz gehalten. Als die MSF-Geschäftsführung dieses Verhalten kritisierte, übte sie sich keineswegs in Kapitalismuskritik. Sie wies vielmehr ihrem Haupt-Antikritiker Bill Gates nach, dass mit den um ein Drittel verbilligten indischen und chinesischen Präparaten auch jene 20 % Kleinkinder hätten geimpft werden können, die die Impfkommission der GAVI aus ihren jährlichen Kampagnen aussparte.

Gleichwohl gerieten diese Auseinandersetzungen zunehmend in den Hintergrund, weil sich mit den seit 2012/13 häufenden neuen Pandemiewellen (MERS 2012/13, Ebola 2014/15, ZIKA 2016, Influenza B 2017/18 und SADS 2017)[21] unerwartete neue Handlungszwänge auftaten. Hinzu kam die Tatsache, dass die neuen und alten Erreger teilweise nicht nur den globalen Süden und die Schwellenländer der Pazifikregion heimsuchten, sondern zunehmend auch die transatlantische Welt in ihre Ausbreitungsrouten einbezogen. Infolgedessen wurde auch eine entsprechende Reorganisation des GAVI-Projekts dringlich. Einmal mehr war es Bill Gates, der die im vorherigen Abschnitt skizzierten Warnungen der Wissenschaftlerinnen und Wissenschaftler ernst nahm und sie im März 2015 in seinem ersten Medienspot publik machte.

Gates ließ es jedoch nicht bei seinem Vancouver-Auftritt bewenden. Zusammen mit seinen BMGF-Mitstreitern lancierte er eine neue Initiative, wobei er diesmal das in Davos ansässige World Economic Forum (WEF) nutzte.[22] Daraufhin beschloss das WEF auf seiner Jahrestagung im Januar 2016, ein Projekt zur weltweiten Koordination und Beschleunigung der Impfstoffentwicklung in die Wege zu leiten. Ein Expertenteam wurde gebildet, das sich in den folgenden Monaten auf drei Grundsätze verständigte. Die zu gründende Non-Profit-Organisation sollte sich erstens an einer von der WHO zu erstellenden Prioritätsliste orientieren. Zweitens sollten die einzuwerbenden Investitionsmittel vorrangig zur Schließung von Lücken genutzt werden, um die Entwicklung und klinische Erprobung neuer Impfstoffe zu beschleunigen. Ausgehend davon sollten drittens die schon bestehenden wissenschaftlichen, industriellen und behördlichen Netzwerke ausgebaut werden, um den kommenden Pandemien mit flexibel vorbereiteten Produktions- und Verteilungskapazitäten begegnen zu können.

Die Start-up-Phase der mittlerweile als ›Coalition for Epidemic Preparedness Innovation‹ (CEPI) firmierenden Weltorganisation begann auf der WEF-Jahreskonferenz 2017 in Davos. Federführend waren dabei neben der BMGF das WEF selbst, der Wellcome Trust und die Regierungen Norwegens und Indiens. In den folgenden Monaten traten die WHO, die führenden Impfstoffkonzerne und Forschungszentren sowie die EU-Kommission und die Regierungen zahlreicher Nationalstaaten der Non-Profit-Organisation bei. Wie beim Gavi-Projekt reüssierte dabei die Bill & Melinda Gates Foundation als größter und einflussreichster privater Geldgeber.

5. Potemkinsche Dörfer?

Die Großstiftungen und die von ihnen ins Leben gerufenen internationalen Netzwerke zur Optimierung der Impfstoffkampagnen verfügen über eine professionell organisierte Präsenz in den Internet- und Printmedien. Das hat verständlicherweise dazu geführt, dass ihre Aktivitäten seit Beginn des neuen Millenniums von zahlreichen Experten und Publizisten kritisch unter die Lupe genommen wurden. Dabei geriet vor allem ihre konzeptionelle, personelle und finanzielle Einflussnahme auf die Institutionen des internationalen Gesundheitswesens in den Fokus. Im Kontext der kritischen Berichterstattung kam es zweifellos zu manchen Übertreibungen, so etwa, wenn ein Journalist schon im April 2017 Bill Gates als »heimlichen WHO-Chef« bezeichnete.[1] Immerhin war es bemerkenswert, dass die Bill & Melinda Gates Foundation nicht nur steigende Beträge an das UN-Kinderhilfswerk UNICEF abführte, sondern auch die WHO allein zwischen 2009 und 2015 mit 1,53 Milliarden US-Dollar projektgebunden dotierte und so nach der US-Regierung zu ihrem zweitgrößten Finanzier aufstieg. In den letzten fünf Jahren deckte die WHO jeweils 10 % ihres Haushalts mit Zuwendungen der BMGF ab.[2] Seit den 1990er Jahren befindet sich die WHO in einer tiefen Strukturkrise, und ihre Probleme haben sich seit dem verstärkten Engagement internationaler Großstiftungen und Medizinkonzerne nicht verbessert. Das aber bedeutet noch keineswegs, dass die finanzstarken Akteure der Public Private Partnership diese Schieflage auch verursacht haben, wie dies viele Kritiker etwas vorschnell annehmen.

Die Krise der World Health Organization (WHO)

Die WHO wurde im Juli 1946 im Ergebnis einer Internationalen Gesundheitskonferenz als Sonderorganisation der Vereinten Nationen gegründet und nahm am 7. April 1948 in Genf ihre Tätigkeit auf.[3] Sie sah und sieht ihre Aufgabe darin, die Aktivitäten der Gesundheitsbehörden ihrer Mitgliedsnationen zu koordinieren, die Entwicklung der Weltgesundheit zu beobachten, den Aufbau des Gesundheitswesens in den Entwicklungsländern voranzutreiben und Schwerpunktprogramme zur Bekämpfung weltweiter Gesundheitsrisiken auf den Weg zu bringen. Die Richtlinien dazu legen jährliche World Health Assemblies fest, die aus ihrer Mitte einen Exekutivrat und einen Generaldirektor zur Leitung des ständigen Sekretariats wählen. Ansonsten ist die WHO föderal organisiert und verfügt über sechs Regionalbüros in Afrika, Europa, den Amerikas, im Nahen und Mittleren Osten (Eastern Mediterranean), in Südostasien sowie der Pazifikregion (Western Pacific).

Bis zu Beginn der 1980er Jahre erzielte die WHO bedeutende Erfolge. Sie gab entscheidende Impulse zum Aufbau des öffentlichen Gesundheitswesens im Globalen Süden, koordinierte die Kampagne zur Ausrottung der Pocken und war immer wieder in der Lage, die Barriere des Kalten Kriegs zu überbrücken. Innerhalb des UN-Archipels verfügte sie nicht zufällig über das höchste Budget. 80 % der Mittel entstammten den Pflichtbeiträgen ihrer Mitgliedsstaaten, der Rest entfiel auf freiwillige Beiträge einiger einkommensstarker Mitgliedsnationen und auf Zuwendungen internationaler Organisationen.

Diese Situation änderte sich ab Ende der 1970er Jahre. Im Gefolge der Weltwirtschaftskrise von 1973–1976 waren zahlreiche Schwellen- und Entwicklungsländer in eine lang anhaltende Schuldenkrise geraten. Sie mussten deshalb ihre WHO-Beiträge immer häufiger stunden lassen. Infolgedessen verstärkte sich das Gewicht der zahlungskräftigen Mitglieder der Transatlantikregion, die ihre freiwilligen Beiträge entsprechend aufstockten. 1993 wurden die Pflichtbeiträge schließlich eingefroren.

Seitdem befindet sich die Einnahmenseite der WHO in einer Schieflage, die sich von Jahr zu Jahr verstärkt hat. Dies war der Zeitpunkt, zu dem die philanthropischen Unternehmer, die internationalen Stifterverbände und schließlich die global operierenden Pharmakonzerne die WHO als Anlageobjekt für ihre steuerfreien Vermögensanteile entdeckten. Dies führte zu jenem folgenreichen Paradigmenwechsel, wie ich ihn schon bei der Analyse der globalen Großstiftungen skizziert habe. Im Fall der WHO wurde er auf drei Ebenen herbeigeführt. Das Sekretariat des Generaldirektors richtete zusätzlich zu den schon bestehenden (etwa 50) Expertengremien Studien- und Forschungsgruppen ein, in denen nun die Vertreter der Großstiftungen und Pharmakonzerne Platz nahmen. Im WHO-Budget kam es zur Umkehrung der Einnahmen: 80 % stammen seit Beginn des neuen Millenniums aus freiwilligen Überweisungen, nur noch 20 % aus den Pflichtbeiträgen der Mitglieder. Das waren die personellen und finanziellen Voraussetzungen dafür, dass sich die Mentalitäten der auf kurzfristige Effekte fixierten Managementkultur im internationalen Knotenpunkt des öffentlichen Gesundheitswesens breitmachten.

Die in den 1950er und 1960er Jahren im Globalen Süden mühselig aufgebauten Fundamente des Public Health begannen zu erodieren und zu zerfallen, weil sie zugunsten der vielfältigen Impfkampagnen vernachlässigt wurden. Aber auch die neuen Sonderberater des Generaldirektors aus den Forschungsabteilungen der Pharmaindustrie leisteten sich manchen Fehltritt. Um beispielsweise ihre neu entwickelten Vakzine gegen die Vogel- und Schweinegrippe (Saison 2005 und 2009) weltweit zu etablieren, suggerierten sie gewaltige Pandemiegefahren, die stark übertrieben waren.[4] Es gibt zahlreiche weitere Fehlgriffe und Skandale, aber es wäre müßig, sie hier aufzuzählen. Wichtiger scheint mir der Hinweis auf ein bemerkenswertes Paradox, das die Zeitgeschichte des Gesundheitswesens auszeichnet. In den 1920er und 1930er Jahren stimulierten die internationalen Großstiftungen den Aufbau eines öffentlichen Gesundheitswesens, das sich in den Nachkriegsjahrzehnten als mächtige Säule des keynesianischen Sozialstaats etablierte und festigte. Diese ›goldene Zeit‹ des Public Health neigte sich Ende der 1970er Jahre allmählich dem Ende zu. Das hatte bedrohliche Folgen für die Weltgesundheit, und zwei Jahrzehnte später erkannten die ›Economic Leaders‹ des deregulierten Weltsystems den Ernst der Lage. Folglich begannen sie, immer größere Teile ihrer Kapitalvermögen für die Zwecke einer Public Private Partnership zu mobilisieren und den maroden Institutionen des Weltgesundheitssystems unter die Arme zu greifen. Rockefellers Berater träumten von einer sozialhygienisch gereinigten und harmonisierten Weltordnung. Derartige Visionen waren Bill Gates, Warren Buffett und der Leitung des Wellcome Trust fremd. Sie verfolgten bescheidenere Ziele. Sie bemühten sich um die Konsolidierung der

WHO und der übrigen internationalen Netzwerke des Gesundheitswesens, damit sie als Feuerwehren des Pandemieschutzes funktionsfähig bleiben. Dass dabei auch für die Medizinkonzerne erhebliche Renditen anfallen, ist zweifellos nicht unerwünscht – aber meines Erachtens keineswegs das Hauptmotiv.

Nationale Pandemiepläne im Griff der Pharmaindustrie

Indessen haben die Strukturen der Public Private Partnership keineswegs nur die globalen Netzwerke des öffentlichen Gesundheitswesens durchdrungen und zunehmend auf ihre Feuerwehrfunktionen eingeschränkt. Im April 1999 veröffentlichte die WHO einen ›Influenza Pandemic Plan‹, der die Mitgliedsländer dazu aufrief, sich angemessen auf allfällige Pandemie-Ereignisse vorzubereiten.[5] Durch die SARS-Pandemie von 2002–2003 sowie die beiden 2005 und 2009 neu aufgetretenen Subtypen des Influenzavirus (Vogelgrippe H5N1 und Schweinegrippe H1N1) sah sie sich in ihrem Anliegen nachdrücklich bestätigt. Sie aktualisierte ihren globalen Pandemieplan seither fortlaufend und richtete ihn immer stärker auf die Bevorratung antiviraler Medikamente und die Entwicklung von Impfstoffen aus.

In zahlreichen Ländern wurden nun ›Nationale Pandemiepläne‹ erarbeitet und verabschiedet. Sie orientierten sich weitgehend an diesen Vorgaben, darunter auch in der Schweiz und in Deutschland. Ein Rückblick auf diese Planungen macht deutlich, dass auch die wohlhabenden und über hoch entwickelte Gesundheitssysteme verfügenden Nationalstaaten nicht vor gravierenden Fehlgriffen gefeit waren. Darüber hinaus waren diese Szenarien in umfangreiche Regelwerke eingebettet, mit deren Hilfe sich die involvierten Regierungen auf Worst Case-Szenarien und Notstandsmaßnahmen vorbereiteten. Mit diesem Aspekt werde ich mich im nächsten Abschnitt auseinandersetzen. Hier sollen zunächst die medizinischen Vorkehrungen untersucht werden.

In Deutschland nahm eine seit längerem bestehende ›Bund-Länder-Arbeitsgruppe Seuchenschutz‹ die WHO-Initiative auf. Sie veröffentlichte 2001 erste konzeptionelle Vorgaben, die durch den Versuch geprägt waren, zwischen einer zentralistisch orientierten und einer eher föderalistischen Vorgehensweise zu vermitteln.[6] Daraufhin beauftragte das Bundesgesundheitsministerium das Robert Koch-Institut (RKI), eine Expertenkommission einzusetzen, die die Vorschläge der Bund-Länder-Arbeitsgruppe mit einem kurz zuvor verabschiedeten Infektionsschutzgesetz[7] abstimmen und die Planungsprioritäten festlegen sollte. Der ›Nationale Pandemieplan‹ (NPP) wurde knapp vier Jahre später veröffentlicht und seither mehrfach aktualisiert.[8]

Dem Plan lag die Annahme eines mittelschweren Pandemiegeschehens zugrunde. Er ging davon aus, dass 15–50 % der Bevölkerung akut erkranken würden. Das würde 6 bis 21 Millionen zusätzliche Arztbesuche zur Folge haben. Zwischen 180.000 und 600.000 Menschen müssten im Krankenhaus behandelt werden, und 48.000 bis maximal 160.000 Patientinnen und Patienten würden die Infektion nicht überleben. Ausgehend von diesen Kennziffern erarbeiteten die Experten ein gesundheitspolitisches Rahmenkonzept, das es dem BRD-Gesundheitssystem ermöglichen sollte, die Pandemiekrise angemessen zu bewältigen. Dabei unterschieden sie in Anlehnung an die WHO-Blaupause zwischen nicht-pharmazeutischen und pharmazeutischen Maßnahmen. Dies war durchaus gerechtfertigt, denn man musste jederzeit damit rechnen, dass genetisch angepasste Varianten oder neuartige Subtypen des Influenzavirus auftreten würden, gegen die leistungsfähige Impfstoffe frühestens drei Monate nach Ausbruch der Pandemie zur Verfügung stehen würden.

Infolgedessen wurde zunächst das gesamte Instrumentarium der etablierten Infektionshygiene durchgespielt: Die Optimierung des gesundheitsbehördlichen Meldewesens, der diagnostischen Verfahren und der ›kontaktbeschränkenden Maßnahmen‹ (Isolierung und Quarantäne). Aber auch das klassische Handwerkszeug der Infektionshygiene wurde aufgeboten: In einer Serie von Tabellen wurde die Ausstattung der Pflegeheime, der medizinischen Einrichtungen (Arztpraxen, Krankenhäuser und Rettungsdienste), der Gemeinschafts- und Massenunterkünfte und last but not least der Gefängnisse mit angemessenen Schutzausrüstungen und Desinfektionsmitteln durchgespielt.[9] Alle Betroffenen – Patienten, Heimbewohner, Gesundheitspersonal und Betreuer – sollten im Pandemiefall mit Gesichtsmasken, Handschuhen, Schutzkleidung und Desinfektionsmitteln vor der Ansteckung geschützt werden. Hinzu kamen Empfehlungen zur Vorbereitung und Anpassung der Trägereinrichtungen der medizinischen Versorgung an eine pandemiebedingte Krisensituation. Es war vorgesehen, die ambulante Behandlung der Infizierten separat zu organisieren und spezielle Schwerpunktkliniken zu projektieren, um dem Ansturm der Schwerkranken gerecht zu werden, spezifische Trainingsprogramme für das Gesundheitspersonal starten zu können und auch apparativ angemessen ausgestattet zu sein. Dabei wurden auch die im Pandemiefall erforderlich werdenden Zusatzkapazitäten zur Behandlung Schwerstkranker (Beatmungsgeräte usw.) nicht vergessen.

Parallel dazu handelte die Expertenkommission die pharmakologischen Maßnahmen, nämlich die Bereitstellung antiviraler Medikamente und die Beschaffung von Impfstoffen, ausführlich ab.[10] Sie verbreiteten einen Optimismus, der kritische Beobachter schon zur Zeit der Publikation des Pandemieplans erstaunte. Obwohl ihre Wirksamkeit schon damals massiv bezweifelt wurde, erörterten die Planer die Frage, wie für die von ihnen auf 20 % geschätzten ›Risikogruppen‹ der Bevölkerung 7,5 Millionen Behandlungseinheiten des Roche-Mittels ›Tamiflu‹ und 1,5 Millionen Einheiten des GSK-Präparats ›Relenza‹ beschafft, auf Länder- und Kommunalebene eingelagert und unter Berücksichtigung ihrer Verfallsdaten erneuert werden könnten.[11] Diese Anweisungen wurden dank der anschließend verabschiedeten Pandemiepläne der Bundesländer und Gemeinden schrittweise umgesetzt.

Mit genau der gleichen Sorgfalt widmeten sich die Planer der Entwicklung und Bevorratung von Impfstoffen.[12] Wegen ihrer noch kürzeren Verfallszeiten können Impfstoffe nicht längerfristig eingelagert werden, ganz abgesehen davon, dass sie je nach der bei einer Influenzapandemie auftretenden Virusvariante kurzfristig modifiziert werden müssen. Infolgedessen ersetzte in diesem Fall die Sicherung ausreichender Entwicklungs- und Produktionskapazitäten die Bevorratung. Auf diese Weise entstanden bei den führenden Impfstoffherstellern der Pharmaindustrie – GSK, Sanofi, Pfizer, Merck & Co., AstraZeneca sowie einigen kleineren Spezialfirmen[13] – Vertragskapazitäten, die selbstverständlich angemessen bezuschusst werden mussten.

Wir wissen nicht, welche Experten in- und außerhalb des RKI bei der Erarbeitung dieses Plans die Feder geführt haben, und auch die Zusammensetzung der beim RKI tätigen und für die laufende Aktualisierung der Impfprogramme verantwortlichen ›Ständigen Impfkommission‹ ist unbekannt. Schon in seiner Erstfassung wies der Pandemieplan eine deutliche Asymmetrie auf. Die Empfehlungen zur Umsetzung der Infektionshygiene wirkten im Vergleich mit den Anordnungen zur Bevorratung von Medikamenten und Impfstoffkapazitäten eher wie eine formelhafte Pflichtübung.

Dieses Phänomen blieb innerhalb des gesundheitspolitischen Establishments nicht unbemerkt. Eineinhalb Jahre später nahm eine für den ›gesundheitlichen Bevölkerungsschutz‹ zuständige Expertenkommission des Bundesinnenministeriums (›Schutzkommission‹) zu den Planungen des Gesundheitsressorts Stellung.[14] Sie hieß zwar die Bevorratung von Medikamenten und die Sicherung von Impfstoffkapazitäten ausdrücklich gut, bemängelte jedoch den nur schleppend begonnenen Aufbau von Schwerpunktkliniken und den damit verbundenen Reservekapazitäten an Personal und Ausstattung für den Pandemiefall. Dies hielt die von dem Biomediziner und Unternehmer Alexander S. Kekulé geleitete Arbeitsgruppe für ein gefährliches Manko. Die Ursache dafür war den Kritikern bewusst: Die Bundesländer und kreisfreien Städte weigerten sich aus Kostengründen, derartige klinische Sonderzentren der Pandemiebekämpfung (›Fieberkliniken‹) einzurichten. Hier sah die Arbeitsgruppe Gefahr im Verzug. Der Anlass für ihre Alarmstimmung war die gerade grassierende Vogelgrippe,[15] die sich nach ihrer Einschätzung jederzeit genetisch an den Menschen anpassen und eine hochgefährliche Pandemie auslösen konnte, die an die Ausmaße der Influenzapandemie von 1918–1920 heranreichte. Das war auch der Grund, weshalb es die Experten nicht mit ihrem Votum zum Ausgleich der Asymmetrie zwischen pharmazeutischen und nichtpharmazeutischen Maßnahmen bewenden ließen. Sie forderten darüber hinaus die Gründung einer – bislang von den Bundesländern blockierten – ›Nationalen Pandemiekommission‹, die, mit entsprechenden Bundesmitteln ausgestattet, die Blockaden auf Länder- und Kommunalebene überwinden sollte. Davon ausgehend sollte dann auch die als zu moderat eingeschätzte Orientierung an einem mittelschweren Pandemiefall aufgegeben und durch Worst-Case-Szenarien à la 1918–1920 ersetzt werden. Darüber hinaus verwiesen die Experten auf die fehlende Einbettung des

Pandemieplans in eine Abschätzung der gesamtgesellschaftlichen Auswirkungen und die durch die Gegenmaßnahmen zu erwartenden Kollateralschäden. Auf diesen Aspekt werde ich im nächsten Abschnitt zu sprechen kommen, denn in dieser Hinsicht hatte ihre Stellungnahme weitreichende Folgen.

Im engeren Bereich der Infektionshygiene bewirkte die Stellungnahme aus dem Beratungsumfeld des Bundesinnenministeriums nichts. Lediglich auf dem Gebiet der Medikamenten- und Impfstoffbeschaffung wurden die Bevorratungsaktivitäten vorangetrieben. Depots für Desinfektionsmittel und hygienischen Basisschutz passten genauso wenig in die aktuelle Entwicklung des Gesundheitswesens wie der Aufbau klinischer Reservekapazitäten. Dies hätte dem Generaltrend – der renditeorientierten Kommerzialisierung des Gemeinguts Gesundheit – widersprochen und den gerade in Gang gekommenen Ausverkauf der klinischen Infrastruktur durch die hoch verschuldeten Bundesländer und Städte gestört. Infolgedessen beschränkten sich die Vorkehrungen für den Pandemiefall immer stärker auf den renditeträchtigen Sektor der antiviralen Medikamente und Impfstoffe. Diesem Phänomen zollten sehr bald auch die Berater des Bundesinnenministeriums ihren Tribut. Als 2009 mit der Schweinegrippe[16] ein weiteres Pandemierisiko auftauchte, begnügte sich auch die Schutzkommission mit der Empfehlung, die Medikamenten- und Impfkapazitäten weiter aufzustocken und die aus den Schwerpunktländern der Epidemie – Mexiko, USA und Kanada – Einreisenden bei ihrer Ankunft in den Flughäfen zu testen.[17] Das war eine erstaunliche Einengung der Handlungsoptionen. Die Planung wurde immer mehr eingeschränkt, obwohl die faktische Wirkungslosigkeit der antiviralen Medikamente erwiesen war[18] und obwohl die Impfstoffe nur einen begrenzten Schutz bieten und häufig zu spät kommen. Der ›Nationale Pandemieplan‹ war innerhalb weniger Jahre in den Griff der Pharmakonzerne geraten.

Dessen ungeachtet waren die hier skizzierten Phänomene alles andere als der Ausfluss eines ›deutschen Sonderwegs‹. Sie waren integraler Bestandteil der oben beschriebenen globalen Entwicklung des Gesundheitswesens auf dem Gebiet der Epidemiologie. Es gab aber auch aufschlussreiche Parallelen zu den Pandemieplänen anderer Nationalstaaten. Beispielsweise wirkte die schweizerische Variante anfänglich ausgeglichener, denn in ihrer im Jahr 2004 verabschiedeten Erstfassung wurde die Notwendigkeit betont, für die Zwecke der ›Eidgenössischen Pandemiekommission‹ einen erheblichen Vorrat an Desinfektionsmitteln, Schutzmasken, Schutzkleidung und sonstigem medizinischen Gerät anzulegen.[19] Davon wurde jedoch bald Abstand genommen. Die Bevorratung wurde nur noch empfohlen, sodass auch hier die Vorkehrungen zunehmend vernachlässigt wurden. Letztlich hatte sich auch in der Schweiz die Asymmetrie der deutschen Pandemievorkehrungen durchgesetzt.

6. Vom Atomkriegsszenario zur Pandemie-Übung

Die Stellungnahme der Schutzkommission des Bundesinnenministeriums zum Nationalen Pandemieplan war meines Wissens das erste Dokument, in dem Berater einer deutschen Spitzenbehörde die Anpassung der epidemiologischen Planspiele an die Influenzakatastrophe von 1918–1920 forderten. Es genügte nach ihrer Auffassung nicht, sich an den Fall- und Todeszahlen der mittelschweren Pandemien der vergangenen Jahrzehnte zu orientieren. Man müsse mit dem Auftreten weitaus gefährlicherer Viren rechnen, denn für »die Abschätzung eines Szenarios nach Art der ›Spanischen Grippe‹« seien »diese Zahlen zu optimistisch«.[1] Unter Zugrundelegung der damaligen Mortalitätsrate würde dies bei einer angenommenen Erkrankung von 50 % der Bevölkerung »maximal über eine Million Todesopfer in Deutschland bedeuten«. Diesem jederzeit möglichen Ereignis müsse die Pandemieplanung angepasst werden, und dies habe weitreichende Konsequenzen für den gesundheitlichen Bevölkerungsschutz. Darüber hinaus sei es dringlich, auch die gesamtgesellschaftlichen, politischen und wirtschaftlichen Folgen abzuschätzen, denn die Pandemie und die zu ihrer Eindämmung erforderlichen Maßnahmen würden zu gewaltigen »Kollateralschäden« führen und die gesamte Infrastruktur gefährden.[2]

Derartige Kassandrarufe waren nicht neu. Worst-Case-Szenarien mit Millionen von Toten waren bislang auf einem gänzlich anderen Terrain durchgespielt worden. Seit der Zuspitzung des Kalten Kriegs zu Beginn der 1960er Jahre hatten die Kommandostäbe der NATO (und zweifellos auch des Warschauer Pakts) zusammen mit den beteiligten nationalen Regierungen ›Herbstübungen‹ (Fall Exercises = FALLEX) durchgeführt, um die Auswirkungen eines Atomkriegs auf ihre militärische Infrastruktur und die Bevölkerung des europäischen Kriegsschauplatzes abschätzen zu können.[3] Dabei war es aufgrund der strategischen Vorgaben (›Massive Retaliation‹) binnen kürzester Frist zu apokalyptischen Szenarien gekommen: Bei FALLEX 62 verloren allein in der BRD und Großbritannien 10–15 Millionen Menschen ihr Leben, und das Gesundheitswesen, die Lebensmittelversorgung und die Kommunikationsstrukturen waren zusammengebrochen.

Von FALLEX zu LÜKEX: Die Entwicklung in Deutschland

Seit Beginn der 1970er Jahre wurde FALLEX durch die ›Gesamtverteidigungsübung‹ WINTEX-CIMEX ersetzt, um der mittlerweile flexibler gewordenen NATO-Konzeption gerecht zu werden, wonach Atomwaffen erst nach dem Überschreiten einer gewissen Eskalationsstufe eingesetzt werden sollten. Aber auch die Gewichtung zwischen den Militärs und den Politikern hatte sich mittlerweile verschoben, denn nach der Verabschiedung einer umfassenden Ausnahmegesetzgebung für den Kriegsfall (›Notstandsgesetze‹) gewannen politische Interventionen an Gewicht. Nach diesen Plänen würden nur die Repräsentanten der politischen Klasse und der kritischen Infrastruktur in ihren zentralen und regionalen Bunkeranlagen überleben, während die breite Masse der Bevölkerung den Atomschlägen weitgehend schutzlos ausgeliefert blieb. Zwar wurden auch Evakuierungspläne durchgespielt, aber sie erwiesen sich aufgrund des Zusammenbruchs der Infrastruktur als illusorisch und ermöglichten nur einer Minderheit der Bevölkerung das Überleben.[4]

Diese als ›Zivilverteidigung‹ kaschierte apokalyptische Perspektive ließ sich auf die Dauer nicht aufrechterhalten. Vor allem die politischen Repräsentanten der BRD waren von Stabsübung zu Stabsübung mit Millionen von Toten konfrontiert, weil nach dem Eintreten einer gewissen Eskalationsstufe immer der Einsatz von Atomwaffen in der Nähe großstädtischer Agglomerationen simuliert wurde, sodass die in den Bunkern übenden zivilen Stabsmitglieder alle zwei Jahre den fiktiven Untergang ihrer eigenen Familien miterlebten. Das war selbst für hartgesottene Politiker und Ministerialbeamte zu viel. Seit Mitte der 1980er Jahre verließen mehrere regionale Regierungsvertreter die Übungen kurz vor Beginn dieser Eskalationsstufe. 1989 folgte ein aus dem deutschen Kanzleramt in den Regierungsbunker im Ahrtal delegierter

Staatssekretär mit Zustimmung seines Vorgesetzten diesem Beispiel.⁵ Einige Monate danach kam das Ende der bisherigen Ost-West-Konfrontation. WINTEX-CIMEX war obsolet geworden, und die zivilen Mitplaner der nuklearen Vernichtung mussten sich gemeinsam mit den Administratoren der ›Zivilverteidigung‹ nach neuen Betätigungsfeldern umsehen.

Bei den nun einsetzenden Bemühungen um die Umwidmung und Neuorientierung ihrer Planstellen erwiesen sie sich als erstaunlich flexibel.⁶ Um sich an die veränderten Zeitläufte anzupassen, mussten sie erstens den ›zivilen Bevölkerungsschutz‹ von den bisherigen militärischen Prioritäten abkoppeln und die allfälligen Krisenlagen der Zivilgesellschaft in den Blick nehmen. Hier offerierten sich vielfältige Ansatzpunkte, die seit den 1980er Jahren bedrohliche Ausmaße angenommen hatten: Naturkatastrophen, Kernschmelzen in den Atomkraftwerken, Terroranschläge mit chemischen und biologischen Waffen und – neuartige Pandemien. Zweitens musste ein neuer nationaler Rahmen geschaffen werden, weil die bislang durch die regionalen Militärblöcke vorgegebenen Rahmenbedingungen entfallen waren. Und drittens schien es geboten, für beides eine neue juristische Grundlage zu schaffen, die die bisherige Notstandsgesetzgebung aus ihrer Fixierung auf den ›Verteidigungsfall‹ herauslöste.

Tatsächlich gelang es den Akteuren des ›Zivilen Bevölkerungsschutzes‹ im Verlauf der 1990er Jahre, sich neu zu erfinden.⁷ Die Behörden des Zivil- und Bevölkerungsschutzes waren verschlankt und unter Berücksichtigung der gewandelten Aufgabenfelder in einem dem Innenministerium unterstellten ›Bundesamt für Bevölkerungsschutz und Katastrophenhilfe‹ (BBK) zusammengefasst worden. In diese Spitzenbehörde wurde auch die in Neuenahr-Ahrweiler in der Nähe des zentralen Regierungsbunkers ansässige ›Akademie für Zivilverteidigung‹ integriert, die seit Beginn der 1970er Jahre die zivile Komponente der WINTEX-CIMEX-Szenarien mit vorbereitet hatte.⁸ Die Administratoren dieser mittlerweile als ›Akademie für Krisenmanagement, Notfallplanung und Zivilschutz‹ firmierenden Institution kamen 2002 auf die Idee, die WINTEX-Übungen in neuem Gewand wieder aufleben zu lassen. In bewusster Anlehnung an ihren Vorgänger sollten sie unter der Kürzel LÜKEX (Länderübergreifende Krisenmanagement Exercises) aus der Taufe gehoben werden. Das Ziel war, Spitzenvertreter der Bundes- und Landesregierungen, der Exekutive, der Rettungsdienste und der Wirtschaft durch simulierte Katastrophenszenarien auf die Bewältigung außergewöhnlicher Krisenkonstellationen vorzubereiten. Die erste Stabsübung galt 2004 dem Krisenmanagement einer winterlichen Extremwetterlage mit großflächigem Stromausfall. Ein Jahr später bereiteten sich die Krisenstäbe auf die von Deutschland ausgetragene Fußballweltmeisterschaft vor, wobei sie die unterschiedlichsten Katastrophenszenarien (Terroranschläge, eingeschleppte Seuchen und Massenunfälle) durchspielten.

Die Pandemie-Übungen 2007 und 2012

Im November 2007 stand dann der erste fiktive Pandemiefall auf der Agenda.[9] Ein Krisenstab des Bundesinnen- und Bundesgesundheitsministeriums trat zusammen. Gemeinsam mit sieben nachgeordneten Länderressorts, mehreren Hilfsorganisationen und 50 Großunternehmen des Energie-, Transport-, Banken- und Handelssektors stellte er sich den Anforderungen eines simulierten Pandemiegeschehens, das das Robert Koch-Institut beisteuerte. Es gab eine Influenza-Epidemie vor, die dem Szenario zufolge von Südostasien ausging, sich innerhalb von zwei Monaten weltweit ausbreitete und in zwei Wellen verlief. Die fiktiven Grundannahmen waren dem zwei Jahre zuvor erarbeiteten Nationalen Pandemieplan entnommen, sie entsprachen also noch nicht den Maximalforderungen der ›Schutzkommission‹. Es handelte sich vielmehr um eine mittelschwere Influenzapandemie. Innerhalb der auf acht Wochen terminierten Zeitspanne sollten 30 % der Bevölkerung (etwa 27 Millionen Menschen) erkranken. Knapp die Hälfte – 13 Millionen – würde eine Arztpraxis aufsuchen, 370.000 Patientinnen und Patienten sollten im Krankenhaus behandelt werden, und 102.000 Personen würden an den Folgen der Infektion sterben. Anhand dieser Vorgaben sollte geprüft werden, ob das Gesundheitssystem, die Verwaltung und die zentralen Versorgungsbereiche diesem ›mittleren‹ Pandemieszenario gewachsen waren. Diese Frage wurde an drei für die Pandemiedynamik entscheidenden Schnittstellen geklärt. Im fiktiven

Anfangsstadium wurden die verfügbaren Präventions- und Vorbereitungsmaßnahmen durchgespielt. Der erste Tag der von etwa 3.000 Teilnehmerinnen und Teilnehmern getragenen Stabsübung fiel in die Akutphase, eine Woche bevor die Pandemie ihren Gipfelpunkt erreichte. Der zweite Übungstag war dagegen an das Ende der ersten Pandemiewelle verlegt; er diente der Bestandsaufnahme der gesundheitspolitischen und infrastrukturellen Folgen der bisherigen Gegenmaßnahmen sowie der Vorbereitung der zweiten Pandemiewelle.

Der Volltext des Abschlussberichts von ›LÜKEX 2007‹ wurde bis heute unter Verschluss gehalten. Gleichwohl lassen die späteren Indiskretionen einiger Übungsteilnehmer einige Rückschlüsse zu.[10] Dem Krisenstab und der alsbald hinzugezogenen Interministeriellen Bund-Länder-Kommission gelang es zu keinem Zeitpunkt, eine angemessene Beziehung zwischen der Risikoabschätzung und den zu ergreifenden Gegenmaßnahmen herzustellen. In einigen Bundesländern war der Verwaltungsapparat nicht in der Lage, die Grundversorgung der Bevölkerung zu gewährleisten. In allen involvierten Bereichen – Gesundheitswesen, Sicherheitsbehörden, Versorgungsbetriebe und Einzelhandel – kam es zu scherwiegenden Personalausfällen, sodass die Versorgung mit Arzneimitteln und den Gütern des täglichen Bedarfs ins Stocken geriet. In einigen Landkreisen brach die medizinische Grundversorgung zusammen. Aufgrund der extremen Belastung der klinischen Behandlungseinrichtungen trat ein eklatanter Mangel an Lagerbeständen und Notfallvorräten für Arzneimittel, Schutzausrüstungen und medizinisches Gerät ein. Sicher waren einige Engpässe auf die unzureichenden Vorgaben des RKI zurückzuführen, so etwa die unrealistische Annahme einer gleichmäßig hohen Erkrankungsziffer bei allen Alters- und Berufsgruppen. Trotzdem war die Bilanz alarmierend. Über alle diese Befunde schwieg sich die öffentlich zugängliche Kurzfassung des Auswertungsberichts jedoch aus.[11] Die Verfasser waren stattdessen voll des Lobs über das erfolgreich koordinierte Krisenmanagement, die gelungene Einbeziehung der Medien zur Kontrolle und Steuerung der Öffentlichkeit und die erstmalige »Einbindung der privaten Betreiber kritischer Infrastrukturen«, die noch weiter ausgebaut werden müsse.[12] Das Hauptziel von ›LÜKEX 2007‹ war zweifellos die medienpolitische Optimierung der sozialen Kontrolle im Pandemiefall, weshalb vor allem die herausragende Bedeutung der mit den Leitmedien »abgestimmten Informationspolitik und Kommunikationsstrategie« in den Fokus rückte.[13] Zusätzlich konnten unter Verweis auf diese als besonders ertragreich bewertete Stabsübung die gesetzlichen Grundlagen zur institutionellen Verankerung des erneuerten Zivilschutzes abgeschlossen werden. Zwei Jahre später novellierte der Bundestag ein 1997 verabschiedetes Gesetz über Zivilschutz und Katastrophenhilfe des Bundes.[14] Zusammen mit dem im Jahr 2000 in Kraft getretenen Infektionsschutzgesetz gestattet es seither in seiner konsolidierten Version die umfassende Kontrolle und Steuerung der Bevölkerung im Pandemie- und Katastrophenfall. Demgegenüber erschien die Beseitigung der manifest gewordenen Defizite des Gesundheitswesens und der medizinischen Versorgung der Bevölkerung im Pandemiefall nachrangig.

Fünf Jahre später fand eine zweite Pandemieübung statt.[15] Die Federführung lag diesmal beim Robert Koch-Institut, das das Szenario gemeinsam mit mehreren Bundesbehörden erarbeitete und anschließend durchspielte. Dabei gab es seine bisherige Zurückhaltung auf und simulierte ein Schreckensszenario, das sogar die Maximalforderungen der ›Schutzkommission‹ des Bundesinnenministers übertraf. Die Gründe, die zu dieser folgenreichen Weichenstellung geführt haben, werden erst spätere Historiker aus den Aktenüberlieferungen rekonstruieren können. Wie dem auch sei: Das Szenario hatte den Charakter einer Atomkriegsübung aus der Ära des Kalten Kriegs.

Den Vorgaben des als »Risikoanalyse« bezeichneten Planspiels zufolge war in Südostasien ein neuer Krankheitserreger aufgetaucht, ein ›Modi-SARS‹-Virus, dessen Eigenschaften weitgehend mit dem zehn Jahre zuvor identifizierten SARS-Virus übereinstimmten. Er war hoch infektiös: Jeder Infizierte steckte durchschnittlich drei weitere Menschen an, bei entsprechenden Gegenmaßnahmen halbierte sich diese Reproduktionszahl annähernd.[16] Zudem war der Erreger gefährlich, denn 93 % aller Betroffenen erkrankten den Vorgaben zufolge mäßig bis schwer. Nur bei 5 % der Betroffenen gab es milde Verläufe, und lediglich 2 % blieben symptomlos. Die durchschnittliche Inkubationszeit betrug drei Tage. Sofort bei Auftreten der ersten Symptome waren die Infizierten ansteckend. Eine kausale Prophylaxe oder Therapie waren nicht möglich, es gab keine wirksamen Medikamente und Impfstoffe. Lediglich die an eine Influenza gemahnenden Krankheitserscheinungen, die sich häufig zu schweren Komplikationen (atypische Pneumonie und schweres akutes Atemwegssyndrom) steigerten, konnten symptomatisch behandelt werden.

Auch die Ausbreitung der Pandemie war detailliert vorgegeben. Es wurde angenommen, dass kurz vor der ersten Warnung der WHO zehn Erkrankte unerkannt mit dem Flugzeug aus Asien in die BRD einreisten, von denen zwei Indexpatienten aufgrund ihrer sofort aufgenommenen intensiven Kontakte unabhängig voneinander in Nord- und Süddeutschland die Entstehung der ersten Infektionsherde auslösten. Davon ausgehend kam es zu einer derart raschen Ausbreitung, dass die sofort eingeleiteten Eindämmungsversuche scheiterten. Die flächendeckende Ausbreitung war nicht mehr aufzuhalten.

Mit der Annahme einer rasanten und umfassenden Ausbreitung der Infektion ließen die Autoren des Drehbuchs die realen Vorbilder hinter sich. Sie konstruierten den weiteren Verlauf unter Zuhilfenahme einer spezifischen biomathematischen Modellrechnung.[17] Diesem Modell lag die Annahme zugrunde, dass das ›Modi-SARS‹-Virus alle Altersklassen der Bevölkerung entsprechend der vorgegebenen Reproduktionszahl (1,6) gleichmäßig befiel und sich entsprechend der jeweiligen Bevölkerungsdichte auch gleichmäßig ausbreitete. Somit waren dem Drehbuch zufolge alle Generationen und alle Regionen dem Pandemiegeschehen gleichermaßen ausgeliefert (die Ballungsgebiete allerdings erheblich stärker als die ländlichen Regionen). Nur bei der Annahme der Sterblichkeit gingen die Epidemiologen des Robert Koch-Instituts von einer differenzierten Altersverteilung aus: Die Letalitätsrate sollte durchschnittlich 10 % betragen und von 1 % bei den Kindern bis zu 50 % bei den über 65-Jährigen ansteigen.

Mit dieser verschlimmerten Version der SARS-Pandemie von 2002/2003 gaben sich die Drehbuchautoren jedoch nicht zufrieden. Sie simulierten mit den Ausgangsdaten vielmehr einen Pandemieverlauf, den sie auf drei Wellen und drei Jahre verteilten. Dabei sollte es während der Höhepunkte der drei Wellen zu dramatischen Zuspitzungen kommen. Für den 300. Tag gaben sie vor, dass insgesamt 6 Millionen Menschen akut erkrankt seien, und zwar 4,1 Millionen von ihnen so schwer, dass sie eine Krankenhausbehandlung benötigten, wobei von diesen wiederum 1,1 Millionen auf Intensivstationen verlegt werden müssten.[18] Für den ›Peak‹ der zweiten Welle (520. Tag) nahmen sie hingegen 3 Millionen akut Erkrankte, 2 Millionen zu hospitalisierende und 0,6 Millionen intensivpflichtige Patientinnen und Patienten an; und selbst am 880. Tag, dem Gipfelpunkt der dritten Welle, würden nochmals 2,3 Millionen Menschen erkranken, von denen 1,5 Millionen bzw. 0,4 Millionen Krankenhaus- bzw. Intensivbehandlung benötigten. Diese düsteren Zahlen wurden wie die oben skizzierten Grundannahmen damit begründet, dass es auch bei den inzwischen Genesenen aufgrund einer Mutation des Erregers zu Re-Infektionen kommen und dass erst am Ende des dritten Pandemiejahrs ein leistungsfähiger Impfstoff zur Verfügung stehen werde. Insgesamt würden sich dieser apokalyptischen Blaupause zufolge so gut wie alle (78 Millionen) BRD-Bewohner mit dem ›Modi-SARS‹-Erreger infizieren. Es sei »mit mindestens 7,5 Millionen Toten als direkte Folge der Infektion zu rechnen,« dabei seien jedoch die zusätzlichen Sterbefälle der Infizierten, anderweitig Erkrankten und Pflegebedürftigen noch nicht berücksichtigt, die aufgrund »der Überlastung des medizinischen und des Pflegebereichs keine adäquate medizinische Versorgung bzw. Pflege mehr erhalten können«.[19] Die RKI-Modellrechner gingen somit implizit von mindestens 10 Millionen Pandemietoten aus, wahrscheinlich war die Zahl der am Ende der behördlichen Katastrophenübung geschätzten Todesopfer noch höher. Infolgedessen ließ das Drehbuch dieser »Risikoanalyse« nicht nur die von der Schutzkommission geforderte Anpassung der bisherigen Szenarien an die Influenzapandemie von 1918–1920 weit hinter sich. Auch die Horrorszenarien des nuklearen Armageddon geisterten wieder durch die Amtsstuben und Informationssysteme der Bundesbehörden.

Soweit die epidemiologischen Vorgaben. Die Infektiosität und Pathogenität des fiktiven Erregers war derart drastisch, dass er die Kapazitäten auch hoch entwickelter Gesundheitssysteme hoffnungslos überfordern musste. Die Experten konnten dies nicht übersehen haben.[20] Fünf Jahre nach der LÜKEX-Übung stellten sie sich dann die Aufgabe, die Auswirkungen einer besonders gravierenden Pandemie auf das Gesundheitswesen, die lebenswichtige Infrastruktur, auf Medien und Politik sowie auf die Volkswirtschaft abzuschätzen. Dabei kamen sie zu teilweise erstaunlichen Ergebnissen. Ihr Grundtenor war: Das Gesundheitswesen wird zwar zusammenbrechen, und auch die Volkswirtschaft dürfte erhebliche Einbußen erleiden. Aber der Kern der gesellschaftlichen Reproduktion, ihre ›Kritische Infrastruktur‹, würde intakt bleiben.

Im Bereich der Gesundheitsversorgung sahen die Planspieler durchgängig schwarz: »Die medizinische Versorgung bricht bundesweit zusammen.«[21] Dem erhöhten Personalbedarf stünden massive Ausfälle gegenüber, da die Pandemie auch auf die Akteure der Gesundheitsberufe übergreifen würde. Die Industrie wäre nicht in der Lage, die sprunghaft gesteigerte Nachfrage nach Arzneimitteln, Medizinprodukten, Schutzausrüstungen und Desinfektionsmitteln zu befriedigen. Als besonders folgenreich wurden die begrenzten Bettenkapazitäten der Krankenhäuser eingeschätzt. Die bundesweit verfügbaren 500.000 Krankenhausbetten waren überwiegend mit anderen Kranken belegt. Ihre Zahl konnte dem Szenario zufolge durch provisorische Maßnahmen, wie etwa die Einrichtung von »Notlazaretten«, erhöht werden. Trotzdem wäre es unmöglich, die überwiegende Mehrheit der unter Normalbedingungen stationär zu versorgenden vier Millionen Patientinnen und Patienten der ersten Pandemiewelle adäquat zu versorgen. Infolgedessen wurden dem Szenario zufolge umfassende »Sichtungsmaßnahmen«[22] nötig, und es sei deshalb geboten, schon jetzt festzulegen, wer unter diesen Bedingungen zur stationären Behandlung angenommen werden solle und wer nicht.[23]

Bei der Abschätzung der gesundheitspolitischen Folgen waren die Experten der teilnehmenden Bundesbehörden hingegen erstaunlich optimistisch. Sie gingen davon aus, dass gleich zu Beginn des pandemischen Geschehens auf allen Ebenen der Verwaltung Krisenstäbe zusammengerufen und die Leitung und Koordination der Gegenmaßnahmen übernehmen würden.[24] Sie würden unverzüglich damit beginnen, die Erkrankten zu isolieren, die Infektionsketten aufzudecken und die ermittelten gesunden Kontaktpersonen unter Quarantäne zu stellen. Dank der Bestimmungen des Infektionsschutzgesetzes könnten die Amtsärzte dabei entschieden durchgreifen und persönliche Grundrechte wie etwa das Recht auf Unverletzlichkeit der Wohnung, auf Freiheit der Person sowie die Versammlungsfreiheit aufheben. Darüber hinaus könne der Gesundheitsminister auf dem Verordnungsweg eine allgemeine Impfpflicht und andere Vorbeugungsmaßnahmen anordnen, wodurch das Recht auf körperliche Unversehrtheit eingeschränkt werde. An diesen Maßnahmen würden die Krisenstäbe auch im Fall einer unkontrollierbar gewordenen Ausbreitung der Epidemie festhalten. Darüber hinaus verfügten sie über vielfältige Möglichkeiten, um durch den Rückgriff auf entsprechende Sonderklauseln des Arbeits-, Sozial- und Verwaltungsrechts die Kernbereiche der Infrastruktur aufrechtzuerhalten.

Ausgehend von diesen juristischen Prämissen überprüften die Drehbuchautoren sodann die Auswirkungen der Pandemie auf die Schlüsselsektoren der gesellschaftlichen Reproduktion, die mit oberster Priorität aufrechterhalten werden sollten. Da während der drei Pandemiewellen jeweils bis zu 8 % der Bevölkerung gleichzeitig erkranken und insgesamt etwa vier Millionen der aktiven Bevölkerung versterben würden, erschienen in einzelnen Bereichen extreme Engpässe und teilweise auch Ausfälle unvermeidlich. Diese Feststellung bezog sich vor allem auf das Transportwesen (Fluglinien und Flughäfen, Bahn und Öffentlicher Nahverkehr) und den Logistiksektor, dessen Engpässe aus seiner Just-in-time-Abhängigkeit von den internationalen Lieferketten resultierten und die laufende Produktion beeinträchtigten. Dagegen schien es uneingeschränkt möglich, die Wasser-, Energie- und Elektrizitätsversorgung aufrecht zu erhalten. Dieser Befund wurde auch für die Telekommunikation, die Informationstechnik, das Banken- und Finanzsystem sowie die staatlichen, parlamentarischen und administrativen Bereiche erhoben. Allerdings konnten die Personalausfälle in der Ernährungswirtschaft und im Lebensmitteleinzelhandel zu Einschränkungen der Individualversorgung führen, die Versorgung der geschlossenen Institutionen (Krankenhäuser, Altenheime usw.) galt jedoch nicht als beeinträchtigt.

Auf die Frage, inwieweit die Pandemiefolgen und die zu ihrer Eindämmung ergriffenen Maßnahmen die sozioökonomische Infrastruktur beeinträchtigen würden, gingen die Experten nur kursorisch ein. Sicher war ihnen bewusst, dass allein der in Betracht gezogene plötzliche Tod von vier Millionen Erwerbstätigen eine gewaltige Schrumpfung der Wirtschaftsleistung nach sich ziehen würde. Auch die Auswirkungen auf die öffentlichen Haushalte (sinkende Steuereinnahmen und steigende Ausgaben zur Stabilisierung der gesundheitlichen Situation) ließen sie nicht ganz unerörtert, genauso die Auswirkung der Stockungen in den Lieferketten auf die Wirtschaft. Letztlich waren diese Aspekte jedoch für sie nachrangig. Ihnen genügte der Nachweis, dass die Kernbereiche der Infrastruktur auch bei einer katastrophalen Ausweitung des Pandemiegeschehens und des darauf folgenden Zusammenbruchs des Gesundheitswesens aufrechterhalten werden konnten.

Nur auf den ersten Blick wirkt dieses Drehbuch infolge seiner konzeptionellen Anbindung an einige Phänomene der SARS-Pandemie plausibel. Dieser Eindruck verflüchtigt sich jedoch beim genaueren Hinsehen. Es bildete in keiner Weise die komplexe Dynamik ab, die eine typische Pandemie auszeichnet, so etwa die Möglichkeit, dass sich die anfängliche Annahme eines hochinfektiösen und extrem pathogenen Erregers als Fehlalarm herausstellen oder sich im weiteren Verlauf relativieren könnte. Auch die gleichförmig schwere Erkrankung aller Altersgruppen der Bevölkerung war angesichts der vorgegebenen unterschiedlichen Sterblichkeit eine unrealistische Prämisse. Genauso wirklichkeitsfremd war die Unterstellung einer einheitlichen geografischen Ausbreitung, obwohl die ausgesprochen sporadische und von Infektionsherden (Clustern) ausgehende Ausbreitung der Coronaviren seit einem Jahrzehnt bekannt war. Nicht nachvollziehbar war aber auch die Hypothese eines fast vollständigen Befalls der BRD-Bevölkerung (78 Millionen Menschen), obwohl allgemein bekannt war, dass bei einer Infektionshäufigkeit von 60–70 % eine kollektive Immunität (›Herdenimmunität‹) auftritt, sodass die Pandemie bei spätestens 48 bis 56 Millionen Infizierten abklingen würde. Dies schloss das Auftreten einer zweiten und dritten Welle aus; eher würde die Infektion in den folgenden Jahren immer wieder sporadisch auftreten, ohne die Bevölkerung und das Gesundheitssystem noch ernsthaft zu belasten.

Das größte Dilemma des Szenarios war schließlich die aus diesen Fehlern resultierende Fixierung auf ein Worst-Case-Geschehen von nachgerade eschatologischen Dimensionen. Dadurch wurden alternative Verläufe mit moderaten oder mittleren Schweregraden ausgeschlossen, was die Entstehung folgenreicher Leerstellen bei der Vorbereitung auf realistischere Varianten einer Coronapandemie nach sich ziehen musste. Infolgedessen verloren die Akteure an den Schaltstellen der behördlichen Pandemievorsorge ihre Bodenhaftung.

Pandemien sind definitionsgemäß immer globale Ereignisse. In der

Risikoanalyse blieben sie jedoch ausgeklammert.[25] Wenn in einem hoch industrialisierten und mit einem modernen Gesundheitssystem ausgestatteten Land 10% der Bevölkerung einem Virus zum Opfer fallen, dann sind gleichzeitig mindestens 20 % der Weltbevölkerung zum Untergang verurteilt. Im Jahr 2012 wären dies etwa 1,4 Milliarden Menschen gewesen. Auch diese Rückwirkungen auf das deutsche Krisenszenario blieben unerwähnt – man denke nur an den Kollaps der Weltwirtschaft, die Hungerkatastrophen und die daraufhin einsetzende Massenmigration der Überlebenden in die weniger stark heimgesuchten Regionen.

Die Defizite der Risikoanalyse verleiteten auch zu einer fehlerhaften Beurteilung der Gegenmaßnahmen und Folgeschäden. Nicht nur die Gesundheitsversorgung würde zusammenbrechen. Wenn innerhalb von drei Jahren ein Zehntel der BRD-Bevölkerung an den Folgen einer Pandemie zugrundgeht, kann auch die lebenswichtige Infrastruktur nicht mehr durch die Anwendung der vergleichsweise moderaten Ausnahmebestimmungen des Infektionsschutzgesetzes sowie des Arbeits-, Sozial- und Verwaltungsrechts aufrechterhalten werden. Dem Szenario zufolge erkranken auch die aktiven Gesellschaftsschichten der Bevölkerung zu 93 % derart gravierend, dass sie mindestens zwei Wochen lang ausfallen und zu erheblichen Teilen klinisch behandelt werden müssen; zudem würden vier Millionen Berufstätige im Verlauf der drei Pandemiewellen versterben. Dies sind jedoch nur die unmittelbaren Pandemiefolgen. Darüber hinaus kann und wird niemand erwarten, dass die in der kritischen Infrastruktur Beschäftigten noch zur Arbeit gehen werden, wenn ihre Angehörigen und Freunde überwiegend deshalb zugrunde gehen, weil für sie keine Krankenhausbetten mehr verfügbar sind. Mit Sicherheit müssten sie mit Polizeigewalt und massiven Sanktionsdrohungen dazu gezwungen oder gegen ihren Willen kaserniert werden.

Ich halte es für zwecklos, die tatsächlich zu erwartenden Folgen eines solchen Szenarios weiter auszumalen. Es erscheint mir in seiner Gesamtanlage nicht nur unglaubwürdig, sondern auch verantwortungslos. Als ich es im März 2020 kennenlernte, hielt ich es zunächst für eine raffinierte Fälschung, die sich als Bundestagsdrucksache getarnt hatte. Erst als ich es auf der Webseite des Bundesamts für Bevölkerungsschutz und

Katastrophenhilfe wiederfand, war ich eines Besseren belehrt. Und nun stellte sich die Frage, wieso es sich die Bundesregierung leisten konnte, eine Ausarbeitung, in der u. a. der Tod der Hälfte aller über 65-Jährigen ›modelliert‹ wurde, dem Parlament zur »Unterrichtung« über Risikoanalysen im Bevölkerungsschutz vorzulegen. Die Absichten, die sie damit verfolgte, sind unklar. Sie sind genauso wenig wie die Grundannahmen dieses zentralbehördlichen ›Krisenmanagements‹ kritisch hinterfragt worden.

Klar ist nur eines: Konsequenzen wurden aus der Risikoanalyse nicht gezogen, allemal nicht im Gesundheitswesen, und dabei blieb es in den folgenden Jahren. Als beispielsweise das Bundesinnenministerium 2016 seine ›Konzeption Zivile Verteidigung‹ publik machte, thematisierte es auch die geplanten Vorkehrungen im Bereich des Gesundheits- und Krankenhauswesens.[26] Diesen Verlautbarungen zufolge geschah seither einiges, um sich auf Massenunfälle und Großkatastrophen vorzubereiten. Der Aufbau eines Informationssystems wurde etabliert, um Daten über klinische Auslastungsreserven zu gewinnen und davon ausgehend eine Krankenhausalarm- und -einsatzplanung vorzubereiten.[27] Zusätzlich wurden auf Bundesebene Depots zur Bevorratung von Sanitätsmaterial für den ›Großschadensfall‹ eingerichtet. Aus den Planspielen zur Bekämpfung von Pandemien wurden hingegen keine Konsequenzen gezogen. Es gab keine Bevorratung von Schutzmasken, Handschuhen, Schutzkleidung und Desinfektionsmitteln. Auch an die dafür erforderlichen Reservekapazitäten an Vorprodukten (beispielsweise Äthanol) und industriellen Fertigungsanlagen dachte niemand, und bei den medizinischen Geräten zur Behandlung schwerer Atemsyndrome sah es nicht anders aus. Sogar bei der Bevorratung von Medikamenten, die im Gegensatz zu den zweifelhaften antiviralen Wirkstoffen von erheblichem Belang sein können, geschah nichts. Die gesundheitspolitischen Krisenplaner wagten es nicht, die auf zwei Wochen beschränkten und im Just-in-time-Verfahren getakteten Verteilungskreisläufe der Pharmagroßhändler und Apotheken anzutasten. Auch der seit Beginn des neuen Millenniums aus Kostengründen forcierte Abbau der Krankenhauskapazitäten, der ihren Planungen diametral zuwiderlief,[28] war für sie kein Thema.

Evakuierungspläne in den Vereinigten Staaten von Amerika

Auch in anderen Ländern der NATO und des Warschauer Pakts haben die Katastrophenplanungen ähnliche Wandlungen vom Atomkriegsszenario zur Pandemie-Übung durchgemacht. Für sie alle soll im Folgenden das Fallbeispiel USA stehen, denn hier erreichten beide Varianten – die Vorwegnahme eines ›nuklearen Winters‹ und die Simulation der globalen Ausbreitung eines neu aufgetretenen Coronavirus kurz vor dem Ausbruch der Covid-19-Pandemie – außergewöhnliche Dimensionen.

Auch in den USA standen bis Ende der 1980er Jahre die Vorkehrungen für einen nuklearen dritten Weltkrieg im Zentrum des Zivilschutzes. Das war nicht erstaunlich, denn seit den ersten Atombombentests der UdSSR waren auch die Vereinigten Staaten zu einem ›Frontstaat‹ geworden. Die Truman-Administration reaktivierte daraufhin die während des Zweiten Weltkriegs entstandenen Organisationen der ›Zivilverteidigung‹.²⁹ In den Jahren 1950/51 wurden sie neu strukturiert und zu einer Civil Defense Administration (CDA) zusammengefasst. Ein Planungsstab des Nationalen Sicherheitsrats legte ihre Aufgaben in einer strategischen Blaupause fest, die die zivile Komponente der US-amerikanischen Atomkriegsplanungen bis Ende der 1980er Jahre geprägt hat.³⁰ Dabei standen die Vorbereitung (›education‹) der Zivilbevölkerung auf einen nuklearen Fallout, der Bau von Behelfsbunkern und die Evakuierung der Bevölkerung aus den großstädtischen Agglomerationen im Vordergrund. Vor allem die Aufklärungsprogramme wurden in großem Stil aufgezogen.

Alle diese Vorkehrungen waren mit Planspielen und Übungsszenarien verknüpft, in denen ihre möglichen Effekte und Verbesserungsmöglichkeiten getestet wurden. Dabei war immer viel Zweckoptimismus im Spiel. Beispielsweise wurde errechnet, dass allein durch die massenhaften Aufklärungskampagnen mindestens 27 Millionen Menschenleben gerettet werden könnten.

Besonders brisant wurde es verständlicherweise bei der Konzeptualisierung und Evaluierung der Evakuierungspläne. Anfänglich lehnte die CDA sie ab. Sie konnte jedoch nicht verhindern, dass einige Bundesstaaten und Städte derartige Planungen in Angriff nahmen. Nachdem die Stadtverwaltung von Portland im Bundesstaat Oregon 1955 die Räumung des Stadtzentrums innerhalb von 19 Minuten angeblich erfolgreich durchexerziert hatte, kam es jedoch zum Umdenken. Nun wurde die Evakuierung aller wichtigen Großstädte, die als Präferenzziele eines sowjetischen Vergeltungsschlags galten, zu einer nationalen Agenda. Dies schien auch durchaus plausibel, denn es gab Vorwarnzeiten von mehreren Stunden, bis die der Luftabwehr entkommenen strategischen Bomber der UdSSR ihre Ziele erreichten.

Als gegen Ende der 1950er Jahre die Ära der ballistischen Interkontinentalraketen begann, wurden diese Vorannahmen hinfällig. Trotzdem hielt die US-Administration an ihren Planungen fest. Unter der Präsidentschaft Ronald Reagans kulminierten sie sogar nochmals. Sie wurden in einem ›Crisis Relocation Program‹ (CRP) zusammengefasst, das den Exodus der gesamten Zivilbevölkerung und ihre Aufnahme in speziell dafür vorbereitete ›host areas‹ vorsah.[31] Gerechtfertigt wurde diese gewaltige Kraftanstrengung durch die Ergebnisse einer möglicherweise frisierten Computersimulation, wonach 80 % der Bevölkerung gerettet werden könnten. Dies war jedoch nur die offizielle Version. Eine kritische Auswertung verwies hingegen auf das Fehlen entscheidender Parameter, die die Simulation zur Makulatur machten. Zu Recht monierte die Federation of American Scientists die Ausklammerung der Rahmenbedingungen. Der Zusammenbruch des Gesundheitssystems würde die Versorgung der Verletzten und Verstrahlten unmöglich machen. Die Lebensmittelversorgung würde zusammenbrechen, und es sei nach dem in der Simulation angenommenen Abwurf von über 1.400 nuklearen Sprengköpfen mit einer Sprengkraft von 6.559 Megatonnen mit katastrophalen ökologischen Folgen, nämlich einem ›nuklearen Winter‹, zu rechnen. Ein Medizinprofessor der Stanford University schätzte, dass nicht mehr als 60 Millionen Menschen (etwa 25 % der Gesamtbevölkerung) das nukleare Armageddon überleben würden.[32] Daraufhin zogen sich immer mehr Bundesstaaten und Stadtverwaltungen aus den Planspielen zurück.

Während die nuklearen Schreckensszenarien ihrem letzten Höhepunkt zustrebten, drängten sich indessen ganz andere und zudem handfeste Probleme des Bevölkerungsschutzes in den Vordergrund. Seit je-

6 VOM ATOMKRIEGSSZENARIO ZUR PANDEMIE-ÜBUNG

her werden die Vereinigten Staaten von gewaltigen Naturkatastrophen heimgesucht, und dies seit den 1970er Jahren mit wachsender Intensität und Häufigkeit: saisonal auftretende Hurrikane, Erdbeben, Überschwemmungen und Waldbrände. Es lag deshalb nahe, die bislang zersplitterten Organisationen des Katastrophenschutzes in einer Bundesbehörde zu bündeln und die einseitige Fokussierung auf den nuklearen Fallout aufzugeben. 1979 verfügte die Carter-Administration die Gründung einer Federal Emergency Management Agency (FEMA). Sie eröffnete in der Folgezeit zehn Regionalbüros zur Katastrophenbekämpfung vor Ort und setzte die Tätigkeit der Civil Defense Administration fort. Sie koordinierte die Ausbildung der Feuerwehr und forcierte die Entwicklung der Notfallmedizin. Zusätzlich gewann die Katastrophenplanung erheblich an Bedeutung, denn mit ihrer Hilfe konnten die soeben skizzierten Evakuierungspläne auf die naturbedingten Katastrophenlagen projiziert werden. Seither besteht eine der wichtigsten Aufgaben der FEMA darin, die nach Hurrikanen und Flutkatastrophen aufgetretenen realen Schäden zu kompensieren und den Wiederaufbau voranzutreiben. Seit Beginn des neuen Millenniums hat sich der Aktions- und Planungsrahmen der FEMA ständig erweitert, man denke nur an die Terroranschläge des 11. September 2001 und an die eine Woche danach gestartete Anschlagsserie eines Laborwissenschaftlers, der hochpathogene Milzbrandsporen an Medienvertreter und Politiker versandte.[33] Unter dem Eindruck derart erweiterter wie realer Bedrohungsszenarien wurde die FEMA 2003 in das neu etablierte Department for Homeland Security (DHS) eingefügt.[34]

Pandemien als ›Live Simulation Exercises‹

Zu Beginn des neuen Millenniums rückte ein weiteres Problemfeld im Dringlichkeitskatalog der Katastrophenplaner nach oben: die Pandemiefrage. Dafür gab es in den USA eine weitere Zentralbehörde, die uns inzwischen vertraut ist – die 1946 gegründete und in Atlanta im Bundesstaat Georgia ansässigen Centers for Disease Control and Prevention (CDC). Jahrzehnte lang waren die CDC das Flaggschiff des öffentlichen Gesundheitswesens der USA gewesen. Ihre Abteilungen zur Kontrolle der Influenza und zur Aufdeckung neuer viraler Infektionskrankheiten hatten auch international eine herausragende Rolle gespielt; in enger Zusammenarbeit mit der WHO hatten sie sich an der Ausrottung der Pocken beteiligt, Testverfahren zur Identifikation neuartiger Krankheitserreger entwickelt und die ›International Health Regulation‹ mit auf den Weg gebracht. Inzwischen waren aber die CDC nur noch ein Schatten ihrer selbst.[35] Aufgrund ihrer chronischen Unterfinanzierung waren sie zu einem Spielball konservativer Sponsoren geworden, die missliebige Forschungsprojekte wie etwa eine Studie über die Zusammenhänge zwischen privatem Waffenbesitz und häuslicher Gewalt zu Fall brachten und die laufenden Projekte an das Profil der neuen Großstiftungen anpassten. Darüber hinaus hatte die Bush-Administration den internationalen Aktionsradius – so etwa das epidemiologische Frühwarnsystem[36] – beschnitten und ihren Einfluss auf die Gesundheitspolitik der USA durch Deregulierungsmaßnahmen geschwächt. Das alles hatte zur Folge, dass die CDC bei der Umwandlung der Katastrophenszenarien von der nuklearen Fallout-Planung zu einem ›All Hazards‹-System zu kurz kam. Die Federal Emergency Management Agency überging die CDC bei der Vergabe öffentlicher Mittel zur Alimentierung der mittlerweile weit aufgefächerten Krisenplanspiele geflissentlich. Zwar versuchten auch die CDC mitzuhalten, aber ihre diesbezüglichen Versuche scheiterten kläglich.[37]

Stattdessen machten größere und kleinere Thinktanks im Umfeld der Washingtoner Politikberatung das Rennen. Zu ihnen gehörte das im Jahr 1998 von der John Hopkins School of Public Health gegründete Center for Civilian Biodefense Strategies, das im Auftrag der FEMA zahlreiche Risikoanalysen und Planspiele zur Abwehr bio-terroristischer Anschläge moderierte.[38] Nach einem Zwischenspiel in Pittsburgh kehrte der Thinktank 2017 an die Johns Hopkins School of Public Health zurück. Seither firmiert er als ›Center for Health Security‹ und widmet sich einem entsprechend erweiterten Themenspektrum. Gleichzeitig wechselten auch die Auftraggeber, denn das kleine, aber überaus agile Team wurde nun von zwei Großstiftungen entdeckt, die seit einigen Jahren zu den Finanziers der John Hopkins School of Public Health gehören – dem Open Philanthropy Project und der Bill & Melinda Gates Foundation. Nun rückte die bis dahin nur in Expertenkreisen bekannte Denkfabrik zur Simulation bio-terroristischer Krisenlagen als Moderatorin globaler Pandemierisiken in den Fokus der öffentlichen Wahrnehmung.

Der Probelauf auf diesem neuen Terrain fand im Mai 2018 in Washington, D.C. statt.[39] Dort schlüpften neun Repräsentantinnen und Repräsentanten aus Wirtschaft, Verbandswesen und politischer Klasse in die Rolle der Entscheidungsträger des Weißen Hauses und simulierten das Vorgehen gegen eine gerade neu aufgekommene Pandemie namens ›Clade X‹. Die epidemiologischen Vorgaben waren bewusst vage gehalten. Das Ziel der über Livestream übertragenen ›tabletop exercise‹ bestand lediglich darin, den realen Entscheidungsträgern zu demonstrieren, dass entschiedene und strategische Festlegungen die politische Führung sehr wohl dazu befähigen, eine etwaige Pandemie zu unterdrücken oder zumindest einzudämmen.

Indessen machte dieser publikumswirksame Wink der alarmierten Großstifter auf die Trump-Administration wenig Eindruck. Deshalb wiederholten sie im Oktober 2019 das Pandemie-Szenario nochmals, und zwar diesmal in New York. Um ihm Nachdruck zu verleihen, traten die Initiatoren – die Bill & Melinda Gates Foundation und das World Economic Forum – dem erneut moderierenden Center for Health Security demonstrativ zur Seite.[40] Zudem wurde internationale Prominenz aufgeboten, um die Dringlichkeit des Zusammenwirkens der administrativen Pandemiebkämpfung mit den Sicherheitsbehörden, den Großstiftungen, der Pharmaindustrie und anderen global operierenden Großunternehmen unter Beweis zu stellen. Dabei waren auch die gesundheitspolitischen Repräsentanten der Schwellenländer und der südlichen Hemisphäre mit einbezogen, so etwa die Generaldirektoren des Chinese Center for Disease Control und des Nigeria Centre for Disease Control.[41] Die Durchsicht der Teilnehmerliste der als ›Event 201‹ bezeichneten ›Live Simulation Exercise‹ macht deutlich, dass die mit dieser Problematik befassten Weltinstitutionen im Herbst 2019 tatsächlich eine bevorstehende Pandemiekatastrophe für möglich hielten. Die dreieinhalbstündige Veranstaltung wurde über alle verfügbaren Medienkanäle verbreitet.

Das Drehbuch der Pandemieübung war anspruchsvoll.[42] In Brasilien war ein bei Fledermäusen vorkommendes Coronavirus über seinen

Zwischenwirt (Schweine) auf den Menschen gelangt und breitete sich durch Mensch-zu-Mensch-Übertragung rasch aus. Es war so pathogen wie das reale SARS-Virus, zugleich aber wesentlich infektiöser. Das begünstigte im Gegensatz zur SARS-Pandemie seine rasche und unkontrollierbare Ausbreitung, wobei ein erheblicher Teil der Bevölkerung nur milde Symptome entwickelte. Auf die zunächst unauffällige und langsame Herdbildung in einigen brasilianischen Schweinefarmen folgte deshalb ein explosionsartiger Anstieg der Infektionen, der vor allem die Armutsbevölkerung einiger benachbarter und dicht besiedelter Quartiere erfasste. Die anschließende explosionsartige Ausweitung der Epidemie auf die Megacities Lateinamerikas war nicht mehr aufzuhalten. Von hier aus transportierten Flugreisende das neuartige, als CAPS bezeichnete Virus innerhalb eines engen Zeitkorridors nach Portugal, China, in die USA und in zahlreiche andere Länder. Anfänglich gelang es in einigen Fällen, die ersten überseeischen Infektionsherde einzudämmen. Die Pandemie war jedoch nicht mehr aufzuhalten, und schließlich kam es zu unkontrollierten Reimporten der blinden Passagiere. Einer der Gründe dafür war das Fehlen einer kausalen Therapie. Im ersten Pandemiejahr stand kein Impfstoff zur Verfügung. Es existierte zwar ein Medikament, das die Symptome milderte, die Ausbreitung der Infektion jedoch nicht zu bremsen vermochte.

Im Szenario wurden auch Informationen über die Ausbreitungsgeschwindigkeit, die Häufigkeit und die Sterblichkeit vorgegeben. In den ersten Monaten dominierte ein exponentieller Anstieg der Infektionszahlen, die Verdopplungszeit war auf eine Woche festgelegt. Darüber hinaus waren alle Menschen für das Virus empfänglich. Deshalb sollte die Pandemie erst abklingen, wenn sich 80–90 % der Weltbevölkerung innerhalb der ersten zwölf Monate angesteckt hatten. Am Endpunkt des Szenarios, der auf den Beginn des 18. Monats festgelegt war, waren 65 Millionen Menschen der Pandemie zum Opfer gefallen. Der inzwischen verfügbare Impfstoff verhinderte das Auftreten einer zweiten Welle, aber die Erkrankung bestand endemisch als Kinderkrankheit weiter.

Den Drehbuchautoren war klar, dass eine derart schwere Pandemie weitreichende gesellschaftliche und wirtschaftliche Folgen nach sich ziehen würde. Um ihre Abschätzung ging es im Wesentlichen in den anschließenden, live übertragenen Diskussionsrunden. Die kritische Hinterfragung der epidemiologischen Vorgaben des Drehbuchs stand nicht zur Diskussion, und auch die zu ergreifenden gesundheitspolitischen Gegenmaßnahmen wurden nur in der ersten Sektion erörtert; dabei wurde ausdrücklich auf die eklatanten Mängel und Engpässe (fehlende Vorräte und Produktionskapazitäten) hingewiesen.

Das Planspiel ›Event 201‹ zielte vor allem darauf ab, die Regierungen, internationalen Organisationen und das Spitzenmanagement der Großunternehmen wachzurütteln und dazu zu bringen, sich auf den jederzeit möglichen Pandemiefall vorzubereiten. In diesem Sinn veröffentlichten das World Economic Forum, die Bill & Melinda Gates Foundation und das Center for Health Security am 17. Januar 2020 eine Sieben Punkte-Erklärung, in der sie die Zielstellungen des ›Event 201‹ nochmals zusammenfassten.[43] Darin wurden die führenden Exponenten aus Politik und Wirtschaft aufgefordert, die vorhandenen Kapazitäten zur Pandemiebekämpfung zu bündeln, ausreichende Vorräte zur Initiierung der erforderlichen medizinischen Gegenmaßnahmen anzulegen und ihre rasche Verteilung im Pandemiefall zu gewährleisten, Produktionsanlagen für Impfstoffe und Diagnostika einzurichten und sich auf die gravierenden sozialen und wirtschaftlichen Folgen einer schweren Pandemie vorzubereiten.

Diese Schlussfolgerungen waren aus anderem Holz geschnitzt als die Auswertungsberichte der deutschen Krisenszenarien. Sicher waren auch hier die epidemiologischen Vorgaben zu unelastisch und ausschließlich auf ein Worst-Case-Szenario fixiert. Trotzdem wurden im ersten Teil der anschließenden Diskussionsrunden entscheidende Schwachstellen des internationalen Gesundheitssystems herausgearbeitet, die in der Abschlusserklärung der Veranstalter wieder aufgegriffen und auf den Punkt gebracht wurden. Aber auch diese Warnrufe verhallten ungehört.

7. Das grosse Rätsel: Warum unterblieben die Vorsorgemassnahmen?

Für jedes Gesundheitssystem sind Pandemien eine schwerwiegende Herausforderung. Die von ihnen ausgehenden Risiken sollten genau analysiert und abgewogen werden, um angemessene Gegenmaßnahmen in die Wege zu leiten und umzusetzen. Diese Balance verlangt von den verantwortlichen Akteuren ein erhebliches Maß an Kompetenz, Überblick und gesamtgesellschaftlich orientiertem Verantwortungsbewusstsein. Unter diesen Voraussetzungen besteht dann die Chance, zwischen den erprobten diagnostischen Instrumenten der Mikrobiologie und Epidemiologie und den erforderlichen Gegenmaßnahmen der Infektionshygiene ein ausgewogenes Gleichgewicht herzustellen. Wenn dies gelingt, kann im Fall einer neuartigen Pandemie Zeit für die Entwicklung einer kausalen Krankheitsvorbeugung und Behandlung (Impfstoffe und Medikamente) gewonnen werden. Dieses Vorgehen setzt einen ständigen Abgleich von Risikoanalyse und Infektionshygiene voraus. Nur wenn die Entscheidungsträger des öffentlichen Gesundheitswesens den seit langem überwundenen Widerspruch zwischen Mikrobiologie (Robert Koch) und Seuchenhygiene (Max Pettenkofer) zu einer angemessenen Handlungsanleitung zusammenführen, vermögen sie ihrem gesellschaftlichen Auftrag gerecht zu werden. Der Ökonom Albrecht Ritschl hat auf diesen kategorischen Imperativ des öffentlichen Gesundheitswesens hingewiesen.[1]

Ich möchte diese Überlegungen am Beispiel des Verhältnisses von Risikoanalyse und Infektionshygiene etwas genauer ausführen. Bei jeder heraufziehenden Pandemie sind sofort – und in einer anschließenden permanenten Überarbeitung – folgende Fragen zu klären: (1) Wie ansteckend ist der Erreger, und wie groß ist folglich seine Ausbreitungsgeschwindigkeit? (2) Ist der Erreger bekannt, sodass man sein Gefährdungspotenzial erfahrungsbedingt abschätzen kann, oder ist er neu aufgetreten? (3) Wie gefährlich (pathogen) ist das Virus oder Bakterium?

Erkranken alle Infizierten oder bricht die Erkrankung nur bei einem Teil von ihnen aus, sodass sich die Epidemie unerkannt ausbreitet? (4) Wie ist der Krankheitsverlauf? Gibt es Gesellschaftsgruppen, für die der Erreger ein lebensbedrohliches Risiko darstellt?

Aus dieser laufend zu aktualisierenden Risikoanalyse sind dann die Gegenmaßnahmen abzuleiten. Hierzu hält die klassische Infektionshygiene einen seit langem erprobten Handlungskatalog bereit. Auch dabei sind einige Aspekte grundlegend: (1) Die Bevorratung und Bereitstellung eines Kernbestands der Infektionshygiene, der an der Infektiosität und Pathogenität des Erregers orientiert ist: Desinfektionsmittel, Gesichts- und Händeschutz, Schutzkleidung usw. (2) Dieses Grundset muss in der Lebenssphäre der besonders gefährdeten Gesellschaftsgruppen sofort und systematisch etabliert werden (Alten- und Pflegeheime, Massenunterkünfte und sonstige geschlossene Einrichtungen). (3) Das Gleiche gilt für den gesamten ambulanten und klinischen Bereich der medizinischen Versorgung, denn hier kommt es zur kritischen Massierung aller behandlungsbedürftigen Infizierten und zu einer entsprechend erhöhten Gefährdung des Gesundheitspersonals. (4) Darüber hinaus müssen die nicht infizierten Patientinnen und Patienten gezielt vor Übertragungen geschützt werden, etwa durch abgesonderte Behandlungseinrichtungen oder durch räumlich getrennte ambulante und klinische Behandlungszentren (Schwerpunktambulanzen und Schwerpunktkrankenhäuser).

Da jederzeit neue Erreger oder Varianten schon bekannter Pathogene auftreten können, gegen die es keine wirksamen Medikamente und/ oder Impfstoffe gibt, ist es geboten, sich auf ein solches Ereignis vorzubereiten. Niemand wird etwas dagegen einwenden, wenn derartige Konstellationen von den Akteuren und Institutionen des jeweiligen Gesundheitssystems simuliert werden. Dabei ist jedoch entscheidend, wie dies geschieht. Im Bereich der Risikoanalyse sind immer verschiedene Schweregrade in Betracht zu ziehen. Dabei sollte erstens immer das wahrscheinlichste Ereignis (eine ›mittlere‹ Pandemie) im Zentrum stehen und keinesfalls ein Katastrophenszenario. Zweitens sollte immer bedacht werden, dass sich eine initiale Risikoabschätzung sehr schnell als falsch herausstellen kann und die Gegenmaßnahmen flexibel zu handhaben sind. Nur so ist es drittens möglich, ein enges und elastisches Zusammenwirken von Risikoanalyse und Infektionshygiene zu gewährleisten. Wenn diese Vorkehrungen beherzigt werden, sind Pandemieplanspiele zweifellos sinnvoll. Sie sind dann die Garantie dafür, dass Konstellationen vermieden werden, in denen die Gegenmaßnahmen vorschnell über den spezifischen Bereich der Infektionshygiene hinausgreifen und durch die Lahmlegung des gesellschaftlichen Lebens und der Wirtschaft massive Schäden verursachen. Dadurch können Folgeschäden vermieden werden, die über den von der Pandemie selbst angerichteten Schaden weit hinausreichen.

Soweit der Rückgriff auf Altbekanntes, worüber ich zu Beginn der 1970er Jahre im medizinischen Staatsexamen noch ausgiebig geprüft wurde, und zwar keineswegs nur in der hygienischen Fachdisziplin. Wie wir inzwischen wissen, waren die verantwortlichen Akteure seit eineinhalb Jahrzehnten weltweit vor dem Auftreten gravierender Pandemieereignisse gewarnt worden. Entgegen der landläufigen Meinung war das Engagement der Mahner aus medizinischer Wissenschaft, Public Health und philanthropischen Großstiftungen keineswegs randständig geblieben, wenn wir etwa an das Medienspektakel zurückdenken, das den ›Event 201‹ begleitete. Warum ist trotzdem so gut wie nichts geschehen (wenn man von einigen Ausnahmen in Ost- und Südostasien absieht, die im nächsten Abschnitt erörtert werden)? Dies ist ein Rätsel. Alle Aspekte lassen sich wohl nie ganz aufklären. Gleichwohl bietet die vorangegangene Analyse einige interessante Anhaltspunkte.

Es wurden erstens nur Worst-Case-Szenarien geübt, die in unkontrollierbare Katastrophen ausarteten. Sicher geschah dies teilweise – so etwa bei ›Event 201‹ – in der Absicht, die gesundheitspolitischen Entscheidungszentren aufzurütteln und zu angemessenen Vorkehrungen zu bewegen. Dies waren jedoch eher Ausnahmen. Die Pandemie-Übungen fanden in der Regel in einem administrativen Umfeld statt, das jahrzehntelang das Inferno eines Atomkriegs simuliert hatte. Hier steht die Untersuchung der Kontexte der deutschen und US-amerikanischen Pandemieübungen exemplarisch für zahlreiche andere nationalstaatliche Varianten.

Aufgrund dieser Fixierung auf das Schlimmste ging den Regisseuren und Teilnehmern der Pandemieübungen die Bodenhaftung verloren. Wenn in den periodisch simulierten Konstellationen des epidemiologischen Ausnahmezustands regelmäßig die medizinische Versorgung zusammenbricht, erscheint es unwichtig oder zumindest zweitrangig, Mängel und Defizite dieses Kernbereichs der Pandemiebekämpfung aufzudecken und Verbesserungsvorschläge zu machen. Wären den Übungen dagegen variierende und vor allem ›nur‹ mittelschwere Pandemiekonstellationen zugrunde gelegt worden, dann wären genau diese Mängel – fehlende Vorräte und Produktionskapazitäten zum sofortigen und massiven Hochfahren der Infektionshygiene, Engpässe in der klinischen Versorgung usw. – sofort in den Fokus gerückt. Dies aber unterblieb, und so konnte sich mentalitätsmäßig die groteske Auffassung durchsetzen: Es wird alles so schlimm werden, dass wir ohnedies nichts tun können. Nach außen hin wurde hingegen häufig der Eindruck erweckt, für jede kritische Situation gerüstet zu sein.

Diese Konsequenz bezog sich jedoch nicht auf das gesamte Spektrum der zu treffenden Vorkehrungen. Wie ich gezeigt habe, mischten sich seit dem Beginn des neuen Millenniums zunehmend philanthropische Unternehmer und Manager der Pharmaindustrie in die Planspiele ein. Dabei brachten sie ihre Interessen nachhaltig zur Geltung, wie wir beispielsweise bei der Erörterung des Nationalen Pandemieplans der BRD gesehen haben. Dadurch entstand eine groteske Schieflage: Die Bevorratung weitgehend wirkungsloser Medikamente und die Kapazitätssicherung für unsichere Impfstoffe gingen mit der Ausklammerung aller Vorsorgemaßnahmen für die allgemeine Infektionshygiene einher.

Letztlich sind diese grotesken Webfehler der Pandemievorkehrungen nur vor dem Hintergrund der gesamtgesellschaftlichen Entwicklung zu verstehen. Seit den 1980er Jahren war weltweit ein folgenreicher Rückbau des öffentlichen Gesundheitswesens zu beobachten. Der Aufbau der Gesundheitssysteme der Schwellen- und Entwicklungsländer wurde im Gefolge der Schuldenkrise der 1980er Jahre zurückgefahren und konnte durch die projektbezogenen Kampagnen der globalen Großstiftungen nicht kompensiert werden. Ein Jahrzehnt später erfasste die Austeritätspolitik auch die Gesundheitssysteme der hochindustrialisierten Länder. Maßnahmen zur ›Kostendämpfung‹ wurden ergriffen. Die damit einhergehende Ökonomisierung des Gesundheitswesens führte zu Effizienzsteigerungen und Qualitätsverbesserungen, aber auch zum teilweise drastischen Abbau von Kapazitäten. Unter Normalbedingungen können die Folgen dieser Politik einigermaßen kompensiert werden – nicht aber in akuten gesundheitspolitischen Krisenlagen. Es war seither verpönt, medizinische Reservekapazitäten und kostenaufwendige Depots für den Pandemiefall vorzuhalten. Infolgedessen machte die sozioökonomische Gesamtentwicklung des Gesundheitswesens systematisch durchdachte Vorkehrungen für epidemiologische Ausnahmesituationen zu Makulatur. Meines Wissens ist dieses grundlegende Dilemma bis heute in keinem einzigen offiziellen Auswertungsbericht thematisiert worden. Einer sich daraus ergebenden Auseinandersetzung über einen grundsätzlichen Kurswechsel wollten und konnten sich die Regisseure und Teilnehmer der Pandemieübungen nicht stellen.

TEIL II
DIE COVID-19-PANDEMIE

1. Beginn und regionale Ausbreitung

Die Ursprünge

Wo entstand das als SARS-CoV-2 bezeichnete Coronavirus, wann sprang es erstmalig auf den Menschen über, und wo begann die erste Übertragung von Mensch zu Mensch? Bis zum Herbst 2020 gab es eine Entstehungsgeschichte, die wegen ihrer zahlreichen und sich gut ergänzenden Berichte und Indizien überzeugte. Doch dann geriet dieses Narrativ ins Wanken. Es erschienen mehrere Studien, denen zufolge es vor dem Ausbruch der ersten großen Infektionsherde eine mehrmonatige sporadische Ausbreitung des Erregers gegeben haben musste, die unerkannt geblieben war. Zwischen diesen beiden Gewissheiten klaffen große Lücken. Wie sollen wir damit umgehen? Eine Möglichkeit wäre, sich für unwissend zu erklären und die weiteren Forschungsergebnisse abzuwarten. Das aber kann Jahre, vielleicht sogar Jahrzehnte dauern, und auch dann ist ein einmütiger Kanon der Experten nicht sicher. Ich werde deshalb einen anderen Weg einschlagen. Ich werde die beiden Varianten der Entstehungsgeschichte unkommentiert präsentieren und anschließend versuchen, zwischen ihnen eine argumentative Brücke zu bauen.

*

(1) Gegen Ende November 2019 zirkulierten in leitenden Gremien der chinesischen Gesundheitspolitik Berichte über einen 55-jährigen Mann aus der Provinz Hubei, der an einer neuartigen und untypisch verlaufenden Lungenentzündung erkrankt war.[1] Bis Anfang Dezember wurden in der Provinzhauptstadt Wuhan täglich neue Einzelfälle gemeldet, sodass die Zahl der an atypischer Pneumonie Erkrankten bis Mitte Dezember auf 27 anstieg. Als Infektionsherd wurde der zentralen Fisch- und Wildtiermarkt Wuhans ausfindig gemacht, wo sich mehrere Patienten in den Wochen zuvor als Verkäufer oder Kunden aufgehalten hatten. Wie überall in China und Südostasien werden auf diesen tradi-

tionellen Märkten exotische Wildtiere feilgeboten und vor den Augen ihrer Käufer geschlachtet. Ihrem Verzehr möglichst unmittelbar nach der Tötung werden von der traditionellen chinesischen Medizin energiefördernde Impulse zugeschrieben, und deshalb nehmen sie in der chinesischen Küche einen bevorzugten Platz ein.

In der dritten Dezemberwoche stieg die Zahl der an atypischer Pneumonie Erkrankten auf 60 an. Die Ärztinnen und Ärzte der klinischen Notfallzentren schlugen Alarm. Zu ihnen gehörte auch Zhang Jixian, eine leitende Ärztin des Krankenhauses der Provinz Hubei. Sie schickte am 27. Dezember erste Proben aus den Atemwegssekreten der Erkrankten an ein Labor zum Erregernachweis. Dort wurden die ersten RNA-Sequenzen eines neuartigen Virus der Corona-Familie nachgewiesen. Noch in den letzten Dezembertagen teilte Zhang Jixian der lokalen Gesundheitskommission und ihren ärztlichen Kollegen mit, dass das klinische Bild und die Untersuchungsergebnisse ihren Verdacht bestätigt hatten. Inzwischen befanden sich schon mehr als 180 Menschen mit gravierenden Krankheitssymptomen (Pneumonie und Schweres Akutes Respiratorisches Syndrom – SARS) in klinischer Behandlung. Aber die lokalen Behörden verboten Präventionsmaßnahmen und unterdrückten die öffentliche Berichterstattung. Zhang Jixian und das Labor, das die ersten genetischen Sequenzen des Virus dokumentiert hatte, wurden zum Stillschweigen verpflichtet.

Gegen Jahresende erfuhr auch der im Zentralkrankenhaus Wuhan tätige Assistent der Augenärztlichen Abteilung Li Wenliang von dieser Entwicklung. Er verbreitete die Befunde und diagnostischen Unterlagen im Internet. Seine daraufhin erfolgte Maßregelung wurde später in China und anschließend auch weltweit bekannt und machte ihn zur Symbolfigur einer dissidenten Ärzteschaft.

Das in Beijing ansässige nationale Center for Disease Control and Prevention erfuhr erstmalig am 30. Dezember von den Anfängen der Epidemie. Sein Leiter schickte sofort eine Expertengruppe nach Wuhan. Sie bestätigte die klinischen Berichte. Am 31. Dezember informierte das Kontroll- und Präventionszentrum die Weltgesundheitsorganisation (WHO) – allerdings unvollständig und offensichtlich auch irreführend. Es meldete lediglich 27 Krankheitsfälle, die durch einen bislang unbekannten Erreger ausgelöst worden seien. Einige Tage später schloss es die Erreger der in den Jahren 2002/03 und 2012 vorausgegangener Coronapandemien (SARS-CoV und MERS-CoV[2]) aus und verneinte eine Mensch-zu-Mensch-Übertragung.

Infolgedessen trat das nationale Kontroll- und Präventionszentrum zunächst nicht in Aktion. Es überließ der Nationalen Gesundheitskommission und deren Provinzniederlassungen die Initiative. Der Huanan-Wildtiermarkt in Wuhan wurde am 1. Januar 2020 geschlossen und desinfiziert, weitergehende Präventionsmaßnahmen wurden nicht angeordnet. Die Mensch-zu-Mensch-Übertragung wurde bis zum 20. Januar von den Zentralbehörden und Medien dementiert, obwohl Teile des Erbguts (Genom) des neuartigen Virus SARS-CoV-2 schon Ende Dezember 2019 aus den Rachensekreten eines Patienten identifiziert und das Genom in den folgenden Wochen vollständig entschlüsselt und der internationalen Fachöffentlichkeit mitgeteilt worden war.[3] So konnte sich die Epidemie trotz der immer häufiger bestätigten Nachweise einer Übertragung von Mensch zu Mensch und der inzwischen bekannt gewordenen ersten Todesfälle ungebremst ausbreiten; inzwischen erkrankten auch die ersten Angehörigen der Gesundheitsberufe. Dabei war seit der Entschlüsselung des Genoms aufgrund zahlreicher Vorstudien der letzten Jahre anzunehmen, dass das Virus aus dem natürlichen Reservoir der Fledermäuse stammte. Es war offensichtlich über einen tierischen Zwischenwirt auf den Menschen gelangt, indem es sich an ihn durch Mutation oder Rekombination angepasst hatte.[4] Damit war der Huanan-Markt in Wuhan als erster Ausbreitungsherd (Cluster) der heraufziehenden Pandemie wahrscheinlich geworden. Kurze Zeit später wurde ein aus Malaysia illegal importiertes und auf dem Markt gehandeltes Schuppentier (Pangolin) als Zwischenüberträger ausfindig gemacht.

Trotzdem wurden in Wuhan bis zum Beginn der vierten Januarwoche keine ins Gewicht fallenden Gegenmaßnahmen ergriffen. Noch am 18. und 19. Januar fanden in Wuhan Massenveranstaltungen der Provinzregierung zum Auftakt der lunaren Neujahrsfeierlichkeiten statt. Dadurch wurde der Übergang der neuartigen Infektionskrankheit zur Massenepidemie beschleunigt. Am 23. Januar wurden aus Wuhan und der Provinz Hubei offiziell 375 Erkrankte gemeldet, dazu kam noch die überwiegende Mehrheit der 131 als unspezifiziert ausgewiesenen Fälle.[5]

Dies brachte die Kehrtwende. Die Verwaltungseinheit Wuhan wurde von der Außenwelt abgeriegelt, einige Tage später auch die Provinz Hubei. Während die ersten überregionalen Notfall- und Erfassungsteams eintrafen, stiegen die diagnostizierten Fallzahlen von Tag zu Tag rasant an. Bis zur Eindämmung der ersten Epidemiewelle Mitte Februar stammten die meisten an Covid-19 Erkrankten und Gestorbenen aus Hubei und der Provinzhauptstadt Wuhan. Am 5. Februar wurden aus der Provinz Hubei 16.678 an Covid-19 Erkrankte gemeldet. Bis zum 15. Februar stieg die Zahl der kumulierten Fälle auf 54.406, insgesamt 1.468 Patientinnen und Patienten waren gestorben. Danach verlangsamte sich der Anstieg: Am 1. März waren 66.907 Menschen erkrankt, die Zahl der Gestorbenen hatte sich jedoch auf 2.761 verdoppelt. Bis Mitte März war die Epidemie in Hubei und der Provinzhauptstadt Wuhan weitgehend eingedämmt.

Wuhan ist ein zentralchinesischer Verkehrsknotenpunkt. Autobahnen verbinden die Stadt mit den Metropolregionen Beijing im Norden, Shanghai im Osten sowie Guangzhou, Shenzhen und Hongkong im Süden. Sie liegt an der Schnellbahnstrecke Peking-Hongkong. Der Flughafen verbindet die Industriemetropole, in deren Verwaltungsbezirk 10,8 Millionen Menschen leben, mit allen innerchinesischen Zentren. Bis zum Stichtag 23. Januar konnten alle In- und Ausländer Wuhan weitgehend ungehindert verlassen, und noch kurz vor dem Inkrafttreten der Ausgangssperre verließen viele Menschen die Stadt. Damit war die innerchinesische Ausweitung der Epidemie gebahnt, und dies spiegelte sich auch in den offiziellen Meldungen wider.[6] Am 21. Januar wurden erstmalig mehrere an Covid-19 Erkrankte aus den Metropolregionen Guangdong, Beijing und Shanghai gemeldet; die Gesundheitsverwaltungen weiterer neun Provinzen berichteten über Einzelfälle. Zwei Tage später, am Tag der Errichtung des ›Cordon Sanitaire‹ um Wuhan, registrierten die Behörden der drei Hauptmetropolen exponentielle Anstiege, während nun auch die Sonderverwaltungszonen Hongkong und Macau betroffen waren. Am 24. Januar schien sich die Situation in Guangdong, Beijing und Shanghai zu stabilisieren, aber in den übrigen neun Provinzen deutete alles auf die Entstehung kleiner Cluster hin. Als der chinesische Präsident Xi Jinping am 26. Januar die Feierlichkeiten zum chinesischen Neujahr mit Verweis auf den »Ernst der Lage« absagte, hatte sich die Epidemie längst ausgebreitet. Drei Tage später wurden erstmalig aus allen Provinzen SARS-CoV-2-Infizierte gemeldet. Nach offiziellen Angaben betrug die Gesamtzahl jetzt 5.997, 213 Menschen waren an der Krankheit gestorben. Danach breitete sich die Epidemie trotz der inzwischen landesweit angelaufenen Eindämmungsmaßnahmen weiter aus. Bis zum 15. Februar waren außerhalb der Provinz Hubei nach Angaben der WHO 1.170 Menschen erkrankt und 67 Patienten gestorben. Am 11. März waren es 13.182 beziehungsweise 116. In den folgenden Tagen erkrankten oder starben immer weniger Menschen an dem neuartigen Virus. Damit war in der VR China die Eindämmung der Epidemie innerhalb kurzer Zeit gelungen. Das Virus war jedoch keineswegs ausgerottet, wie dies das Politbüro der Kommunistischen Partei am 15. März verkündete. In allen Provinzen bildeten sich immer wieder neue Cluster. Zunächst waren die an Russland und Nordkorea angrenzenden Provinzen betroffen, wo im Verlauf des Monats April in mehreren Städten neue Infektionsherde auftraten. In der zweiten Maiwoche meldeten die Gesundheitsbehörden Wuhans einige neu registrierte Infektionsfälle; bei einer anschließenden Massentestung, die die gesamte Stadtbevölkerung umfasste, wurden 300 symptomlos Infizierte entdeckt. Besonderes Aufsehen erregte die Entdeckung eines neuen Clusters auf dem größten Fleisch-, Fisch- und Gemüsemarkt der Hauptstadt Beijing, wo gegen Ende der zweiten Juniwoche 36 Händler und Kunden positiv getestet wurden. Der Markt wurde geschlossen und desinfiziert, elf benachbarte Stadtviertel wurden unter Quarantäne gestellt. Zunächst hieß es, kontaminierte Lachse seien die Infektionsquelle gewesen. Diese Annahme wurde nach dem Vorliegen genauerer Untersuchungsergebnisse stillschweigend fallen gelassen. Wie in Wuhan hatte es auch in Beijing seit einiger Zeit asymptomatisch Erkrankte gegeben. Um die Übertragungswege zum Zentralmarkt abzuklären, wurden bis zum 20. Juni 2,3 Millionen Einwohner Beijings getestet, etwa 250 waren SARS-CoV-2-positiv. Das waren verschwindend geringe Infektionszahlen. Sie genügten jedoch für den Nachweis, dass das Virus in China endemisch geworden war.

*

(2) Schon vor seiner Entdeckung in Wuhan zirkulierte das Virus SARS-CoV-2 in Italien. Dieser Befund wurde zunächst mit ungläubigem Staunen zur Kenntnis genommen, zumal er sich nicht auf Erfahrungsberichte stützte, sondern das Ergebnis nachträglicher Laboruntersuchungen war.[7] Aber die Indizien wirken inzwischen schlüssig. Sie bestätigen nachträglich die Befürchtungen einiger Lungenfachärzte, die schon im Januar 2020 eine auffällige Häufung atypischer Pneumonien beobachtet hatten.[8] In den Blutseren von knapp 1.000 symptomlosen Italienerinnen und Italienern wurden in den für ein Lungenkrebs-Screening entnommenen Blutseren für die Zeit ab September 2019 spezifische Antikörper gegen SARS-CoV-2 nachgewiesen.[9] Die erste akute Immunreaktion war am 3. September aufgetreten, und allein im September und Oktober waren 14,7 % bzw. 16,3 % aller Proben positiv. Dabei bildeten die Lombardei, der Veneto und die Emilia Romagna die regionalen Schwerpunkte. Diese aufsehenerregenden Befunde animierten zu weiteren Untersuchungen. In der Hautprobe einer im November 2019 Erkrankten wurden Gensequenzen des Virus nachgewiesen, ebenso im Abstrich eines ebenfalls im November erkrankten Kleinkinds. Darüber hinaus zeigte sich, dass die Abwässer Mailands und Turins im Dezember 2019 mit Viruspartikeln kontaminiert waren. Diese Befunde sind ein deutlicher Hinweis dafür, dass dem Ausbruch der Pandemie eine Etappe vorangegangen sein musste, in der sich Einzelinfektionen häuften.

Ähnlich intensive serologische und virologische Nachforschungen über das Vorstadium von Covid-19 hat es in anderen Ländern noch nicht gegeben. Zweifellos war Italien aus mehreren Gründen dafür prädestiniert. Wie wir gleich sehen werden, datiert der offizielle Beginn der Ausbreitung in Italien erst Monate später, und dies vermochte die besonders heftige und rasante Entstehung des Epizentrums Norditalien nicht zu erklären. Darüber hinaus zwingen die zumeist symptomlosen Verläufe der prä-pandemischen Phase zur Annahme, dass es unter den seit September 2019 zirkulierenden Viren eine Mutation gegeben haben muss, die ihnen die Mensch zu Mensch-Übertragung erleichterte und sie aggressiver machte. Hier zeigt sich eine wichtige Parallele zu Wuhan, wo es zunächst ebenfalls wenig aggressiv verlaufene Einzelfälle gegeben hatte.[10] Infolgedessen erlaubt eine Synopse der bis heute bekannten zwei Ursprungsherde eine erste Hypothese über die Ursprünge und Ausbreitung der SARS-CoV-2-Pandemie.[11]

*

(3) Irgendwo in Südostasien oder China entstand in den Fledermäusen, dem natürlichen Reservoir der Coronaviren, eine neue Variante, die dem späteren SARS-CoV-2 sehr ähnlich war. Indem sie auf einen Zwischenwirt übersprang, erwarb sie eine gewisse Fähigkeit, an der menschlichen Lungenzelle anzudocken.[12] Dadurch kam es zu ersten Einzelinfektionen, die fast immer symptomlos verliefen, sodass das neue Virus zunächst nicht auffiel und auch nicht genetisch untersucht wurde.

Nach einer ausreichenden Häufung der Einzelfälle breitete sich das Virus unerkannt in Südostasien und China aus und überquerte entlang der Flug- und Schiffsrouten die Kontinente. Es wurde jedoch erst Monate später entdeckt, nachdem sich eine infektiösere und aggressivere Variante gebildet und zur Entstehung der ersten großen Infektionsherde geführt hatte. Dies geschah Mitte Dezember in Wuhan und einige Wochen später in Norditalien. Es ist jedoch anzunehmen, dass es um die Jahreswende 2019/2020 weitere lokale oder regionale Schwerpunktbildungen gegeben hat, die derzeit noch unbekannt sind. Genauso ungeklärt ist die Frage, ob es sich bei den aggressiven Mutanten von Wuhan und Norditalien um identische Genome handelte, oder ob sie sich unabhängig voneinander zu zwei unterschiedlichen Strängen weiterentwickelt hatten. Im ersten Fall könnte ein chinesischer Reisender im Dezember 2019 die aggressive Variante als blinden Passagier in die Lombardei mitgebracht haben (oder umgekehrt!); zweitens sind aber auch unabhängig voneinander entstandene Mutanten des aus dem Fernen Osten stammenden prä-pandemischen Coronavirus denkbar. Festzuhalten bleibt jedenfalls die zeitlich versetzte Entstehung der bis heute bekannten Ursprungsherde der Pandemie. Sie hatten eine entsprechende Staffelung der von ihnen ausgehenden Infektionswellen zur Folge (Wuhan ab Anfang Januar, Norditalien ab Anfang Februar 2020), bis sie sich dann ab Mitte Februar weltweit überlagerten. Die ersten regionalen und globalen Ausbreitungswellen der Pandemie werden in den folgenden Abschnitten skizziert.

Das Übergreifen der Epidemie auf Ost- und Südostasien

Der Flughafen Wuhan verfügt auch über mehrere Direktverbindungen nach Ost- und Südostasien. Es war deshalb mehr als wahrscheinlich, dass Flugreisende aus Wuhan und der Provinz Hubei das hochinfektiöse und ziemlich resistente Virus beinahe in Echtzeit in die Nachbarländer Chinas exportieren würden, und das umso eher, als auch symptomlos Infizierte ansteckend sein können. Für diesen ›Export‹ gibt es jedoch eine wichtige Voraussetzung: Damit beispielsweise 25.000 bis 30.000 Fluggäste in der Zeitspanne vom 23. Dezember 2019 bis zum Tag der Stilllegung der Fluglinien einen Monat später das Virus in die Nachbarländer weitertragen konnten, musste eine hinreichend große Gruppe der Einwohner Wuhans infiziert sein. Dazu reichten die von der VR China an die WHO berichteten Infektionsfälle jedoch nicht aus. Selbst wenn man die ohne regionale Zuordnung mitgeteilten Zahlen hinzuaddiert, waren dies am 23. Januar 506 Menschen – bei einer Megacity wie Wuhan eine unzureichende Menge.[13] Es konnte deshalb nicht ausbleiben, dass die Epidemiologen der Transatlantikregion die offiziellen Angaben kritisch hinterfragten, sobald sich herausstellte, dass tatsächlich alle regionalen – und fast gleichzeitig auch die globalen – Überträger bis zum 23. Januar aus Wuhan bzw. der Provinz Hubei eingereist waren oder zuvor innerhalb Chinas Kontakt mit Menschen aus dieser Region gehabt hatten. Im Februar wurden mehrere Modellrechnungen veröffentlicht, die ausgehend von den bis dahin bekannt gewordenen Covid-19-Erkrankungen außerhalb Chinas auf die tatsächlichen Infektionsfälle in Wuhan zurückschlossen. Sie kamen zum Ergebnis, dass die Inzidenzrate bis zur Schließung des Flughafens 11 bis 20 Mal höher sein musste als offiziell angegeben.[14] Da in China fast durchgängig nur die tatsächlich Erkrankten – und nicht die symptomlos gebliebenen positiv Getesteten – als Covid-19-Fälle registriert wurden, wird sich das tatsächliche Ausmaß der Katastrophe von Wuhan wahrscheinlich nie quantifizieren lassen.

Ein kurzer Blick auf die Ausbreitung der Erkrankung innerhalb Ost- und Südostasiens offenbart die Dynamik der weiteren Entwicklung.

Thailand

Schon am 13. Januar 2020 berichteten die thailändischen Behörden über einen ersten an Covid-19 Erkrankten, der aus Wuhan eingereist war: Dies war der erste bis heute bekannt gewordene ›Patient Null‹ außerhalb Chinas.[15] In den folgenden Wochen kamen einige weitere positiv getestete Personen hinzu, und die Flugverbindungen nach China wurden gekappt. Ab der zweiten Februarwoche traten die lokalen Übertragungen in den Vordergrund. Die ersten kleinen Cluster entstanden, und als sich ab Mitte März die Zahl der Infizierten von Tag zu Tag erhöhte, konnten die Infektionsketten nicht mehr rückverfolgt werden. Trotzdem blieb Thailand in der Folgezeit vergleichsweise verschont. Am 22. April berichtete die WHO über bislang 2.826 Erkrankte und 49 Verstorbene.

Japan

Zwei Tage nach der Meldung über den ersten Infektionsnachweis außerhalb Chinas berichteten die japanischen Gesundheitsbehörden über den ersten chinesischen Pneumoniekranken aus China.[16] Er war am 6. Januar aus Wuhan zurückgekehrt und nach seiner Krankenhausaufnahme positiv auf SARS-CoV-2 getestet worden. Zwischen dem 24. und 28. Januar wurden weitere fünf aus Wuhan stammende Erkrankte registriert; hinzu kam erstmals ein Japaner – ein Busfahrer, der eine Reisegruppe aus Wuhan transportiert hatte. Bis Ende Januar wurden mehrere Japaner positiv getestet, die aus Wuhan zurückgekehrt waren. Im Februar kam es zu einem langsamen Anstieg der Infektionen; dabei waren aus Wuhan bzw. der Provinz Hubei Eingereiste bzw. Zurückgekehrte noch in der Überzahl. Ab Mitte März bildeten sich mehrere lokale und regionale Cluster heraus, die sich vor allem auf die Provinz Hokkaido konzentrierten. Im April folgte mit der Zunahme der Testungen ein rapider Anstieg, der erst in der zweiten Monatshälfte zurückging. Am Stichtag 22. April wies die WHO insgesamt 11.496 Erkrankte und 277 Gestorbene aus. Die Neuerkrankungen waren deutlich zurückgegangen, aber die Fallsterblichkeit hatte sich verstärkt.

Südkorea

Am 20. Januar identifizierten die südkoreanischen Behörden den ersten an Covid-19 erkrankten Patienten.[17] Es handelte sich um eine Chinesin aus Wuhan, die einen Tag zuvor eingereist war. Weitere ›Importe‹ der Erkrankung folgten, aber die Ausbreitung konnte durch die intensive Rückverfolgung der Infektionsketten bis Mitte Februar verlangsamt werden. Am 18. Februar waren 31 Erkrankte registriert. Von ihnen waren 15 kurzfristig aus China eingereist, die übrigen hatten sich wahrscheinlich in den Nachbarländern angesteckt. Bis Ende des Monats entstanden die ersten lokalen Herde, wobei vor allem religiöse Gemeinschaften der Hafenstadt Daegu betroffen waren. Trotz rigoroser Gegenmaßnahmen ließ sich die weitere Ausbreitung nur kurzfristig aufhalten. Schon am 26. Februar waren mehr als 1.000 Menschen erkrankt. Ein exponentieller Anstieg blieb jedoch aus, die Fallzahlen gingen im März wieder zurück. Am 22. April dokumentierte die WHO in ihrem Tagesbericht insgesamt 10.694 Erkrankte und 238 Todesopfer.

Taiwan

Die von Wuhan und der Provinz Hubei ausgehende Epidemie erreichte Taiwan am 21. Januar.[18] ›Indexpatientin‹ war eine Frau aus Taiwan, die kurz zuvor aus Wuhan zurückgereist war. Am 26. Januar wurden zwei weitere Covid-19-Patienten registriert. Zwei Tage später wurde die erste innerhalb Taiwans erfolgte Infektion nachgewiesen. Da Taiwan schon Anfang Januar sein epidemiologisches Frühwarnsystem aktiviert hatte, stiegen die Fallzahlen erst ab Anfang März über zehn Neuerkrankte pro Tag. Am 10. März wurden 27 Neuerkrankte gemeldet. Danach klang die Infektion rasch ab, sodass Taiwan trotz der frühen ›Importe‹ aus Wuhan von den Auswirkungen der Covid-19-Pandemie weitgehend verschont blieb.

Singapur

Den Stadtstaat Singapur erreichte die Covid-19-Epidemie am 23. Januar.[19] Bis Ende des Monats kamen alle Erkrankten aus Wuhan bzw. der Provinz Hubei. Danach erfolgte ein langsamer Anstieg. Bis zum 19. Februar mussten sich 84 Patienten einer Krankenhausbehandlung unterziehen, der weitere Anstieg konnte jedoch bis zum Ende der ersten Aprilwoche weitgehend eingedämmt werden. Trotzdem kam es anschließend in den Lagern und Schlafsälen der etwa 300.000 ausländischen Wanderarbeiter zur Ausbildung massiver lokaler Cluster im Süden des Stadtstaats. Die Fallzahlen stiegen rasant, allein am 20. April wurden 8.000 Neuinfizierte gemeldet. Dieses für ganz Südostasien außergewöhnliche Ereignis legte die entscheidende Schwachstelle des Gesundheitsmanagements der Behörden von Singapur bloß: Die Lager und Schlafsäle der weitgehend rechtlosen Wanderarbeiter waren bis zum Wiederaufflammen der Epidemie von den Präventionsmaßnahmen ausgespart geblieben.[20]

Vietnam

Auch aus Vietnam wurden am 23. Januar die ersten beiden an Covid-19 erkrankten Patienten gemeldet.[21] Es handelte sich um einen aus Wuhan stammenden Chinesen, der seinen Sohn besucht und ebenfalls infiziert hatte. Bis Mitte Februar erkrankten 16 Vietnamesen, die mit den beiden sowie anderen chinesischen Besuchern Kontakt gehabt hatten. Danach wurden drei Wochen lang keine weiteren Infektionen beobachtet. Anschließend bildeten sich jedoch neue Infektionsherde, deren Spuren auf Rückkehrer aus Europa und den USA verwiesen. Zusätzlich infizierten sich in der dritten Märzwoche mehrere Krankenhausmitarbeiter, und eine Klinik musste unter Quarantäne gestellt werden. Bis Mitte April bildeten sich kleine Cluster in zahlreichen vietnamesischen Großstädten. Gleichwohl gehörte Vietnam zu jenen ost- und südostasiatischen Ländern, die bis zum Beginn der zweiten Welle von der Epidemie weitgehend verschont blieben. Bis zum 22. April gab es keinen Todesfall, und die Gesamtzahl der bestätigten Infizierten belief sich auf 268 Personen.

Philippinen

Auch auf den Philippinen stammten die ersten an Covid-19 Erkrankten aus der Volksrepublik China. Der erste Fall wurde am 30. Januar aus Metro Manila gemeldet, weitere Infektionen folgten im Februar.[22] In der ersten Märzwoche breiteten sich in einigen religiösen Gemeinschaften Manilas die ersten Infektionsherde aus. In den folgenden Wochen scheiterten die Versuche der Gesundheitsbehörden, die sich jetzt vor allem in den Armutsvierteln Manilas ausbreitende Epidemie einzudämmen. Bis Ende März waren alle siebzehn Regionen betroffen. Am 22. April dokumentierte die WHO 6.559 bestätigte Infizierte und 437 Gestorbene. Damit gehören die Philippinen nach Singapur und Indonesien zu der am stärksten von der Pandemie betroffenen Ländergruppe Südostasiens.

Indonesien

Aus Indonesien wurde erst am 2. März 2020 der erste Covid-19-Patient gemeldet, sodass ein Import der blinden viralen Passagiere aus Wuhan nicht mehr in Frage kam.[23] Obwohl das erste Cluster, eine Tanzschule auf West-Java, rasch identifiziert wurde, konnten die von dort nach Jakarta weitergetragenen Infektionsketten nicht vollständig aufgeklärt werden. Bis Ende März breitete sich die Epidemie langsam auf dem gesamten indonesischen Archipel aus. Zur Monatsmitte dokumentierten die Gesundheitsbehörden 117 Infizierte und vier Gestorbene. Bis zum 31. März stiegen diese Zahlen auf 1.414 bzw. 129, und am 22. April dokumentierte die WHO 7.135 Erkrankte und 616 Todesopfer.

*

Bis Ende März hatte die regionale Epidemie die meisten Länder Ost- und Südostasiens erreicht. Es gelang jedoch in den meisten Fällen, die lokalen Infektionsherde einzudämmen, sodass die Zahl der bestätigten Covid-19-Patienten – so etwa in Myanmar – erst in der dritten Aprilwoche die 100-Marge überschritt. Niemand vermochte seither eine Wende zum Schlechteren auszuschließen, wie die Ereignisse in Singapur gezeigt hatten. Insgesamt bleibt jedoch festzuhalten, dass die Nachbarländer Chinas nur ein vergleichsweise moderates Epidemiegeschehen durchlaufen haben, obwohl sie aufgrund der hohen regionalen Mobilität besonders intensiv mit dem ersten Epizentrum der Epidemie verbunden waren. Am 31. Januar gehörten acht Länder Ost- und Südostasiens zu den neunzehn Staaten, aus denen die WHO Covid-19-Infektionen meldete; zudem wiesen sie zu diesem Zeitpunkt die meisten Fallzahlen außerhalb Chinas aus. Aber am 31. März rangierten sie zusammen mit China auf Platz drei der regionalen Schwerpunkte der Pandemie. Europa und die USA waren seither die neuen Epizentren eines dramatischen Geschehens, das die Welt innerhalb eines halben Jahrs verändert hat.

2. Ein Virus auf Weltreise (Januar–April 2020)

Der Flughafen Wuhan verfügt nur über wenige direkte transkontinentale Verbindungen. Aber er leistet umfangreiche Zubringerdienste zu den drei gigantischen Luftfahrt-Drehkreuzen Beijing, Shanghai und Hongkong, die China mit allen Weltregionen verbinden. Deshalb vermag es nicht zu verwundern, dass sich die aggressive Variante der Covid-19-Epidemie fast zeitgleich mit der Durchdringung Ost- und Südostasiens in weiteren Weltregionen ausbreitete.

Zur Zeit der Schließung des Flughafens Wuhan am 23. Januar war gerade der angebliche ›Patient 0‹ der transkontinentalen Übertragung positiv getestet worden – ein aus Wuhan zurückgekehrter US-amerikanischer Staatsbürger chinesischer Herkunft.[1] Bis zum Ende des Monats trafen bei der WHO aus vier weiteren Weltregionen Berichte über die ersten Infizierten ein: aus Südasien (Nepal, Sri Lanka und Indien), aus dem Mittleren Osten (Vereinigte Arabische Emirate), aus Australien sowie aus vier Ländern Europas. Hinzu kam ein weiterer Erkrankter aus Nordamerika (Kanada). Es handelte sich jedoch noch um Einzelfälle, obwohl sich in einigen Ländern schon kleine Herdbildungen mit bis zu sechs positiv Getesteten abzeichneten.

Bis Mitte Februar wurde jedoch die Entstehung einer globalen Pandemie zur Gewissheit. Zwar blieben Lateinamerika und Afrika vorläufig verschont. Aber in einigen Ländern der außerhalb Ost- und Südostasiens gelegenen Weltregionen stiegen die Fallzahlen auf über ein Dutzend, und in Europa sowie im Nahen und Mittleren Osten kamen weitere Länder hinzu. Darüber hinaus hatte sich in den japanischen Hoheitsgewässern ein besonders markantes Cluster gebildet. Nachdem bei einem wenige Tage zuvor von Bord gegangenen Passagier des Kreuzfahrtschiffs ›Diamond Princess‹ nachträglich eine Covid-19-Infektion nachgewiesen worden war, hatten die japanischen Behörden eine Quarantäne verhängt. Am 15. Februar berichtete die WHO, dass von den knapp 3.800 Passagieren und Besatzungsmitgliedern schon 218 Personen infiziert waren. Dieses Ereignis warf ein besonderes Schlaglicht auf die komplexen und unberechenbaren Ausbreitungswege, die knapp drei Monate zuvor im ersten Groß-Cluster Wuhan begonnen hatten.

Die Ausbreitung in Europa

Bis zum 31. Januar 2020 meldeten vier europäische Länder die ersten positiv getesteten Covid-19-Patienten an die WHO. Am 5. Februar waren es neun, und dabei blieb es bis zur Monatsmitte.[2] Das war der Zeitpunkt, zu dem man unter Berücksichtigung der Inkubationszeit (durchschnittlich 7–8 Tage), der Zeit bis zum ersten Arztbesuch und der Frist bis zum Bekanntwerden des Ergebnisses der Abstrichuntersuchung, davon ausgehen konnte, dass keine direkten ›Importe‹ aus dem zentralchinesischen Groß-Cluster mehr stattfanden.[3] Wie sich bald herausstellte, wurden diese neun europäischen Länder unterschiedlich stark von der Pandemie heimgesucht, sodass sie als repräsentativ für den später flächendeckend betroffenen Kontinent gelten können. Wir werden deshalb die Ausbreitung der Pandemie in sechs dieser neun Länder rekonstruieren, die für die Entwicklung der Pandemie auf dem Alten Kontinent besondere Bedeutung erlangten: Italien, Frankreich, Deutschland, Spanien, Schweden und Großbritannien.

Italien

Laut der offiziellen Darstellung begaben sich am 28. Januar 2020 in Rom zwei an Covid-19 erkrankte chinesische Touristen in ärztliche Behandlung.[4] Das Ehepaar stammte aus Wuhan. Es war am 23. Januar auf dem Flughafen Malpensa-Milano gelandet und über Verona und Parma in die italienische Hauptstadt weitergereist. Das Genom des Virus wurde schon am 3. Februar sequenziert. Drei Tage später erkrankte auch ein aus Wuhan repatriierter Italiener. Trotz der ominösen Reiseroute der beiden chinesischen Touristen wurde lange gerätselt, inwieweit sie bei der unbemerkt gebliebenen Entstehung der ersten Infektionsherde in Norditalien eine Rolle gespielt hatten. Nach dem heutigen Wissensstand ist dies auszuschließen. Das Virus war schon Monate zuvor aus dem Fernen Osten eingeschleppt worden, und daraus entwickelte sich zu Beginn des Jahrs 2020 entweder eine aggressive Mutante, oder eine solche gelangte schon zu diesem Zeitpunkt als blinder Passagier in die Lombardei. Gesichert ist hingegen die Entstehung des ersten Clusters in der lombardischen Stadt Codogno. Dort wurde am 16. Februar ein 38-jähriger Italiener wegen schwerer Atemwegsprobleme ins Krankenhaus eingewiesen. Da es zu dieser Zeit noch keine Erfahrungen mit dem neuen Virus gab, wurde er zunächst nicht isoliert und infizierte zahlreiche Patienten und Mitarbeiterinnen und Mitarbeiter des Krankenhauses. Dasselbe geschah am 23. Februar in einem Krankenhaus der Stadt Azzano nördlich von Bergamo, wo ein anderer an Covid-19 Erkrankter zahlreiche Mitpatienten sowie mehrere Krankenschwestern und Ärzte ansteckte. Ausgehend von diesen beiden – und wahrscheinlich noch weiteren – Krankenhäusern kam es in der Umgebung Codognos und in der Provinz Bergamo zu zahlreichen lokalen Infektionsherden, die sich bis Anfang März auf die gesamte Lombardei ausdehnten. Ihre Entwicklung konnte durch die nun rasch einsetzende epidemiologische und virologische Untersuchung der ersten Ausgangspunkte nicht mehr abgebremst werden. Besonders ominös waren die Ergebnisse der Genomanalysen. Es wurden mehrere Varianten des ursprünglichen Erregers gefunden, die zeigten, dass es mindestens zwei unterschiedliche Infektionsstränge gab, die sich in der Lombardei überkreuzten.[5] Damit war der Beweis erbracht, dass in Norditalien (Lombardei und Venetien) im Verlauf des Februars mehrere lokale Cluster entstanden sein mussten, die trotz der Krankenhausbehandlung einiger schwerkranker Covid-19-Patienten unentdeckt geblieben waren. Auch in Südtirol, im schweizerischen Tessin und in der südlichen Nachbarregion Emilia Romagna bildeten sich weitere Cluster. Zusätzlich exportierten tausende Kurzurlauber die Erkrankung nach Europa.

Seit dem 6. März berichteten die Gesundheitsbehörden aller Provinzen über ansteigende Infektionszahlen, aber Norditalien und insbesondere die Lombardei waren und blieben bis Ende April besonders betroffen. In der Lombardei entstanden zusätzlich zu Codogno und zur Provinz Bergamo weitere lokale Schwerpunkte, so vor allem in Brescia, Piacenza und Pesaro. Bis zu 20 % der positiv Getesteten erkrankten schwer, im Verlauf des März mussten zeitweilig bis zu 10 % aller Erkrankten auf Intensivstationen behandelt werden. Das seit Jahren deregulierte und weitgehend kommerzialisierte Gesundheitswesen der Lombardei war extrem überfordert. Vor allem in Codogno und der Provinz Bergamo kam es zu katastrophalen Situationen. In den Kliniken und Altenheimen stieg die Fallsterblichkeit in der zweiten Märzhälfte dramatisch, auch die Übersterblichkeit erhöhte sich markant. Die Zahl der täglich Neuerkrankten erreichte am 22. März mit 6.557 Patienten ihren Höhepunkt und ging seither langsam zurück; am 22.April lag die Zahl der Genesenen erstmalig über derjenigen der neu diagnostizierten Infizierten. Aufschlussreich ist auch die Entwicklung der Fallsterblichkeit: Fünf Tage nach dem Höhepunkt der positiv Getesteten starben am 27. März 939 Erkrankte; seither wurde ein allmählicher Rückgang verzeichnet. Bis zum 25. April wurden in Italien 192.994 Menschen positiv auf SARS-CoV-2 getestet. Von ihnen waren bis zu diesem Tag 25.969 verstorben. Die Dynamik der Übertragung war unverändert diffus und unkontrollierbar (community transmission).

Frankreich

Der erste offiziell registrierte Covid-19-Patient der ersten Welle in Europa war ein Chinese mit französischem Pass, der am 24. Januar 2020 nach seiner Rückkehr aus China im Universitätskrankenhaus Bordeaux positiv auf SARS-CoV-2 getestet wurde.[6] Am Abend desselben Tags wurde diese Diagnose auch bei einem chinesischen Ehepaar betätigt, das am 18. Januar eingereist war. Am 28. und 29. Januar erkrankten ein weiterer aus der Provinz Hubei stammender 80-jähriger Tourist und dessen Tochter an Covid-19; er starb am 14. Februar in einem Krankenhaus und war das erste Todesopfer der Pandemie in Europa. Am 30. Januar erkrankte ein französischer Arzt aus Paris, nachdem er einen inzwischen nach China zurückgekehrten und dort positiv getesteten Touristen behandelt hatte.

Zu Beginn der zweiten Februarwoche berichteten die Gesundheitsbehörden über fünf Angehörige einer französischen Reisegruppe, die sich im Kontakt mit einem aus Singapur eingereisten Briten infiziert hatten. Bis Ende Februar wurden in mehreren Departements weitere Infektionsherde lokalisiert, vor allem in Oise, Haute-Savoie und Morbihan. Bei den Umgebungsuntersuchungen ließen sich Kontakte zu infizierten Chinesen nachweisen, während sich einige Erkrankte zuvor in der Lombardei aufgehalten hatten. Die Vielfalt der Übertragungswege – China, Singapur und Norditalien – war ominös. Es war nur noch eine Frage der Zeit, wann der erste Groß-Cluster auftreten würde.

Dies geschah in Mulhouse im Elsass. Dort hatte in der Zeit vom 17. bis 24. Februar der Kirchentag einer evangelikalen Religionsgemeinschaft stattgefunden. Von den etwa 2.500 Teilnehmerinnen und Teilnehmern erkrankten zahlreiche Familien und Einzelpersonen aus ganz Frankreich und den französischen Überseegebieten an Covid-19. Da keine Teilnehmerlisten geführt wurden und unter den Gläubigen eine starke tägliche Fluktuation herrschte, verzweigten sich die Infektionsketten unkontrolliert weiter. Vor allem Ost- und Südfrankreich waren betroffen. Im Verlauf der ersten Märzwoche geriet die Epidemie außer Kontrolle. Neue Groß-Cluster entstanden, vor allem in Strasbourg, wo auch die Universitätsklinik betroffen war. Aber auch die in den anderen Departements entdeckten kleineren Infektionsherde konnten nicht mehr eingedämmt werden. Besonders betroffen waren die Departements Rhône, Bas-Rhin und Haut-Rhin, Moselle sowie die Metropole Paris und die Seine-Departements.

Ab Mitte März stieg die Zahl der täglich neu Infizierten steil an und erreichte am 31. März mit 7.578 neu hinzugekommenen Patientinnen und Patienten ihren Gipfelpunkt. Bis zum Beginn der zweiten Welle Anfang September 2020 ist sie – wenn auch keineswegs linear – zurückgegangen. Der Anstieg der Hospitalisierten und auf die Intensivstationen verlegten Schwerkranken folgte mit einer knapp einwöchigen Verzögerung. Zwischen dem 5. und 10. April befand er sich auf hohem Plateau und war seither rückläufig. Das Personal und die Kapazitäten der Kliniken waren drei Wochen lang extrem überlastet, und es kam zu dramatischen Szenen. Auch die Fallsterblichkeit war hoch, insbesondere in der ersten Aprilwoche und dann nochmals am 15. April (1.438 Tote). Am 25. April bezifferte die WHO die kumulative Zahl der mit SARS-CoV-2 Infizierten auf 121.338, 22.112 Patienten waren gestorben. Die Ausbreitung der Epidemie wurde unverändert als unkontrollierbar (community transmission) eingestuft.

Deutschland

In Deutschland wurde die sich anbahnende Pandemie erstmalig am Fall eines lokalen Clusters erkannt, der am 27. Januar 2020 entdeckt wurde.[7] An diesem Tag wurde der deutsche Mitarbeiter eines bayerischen Autozulieferers positiv auf SARS-CoV-2 getestet. Er hatte sich während einer betriebsinternen Schulung an einer chinesischen Kollegin infiziert, die gerade von einem Besuch bei ihren Eltern aus Wuhan zurückgekehrt war. Einen Tag später wurde die Infektion von drei weiteren Mitarbeitern bestätigt, und ab dem 30. Januar entstanden die ersten familiären Ableger außerhalb des Unternehmensstandorts. Heute wird dieser erste lokale Cluster in Deutschland auch deshalb als ominös angesehen, weil dabei Infizierte entdeckt wurden, die keinerlei Krankheitssymptome aufwiesen (dazu noch weiter unten).

Knapp einen Monat später meldeten die Gesundheitsbehörden Baden-Württembergs die ersten Infektionsfälle. Sie gingen von einem in Göppingen lebenden 25-Jährigen aus, der gerade aus Mailand zurückgekehrt war und am 25. Februar positiv getestet wurde. Einen Tag später erkrankten zwei weitere nahe Bezugspersonen. Am selben Tag wurde in Rottweil ein zweites familiäres Cluster aufgedeckt, wobei die Infektionskette ebenfalls in die Lombardei (Codogno) zurückreichte. Bis Ende Februar wurden in Baden-Württemberg weitere lokale Cluster identifiziert. Sie konnten wie in Bayern nicht vollständig rückverfolgt werden.

Das dritte regionale Cluster wurde ebenfalls noch im Februar (27.2.) aufgedeckt. Es hatte seinen Ursprung im Hamburger Universitätskrankenhaus Eppendorf und konnte ebenfalls nicht eingedämmt werden. Bis Mitte März wurden aus der Hansestadt 96 akut an Covid-19 Erkrankte gemeldet. Auch Hamburg gehörte zeitweilig – relativ zur Einwohnerzahl – zu den regionalen Schwerpunkten der Pandemie in Deutschland.

In der Öffentlichkeit hat ein weiterer, in Nordrhein-Westfalen entstandener Infektionsherd wegen seiner Entstehung und Größe besondere Beachtung gefunden – Heinsberg. Wie im gesamten Rheinland wurde in diesem Landkreis der Karneval (von der Weiberfasnacht am 20.2. bis zum Faschingsdienstag 25.2.) ausgiebig gefeiert. Am 24./25. Februar wurde erstmalig ein Ehepaar positiv getestet, das eineinhalb Wochen zuvor an einer Karnevalssitzung in Gangelt bei Heinsberg teilgenommen hatte. Anschließend erkrankten weitere Teilnehmer, und bis zum Ende des Monats waren im Kreis Heinsberg schon 60 Infizierte nachgewiesen. Auch im übrigen Rheinland und Ruhrgebiet entstanden in den folgenden Tagen weitere kleine Infektionsherde.

Bis Ende April blieben Bayern, Baden-Württemberg, Hamburg und Nordrhein-Westfalen die regionalen Schwerpunkte der Epidemie. Zusätzlich kam es zu einer kommunalen Ausbreitung, die ab Ende März alle Bundesländer erfasste. Als Einfallstore wurden neben China und Norditalien auch die alpinen Skigebiete identifiziert, aus denen nach den Frühjahrsferien tausende Kurzurlauber zurückkamen. Diese viralen ›Importe‹ trafen auf spezifische saisonale Konstellationen, die – wie etwa die Karnevalszeit – ihre rasche lokale Vervielfältigung begünstigten. Ab Mitte März konnte die Epidemie nicht mehr gezielt eingedämmt werden. Deutschland wurde nach Italien, Frankreich und Spanien zu einem der am schwersten betroffenen Länder Europas. Die Zahl der täglich neu registrierten Infizierten stieg bis 28. März auf 8.294 Personen und ging bis zum Beginn der zweiten Welle – wenn auch mit unterschiedlich hohen Ausschlägen nach oben – langsam zurück. Die Zahl der im Zusammenhang mit Covid-19 Gestorbenen erreichte Mitte April mit maximal 315 Todesopfern täglich ihren vorläufigen Gipfelpunkt und war seither ebenfalls rückläufig. Die Kapazitäten der Krankenhaus- und Intensivpflege waren immer ausreichend. Bis zum 25. April waren insgesamt 151.439 Personen positiv getestet. 5.500 Patienten und Patientinnen waren verstorben und etwa 109.800 Personen hatten die Erkrankung überstanden.

Spanien

Anfänglich schien Spanien einen eher glimpflichen Verlauf der Epidemie durchzumachen, denn die ersten Infektionen konnten eingedämmt werden.[8] Zudem traten sie außerhalb des europäischen Festlands auf. Am 31. Januar wurde das Virus bei einem deutschen Touristen auf der Kanareninsel La Gomera nachgewiesen, am 9. Februar bei einem Briten in Palma de Mallorca. Vier Tage später kam eine erste Alarmmeldung aus Madrid: Dort war ein aus Nepal zurückgekehrter und an Covid-19 erkrankter Spanier gestorben. Bis Ende Februar deckten die Gesundheitsbehörden etwa ein Dutzend weitere Einzelfälle auf, die sich durch eine Vernetzung mehrerer, aus Italien importierter Infektionsketten auszeichneten. Infolgedessen konnte die Entstehung erster Cluster auf Tenerife sowie in Madrid, Valencia und Katalonien nicht verhindert werden. Spanien war offensichtlich das erste Land, das eine überwiegend innereuropäische Übertragungsgeschichte aufwies.

Bis zur zweiten Märzwoche war die Bildung der ersten größeren Infektionsherde weitgehend abgeschlossen. Nun folgte eine unkontrollierte Ausbreitung, bei der sich in kürzester Zeit einige metropolitane und regionale Großcluster herausbildeten. Besonders betroffen waren seither – in der Reigenfolge der Häufigkeitsdichte – der Großraum Madrid, Katalonien mit der Metropole Barcelona, Castilla-La Mancha, das Baskenland, Castilla y León, Andalusien und Valencia. Am 13. März wurden erstmalig mehr als 1.000 neu Infizierte gemeldet, mit 9.222 neu Erkrankten erreichte sie nach knapp zwei Wochen ihren Gipfelpunkt und war danach – wenn auch diskontinuierlich – rückläufig. Der Anstieg der täglichen Todesfälle folgte mit nur wenigen Tagen Verzögerung. Am 2. April waren mit 950 die meisten Gestorbenen zu beklagen. Es handelte sich dabei überwiegend um ältere Menschen (Median etwa 80 Jahre), die an schweren Grunderkrankungen – kardiovaskuläre Probleme, Diabetes, Bluthochdruck und chronische Atemwegserkrankungen – gelitten hatten. Diese Befunde stimmten mit den Berichten aus Frankreich, Italien und Deutschland überein.[9] Bis zum 25. April registrierten die spanischen Gesundheitsbehörden insgesamt 210.764 an Covid-19 Erkrankte und 22.524 an oder mit Covid-19 Gestorbene. Dabei wurden nur die Krankenhausfälle dokumentiert. Die Schätzungen der Übersterblichkeit machte einige Wochen später eine bedrückende Korrektur nach oben erforderlich Es wurde bekannt, dass allein in den Alten- und Pflegeheimen Madrids 6.000 Menschen der Pandemie zum Opfer gefallen waren.[10]

Schweden

Die schwedischen Behörden berichteten am 31. Januar über die erste an Covid-19 Erkrankte, eine Chinesin, die am 24. Januar aus Wuhan eingereist war.[11] Sie infizierte dank ihrer sofortigen Isolierung offensichtlich keine weiteren Personen. Das wirkliche Infektionsgeschehen startete deshalb erst am 26. Februar, als ein kurz zuvor aus Norditalien zurückgekehrter Schwede positiv getestet wurde. Schon einen Tag später kamen fünf weitere Patienten hinzu, die sich zuvor ebenfalls in Italien bzw. im Iran infiziert hatten. Im Ergebnis intensiver Testserien bei Rückkehrern wurde in den folgenden Wochen bei weiteren 200 Menschen ein positiver SARS-CoV-2-Befund nachgewiesen. Die Gesundheitsbehörden hofften, dadurch eine unkontrollierbare lokale Ausbreitung verhindern zu können.

Dies gelang jedoch nicht. Am 9. März traten im Großraum Stockholm und in Gotland die ersten kleinen Infektionsherde auf, die auf innerschwedischen Übertragungswegen entstanden waren. Am 11. März war in Stockholm das erste Todesopfer, ein über 70-jähriger chronisch kranker Patient, zu beklagen. Bis Mitte März gab es 1.190 positiv getestete Erkrankte, am 2. April registrierten die Gesundheitsbehörden 4.400 Covid-19-Patienten und knapp 200 Verstorbene. In den folgenden Wochen konzentrierte sich das epidemische Geschehen immer mehr auf den Großraum Stockholm, wobei vor allem die Alten- und Pflegeheime betroffen waren. Dies führte zu einem überproportionalen Anstieg der Fallsterblichkeit. Bis zum 25. April war die Zahl der positiv getesteten Erkrankten auf 17.567 und die Zahl der Todesopfer auf 2.152 gestiegen. Bei diesen eher moderat wirkenden Zahlen muss allerdings berücksichtigt werden, dass die Einwohnerzahl Schwedens mit 10,2 Millionen Menschen fünf- bis achtmal kleiner ist als in Spanien, Italien, Großbritannien, Frankreich und Deutschland. Relativ zur jeweiligen Bevölkerungsgröße (Fallzahlen bzw. Fallsterblichkeit pro 100.000 Einwohner) sind die Unterschiede weitaus geringer.

Großbritannien

Auch das Vereinigte Königreich wurde am 31. Januar 2020 durch den SARS-CoV-2-Nachweis bei zwei Erkrankten in die Pandemie einbezogen.[12] Es handelte sich dabei um einen chinesischen Studenten und dessen Partnerin; er war drei Wochen zuvor aus der Provinz Hubei zurückgekehrt. Am 6. Februar wurde in Brighton ein dritter Patient positiv getestet und isoliert; er war aus Singapur gekommen und hatte während eines Zwischenaufenthalts in Frankreich schon sechs Verwandte infiziert. Auf diesen Patienten ging ein erster Infektionsherd in Brighton zurück, einige Tage später wurden dort vier Kontaktpersonen positiv getestet. Darauf folgten am 23. Februar dreizehn weitere Krankheitsfälle: Es handelte sich um Passagiere der ›Diamond Princess‹, die nach Großbritannien zurückgeholt worden waren. Am 28. Februar wurde in Wales ein erster aus Norditalien zurückgekehrter Kurzurlauber positiv getestet, nachdem er wegen seiner Symptome um ärztliche Hilfe nachgesucht hatte. Die daraufhin eingeleiteten Testserien bei zurückgekehrten Italienurlaubern deckten in den folgenden Tagen weitere Infektionen auf, und seit den ersten Märztagen riss die Kette der positiven Nachweise nicht mehr ab. Da jetzt nach England und Wales auch in anderen Regionen – insbesondere Schottland – erste Cluster entdeckt wurden, war die bis dahin versuchte lückenlose Rückverfolgung der Infektionsketten nicht mehr möglich. Am 14. März überschritt die Zahl der positiv Getesteten die 1.000-Marge, 21 Patienten waren mittlerweile gestorben. Nun begann eine nicht mehr kontrollierbare landesweite Ausbreitung der Infektion. Die Zahl der Covid-19-Patienten erhöhte sich bis zum 31. März auf 22.415, 1.408 Patienten waren gestorben. Zentrum des Geschehens war seither mit weitem Abstand die Metropole London, gefolgt von Schottland und den englischen Regionen Midlands, South East und North West. Bei dieser regionalen Schwerpunktbildung blieb es bis Ende April, nachdem sie sich im Verlauf der rasanten Ausbreitung der Epidemie immer deutlicher akzentuiert hatte. Die britischen Gesundheitsbehörden meldeten der WHO am 25. April insgesamt 143.468 positiv getestete Covid-19 Patienten, von ihnen waren 19.506 gestorben. Damit lag das Vereinigte Königreich mit der Zahl seiner Todesopfer hinter Spanien, Italien und Frankeich an vierter Stelle in Europa.[13]

Die übrigen Länder Europas

Nach dem Stichtag 15. Februar erreichte die Covid-19-Pandemie nach und nach die übrigen Länder Europas. Bis zum 29. Februar kamen Berichte über Erstinfektionen aus weiteren vierzehn Ländern, darunter der Schweiz, aus Norwegen, Österreich, Dänemark, den Niederlanden und den Baltischen Staaten. Zwei Wochen später waren alle Nationalstaaten innerhalb wie außerhalb der Europäischen Union sowie der Russischen Föderation betroffen, also auch die Länder Südosteuropas und Ostmitteleuropas sowie die Ukraine. Im Gegensatz dazu schwächte sich die Dynamik der Pandemie in Ost- und Südostasien stark ab. Am 19. März übertraf die Zahl der in Europa registrierten Infizierten und im Zusammenhang mit der Covid-19-Infektion Verstorbenen mit 104.091 bzw. 4.899 Gestorbenen die in China sowie in Ost- und Südostasien dokumentierten Erkrankten und Todesopfer erstmalig um etwa 20.000 bzw. 1.200.[14] Damit hatte Europa Ost- und Südostasien als Epizentrum der Pandemie abgelöst.

Covid-19 in den USA

Schon am 20. Januar 2020 wurde ein erkrankter US-Bürger positiv auf SARS-CoV-2 getestet – der erste Fall außerhalb Ost- und Südostasiens. Er war einige Tage zuvor aus Wuhan nach Seattle im Bundesstaat Washington zurückgekehrt.[15] Zwei Tage später bestätigte sich diese Verdachtsdiagnose auch bei einer Frau aus Chicago, die sich zuvor ebenfalls in Wuhan aufgehalten hatte. Am 23. Januar kam eine weitere Fallbestätigung aus Kalifornien mit derselben Vorgeschichte. Zwei weitere US-Bürger, deren Covid-19-Erkrankung am 26. Januar bestätigt wurde, hatten sich ebenfalls in den Wochen zuvor in Wuhan aufgehalten. In den letzten Januartagen begannen die US-Behörden mit der Repatriierung und Quarantäne-Überwachung ihres Personals aus Wuhan. Als am 31. Januar ein weiterer Bürger Kaliforniens nach seiner Rückkehr aus Wuhan wegen seiner Krankheitssymptome positiv getestet wurde, proklamierte das Gesundheitsministerium der USA eine ›public health emergency‹. Es verbot allen Nicht-Amerikanern, die sich bis 14 Tage zuvor in Wuhan aufgehalten hatten, die Einreise, und ordnete für alle amerikanischen Wuhan-Rückkehrer eine Quarantäne von 14 Tagen an.

Einen Tag zuvor war jedoch in Chicago die erste familiäre Übertragung bekannt geworden: Einer der erkrankten Wuhan-Rückkehrer hatte seine Frau angesteckt. Seit Anfang Februar kamen aus mehreren Bundesstaaten Berichte über weitere Ansteckungsherde, die sich auf die Universitäten konzentrierten. Betroffen waren vor allem chinesische College-Studierende aus Wuhan bzw. der Provinz Hubei. Hinzu kamen insbesondere in Kalifornien weitere innerfamiliäre Cluster, die mit amerikanischen Wuhan- und Hubei-Reisenden in Verbindung gebracht wurden.

Am 6. Februar starb der erste US-Bürger in Santa Clara, Kalifornien, an den Folgen von Covid-19. Die Zahl der bis zu diesem Tag aus der Provinz Hubei zurückgeholten und in den Garnisonen der U.S. Army unter Quarantäne gestellten Amerikaner betrug inzwischen mehr als 500. Ab Mitte Februar kamen 350 amerikanische Passagiere des Kreuzfahrtschiffs ›Diamond Princess‹ hinzu, fünf von ihnen erkrankten anschließend während der Quarantäne auf einem Luftwaffenstützpunkt in Kalifornien.

Am 26. Februar berichteten die kalifornischen Gesundheitsbehörden über den ersten Infektionsfall, dessen Übertragungsweg sich nicht mehr rekonstruieren ließ. Dieser Tag dürfte in die US-Geschichte der Covid-19-Pandemie als jener Wendepunkt eingehen, der ihre nicht mehr kontrollierbare Ausbreitung markierte. In der Zeitspanne vom Dezember bis Februar reisten etwa 3,4 Millionen Menschen in die USA ein. Da die Testkapazitäten weit über das Februarende hinaus extrem knapp und zudem häufig auch fehlerhaft waren, bestand abgesehen von den in Quarantäne geschickten Rückkehrern keine Möglichkeit, aus der großen Gruppe der Eingereisten die überwiegend symptomlos bleibenden Virusüberträger zu identifizieren und die von ihnen ausgehenden Infektionsketten mithilfe der seit langem erprobten epidemiologischen Verfahren zu unterbrechen.

Schon in den ersten Märztagen geriet die weitere Entwicklung außer Kontrolle. Aus immer mehr Bundesstaaten wurde die Bildung familiärer Cluster gemeldet, und aus den dicht bewohnten Quartieren der Unterklassen und ethnischen Minderheiten kamen die ersten Berichte über unbekannte Übertragungswege (community transmission). Zudem hatten inzwischen andere globale Subzentren der Pandemie Wuhan und die Provinz Hubei abgelöst, insbesondere Norditalien, Singapur und der Iran. Am 1. März begab sich beispielsweise eine infizierte Iran-Rückkehrerin in New York City in ihre freiwillige häusliche Isolation. In Rhode Island wurde ein Infektionsherd entdeckt, der in der familiären Umgebung eines Italien-Rückkehrers entstanden war. Bis zum Ende der ersten Märzwoche kamen weitere Berichte über Infektionsimporte aus Italien und dem Iran aus den Bundesstaaten Vermont, New York, New Jersey, Nevada, Colorado, Tennessee, Utah, Nebraska, Kentucky, Indiana, Minnesota, Connecticut, Pennsylvania und South Carolina. Auch bei den Passagieren des vor der kalifornischen Küste aufgehaltenen Kreuzfahrtschiffs ›Grand Princess‹ wurden zahlreiche Infektionen festgestellt. Aus Washington, D.C. kamen die ersten beunruhigenden Nachrichten über das gehäufte Auftreten von Covid-19 in Alten und Pflegeheimen. Die zweite Etappe der Epidemie begann sich abzuzeichnen.

Bei den unfreiwilligen Importeuren der viralen blinden Passagiere dominierten auch in den USA während der Trigger-Phase der Epidemie die jungen bis mittleren Erwachsenen der weltweit mobilen Mittelklassen.[16] Nur ein geringer Teil der von ihnen ausgehenden Infektionsketten wurde aufgedeckt. Noch weniger war es möglich, die von ihren Kanzleien, Geschäften, Fitness-Studios, Kliniken, Pflegeheimen und Arztpraxen ausgehenden Ausbreitungswege in die Gemeinden der Unterklassen und Randgruppen aufzuspüren. Aus den Infektionstransfers wurde ein komplexes Massengeschehen, an das wir uns seit der zweiten Märzwoche nur noch quantifizierend annähern können.

Am 13. März überschritt die Zahl der in den USA positiv auf SARS-CoV-2 Getesteten die Marge von 1.000. Zwei Tage später erhöhte sie sich in der Berichterstattung des Center for Disease Control and Prevention (CDC) auf 1.500, am 16. März auf 2.100, und vier Tage später hatte sie sich mit 5.145 mehr als verdoppelt, während sich die Zahl der Gestorbenen mit 91 der Marge 100 annäherte. Ab der dritten Märzwoche beschleunigte sich der exponentielle Anstieg nochmals, nachdem am 20. März 19.285 bestätigte Erkrankungen und 249 Todesfälle registriert worden waren. Aus allen Bundesstaaten wurden jetzt täglich neue Infektionsherde gemeldet. Am 26. März überschritt die Zahl der bis dahin in den USA registrierten Erkrankungen mit über 85.000 erstmalig die Zahl der aus China mitgeteilten Covid-19-Patienten. Seither nahmen die USA im globalen Vergleich der Nationalstaaten die Spitzenposition ein. Bis Ende April blieb diese Konstellation unverändert.

In den ersten beiden Etappen der Pandemie war in den USA eine – der Größe des Lands und seiner Bevölkerung entsprechende – diffuse Ausbreitung vorherrschend. Das änderte sich ab Mitte März drastisch.

Ausgehend von einigen frühen Groß-Clustern kam es allmählich zur Schwerpunktbildung in sechs Bundesstaaten, die sich bis Ende April immer stärker akzentuierte: New York, New Jersey, Massachusetts, Kalifornien, Illinois und Florida. Die Ursache dieses fatalen Rankings ist unklar. Möglicherweise werden wir nie erfahren, warum beispielsweise Washington, D.C. mit seinen zahlreichen frühen Todesfällen in den Alten- und Pflegeheimen oder auch das sehr früh von Infektionsherden durchzogene Kalifornien zumindest bis Ende April vor einer Katastrophe wie in New York verschont blieben.

Tatsächlich avancierte die alles überragende Weltmetropole in der letzten Märzwoche zum Epizentrum der Pandemie. Die Berichte aus New York City schlossen sich an jene Hiobsbotschaften an, die in der Woche zuvor aus Bergamo und Madrid gekommen waren. Dabei hatte zunächst nichts auf eine derartige Katastrophe hingewiesen. Die ›Patientin 0‹ von New York City war am 1. März positiv getestet worden. Am 3. März folgte ein zweiter Patient, der sich in keiner der bis dahin bekannten Risikoregionen aufgehalten hatte. Drei Tage später wurde in einem anderen Bundesstaat ein aus New York gekommener Krankenhausmitarbeiter positiv getestet. Aber auch in New York City erhöhten sich die Fallzahlen unverhofft auf 44, weil sich in der Umgebung einer Anwaltskanzlei in Manhattan ein außerfamiliärer Infektionsherd gebildet und auf drei Stadtteile ausgebreitet hatte. Bis Mitte März erhöhte sich die Zahl der bestätigten Infizierten auf 329, inzwischen waren fünf Patienten gestorben. Darauf folgte ein rasanter Anstieg, der das Gesundheitswesen des Bundesstaats und mehr noch von New York City ins Wanken brachte. Am 24. März wurden im Bundesstaat New York 25.675 positiv getestete Erkrankte gezählt, die Hälfte aller in den USA gemeldeten Fälle. Der Anteil der Schwerkranken und Intensivpatienten war überproportional hoch. Aus einigen Krankenhäusern – insbesondere Brooklyns – kamen erschütternde Bilder und Videos. Sie machten deutlich, dass das überwiegend kommerziell ausgerichtete US-amerikanische Gesundheits- und Krankenhauswesen keine ins Gewicht fallende Basisversorgung kennt; die Katastrophe legte seine strukturellen Schwächen schlagartig offen. Sicher spielten auch andere Faktoren eine wichtige Rolle, so etwa die extreme Verdichtung der Wohnverhältnisse, die Drehtürfunktion New Yorks für die breite Masse der ein- und ausreisenden Touristen und die sozial zerklüftete multi-ethnische Bevölkerungsstruktur.

So war die rapide Ausbreitung der Pandemie nicht aufzuhalten. Die Zahl der Infizierten und Verstorbenen stieg im Bundesstaat New York seit Ende März weiter an und überschritt bis Ende der zweiten Aprilwoche die Marge von insgesamt 200.000 Erkrankten und 10.000 Todesopfern. Danach war sie leicht rückläufig, das Plateau senkte sich jedoch nur langsam. Am 28. April wurden aus dem Bundesstaat New York insgesamt 291.996 positiv getestete Covid-19-Patienten gemeldet, 17.303 waren gestorben. Laut WHO-Bericht vom 29.4. belief sich die kumulierte Gesamtzahl aller in den USA positiv getesteten Kranken auf 983.457 und 50.492 verstorbene Patienten. Am Nachmittag dieses Tags wurde die Marge von einer Million überschritten – das war etwa ein Drittel aller an SARS-CoV-2 Erkrankten weltweit.

Die Schwellen- und Entwicklungsländer

Als der Flughafen Wuhan am 23. Januar 2020 geschlossen wurde, war außerhalb Ost- und Südostasiens ein einziger von dort Abgereister positiv auf das neue Virus getestet worden. Gegen Monatsende sah es schon ganz anders aus. Es gab inzwischen neun Covid-19-Patienten in Australien. Die Gesundheitsbehörden Kanadas berichteten über drei Fälle, die US-amerikanischen über ebenfalls drei. In den vier zuerst betroffenen Ländern Europas wurden schon vierzehn Infizierte ärztlich behandelt. Hinzu kamen die ersten Berichte über positiv getestete Erkrankte aus dem Mittleren Osten und Südasien: vier in den Vereinigten Arabischen Emiraten und jeweils einer in Nepal, Sri Lanka und Indien. Quantitativ fielen diese Fallzahlen der außerhalb Chinas Erkrankten (116 unter Einschluss Ost- und Südostasiens gegenüber 9.720 in der VR China oder knapp 1,2 %) kaum ins Gewicht. Aber das Virus war bis zum 31. Januar schon in zahlreiche Weltregionen vorgedrungen. Nur Afrika und Lateinamerika waren noch ausgespart.[17] Die Pandemie schien sich schon in ihrem ersten Ausbreitungsstadium mit derselben Dynamik in der Peripherie des Weltsystems auszubreiten wie in der Transatlantikregion, denn dazu müssen wir ja auch die fünf zu diesem Zeitpunkt ebenfalls betroffenen Schwellen- und Entwicklungsländer Südostasiens hinzurechnen. Infolgedessen sprach alles dafür, dass die direkten und indirekten internationalen Flugverbindungen Zentralchinas der Pandemie ihre Zeitachse und Ausbreitungswege vorgaben.

Aber nicht alle Beobachtungen bestätigen diese Annahme uneingeschränkt. Wer die Tagesberichte der WHO bis Ende Februar 2020 durchblättert, entdeckt neben den von den viralen blinden Passagieren bevorzugten Routen des touristischen, beruflichen und geschäftlichen Jetset eine merkwürdige territoriale und zeitliche Sekundärachse, die eher an die alten Pandemierouten aus den Zeiten des transkontinentalen Fernhandels erinnert. Diese Route verlief scheinbar gemächlicher und gemahnte eher an die Transportwege der (alten) Seidenstraße. Sie führte zunächst nach Südasien. Von dort aus ging es in den Mittleren Osten weiter. Im Verlauf des Februars entstand im Iran ein zweites Nebenzentrum der sich aufbauenden Pandemie, das die von Zentralchina ausgehenden ost- und südostasiatischen Ausbreitungswege kopierte und auf den gesamten Nahen Osten ausstrahlte. Darüber hinaus kam es zu fatalen Überschneidungen mit den gleichzeitig entstandenen europäischen Groß-Clustern in Norditalien, Spanien und teilweise auch Singapur. Diese drei Stränge griffen anschließend auf das subsaharische Afrika und auf Lateinamerika über und wirkten gleichzeitig auf Europa, die USA und Kanada zurück.

Die blinden Passagiere reisten somit im Anschluss an die Vorphase der Pandemie auf zweierlei Wegen: mit dem transkontinentalen Jetset und in einer von Osten nach Westen ausgreifenden Ausbreitungskette, die Ost- und Südostasien mit Südasien, dem Mittleren Osten und Nordafrika verband. Dabei verursachten die unsichtbaren Begleiter des globalen Jetsets die Herausbildung der Epizentren Europa und den USA, wobei sich in Italien möglicherweise eine eigenständige Variante entwickelte, die ab Ende Januar 2020 zu streuen begann. Entlang der Seidenstraße wirkte dagegen der Iran als wichtigster Beschleuniger und Weiterverteiler in Richtung Naher Osten und Nordafrika. Ab Mitte Februar 2020 kam es schließlich zur Überkreuzung der beiden Hauptstränge, wobei sich zusätzlich zu Italien weitere Schwerpunkte in Spanien und im Iran bildeten und ihre Infektionsketten auf den noch nicht vom Virus befallenen Rest der Welt ausweiteten, nämlich in das subsaharische Afrika und nach Lateinamerika.

Aus den Tagesmeldungen der WHO allein ließ sich dieser Befund nicht herauslesen. Sie führten sogar teilweise in die Irre, denn die in ihnen zusammengetragenen Daten stammten von den Gesundheitsbehörden ihrer Mitgliedsländer und waren gerade in den Anfangsstadien der Pandemie extrem lückenhaft und teilweise auch bewusst gefälscht. Vor allem im Regime des Iran fand das autoritäre China einen ersten Nachahmer, während in Norditalien klinische Fehlhandlungen, strukturelle Mängel und ein miserables Krisenmanagement der Regionalregierung eine entscheidende Rolle spielten.[18]

Im Ergebnis einiger zeitnah umgesetzter epidemiologischer Feldforschungen wurden diese Artefakte sehr früh aufgedeckt – siehe dazu weiter unten am Beispiel des Irans und Ägyptens. Deshalb wissen wir heute, dass auch für die Ausbreitungswege der Seidenstraße die Flugverbindungen entscheidend waren. Beide Routen waren zeitlich extrem verdichtet, und nur so ist es zu erklären, dass die sekundären Pandemiezentren Norditalien, Iran und anschließend Spanien ab Mitte Februar 2020 kontinental und transkontinental zu ›streuen‹ begannen.

Dessen ungeachtet werde ich den Weg der Pandemie in die Peripherie des Weltsystems im Wesentlichen aus der Perspektive der altehrwürdigen Seidenstraße nachzeichnen. Dabei werde ich im Unterschied zum bisherigen Vorgehen nicht von der – in diesem Fall besonders zweifelhaften – Chronik der jeweils ersten ›Index-Person‹ ausgehen. Ich werde für jede Region der Sekundärroute zwei Länder auswählen, die für einen globalen Überblick besonders wichtig sind: den jeweils bevölkerungsreichsten und den von der Pandemie am stärksten betroffenen Nationalstaat.

Südasien: Indien und Bangladesch

Eine Woche nach Nepal und Sri Lanka erreichten die viralen blinden Passagiere am 30. Januar Indien.[19] Als unfreiwillige Überträger fungierten drei Studierende, die aus Wuhan nach Kerala zurückgekehrt waren. Von ihnen gingen offensichtlich keine weiteren Infektionen aus. Erst am 4. März wurde SARS-CoV-2 bei 22 weiteren Patienten nachgewiesen, zu ihnen gehörte eine italienische Reisegruppe. Im Verlauf des

März stiegen die Infektionszahlen. In den meisten Fällen handelte es sich um Rückkehrer aus Risikogebieten. Zu ihnen gehörte auch der erste Verstorbene, ein 76-jähriger Inder, der aus Saudi-Arabien zurückgereist war. Am 14. März überschritt die Zahl der positiv getesteten Kranken die 100-Marge. Bis zum 28. März verzehnfachte sie sich. Am 7. April berichtete das indische Gesundheits- und Familienministerium über die ersten 5.000 Fälle, am 14. April über 10.000 und am 29. April über 30.000. Die Infektionsrate (Reproduktionszahl) wurde auf 1,7 geschätzt,[20] die Verdopplungszeit der Infektionsausbreitung betrug im März durchschnittlich sechs Tage und verlängerte sich seither stetig. Die Fallsterblichkeit folgte dem Anstieg der Erkrankungen mit einer knapp 14-tägigen Verzögerung. Bis zum 5. April waren 100 Patientinnen und Patienten verstorben. Die höchste tägliche Sterbeziffer wurde am 2. Mai mit 77 Todesopfern registriert.

Bei den Umgebungsuntersuchungen wurden drei besonders wichtige Infektionsherde aufgedeckt. Das erste Cluster entstand in der Zeit vom 9. bis 12. März während eines Sikh-Festivals, wobei ein aus Italien zurückgekehrter Prediger als ›Super-Überträger‹ (Superspreader) identifiziert wurde. Noch größere Bedeutung hatte offensichtlich eine Glaubenskongregation der Tablighi Jamaat, an der Anfang März über 9.000 Missionare in Delhi teilgenommen hatten. Landesweit wurden mehrere tausend Infektionen auf diesen ›Hotspot‹ zurückgeführt. Der dritte bedeutende Infektionsherd entwickelte sich in einem Krankenhaus in Mumbai, wo das Virus am 6. April bei 26 erkrankten Schwestern und drei Ärzten nachgewiesen wurde.

Seit Ende März wurden aus allen Bundesstaaten Infektionen gemeldet. Bis Anfang Mai bildeten sich jedoch einige besonders betroffene Regionen heraus, nämlich Maharashtra (mit weitem Abstand gefolgt von Gujarat, dem Großraum Delhi und Madhya Pradesh). Bis zum 2. Mai 2020 hatten die Gesundheitsbehörden 37.776 positiv getestete Erkrankte und 1.223 im Zusammenhang mit Covid-19 Verstorbene registriert.

Wie Nepal und Sri Lanka schien auch Bangladesch aufgrund der frühen Schließung der Flugverbindung nach China sowie der erfolgreichen Repatriierung und Isolierung von über 300 Bangladeschi aus Wuhan verschont zu bleiben.[21] Am 8. März wurde jedoch ein erster erkrankt aus Italien Zurückgekehrter positiv auf SARS-CoV-2 getestet, und im Verlauf des Monats wurde dies bei weiteren Rückkehrern aus Italien und dem Mittleren Osten festgestellt. Da die Erkrankten auch ihre Familienangehörigen infizierten, entstanden im Großraum Dhaka die ersten kleineren Cluster.

Wegen der äußerst beschränkten Präventions- und Testmöglichkeiten bestand keine Möglichkeit, die landesweite Ausbreitung einzudämmen. In den Statistiken der Gesundheitsbehörden schlug sich diese Entwicklung jedoch nur sehr eingeschränkt nieder. Ab Anfang April kam es zu einem raschen Anstieg der Erkrankungen, der sich nun auch in den auf die Metropole Dhaka beschränkten Testserien widerspiegelte. Am 6. April gab es erstmalig über 100 bestätigte Fälle, zehn Tage später war die 1.000-Marge überschritten. Am 29. April erreichte die Zahl der täglich bestätigten Neuerkrankungen mit 641 ihren ersten Gipfelpunkt. Der erste Patient, ein chronisch erkrankter über 70-Jähriger, starb nach den Angaben des nationalen epidemiologischen Instituts am 18. März. Danach erfolgte ein langsamer Anstieg, am 7. April wurden erstmals 15 Todesfälle registriert. Zentren des Infektionsgeschehens waren von Anfang an der Großraum Dhaka und Madaripur. Am 2. Mai meldete das Zentrum für Epidemiologie 8.700 an Covid-19 Erkrankte, 177 Genesene und 165 Verstorbene. Die Fachwelt war sich darüber einig, dass diese Angaben nur einen geringen Teil des Infektionsgeschehens dokumentierten. Dabei stand nicht nur – wie in den meisten anderen Ländern auch – eine hohe Dunkelziffer zur Diskussion. Auch die internationalen Presseberichte über die häufig außerhalb der Behandlungszentren Verstorbenen stimmen mit den zugänglichen Statistiken nicht überein.

Naher und Mittlerer Osten: Iran und Ägypten

Im Fall Iran war die Faktenlage noch wesentlich unsicherer.[22] Den offiziellen Angaben zufolge wurde erstmalig am 19. Februar bei zwei in Ghom Verstorbenen eine Covid-19-Infektion nachgewiesen; bei einem der beiden soll es sich um einen Kaufmann gehandelt haben, der häufig China bereist hatte. In den folgenden Tagen berichtete das iranische Gesundheits- und Erziehungsministerium über weitere Covid-19-Erkrankungen in Ghom, entsprechende Berichte kamen in der letzten Februarwoche auch aus dem Großraum Teheran und der am Kaspischen Meer gelegenen Provinz Gilan. Es gab jedoch zahlreiche offizielle wie inoffizielle Hinweise darauf, dass die ersten Infektionen schon ab Januarmitte stattgefunden hatten. Allein die sich seit dem 20. Februar häufenden Nachrichten über die regionale und weltweite Übertragung der Pandemie durch Iranreisende legen nahe, dass sich schon bis Ende Februar etwa 20.000 Iranerinnen und Iraner infiziert haben und Hunderte von ihnen gestorben sein mussten. Am 20. Februar berichtete das iranische Gesundheitsministerium über insgesamt 593 positiv getestete Patienten, von denen 43 gestorben waren. Wie im Fall China wurde die erste Phase der Epidemie vertuscht: Erst einmal sollten am 11. Februar der Jahrestag der Islamischen Revolution begangen und zehn Tage später die Parlamentswahlen abgehalten werden. Auch die schiitischen Pilgerstätten in Ghom und Mashad wurden erst am 16. März geschlossen, nachdem sich die Verdopplungszeiten der Infektion extrem verkürzt hatten. In der offiziellen Statistik spiegelte sich diese Entwicklung nur fragmentarisch wider. Bis zum 6. März versechsfachte sich die Zahl der positiv getesteten Kranken. Nach einem kurzfristigen Rückgang folgten erneute Anstiege auf über 3.000 am 27. März. Dabei verlagerten sich auch die Zentren der Clusterbildung von Ghom auf die Agglomeration Teheran (mit weitem Abstand) sowie die Provinzen Isfahan, Gilan und Mazandaran. Am 6. Mai berichtete die WHO über insgesamt 99.870 Erkrankte und 6.340 Todesopfer.

Der Iran wirkte fast zeitgleich mit Italien als sekundärer Katalysator der weltweiten Pandemie. In der Zeit vom 20. bis 29. Februar 2020 trafen aus aller Welt Nachrichten über den unbeabsichtigten Transfer des Virus durch Iranreisende ein. Die erste diesbezügliche Meldung kam am 20. Februar aus Kanada. Fünf Tage später gab es dort einen weiteren Fall, der eine erste innerfamiliäre Übertragung zur Folge hatte. Parallel dazu begann am 21. Februar die regionale Ausbreitung im Nahen und Mittleren Osten, die in chronologischer Reihenfolge erstmalig im Libanon, in Kuweit, im Irak sowie in Bahrain und Oman registriert wurde. Darüber hinaus strahlten die aus dem Iran exportierten Infektionsketten in die USA und nach Europa aus, und zwar nach Estland, Deutschland, Norwegen, Schweden und Spanien. Diese Fakten lassen sich genauso wenig wie im Fall China mit den offiziellen Fallzahlen in Übereinstimmung bringen. Erst anhand der Dunkelziffern der tatsäch-

2 EIN VIRUS AUF WELTREISE (JANUAR–APRIL 2020)

lich an Covid-19 Erkrankten und Verstorbenen kann die Rolle des Irans im globalen Pandemiegeschehen realistisch eingeschätzt werden (vgl. dazu die Tabellen 1 und 2 auf S. 202 und 203).

Im Vergleich mit dieser Dynamik nahm Ägypten, das bevölkerungsreichste Land des Nahen Ostens, eine eher randständige Position ein, obwohl auch in diesem Fall die erste Etappe der Epidemie aus diesmal eher ökonomischen Gründen (Gefährdung der Tourismusbranche) vertuscht wurde. Das hatte zur Folge, dass sich auch Ägypten – wenn auch nicht im gleichen Ausmaß wie der Iran und Italien – zu einem nicht zu unterschätzenden Beschleuniger der globalen Pandemie entwickelte.[23]

Wie im Iran handelte es sich bei den ersten Überträgern der Infektion um Chinesen oder um ägyptische Rückkehrer aus der Provinz Hubei. Dies belegt ein Bericht des ägyptischen Gesundheitsministeriums über einen positiv getesteten chinesischen Patienten vom 14. Februar. Eine zweite Mitteilung folgte am 1. März, eine dritte bezog sich acht Tage später auf einen an Covid-19 gestorbenen deutschen Touristen.

Angesichts der realen Entwicklung glaubte niemand an diese Mitteilungen. Die Oppositionsbewegung deckte rasch auf, dass alle Erkrankten in Militärkrankenhäusern behandelt wurden und dadurch der Berichterstattung durch das Gesundheitsministerium entzogen waren. Infolge des Anstiegs der Fallzahlen ließ sich dieses Vorgehen jedoch ab März nicht mehr durchhalten, zumal auch die WHO nun eigene Recherchen anstellte und eine Korrektur erzwang. Bis zum 10. März stieg die Zahl der offiziell gemeldeten Infektionen auf 59 und lag am 4. April erstmalig über 1.000. Am 6. Mai protokollierte die WHO in ihrem Tagesbericht 7.701 an Covid-19 Erkrankte und 452 Todesopfer.[24]

Auch diese Angaben müssen aufgrund der von Ägypten ausgegangenen Transfers der Infektionsketten hinterfragt werden. Vor Beginn der warmen Jahreszeit ist das Land ein attraktives Ziel des internationalen Tourismus. Auch die regionalen Kontakte innerhalb der arabischen Welt spielten eine wichtige Rolle und führten vor allem in Tunesien, Katar, Saudi-Arabien und Kuwait zu Folgeinfektionen. Hinzu kamen die transkontinentalen Übertragungen durch den Tourismus. Bis Ende Februar wurden aus mehreren Industrieländern der westlichen und östlichen Hemisphäre Infektionsfälle gemeldet. Daraus ergaben sich eindeutige Hinweise auf eine wesentlich höhere Inzidenzrate.

Subsaharisches Afrika: Nigeria und Südafrika

Die Gesundheitsbehörden Nigerias berichteten am 27. Februar 2020 über einen positiv getesteten Patienten.[25] Es handelte sich um einen in Nigeria berufstätigen Italiener, der zwei Tage zuvor aus Mailand zurückgekehrt war. Es wurden umfassende Umgebungsuntersuchungen eingeleitet, in deren Ergebnis am 9. März bei einer nigerianischen Kontaktperson die Infektion nachgewiesen wurde. Am 17. März berichteten die Behörden über einen dritten Erkrankten: Es handelte sich um einen Nigerianer, der aus Großbritannien eingereist war. In den folgenden Tagen kamen bis zu zehn neue Fälle pro Tag auf. Es handelte sich um unbeabsichtigte Importe aus Europa, insbesondere Großbritannien und Italien, von denen ausgehend im beruflichen und familiären Umfeld die ersten Infektionsherde entstanden. Am 23. März wurde der erste an Covid-19 Verstorbene registriert. Es handelte sich um einen 67-jährigen Nigerianer, der an chronischen Vorerkrankungen gelitten hatte.

Im Verlauf der letzten Märzwoche mussten die Gesundheitsbehörden ihre bis dahin erfolgreich verlaufenen Eindämmungsversuche aufgeben. Es kam zu einer kommunalen Ausbreitung, die sich jedoch zunehmend auf die Metropole Lagos, den im Zentrum Nigerias gelegenen Federal Capital District und den Bundesstaat Ogun konzentrierte. Vor allem in diesen Regionen stiegen die Zahlen der positiv getesteten Erkrankten und Gestorbenen. Am 21. April wurden erstmalig über 100 Infizierte gemeldet, vier Tage später waren es 440. Zu einem Anstieg der Fallmortalität kam es erst in der letzten Aprilwoche, am 3. Mai wurde mit 17 Todesopfern das Maximum erreicht. Laut WHO-Bericht waren bis zum 6. Mai insgesamt 2.950 Menschen an Covid-19 erkrankt und 98 verstorben. Diese niedrigen Fallzahlen waren im bevölkerungsreichsten Land Afrikas (214 Millionen Einwohner) auf den vergleichsweise späten Import der Pandemie und ein erstaunlich funktionsfähiges öffentliches Gesundheitswesen zurückzuführen.

Noch später als Nigeria wurde Südafrika in die Pandemie einbezogen, nämlich am 5. März 2020.[26] An diesem Tag informierte der Gesundheitsminister die Medien über den ersten ›Patient null‹, der zusammen mit seiner Frau und acht weiteren Touristen die Metropolregion Mailand bereist hatte. In den folgenden Tagen erkrankten weitere Reiserückkehrer aus Norditalien, Frankreich, den USA und Israel. Bis zum 21. März stieg die Zahl der positiv getesteten Kranken auf 240. Dabei infizierten sich zunächst die Familienangehörigen der aus dem Ausland Zurückgekehrten, ab dem 23. März wurden aber auch lokale Transmissionen nachgewiesen. Seither war die diffuse Ausbreitung nicht mehr aufzuhalten. Nach und nach wurden alle Provinzen befallen. Es kam zur Entstehung erster größerer Infektionsherde. Sie hatten die Herausbildung einiger regionaler Schwerpunkte zur Folge, wobei vor allem die Küstenprovinzen betroffen waren. Dabei spielte den epidemiologischen Untersuchungen zufolge vor allem ein Krankenhaus in Durban eine wichtige Rolle. Es wurde am 9. April geschlossen, nachdem dort 60 Covid-19-Infektionen nachgewiesen und elf infizierte Patienten gestorben waren. Mit 7.439 Infizierten und 219 Gestorbenen wies Südafrika am 6. Mai im Vergleich mit den übrigen subsaharischen Ländern die meisten Erkrankten und Todesfälle auf.

Lateinamerika: Brasilien und Ecuador

Werfen wir abschließend einen Blick auf die Ankunft und Ausbreitung der blinden Passagiere in Lateinamerika, und zwar auch in diesem Fall auf das bevölkerungsreichste Land und auf jenen Nationalstaat, der in der ersten Etappe der Pandemie unter Berücksichtigung seiner Bevölkerungsgröße am stärksten unter der Pandemie zu leiden hatte – Brasilien und Ecuador.

Am 25. Februar 2020 berichtete die Gesundheitsbehörde von São Paolo über den ersten positiv getesteten Covid-19 Patienten, einen Kaufmann, der sich zuvor in der Lombardei aufgehalten hatte; er gilt bis heute als ›Patient null‹ Südamerikas.[27] Vier Tage später wurde der zweite Fall bestätigt. Kurz danach rekonstruierte ein Forschungslabor die Herkunft des Virus. Es stammte ebenfalls aus Norditalien, jedoch handelte es sich um eine andere Variante. Das war ein ominöses Zeichen, zumal die Gesundheitsbehörden einiger Bundesstaaten inzwischen auf mehrere hundert Verdachtsfälle hinwiesen. Von ihnen bestätigte sich denn auch ein erheblicher Teil. Auch hier wiesen die Spuren vor allem in Richtung Europa, teilweise aber auch auf den Mittleren Osten. Am 17. März registrierten die Behörden 291 labordiagnostisch gesicherte Fälle und berichteten über das erste Todesopfer. Drei Tage später wurde die 1.000-Marge überschritten, und nun beschleunigte sich der Anstieg. Am 10. April waren etwa 10.000 Erkrankte positiv getestet, und die Zahl der mit Covid-19 in Zusammenhang gebrachten Todesfälle stieg auf 1.000. In einem von 211 Millionen Menschen bewohnten Land mit den geografischen Ausmaßen Brasiliens fielen derartige Größenordnungen zunächst kaum ins Gewicht, zumal sie laufend mit den katastrophalen Entwicklungen in Europa und den USA abgeglichen wurden. Dies änderte sich jedoch in der zweiten und dritten Aprilwoche, als die Zahl der täglich neu dokumentierten Infizierten auf über 2.000 anstieg und am 18. April mit 3.257 ihren vorläufigen Gipfelpunkt erreichte. Zudem überschritten auch die täglich gemeldeten Todesfälle die Marge von 200, die sich bis zur ersten Maiwoche auf über 600 verdreifachte. Hinzu kam, dass sich die Infektionsketten immer massiver in den großen Agglomerationen São Paolo (mit weitem Abstand) und Rio de Janeiro sowie in den Provinzen Ceará, Pernambuco und Amazonas kreuzten. Am 6. Mai gab es laut WHO-Bericht in Brasilien 107.780 positiv getestete Covid-19-Patienten; von ihnen waren inzwischen 7.321 verstorben.

In Ecuador breitete sich die Pandemie noch schneller und folgenreicher aus.[28] Ecuador ist mit seinen knapp 17 Millionen Einwohnern elfmal kleiner als Brasilien. Trotzdem befürchteten internationale Beobachter, dass es zum südamerikanischen Zentrum der Pandemie werden könnte. Dafür sprachen gewichtige Gründe. Die Berichterstattung des Ministeriums für das öffentliche Gesundheitswesen war genauso intransparent wie anfänglich in China, im Iran und in Ägypten. Wie dort waren die offiziellen Angaben über die Zahl der Infizierten und Gestorbenen zusätzlich zu den ohnedies weltweit bestehenden Unsicherheiten über die Dunkelziffern durch offenkundige Manipulationen belastet. Das zeigte sich schlagartig, als der ecuadorianische Gesundheitsminister am 23. März die Zahl der bis dahin dokumentierten Infektionen verdoppelte.

Den offiziellen Angaben zufolge wurde am 29. Februar in der Provinzhauptstadt Guayaquil eine ältere Patientin positiv auf SARS-CoV-2 getestet, nachdem sie kurz nach ihrer Rückkehr aus Spanien erkrankt war. Sie starb nach ihrer Hospitalisierung am 10. März. In den ersten Märztagen folgten Berichte über mehrere infizierte Kontaktpersonen. Zugleich dehnte sich die Infektion auf die Provinzen Guayas, Pichincha und Los Ríos aus. Dabei überschnitten sich weitere aus Spanien importierte Fälle mit Übertragungen aus anderen iberoamerikanischen Staaten, so etwa Paraguay, Peru, Chile und El Salvador. Den offiziellen Statistiken zufolge waren am 26. März erstmalig mehr als 1.000 Menschen an Covid-19 erkrankt und 27 Patienten gestorben. Am 18. April waren von den 9.450 bis dahin als infiziert Gemeldeten 421 gestorben. Derartige Fallzahlen konnten der Realität nicht entsprechen. Auch die abrupten Sprünge in den Tagesverlaufskurven legten dies nahe. Hinzu kamen weitere Beobachtungen, die auf eine sich anbahnende Katastrophe hinwiesen. So wurde bekannt, dass sich der Anteil des Krankenhauspersonals an den Erkrankten bis Anfang April ständig erhöhte: Am 4. April waren 1.600 der offiziell registrierten Erkrankten in den Krankenhäusern beschäftigt. Sie mussten wegen des extrem vernachlässigten Gesundheitswesens fast ungeschützt arbeiten. Die Ausbreitung der Infektionsherde war somit in Ecuador wie in Norditalien und Katalonien in erster Linie auf die Krankenhäuser zurückzuführen (nosokomiale Ausbreitung).

Aufgrund dieser eklatanten Missstände in der Grundversorgung entwickelte sich Guayaquil, die Hauptstadt der Provinz Guayas, in der die ersten Übertragungen aus Spanien stattgefunden hatten, zu einem ausgesprochenen Katastrophengebiet. Anfang April brach die medizinische Versorgung der Erkrankten zusammen. Während die offizielle Statistik am 9. April die Zahl der bis dahin in ganz Ecuador Gestorbenen auf 333 bezifferte, wurden an diesem Tag allein in Guayaquil 1.878 Tote registriert. Die Leichen lagen teilweise auf den Straßen, über 700 mussten von Spezialeinheiten aus ihren Behausungen geborgen werden. Es gab anschließend seriöse Berechnungen, wonach in der Provinz Guayas in der Zeit vom 1. März bis Mitte April 7.900 Menschen mehr als in dieser Zeitspanne üblich im Zusammenhang mit der Covid-19-Infektion gestorben waren. Nach Wuhan und Ghom sowie parallel zu Bergamo, Madrid und New York wurde Guayaquil zu einem Ort des Schreckens, der sich tief in die weltweite Wahrnehmung der Pandemie eingrub.

Bis zum Ende der ersten Maiwoche entfiel noch immer mehr als die Hälfte der dokumentierten Infektions- und Todesfälle auf die Provinz Guayas; die Provinzen Manabí, Pichincha und Los Ríos folgten mit weitem Abstand. Am 6. Mai gab die WHO die Gesamtzahl der in Ecuador Infizierten mit 31.881 und der im Zusammenhang mit Covid-19 Verstorbenen mit 1.569 an.[29] Trotz dieser viel zu niedrigen Angaben lag Ecuador relativ zu seiner Bevölkerungszahl an der Spitze Lateinamerikas.

Die Risiken einer weiteren Ausbreitung

Der Blick auf den globalen Süden war für die Rekonstruktion der Ausbreitung der Coronapandemie unverzichtbar. Er hat ihre beiden Hauptrouten – globaler Jetset und Seidenstraße – in Richtung subsaharisches Afrika und Lateinamerika ausgedehnt. Dabei gelang es, einige Nebenzentren zu identifizieren, die – wie etwa der Iran und Ägypten – eine wichtige Rolle bei der Beschleunigung des Gesamtprozesses gespielt haben. Vor allem aber erklärte er die Herausbildung weiterer Epizentren in der südlichen Hemisphäre am Ende der ersten Pandemiewelle. Dabei müssen jedoch einige wesentliche Einflussfaktoren bedacht werden, die teils verlangsamend, teils aber auch beschleunigend wirken können. Wie wir schon wissen, sind vor allem Menschen über 70 Jahre aufgrund der Alterung ihres Immunsystems und der Zunahme gravierender Nebenerkrankungen einem erhöhten Erkrankungs- und Sterberisiko ausgesetzt. Nun sind aber die Populationen des globalen Südens weitaus jünger als diejenigen Ost- und Südostasiens sowie der Transatlantikregion.[30] Beispielsweise sind in Indien und Bangladesch nur jeweils 6,4 % der Gesamtbevölkerung älter als 65 Jahre; im Iran und Ägypten sind es nur 5,5 % bzw. 4,3 %, in Nigeria und Südafrika 3,3 % bzw. 5,8 % sowie in Brasilien und Ecuador 8,6 % bzw. 7,7 %. Verglichen mit Deutschland (22,4 %), Frankreich (19,8 %), Italien (21,7 %), Japan (28,4 %), Spanien (18,2 %) und selbst den eher jugendlichen USA (16,0 %) sind dies deutliche Unterschiede. Deshalb konnte man schlussfolgern, dass das SARS-CoV-2-Virus aufgrund seiner eher begrenzten Aggressivität vor allem die in den hochindustrialisierten Ländern lebenden älteren Menschen gefährdet.

Diese Annahme ist jedoch etwas voreilig. Wie wir in den nächsten Abschnitten sehen werden, gab und gibt es gewichtige Gegentendenzen. Sie bestehen erstens in der offenkundigen Häufung anderer schwerer Infektionskrankheiten, die durch Parasiten (Malaria), Viren (AIDS, Ebola-Fieber) und Bakterien (Tuberkulose) ausgelöst werden und in der südlichen Hemisphäre endemisch sind. Zweitens werden diese und andere Massenkrankheiten durch mangelhafte hygienische Bedingungen und prekäre Lebensverhältnisse, aber auch durch Unterernährung sowie äußerst beengte Wohnverhältnisse begünstigt. Bei der Abwägung dieser gegenläufigen Komponenten war schon gegen Ende der ersten Etappe der Pandemie davon auszugehen, dass sich Covid-19 im Fall einer zweiten Welle in der südlichen Hemisphäre rasant ausbreiten, aber eine deutlich niedrigere Sterblichkeit zur Folge haben würde als in den hochentwickelten Ländern des Westpazifik und der Transatlantikregion.

3. Epizentren in der Neuen Welt und das weltweite Wiederaufflackern der Pandemie (Mai–August 2020)

Die Vereinigten Staaten von Amerika

In der zweiten Aprilhälfte hatte die Pandemie in den USA ihren ersten Höhepunkt überschritten, aber die Stabilisierung war nur von kurzer Dauer.[1] Bis Mitte Mai breitete sich das Virus unterschwellig weiter aus, sodass die schon jetzt sehr hohen registrierten Neuinfektionen und Todesfälle landesweit nur geringfügig zurückgingen. Doch bald häuften sich in der wöchentlichen Berichterstattung der Centers for Disease Control (CDC) die Alarmzeichen. Ab der 21. Berichtswoche[2] stiegen der Prozentanteil der positiv Getesteten und die Zahl der in die Krankenhäuser eingewiesenen Erkrankten wieder an. Zusätzlich bildeten sich in den Regionen Southeast und Pacific Northwest neue Schwerpunkte heraus, die sich bis Mitte Juni auf fünf und zeitweilig sogar sieben erweiterten. Da der inneramerikanische Reiseverkehr nur sehr begrenzt heruntergefahren worden war, konnte sich SARS-CoV-2 ausgehend von seinen ersten Hotspots in New York City sowie in den Bundesstaaten New York und New Jersey weitgehend ungebremst auf die Südstaaten Florida, Texas und Arizona sowie die südliche und nördliche Pazifikküste (Kalifornien und Washington) ausbreiten. In den beiden letzten Fällen erfasste das Virus auch Bundesstaaten, die seine Ausbreitung im Gegensatz zu New York zunächst erfolgreich eingedämmt hatten.

Diese dramatische Entwicklung spiegelte sich bald auch in den statistischen Überblicken wider. Mit über einer Million registrierten Infizierten und 57.000 Verstorbenen am 28. April war das Niveau der Pandemie auch unter Berücksichtigung der großen Bevölkerungszahl[3] ohnedies schon erheblich. Die Zahl der täglich registrierten Neuinfektionen stieg zunächst stetig und dann ab der ersten Juniwoche sprunghaft, und zwar bis Mitte Juli auf über 70.000. Dagegen entwickelten sich die durch die Pandemie verursachten Sterbefälle unterschiedlich. Sie waren schon Anfang April auf mehr als 2.000 täglich gestiegen und erreichten Anfang Mai mit etwa 3.000 ihren vorläufigen Gipfel. In den folgenden Wochen halbierten sie sich und pendelten sich bis Mitte Juli auf einem Plateau zwischen 400 und maximal 800 ein. Gleichwohl waren die Gesamtzahlen erschreckend. Am 27. Mai waren 100.000 Amerikanerinnen und Amerikaner im Zusammenhang mit Covid-19 verstorben, bis zum Ende der ersten Juliwoche waren es mehr als 130.000. Aussagekräftig war in diesem Zusammenhang auch die Altersverteilung der Todesopfer. Sie gehörten zu 91 % den Altersklassen der über 55-Jährigen an, wobei der jeweilige Anteil mit jedem Lebensjahrzehnt deutlich zunahm und bei den über 75-Jährigen 59,5 % ausmachte.[4] Laut WHO-Tagesbericht vom 14.7.2020 waren bis dahin in den Vereinigten Staaten 3,344 Millionen Menschen positiv auf SARS-CoV-2 getestet worden und 135.000 Menschen der Pandemie zum Opfer gefallen.[5]

Hinter diesen nüchternen Zahlen standen bedeutsame gesellschaftliche Prozesse. Bis Anfang Mai hatten sich die viralen blinden Passagiere von der Ostküste über die inneramerikanischen Transportwege unterschwellig in allen Landesteilen festgesetzt. Die darauf folgende Schwerpunktbildung am ›Sunbelt‹ und von dort aus im Mittelwesten und insbesondere an der Pazifik-Westküste war zunächst ebenfalls einer Migrationsroute geschuldet – den Wegen der lateinamerikanischen Wanderarbeiter und Immigranten aus den südlichen Gemeinden Floridas und Kaliforniens, die dem im Juni beginnenden Erntezyklus der Landwirtschaft folgten und in die Südstaaten, den Mittelwesten und in die Pazifikstaaten ausströmten. Die auf ihren Routen entstandenen Cluster breiteten sich dann im Gegensatz zur Entwicklung vom vergangenen März im Umland und in den Vorstädten der großen Agglomerationen – insbesondere Miami, Houston, Phoenix und Los Angeles – aus. Die nun breit einsetzende ›Community Transmission‹ wurde schließlich durch die inzwischen erfolgte Aufhebung der sozialen Kontaktbeschränkungen rapid beschleunigt. Die Menschen strömten wieder an die Strände und füllten die Freizeit- und Event-Parks wieder mit Leben. Sie feierten die wieder gewonnene Bewegungs- und Kommunikationsfreiheit in Bars, Restaurants und Nachtclubs. Aber auch die den höheren Heilsgütern zugewandten konservativen Schichten der US-amerikanischen Gesellschaft kamen wieder auf ihre Kosten. Die Kirchen und Bethäuser wurden wieder eröffnet, Kongregationen abgehalten und religiöse Sommercamps organisiert. Auf diese Weise trugen vor allem die Kirchengemeinden der Evangelikalen und Baptisten erheblich zur Festsetzung der Pandemie in den suburban-ländlichen Lebenssphären bei.

Schon im April hatte das neue Epizentrum der Pandemie Europa überholt und der weiteren Entwicklung den Takt vorgegeben. Die Gründe dafür, dass ausgerechnet die führende und über die größten medizinwissenschaftlichen Kapazitäten verfügende Hegemonialmacht wie einige europäische Staaten die Kontrolle über das Pandemiegeschehen verlor, sind vielfältig. Ich werde sie in den beiden letzten Teilen dieser Untersuchung erörtern.[6]

Epizentrum Lateinamerika

Als sich die Pandemie in Europa und den USA ausbreitete, neigte sich der Sommer in Lateinamerika seinem Ende zu.[7] Auch dort wütete sie schon, aber sie war noch im Wesentlichen auf die ecuadorianische Wirtschaftsmetropole Guayaquil an der Pazifikküste und die brasilianischen Agglomerationen São Paolo und Rio de Janeiro begrenzt. Mittlerweile waren auch die letzten Auslandsspanier und Italienreisenden zurückgekehrt und hatten unfreiwillig für die weitere Verbreitung des Virus in den Quartieren der lateinamerikanischen Mittelschichten und den abgeschotteten Villenvierteln der Wohlhabenden gesorgt, weil sie die ihnen empfohlene freiwillige Quarantäne überwiegend missachteten. Diese zusätzlichen Streuherde machten sich jedoch zunächst in Mexiko, der Karibik und in Südamerika statistisch kaum bemerkbar.

Trotzdem begannen die Gesundheitsexperten und Epidemiologen sich Sorgen zu machen. Der Herbst stand vor der Tür. Mit ihm kam in vielen – wenn auch keineswegs allen – Regionen die Zeit des Regens und der gesteigerten Luftfeuchtigkeit, auch wenn sich die Temperaturen in den äquatornahen Ländern kaum abkühlten. Dies konnte beim Übergang zum südamerikanischen Winter eine beschleunigte Übertragung und Ausbreitung des Erregers begünstigen. Hinzu kam, dass trotz aller extremen Klassenunterschiede auch in Lateinamerika die sozialen Transmissionswege manchmal recht kurz waren. Es war aus der Sicht der Wissenschaftler nur eine Frage der Zeit, wann die in den ›gehobenen‹ Vierteln tätigen Gelegenheitsarbeiter, Handwerker und Dienstboten die Coronaviren in die Armenviertel weitertransportieren würden. Dann würde es aber kein Halten mehr geben, und dann würden die Eindämmungsversuche zu einer Sisyphosaufgabe. Diese Befürchtung hatte auch deshalb viel für sich, weil der große Strom der Massenwanderungen in den Norden inzwischen gestoppt war. Die zentralamerikanischen Regime hatten nach dem Bekanntwerden der ersten Infektionsfälle die Grenzen geschlossen, die Eisenbahnlinien gestoppt und die Wanderrouten abgesperrt. In Mexiko saßen zehntausende Migrantinnen und Migranten fest. Ähnlich katastrophal sah es in den überfüllten Gefängnissen aus. Die Insassen der Haftanstalten und Lager sowie die Bewohner der metropolitanen Armenquartiere waren besonders gefährdet.

So kam es denn auch, zumindest in jenen acht lateinamerikanischen Ländern, die in der Zeit von April bis Ende Juli von der Pandemie besonders stark heimgesucht wurden.[8] Der Pandemie waren die politischen, ethnischen, religiösen, sprachlich-kulturellen und teilweise auch die klimatischen Grenzen und Unterschiede gleichgültig. Entscheidend für ihre Dynamik waren die regional verdichteten Agglomerationen, in denen die Einkommensschwachen dicht gedrängt lebten und dem Geschehen fast schutzlos ausgeliefert waren. Dabei griff Covid-19 auch auf diejenigen Länder über, die ihr bislang erfolgreich getrotzt hatten. In Ecuador setzte sie von der Hafenstadt Guayaquil zur Hauptstadt Quito über. In Chile eroberte sie die Metropolregion Santiago und behielt sie monatelang im Griff. Bis Ende April setzte sie sich in den Vororten und Einzugsgebieten der brasilianischen Provinzhauptstädte von Ceará, Amazonas und Pernambuco fest und initiierte in Manaus (Amazonas) ein Massensterben. Anfang Mai erreichte die Massenerkrankung die Armenviertel von Mexico City und kurz danach von Buenos Aires. Die Barrios der kolumbianischen Metropole Bogotá, der peruanischen Hauptstadt Lima und von Boliviens Metropolregion La Paz folgten wenig später.

Wie hätte es auch anders sein sollen? In den lateinamerikanischen

Barrios und Favelas verfügt nur jeder dritte Haushalt über fließendes Wasser, Händewaschen und andere regelmäßige Verrichtungen der Basishygiene sind ausgeschlossen. Kühlschränke gibt es nur in jedem vierten Haushalt, die Menschen können sich keine Lebensmittelvorräte anlegen und müssen sich Tag für Tag auf den überfüllten Märkten mit dem Nötigsten versorgen. 50–70 % aller Erwerbstätigen sind prekäre Kleingewerbetreibende, Tagelöhner, Gelegenheitsarbeiter oder Straßenhändler. Wer ihnen Ausgehverbote erteilt oder sie unter Quarantäne stellt, liefert sie trotz der teilweise gezahlten Nothilfen dem Hunger aus. Zudem sind die Bewohnerinnen und Bewohner der Armutsquartiere überdurchschnittlich häufig chronisch erkrankt und deshalb besonders anfällig. Das öffentliche Gesundheitswesen ist jedoch seit langem nur noch ein Schatten seiner selbst und zu wirksamen Hilfeleistungen kaum fähig. Die WHO, internationale Hilfsorganisationen, kirchliche Träger und selbstorganisierte Basisinitiativen intervenierten, so gut es ging, und auch die regionalen Gesundheitsbehörden versuchen eine Wiederholung der Katastrophe von Guayaquil zu vermeiden. Dabei haben die Krisenstäbe einiger kleinerer Nationalstaaten durchaus Erfolge erzielt, so etwa in Uruguay und Costa Rica. In diesen Ländern existieren weitgehend intakte soziale Sicherungssysteme, und auch die Arbeits- und Lebensverhältnisse sind stabiler. Infolgedessen konnten die Gesundheitsbehörden ihr Vorgehen offen kommunizieren, weil ihre gezielten Isolierungs- und Quarantänemaßnahmen die Betroffenen nicht ins Elend stürzten.

Doch dies waren Ausnahmen. Ende Juli 2020 sah es so aus, als ob das weit gefächerte Engagement zur Abwendung einer humanitären Katastrophe zu kurz griffe. Die Pandemie bewirkte eine Verschärfung der Verelendung und der Hungerprobleme. Dies war in ersten Ansätzen auch in den USA zu beobachten, bislang aber aufgrund großzügiger bundesstaatlicher Unterstützungsmaßnahmen verhindert worden.

In den Statistiken schlugen sich die hier zusammengetragenen Beobachtungen nur unzureichend nieder, denn die Dunkelziffern der tatsächlich Infizierten und Verstorbenen waren offensichtlich noch weitaus höher als in Asien, Europa und den USA. Trotzdem vermitteln sie uns einen Eindruck, wenn wir sie mit den Minimalschätzungen der Experten über die Dunkelziffern der tatsächlich Infizierten (je nach Land um den Faktor 8–10) und bei den Verstorbenen (Faktor 1,5–1,8) multiplizieren.⁹

Am 6. Mai 2020 rangierte Brasilien mit insgesamt etwa 116.300 positiv Getesteten, 6.000 Neuinfizierten und 8.000 Verstorbenen als größtes lateinamerikanisches Land direkt hinter den USA auf Platz zwei.¹⁰ Bis zum Stichtag 28. Mai befand es sich mit 346.400 positiv Getesteten, 16.300 Neuinfizierten und 22.000 Todesopfern auf derselben Position. An diesem Tag kam erstmalig ein zweites lateinamerikanisches Land, nämlich Peru, dazu. Ab Mitte Juni schloss Chile auf, und am 26. Juni war es nach Brasilien (weiter Platz 2 hinter den USA) und Peru (inzwischen an sechster Stelle) auf der siebten Position zu finden. Zu diesem Zeitpunkt waren in Brasilien längst über eine Million Erkrankte (1,2 Millionen) sowie 53.800 Verstorbene registriert worden; in Peru waren es inzwischen 264.700 bzw. 6.000, und in Chile 254.400 bzw. 4.700. In den folgenden Wochen kam schließlich auch Mexiko dazu. Wie stark das dritte Epizentrum mittlerweile das globale Pandemiegeschehen dominierte, zeigte sich am Stichtag 21. Juli. Brasilen lag unverändert mit jetzt insgesamt 2,1 Millionen Erkrankten, 33.400 registrierten Neuinfizierten und 80.100 Verstorbenen an zweiter Stelle; Peru, Mexiko und Chile rangierten auf den Plätzen 6 bis 8 mit registrierten Infizierten in einer Spanne zwischen 354.000 und 331.000. Die Zahl der positiv Getesteten verharrte weiter auf einem hohen Plateau, aber bei den Todesopfern verfügte Mexiko mit 39.600 (gegenüber 13.200 bzw. 8.500 in Peru und Chile) inzwischen über einen traurigen Vorsprung. Wie stark die Epizentren USA und Lateinamerika mittlerweile die Dynamik der Pandemie dominierten, demonstrierte der WHO-Lagebericht einen Tag später.¹¹ Weltweit hatten sich inzwischen knapp 14,8 Millionen Menschen nachweislich infiziert, und 612.000 waren dem Virus zum Opfer gefallen. Davon stammten 7,81 Millionen Erkrankte und 313.800 Todesopfer aus Nordamerika, der Karibikregion und Südamerika.

Aus Platzgründen war es nicht möglich, den Pandemieverlauf in den acht näher untersuchten Ländern Lateinamerikas auch nur kursorisch nachzuzeichnen. Ich möchte jedoch darauf hinweisen, dass sich ihre Dynamik keineswegs in den großen Agglomerationen erschöpfte. Da es dort für die betroffenen Unterklassen trotz aller – noch später zu erörternder – Gegenmaßnahmen fast keine Schutzmöglichkeiten gab, versuchten viele Familien notgedrungen, sich dem Unheil durch die Flucht zu entziehen oder zumindest die seit längerem unterbrochenen verwandtschaftlichen Beziehungen zu den entlegenen ländlichen Regionen wieder aufzubauen, aus denen sie vor Jahren abgewandert waren. Dabei entwickelte sich eine neuartige Untergrundökonomie, die sich teilweise mit den ohnehin schon bestehenden informellen Sektoren überschnitt, teilweise aber auch neue Techniken des Überlebens herausbildete. Mit dieser Seite der Pandemie werden sich spätere Historiker noch ausführlich beschäftigen. Für unsere Fragestellung ist jedoch ein anderer Kontext von Bedeutung: der Weitertransport des Erregers bis in die entlegensten ländlichen Regionen. In den Statistiken der Gesundheitsbehörden der jeweiligen Nationalstaaten lässt sich dieser Trend gut ablesen. Aus dem Großraum Buenos Aires siedelten die blinden Passagiere vorrangig in die Bundesstaaten Chaco und Córdoba über. La Paz verließen sie in Richtung Santa Cruz, Tarija und Oruro, wobei in der Provinz Santa Cruz fast doppelt so viele Menschen starben wie in der Hauptstadt. In Brasilien schwärmten sie aus den inzwischen stärker als São Paolo und Rio de Janeiro betroffenen Hauptstädten der Provinzen Ceará, Amazonas und Pernambuco ins Umland aus, begleiteten die Flüchtigen aber auch in die Provinzen Pará, Maranhão und Espírito Santo. Santiago verließen sie in Richtung Valparaíso, Antofagasta und Tarapacá. Aus Guayaquil und Quito machten sie sich vor allem in Richtung Pichincha und Manabí auf die Wanderschaft. Den kolumbianischen Bundesdistrikt Bogotá verließen sie in Richtung Atlántico, Valle del Cauca und Bolívar. Aus der Metropole und dem Bundesstaat Mexico emigrierten sie im Juni und Juli vorrangig nach Tabasco, Veracruz und Puebla. Besonders großflächig verlief ihr Exodus aus Lima, wo sie nur wenige Zentralregionen aussparten und sich diffus im Nordosten und im gesamten Weststreifen ausbreiteten.

Auch die epidemiologischen Aspekte des lateinamerikanischen Pandemiegeschehens wurden untersucht, wobei vor allem Brasilien in den Fokus rückte.[12] Ihren Ergebnissen zufolge war die Übertragungsdynamik von Anfang an hoch, schwächte sich bis Anfang Mai ab und beschleunigte sich anschließend wieder. Die Durchseuchung der Bevölkerung schwankte zwischen 3,3 % in São Paolo und 10,6 % in Amazonas. Trotz dieser rasanten Entwicklung lag Brasilien nicht an der Spitze der

Fallsterblichkeit in Lateinamerika.[13] Sie war in Chile und Peru Ende Juni 2020 mit jeweils knapp 30 Verstorbenen pro 100.000 Einwohner höher als in Brasilien (27,8), Ecuador (26,3) und Mexiko (21,4). Diese Relationen sind aufgrund der vielfältigen Vertuschungsmanöver der involvierten Regierungen nur begrenzt aussagekräftig. Aber selbst wenn wir sie mit den von den Experten vorgeschlagenen Dunkelziffern multiplizieren, fällt die Relation der Sterbefälle pro 100.000 Einwohner zu diesem Zeitpunkt noch immer deutlich niedriger aus als in den europäischen Ländern Belgien (85,2), Großbritannien (65,7), Spanien (60,7), Italien (57.5) und Schweden (52,1).[14]

Das weltweite Wiederaufflackern der Pandemie

Während sich im Anschluss an die erste Welle der Coronapandemie die Epizentren in den USA und Lateinamerika herausbildeten, verstärkten sich im Mai–Juni 2020 einige Anzeichen, die auf den Beginn eines globalen Wiederaufflackerns hindeuteten. Weltweit entstanden neue Infektionsherde, und zwar auch in denjenigen Regionen, die Covid-19 unter erheblichen Anstrengungen unter Kontrolle gebracht hatten oder von der Pandemie bislang weitgehend verschont geblieben waren. Dadurch veränderte sich ihr Charakter in wesentlichen Punkten. Deshalb werde ich kurz die regionalen Entwicklungen skizzieren und die Unterschiede zur ersten Pandemiewelle herausarbeiten.

Ostasien und westliche Pazifikregion

Dass die Übergangsetappe auch diejenigen Länder nicht aussparte, deren Gesundheitsbehörden bislang erfolgreich agiert hatten, zeigt der Blick auf Ostasien und die westliche Pazifikregion. In Vietnam hatte es seit einiger Zeit keine neu registrierte Infektion mehr gegeben.[15] Dann tauchte gegen Ende Juli in der Küstenstadt Danang, einem beliebten Badeort, ein neues Cluster auf, das innerhalb weniger Tage Ableger in Hanoi, Ho Chi Minh-Stadt und in zwei Zentralprovinzen ausbildete. Der Virusstamm war neuartig und verwies gleich mehrfach auf den ominösen Ursprung der Pandemie, nämlich auf die exotischen Wildtiermärkte und papierlose chinesische Immigranten.

Auch die Sonderverwaltungszone Hongkong hatte die erste Phase von Covid-19 trotz ihrer exponierten Lage als dicht bewohntes Transitzentrum von und nach China hervorragend gemeistert.[16] Im Verlauf des Mai war es jedoch wie in Wuhan zu neuen Ausbrüchen gekommen, und Anfang Juli registrierten die Gesundheitsbehörden zahlreiche neue Infektionsherde. Im Gegensatz zu Vietnam hatten sie ihren Ursprung im Logistiksektor, dessen Beschäftigte – LKW-Fahrer, Schiffsbesatzungen und Flugzeug-Crews – von den Reisebeschränkungen ausgenommen waren. Bis Ende Juli 2020 lagen die Fallzahlen weitaus höher als in den Vormonaten, und ganze Wohnviertel und mehrere Altenheime waren betroffen. Erstmals seit Pandemiebeginn stießen die klinischen Behandlungskapazitäten an ihre Grenzen.

Wie in Vietnam und Hongkong waren auch die Gesundheitsbehörden Australiens kompromisslos und zunächst auch erfolgreich gegen die neue epidemiologische Herausforderung vorgegangen.[17] Auch einige im Mai 2020 neu entstandene Cluster hatten sie erfolgreich eingedämmt. Gegen Ende Juni verloren sie jedoch die Kontrolle über das weitere Geschehen, und der exponentielle Anstieg der Infektionszahlen dauerte bis Anfang August an. Besonders betroffen waren die Gliedstaaten Victoria mit Hotspots in den Vororten Melbournes und New South Wales. In diesem Fall bildeten die Fleisch- und Lebensmittelfabriken mit ihren sozial ungeschützten und auf enge Wohnbereiche zusammengepferchten Beschäftigten besonders exponierte Streuherde.

Dies waren jedoch nur die drei wichtigsten regionalen Beispiele. Ab Mitte Juli wurden auch aus Japan, China und Südkorea neue Ausbrüche gemeldet. In der globalen Bilanz ließen sich diese Entwicklungen zunächst kaum ablesen, hier rangierten Ostasien und die westliche Pazifikregion weiter an letzter Stelle. Aber die Zahl der registrierten Infizierten war von knapp 200.000 Mitte Juni auf über 300.000 Ende Juli gestiegen, und zwar in Australien, Hongkong und Vietnam am stärksten.[18]

Afrika

Sieht man von Südafrika ab, so war das subsaharische Afrika bislang ein Randphänomen des Pandemiegeschehens gewesen. Diese Situation wendete sich im Verlauf des Juni 2020 deutlich zum Schlechteren.[19] Seit Mitte Juni stiegen die Fallzahlen in den 54 Ländern kontinuierlich und verdoppelten sich bis zur dritten Juliwoche auf über 20.000 täglich. Dabei entfiel mehr als die Hälfte aller Fälle auf Südafrika, wo bis Ende des Monats mehr als 470.000 Menschen positiv getestet wurden. Die Situation in Südafrika wurde zu einer Warnung. Es wurde zunehmend für möglich gehalten, dass sich Afrika im Verlauf der Übergangsetappe verspätet hatte, dafür aber umso folgenreicher zu einem neuen Gravitationspunkt der Pandemie entwickeln könnte.

Es gab jedoch auch gegenläufige Tendenzen. Nur in der Hälfte der Länder des subsaharischen Afrikas verdoppelte sich seit Mitte Juni 2020 die Zahl der positiv Getesteten, und zwar vor allem in Nigeria, Ghana, Kenia, Kamerun, Äthiopien, Elfenbeinküste, Madagaskar, Sambia und Senegal. Dabei waren die Massenquartiere der großstädtischen Agglomerationen besonders betroffen, in die die aus der Golfregion und Südostasien zurückgekehrten Wanderarbeiter die Coronaviren einschleppten. Diesen Schwerpunkten standen Länder mit niedrigen oder stabilen Fallzahlen gegenüber, auch wenn die geringen Testkapazitäten teilweise auf erhebliche Dunkelziffern hinwiesen. In den von der Zwischenphase erfassten Ländern war die Lage jedoch trotz aller mithilfe der WHO durchgeführten Vorkehrungen prekär. Das Gesundheitswesen ist wie in Lateinamerika flächendeckend unterausgebaut und auch in den Agglomerationen unterfinanziert. Intensivmedizinische Kapazitäten gibt es in der Regel nur in den Hauptstädten. Schon zu Beginn der Übergangsetappe waren die Reserven an Schutzausrüstungen und medizinischem Gerät erschöpft. Berichten der WHO zufolge infizierten sich aufgrund dieser Mangelsituation mehr als 10.000 Angehörige der Gesundheitsberufe mit dem Erreger.

Trotz dieser Überlastungssituation starben auch in der Übergangssituation im subsaharischen Afrika verhältnismäßig wenige Menschen an den Folgen der Infektion; nur in Südafrika verwiesen die Schätzungen der Übersterblichkeit auf eine zeitweilig markante Dunkelziffer. Dieser Befund ist vor allem auf das jugendliche Durchschnittsalter der Bevölkerung von 19,5 Jahren zurückzuführen (in Europa beträgt der Altersmedian 43 Jahre).

Europa

Das erste Epizentrum der Pandemie außerhalb Asiens hatte bis Mitte April das Schlimmste überstanden, aber der Preis – eine hohe Fallsterblichkeit bei den Schwerkranken und Senioren – war erschreckend gewesen. Danach waren die Infektions- und Sterblichkeitsziffern zwei Monate lang deutlich rückläufig oder verharrten – wie etwa in Großbritannien, Russland und Schweden – auf einem etwas niedrigeren Niveau. Bei den sechs von der WHO täglich dokumentierten Weltregionen rangierte der Alte Kontinent Mitte Juni mit einer Gesamtzahl von 2,52 Millionen registrierten Infizierten und knapp 150.000 Todesopfern hinter beiden Amerikas (Nord- und Lateinamerika) auf Platz zwei, und die übrigen Weltregionen folgten mit weitem Abstand.[20] Für das von vielen Experten befürchtete neuerliche Aufflackern der Pandemie gab es zunächst keine eindeutigen Hinweise.

Diese Gewissheit verflüchtigte sich seit Mitte Juni 2020 in mehreren Etappen.[21] Immer wieder entstanden einzelne lokale Infektionsherde, die – wie etwa der Skandal um den deutschen Schlachthofkonzern Tönnies[22] – frappierende Parallelen zu analogen Clusterbildungen in der australischen oder US-amerikanischen Fleischindustrie aufwiesen. Sie konnten jedoch zunächst durch gezielte Massentestungen und die minutiöse Analyse der Übertragungswege eingedämmt werden. Das änderte sich jedoch, sobald mehrere und zudem deutlich größere Cluster gleichzeitig auftraten, wobei den blinden Passagieren verschiedene Schwachstellen der Infektionsabwehr zugutekamen.[23] Im englischen Leicester nutzten ihnen die miserablen Arbeits- und Lebensbedingungen der Textilarbeiter, die in den Jahrzehnten zuvor aus Südasien eingewandert waren. Von hier aus eroberten sie die benachbarten Stadtviertel. In Deutschland kam es zu weiteren Clusterbildungen in der Fleischindustrie, aber auch ein erheblicher Teil der auf einer niederbayerischen Gemüsefarm angeheuerten südosteuropäischen Wanderarbeiter infizierte sich. Es gab zahlreiche weitere Beispiele, die auf die gestiegene Gefährdung der gesellschaftlichen Unterklassen hinweisen, so etwa die sich häufenden Erkrankungen beim Dienstpersonal des Beherbergungsgewerbes und der Gastronomie. Weitere Schwachstellen bildeten das Wiederaufleben religiöser Feiern und Jugendcamps, das wieder in Gang gekommene Club- und Nachtleben sowie die Eröffnung der Badestrände.

Derartige Konstellationen konnten zwar mit den inzwischen erworbenen Fähigkeiten gezielt angegangen, isoliert und zurückverfolgt werden. Sie überkreuzten sich jedoch zunehmend mit der Wiederaufnahme der internationalen Geschäftsreisen und des Urlaubstourismus. Hier ließ die von einer breiten Mehrheit während der ersten Pandemiephase geübte Selbstdisziplin nach. Sobald Rückreisende aus Risikogebieten die ihnen nahegelegte Testung und Selbstquarantäne unterließen, konnten sich die Erreger aufgrund ihres unterschiedlichen pathogenen Verhaltens gegenüber ihren unfreiwilligen Wirten und Überträgern wieder unkontrolliert ausbreiten.

Ab Mitte Juli war klar, dass sich auch in Europa der Übergang zu einer zweiten Welle anbahnte. Die regionalen Schwerpunkte bildeten sich jedoch zunächst nur in der Peripherie aus. Dabei waren Länder betroffen, die sich bislang – wie etwa die Kleinstaaten des Westbalkans – vollkommen am Rand des Geschehens befunden hatten. Andere waren dagegen schon im März–April 2020 schwer heimgesucht worden, so etwa Katalonien und die benachbarten nordspanischen Provinzen. Ein mächtiger Schub ging zusätzlich von der Russischen Föderation aus, die mit ihren exponentiell angestiegenen Infektionszahlen inzwischen auch aus globaler Perspektive einen Kernbereich der Übergangsetappe darstellte. Seit Ende Juli stiegen schließlich auch in weiteren Peripherieländern sowie in Teilen der europäischen Kernzone die Fallzahlen, insbesondere in Bulgarien, Rumänien, Tschechien, Slowenien und Luxemburg. In diesen Ländern wurden auch die klinischen Kapazitäten außergewöhnlich stark beansprucht. In den globalen Statistiken fand diese Entwicklung noch keinen Niederschlag. In der 30. Berichtswoche (20.–28. Juli 2020) dokumentierte das WHO-Regionalbüro Europa eine Gesamtzahl von knapp 3,23 Millionen nachgewiesenen Infizierten, von denen 27 % den Gesundheitsberufen angehörten und sich 151.000 in der Berichtswoche neu angesteckt hatten. 210.378 Patientinnen und Patienten waren verstorben; 90 % von ihnen waren älter als 65 Jahre, und 81 % hatten an kardio-vaskulären Vorerkrankungen gelitten.[24]

Naher und Mittlerer Osten

Während sich die Zwischenetappe in Ostasien, Afrika und Europa in mehreren Schritten aufbaute und nur langsam verstärkte, traf sie den Nahen und Mittleren Osten mit voller Wucht.[25] Ihre Ausbreitung verlief wie im März und April von Osten nach Westen, wobei der Iran und Saudi-Arabien die entscheidenden Ausgangspunkte bildeten. Zuerst wurden die Golfregion und der arabische Osten erfasst. Darauf folgte die Levante mit Israel und den besetzten palästinensischen Gebieten als Hotspots, während die weitere Entwicklung des regionalen Geschehens im Süden von Ägypten und der Türkei im Norden flankiert wurde. Der übrige arabische Westen (Nordafrika bzw. Maghreb) wurde erst spät erfasst und blieb mit Ausnahme Marokkos wenig betroffen.

In den statistischen Übersichten spiegelte sich diese geografische Dynamik nur andeutungsweise wider.[26] Sie weisen jedoch auf eine spezifische epidemiologische Schwerpunktbildung hin, die sich im Mai–Juni 2020 herausbildete und sich bis Mitte August nicht veränderte. Das von der Pandemie am stärksten betroffene Königreich Saudi-Arabien wurde dabei von den beiden nichtarabischen Nationalstaaten Iran und Türkei eingerahmt. Auf den nächsten Plätzen folgten – in nur geringfügig wechselnder Reihung – die Golfstaaten Katar, Irak, Oman, Kuweit, Vereinigte Arabische Emirate und Bahrain. Aus der westarabischen Subregion waren lediglich Ägypten und mit deutlichem Abstand Marokko vertreten. Die Länder der Levante wurden erst ab Juli von der Übergangsetappe erfasst. Sie traten aber quantitativ kaum in Erscheinung. Bis Mitte August 2020 lag der Schwerpunkt des Pandemiegeschehens weiter in der Golfregion und im arabischen Osten.

Blicken wir zunächst kurz auf die drei großen Nationalstaaten des Nahen und Mittleren Ostens, in denen sich die neuen Hotspots zuerst aufbauten. Im Iran war die Zahl der nachgewiesenen Neuinfektionen Ende April bis Anfang Mai deutlich zurückgegangen, und auch die Sterbefälle waren rückläufig.[27] Danach setzte ein markanter Wiederanstieg ein, der auf die Ausbreitung des Virus in den südlichen Provinzen – insbesondere Kuzistan und Sistan-Baluchistan – zurückzuführen war. Er beschleunigte sich in den folgenden zwei Monaten weiter und erreichte bis zu 20.000 Neuinfizierte wöchentlich. Auch die Sterbeziffern erhöhten sich wieder, wenn auch deutlich verlangsamt. Erst Anfang August stabilisierte sich die Lage auf hohem Plateau. Mit über 300.000 registrierten Infizierten und 17.400 Verstorbenen blieb der Iran Hotspot des regionalen Pandemiegeschehens.

Der zweite mittelöstliche Schwerpunkt und Impulsgeber für die neuerliche Ausbreitung der Pandemie war Saudi-Arabien.[28] Hier hatte sich die Ausbreitung der Infektionsketten erst im Verlauf des Mai abgeschwächt. Zu Beginn der zweiten Juniwoche kehrte sich dieser Trend jedoch um. Die Zahl der täglich gemeldeten Neuinfektionen stieg zeitweilig auf über 4.000 und unterschritt erst ab Mitte Juli die 2.000-Marke. Die Sterbefälle folgten dieser Entwicklung in etwa einwöchigem Abstand, blieben aber vergleichsweise niedrig. Gleichwohl schloss Saudi-Arabien zunehmend zum bisherigen Pandemiezentrum auf der östlichen Seite des Persischen Golfs auf. Am 4. August 2020 dokumentierte die WHO eine Gesamtzahl von knapp 280.100 laborbestätigten Fällen, nur noch etwa 30.000 Infizierte weniger als im Iran.[29] Der Anteil der Verstorbenen war jedoch erheblich niedriger.

Das wichtigste Phänomen der Zwischenetappe im Nahen und Mittleren Osten war indessen die rasante Ausbreitung des Coronavirus in den Nachbarstaaten des Irans und Saudi-Arabiens.[30] Bislang hatte sich die Ausbreitung der Infektionsketten auf diese Ländergruppe in engen Grenzen gehalten. Dies änderte sich jedoch im Verlauf des Juni 2020 schlagartig. Vor allem im Irak und in Katar wurde ein exponentieller Anstieg der Infektionszahlen registriert, im Irak beispielsweise um fast das Achtfache. In Katar war der Anstieg sogar noch rasanter, und zwar aufgrund der Tatsache, dass die ausländischen Wanderarbeiter, die etwa 90 % der Gesamtbevölkerung ausmachten, lange Zeit aus der vergleichsweise hoch entwickelten Gesundheitsversorgung ausgeklammert blieben. In dieser Hinsicht war der Fall Katar ein typisches Beispiel für die besonderen Ausbreitungsbedingungen der blinden Passagiere in den Golfstaaten; das Land wies zudem relativ zu seiner Bevölkerungsgröße die weltweit größte Infektionshäufigkeit auf. Im Irak begünstigte hingegen die durch den latenten Bürgerkrieg beschleunigte Mobilität die rasante Ausbreitung des Virus. Hier waren vor allem die Provinzen Sulaymaniya, Maysan, Erbil und Najaf betroffen, und erst an fünfter Stelle die Agglomeration Bagdad. In den Golfstaaten konzentrieren sich die Schwerpunkte der Pandemie dagegen auf die Massenquartiere der ausländischen Bauarbeiter in den Vorstädten der Metropolen. Anfang August 2020 berichteten die Gesundheitsbehörden Iraks und Katars der WHO über insgesamt 131.900 bzw. 111.300 laborbestätigte Infizierte und 4.934 bzw. 177 an oder mit Covid-19 Verstorbene.[31]

Ein besonderes Phänomen der nah- und mittelöstlichen Pandemieentwicklung war die Levante. Sie war einerseits von den epidemiologischen Entwicklungen in der Türkei und Ägypten abhängig, wobei vor allem der zeitweilig rasante und ab Ende Juli 2020 erneut beschleunigte Anstieg der Infektionszahlen eine wichtige Rolle spielte; immerhin rückte die Türkei im Verlauf des Juli 2020 hinter dem Iran und Saudi-Arabien auf Platz 3 der am stärksten betroffenen Nationalstaaten der Region vor und wies Anfang August 233.800 laborbestätigte Infektionsfälle aus.[32] Gleichzeitig entwickelte sich jedoch eine spezifische Eigendynamik. Die erste Pandemiewelle hatte Israel bis Mitte April unter dem Einsatz neuer epidemiologischer Erfassungstechnologien und mithilfe drakonischer Gegenmaßnahmen erfolgreich unter Kontrolle gebracht.[33] Ab Mitte Juni stiegen die täglichen Fallzahlen jedoch erneut und entwickelten gegen Ende des Monats eine unerwartete Dynamik. Aus zahlreichen kleineren Infektionsherden entstanden neue Schwerpunkte des Infektionsgeschehens in Jerusalem, Bnei Brak, Tel Aviv-Jaffa und Ashdod. Wie in Katar blieben die Sterbefälle niedrig, auch wenn ein leichter Anstieg zu verzeichnen war. Die Übergangsetappe übertraf die erste Welle von März–April bald bei weitem. Die Zahl der täglichen Neuinfektionen stieg Anfang Juli auf über 1.000 und verharrte wochenlang auf diesem Niveau. Die Gesamtzahl der positiv getesteten Infizierten stieg von Mitte Juni bis Anfang August 2020 um fast das Vierfache.[34]

Die palästinensischen Autonomiegebiete wurden erst ab Mitte Juli 2020 in diese Dynamik einbezogen.[35] Bis Ende Juni waren nur einige kleinere Infektionsherde lokalisiert und eingedämmt worden, aber dies änderte sich nun drastisch. Die Infektionszahlen stiegen exponentiell, und zwar vor allem in Bethlehem, der Provinz Hebron, in Ost-Jerusalem und schließlich auch in Ramallah; sie erhöhten sich von Anfang Juli bis Anfang August 2020 um fast das Fünffache.[36] Zu Recht war das zuständige Regionalbüro der WHO über diese Entwicklung alarmiert, zumal sie mit erneut ansteigenden Erkrankungsziffern im Libanon, in den

Bürgerkriegsgebieten (Syrien, Libyen und Jemen) sowie im arabischen Westen (Ägypten und Marokko) einherging. Der Nahe und Mittlere Osten entwickelte sich seit Mitte Juli immer deutlicher zu einem neuen Epizentrum, das die zweite Pandemiewelle ankündigte, und dies war gerade in dieser Region mit ihren zahlreichen Flüchtlingslagern und ihrer völlig unzureichenden Berichterstattung aus den Bürgerkriegsgebieten mit unwägbaren Risiken verbunden.

Südasien

Zunächst deutete nichts darauf hin, dass der von 1,7 Milliarden Menschen bewohnte Subkontinent der zweiten Pandemiewelle als weiteres Epizentrum vorangehen würde. Gegen Ende der ersten Maiwoche wurden in Indien 49.000 laborbestätigte Erkrankungen und knapp 1.700 Todesopfer gezählt; in Pakistan waren es 22.500 bzw. 526 und in Bangladesch 11.000 bzw. 183.[37] Das waren angesichts der enormen Bevölkerungsgrößen dieser Länder keine beindruckenden Zahlen. Auch die epidemiologische Lage gab keinen Anlass zur besonderen Beunruhigung. Die von der indischen Zentralregierung am 22./24. März verhängten drakonischen Maßnahmen hatten die Ausbreitungsgeschwindigkeit des Erregers erheblich verlangsamt. In Bangladesch entstanden bis Ende Mai nur wenige neue Cluster. Besonders bemerkenswert war die Situation in Pakistan. Noch Ende April hatten die Experten über die niedrige Infektionsdynamik des geografisch exponierten Entwicklungslands gerätselt.[38] In den Wochen danach waren die Zahlen etwas gestiegen, verharrten aber bis Monatsende auf einem stabilen Plateau.

Dies war jedoch nur die Ruhe vor dem Sturm, insbesondere in Indien.[39] Hier erwies sich die von Premierminister Narendra Modi gewählte harte Variante des Lockdowns mit ihrer über alle Einwohner verhängten Ausgangssperre, den Betriebsschließungen und der Einfrierung des öffentlichen Lebens als Bumerang. 20 bis 30 Millionen Wanderarbeiter hatten über Nacht ihre Arbeit verloren und waren in den Massenquartieren der Megacities eingesperrt. Kurzfristig schreckten sie die zur Prügelstrafe ermächtigten Polizeistreifen ab, aber bald war der Hunger mächtiger. Zusammen mit ihren Familienangehörigen brachen sie aus den Pandemieghettos aus und wanderten bettelnd in ihre manchmal mehrere hundert Kilometer entfernten Heimatorte zurück.

Es gelang der Zentralregierung und den Verwaltungen der Bundesstaaten, den Massenexodus ab Anfang Mai durch den Einsatz von Fernbussen und die Wiedereröffnung der großen Bahnlinien zu steuern und mithilfe sozial- und ernährungspolitischer Notprogramme eine Hungerkatastrophe zu verhindern. Aber weder die Bundesstaaten noch ihre Gesundheitsbehörden konnten verhindern, dass die blinden Passagiere die Flüchtlingstrecks bis in die entlegensten Provinzen begleiteten. Auch in den Slums der metropolitanen Agglomerationen vermochte sie kein noch so strenges Seuchenregime zu stoppen. Vielleicht sind sie aber auch nur deshalb in den Statistiken so stark repräsentiert, weil die epidemiologische Erfassung und Überwachung des Infektionsgeschehens erst ab Juli 2020 auf die entlegenen Regionen des Kontinents ausgedehnt wurde. Den Berichten der zentralen und bundesstaatlichen Gesundheitsbehörden sowie der WHO-Ländergruppe zufolge massierten sich die Infektionsketten im Juni in den Bundesstaaten Maharashtra (mit der 20 Millionen-Metropole Mumbai), Delhi, Gujarat, Tamil Nadu, Uttar Pradesh und Westbengalen. Bis Anfang August wurden auch die zentral gelegenen Bundesstaaten ausgehend vom Norden, Westen und Süden in das Pandemiegeschehen einbezogen.

Hinter den hier nur knapp skizzierten Ausbreitungswegen steckte eine außergewöhnliche Dynamik, die sich eindrucksvoll in den Zahlen niederschlug. Am 19. Mai wurden erstmalig mehr als insgesamt 100.000 Inderinnen und Inder positiv auf SARS-CoV-2 getestet, am 3. Juni waren es 200.000, und am 17. Juli überschritten die positiven Laborergebnisse die Marge von einer Million. Weitaus aufschlussreicher sind jedoch die Zahlen, die sich aus dem Abgleich der kumulierten Infektionshäufigkeit mit den Genesenen ergeben. Hier gab es keine Annäherung, die Schere klaffte vielmehr immer stärker auseinander. Die Ausbreitungsgeschwindigkeit war unverändert, und dies erklärt, weshalb Indien im Verlauf der Zwischenetappe hinter den USA und Brasilien zu den am stärksten betroffenen Ländern aufrückte. Am 21. Juni 2020 gab es in Indien knapp 170.000 akut an Covid-19 Erkrankte. Ihre Zahl stieg bis zum 2. August auf 567.700; den registrierten Infizierten standen inzwischen fast doppelt so viele Genesene – 1,1 Millionen – gegenüber.[40] Parallel dazu verlagerten sich auch die regionalen Schwerpunkte etwas. Maharashtra und Mumbai wiesen noch immer die meisten aktiv Infizierten, Genesenen und Verstorben auf, gefolgt von Tamil Nadu, Delhi und Gujarat.

Aus dieser fast ungebremsten Ausbreitung könnte man schlussfolgern, dass die indischen Behörden und Gesundheitsexperten aufgrund der paradoxen Effekte des Lockdowns die Kontrolle vollends verloren und die weitere Entwicklung tatenlos hinnahmen. Dies war jedoch keineswegs der Fall. Vielmehr holten sie mit tatkräftiger Unterstützung der WHO-Ländergruppe ab Ende Juni 2020 nach, was schon im März–April sinnvoll gewesen wäre. Sie gingen zu Massentestungen über, organisierten mobile Teststationen und schickten mobile Schnelltestlabore in die abgelegenen Regionen. In den regionalen Schwerpunkten wurden Fieberkliniken und riesige Behandlungszentren aufgebaut, wofür die Sicherheitsbehörden ihr medizinisches Personal zur Verfügung stellten. Zusätzlich überwachten zahlreiche epidemiologische Trupps die Isolations- und Quarantänemaßnahmen in den lokalen Hotspots. Die Kehrtwende führte zu einer bemerkenswerten Reduktion der Fallsterblichkeit, die ab August mit 2,4 % weit unter dem globalen Durchschnitt lag. Einige Monate später lagen auch die ersten repräsentativen Untersuchungsergebnisse zur Schätzung der tatsächlichen Infektionsrate vor. Sie zeigten, dass sich bis Ende Juli 22,9 % der Bevölkerung des Großraums Delhi und 57 % der Bewohner der Massenquartiere in den Außenbezirken Mumbais mit dem Coronavirus infiziert hatten und mittlerweile immun waren. Aus diesen Befunden ergab sich eine auf die tatsächliche Gesamtzahl der Infizierten bezogene Letalitätsrate zwischen 0,1 und 0,3 %.[41]

Angesichts der Dramatik und des Ausmaßes des Geschehens in Indien standen die Nachbarländer Pakistan und Bangladesch im Schatten der regionalen Entwicklung. Dabei sollte jedoch nicht übersehen werden, dass auch hier die Pandemie in der Übergangsetappe Fuß fasste und sich rasant ausbreitete.[42] In Pakistan schwächte sich der Anstieg in der zweiten Maihälfte ab. Im Juni kam es dann aber zu einer exponentiellen Steigerung auf bis zu knapp 7.000 Neuinfizierten täglich, wobei vor allem die Provinzen Punjab, Sindh (mit der Metropolregion Karachi), Baluchistan und Khyber Pakhtunkhwa betroffen waren. Der Anstieg flachte kurzfristig wieder ab und beschleunigte sich ab Mitte Juli erneut; die tägliche Fallsterblichkeit folgte dieser Entwicklung in einem etwa einwöchigen Abstand. Dagegen verzeichneten die Gesundheitsbehörden Bangladeschs einen eher kontinuierlichen Verlauf, der möglicherweise mit der allmählichen Vergrößerung der Testkapazitäten zu tun hatte. Hier stiegen die Infektionszahlen ab Anfang Mai und erhöhten sich schrittweise, gefolgt von einem diskontinuierlichen – und ebenfalls erstaunlich niedrigen – Anstieg der Sterbefälle. Brennpunkt des Geschehens waren und blieben dabei die vorstädtischen Massenquartiere der Metropole Dhaka und die regionalen Zentren der Textilindustrie, deren Beschäftigte von den Schutzmaßnahmen weitgehend ausgeklammert blieben. Zum 4. August 2020 meldeten die drei südasiatischen Hauptländer der Weltgesundheitsorganisation insgesamt etwa 2,378 Millionen laborbestätigte Erkrankungen und 48.121 Todesfälle. Dabei lag Indien mit einem Anteil von knapp 1,856 Millionen Infizierten und 38.938 Verstorbenen weit vorn und gehörte hinter den USA und Brasilien zur Spitzengruppe der am stärksten betroffenen Länder.[43]

4. Die zweite Welle ab September 2020 und die Entwicklung bis Anfang Mai 2021

Bis Ende August 2020 registrierten die Gesundheitsbehörden weltweit 25 Millionen Infizierte und 800.000 Todesopfer. Das war seit dem Ende der ersten Welle ein dramatischer Anstieg. Infolgedessen entstand bei vielen Menschen der Eindruck, dass sich die Pandemie unaufhaltsam und kontinuierlich ausbreitete. Lediglich die Epizentren schienen zu wechseln. In den USA, Lateinamerika und Südasien schien sich ein Gipfelpunkt an den anderen zu reihen, während sich in den übrigen Weltregionen immer neue Ausbrüche ereigneten, die das im Mai–Juni beobachtete Abebben der ersten Welle wieder infrage stellten.

Dieser Eindruck war gut nachvollziehbar. Im Verlauf des Septembers bahnte sich eine weitere Welle an, die das Infektionsgeschehen vom Mai bis August erst im Nachhinein als Zwischenetappe erscheinen ließ. Im Verlauf dieses Monats stiegen die Infektionszahlen signifikant an: In der 38. Kalenderwoche (14.–20.9.2020) wurden weltweit erstmalig mehr als zwei Millionen positiv Getestete gemeldet.[1] Die weitaus höchsten Anstiege verzeichneten dabei wie bisher die beiden Amerikas und Südasien mit 38 % bzw. 35 %, die 70 % aller bislang dokumentierten Infektionen und knapp zwei Drittel aller Todesfälle auf sich vereinigten; aber auch Europa (einschließlich der Russischen Föderation) und der Nahe und Mittlere Osten waren wieder stärker betroffen. Die Alarmzeichen waren somit unübersehbar.

Anfang Oktober war klar: Eine neue Welle von Covid-19 hatte begonnen. Seit drei Berichtswochen lagen die Infektionszahlen über 2 Millionen, und in der 40. Kalenderwoche (28.9.–4.10.) wurde bekannt, dass insgesamt mehr als eine Million Menschen dem Virus zum Opfer gefallen waren.[2] Nun überstürzten sich die Ereignisse. Dabei schien zunächst alles darauf hinzudeuten, dass sich lediglich ein weiteres Epizentrum gebildet hatte, nämlich erneut in Europa, das gemeinsam mit Nord- und Südamerika sowie Südasien 91 % bzw. 90 % aller neu dokumentierten

Infektions- und Sterbefälle auswies.³ Das war jedoch nur die eine Seite. Auch Länder außerhalb dieser Regionen berichteten über unerwartete neue Ausbrüche, die dramatischer waren als im Frühjahr, so etwa Israel, das zu diesem Zeitpunkt mit 372 Infizierten pro 100.000 Einwohnern die weltweit größte Infektionsrate verzeichnete. Auch in Afrika stiegen die Zahlen der positiv Getesteten, davon entfiel über die Hälfte (56 %) auf neue Ausbrüche in Südafrika. Die beiden Konstellationen wirkten außergewöhnlich, entsprachen aber durchaus dem Trend. Während sich die Lage im erneut manifest gewordenen Epizentrum Europa laufend verschlechterte, verzeichneten alle Weltregionen mit Ausnahme Südasiens neue Ausbrüche. Die blinden Passagiere kehrten auch in ihre ostasiatische Ursprungsregion zurück. Auch dies war ein untrügliches Zeichen dafür, dass eine zweite Pandemiewelle in Bewegung gekommen war. In der 42. Kalenderwoche (13.–18.10 2020) wurden insgesamt 40 Millionen Infizierte und 1,1 Millionen Verstorbene registriert; dabei entstammte der höchste Anteil der in der 42. Kalenderwoche neu Infizierten (38 %) erstmalig aus Europa, das auch einen rasanten Anstieg der Todesfälle zu verzeichnen hatte.[4] Diese Entwicklung akzentuierte sich bis Ende Oktober weiter. Der Anteil der in Europa registrierten Neuinfizierten umfasste zeitweilig die Hälfte aller weltweit Erkrankten, während die Relation der frisch Verstorbenen auf 30 % anstieg. In diesen Wochen wirkte der alte Kontinent wie ein Taktgeber der zweiten Pandemiewelle, zumal die Dynamik des Geschehens in Südostasien weiter nachließ. Die übrigen Weltregionen verzeichneten jedoch weitere – wenn auch weniger dramatische – Anstiege, wobei sich die Infektionszahlen und Sterbefälle unterschiedlich verteilten. Bei den bis Ende Oktober 2020 positiv Getesteten entfiel fast die Hälfte auf die beiden Amerikas (19,7 Millionen = 46 %)[5], gefolgt von Europa (9,7 Millionen = 22 %) und Südasien (9 Millionen = 21 %). Die meisten Menschen (626.000 = 54 %) waren dagegen in den beiden Amerikas – insbesondere den USA – der Pandemie zum Opfer gefallen, ebenfalls gefolgt von Europa mit 23 % und Südasien mit 12 %.

Im November und Dezember 2020 spitzte sich die Entwicklung weiter zu.[6] Sie drohte vor allem in den USA und Europa außer Kontrolle zu geraten. In den Vereinigten Staaten durchdrangen die blinden Passagiere den Mittleren Westen bis in die letzten Winkel und kehrten anschließend an ihre Ausgangspunkte an der Ost- und Westküste zurück, wobei sie vor allem Kalifornien nochmals verheerend heimsuchten. In Europa praktizierten sie hingegen ein bemerkenswertes ›Go East‹: Nachdem sie sich erneut in Großbritannien und Frankreich breit gemacht hatten, suchten sie nochmals Südeuropa heim, durchdrangen Mitteleuropa und zogen dann nach Osten weiter, wo sie sich mit den in Russland grassierenden Ausbrüchen kreuzten und nach dem Jahreswechsel das Gesundheitswesen Tschechiens, der Slowakei und Polens an den Rand des Zusammenbruchs brachten.

Infolgedessen stiegen die registrierten Infektionszahlen weltweit von Woche zu Woche. Sie erreichten Mitte November die Vier-Millionen-Marke. Auf diesem Plateau verharrten sie etwas länger als einen Monat. In der 50. und 51. Kalenderwoche erhöhten sie sich nochmals auf 4,3 bzw. 4,6 Millionen Neuinfizierte, sodass die Gesamtzahl der seit Pandemiebeginn positiv Getesteten bis Mitte Dezember auf 70 Millionen anstieg und um die Jahreswende auf 83,3 Millionen geschätzt wurde. Noch dramatischer entwickelten sich die Sterbefälle. Zu Beginn der zweiten Welle hatten sie die im Frühjahr weltweit registrierte Mortalität noch deutlich unterschritten. Das änderte sich im Verlauf der ersten Novemberhälfte, und in den folgenden Wochen wechselten sich die diesbezüglichen Schreckensnachrichten aus den USA und Europa mehrfach ab. Schon in der 46. Kalenderwoche (9.–15.11.) entfielen 49 % aller weltweit neu registrierten Sterbefälle auf Europa und 32 % auf Nord- und Lateinamerika – alle übrigen Weltregionen folgten in weitem Abstand. Zwei Wochen später waren es 51 % bzw. 32 %, in der 50. Kalenderwoche betrug die Relation 46:40 %, und in der vorletzten Dezemberwoche herrschte mit 42:42 % Gleichstand. Diese Relation blieb bis zum Jahreswechsel fast unverändert, und das hatte zur Folge, dass der Anteil der beiden Amerikas und Europas an der kumulativen Gesamtsterblichkeit aller Weltregionen auf 47 % bzw. 32 % anstieg. Mehr als 80 % aller 1,83 Millionen Covid-19-Opfer waren in diesen drei Epizentren zu beklagen, während sich ihr Anteil an den weltweit Infizierten auf drei Viertel (43 % bzw. 32 %) summierte. Südasien und der Orient folgten in großen Abständen (10% bzw. 6 % bei den Covid-19-Opfern und 14 % bzw. 5 % bei den Infizierten), während Afrika und der Ferne Osten mit Anteilen von jeweils 2 bzw. 1 % kaum ins Gewicht fielen.[7]

Schließlich erreichte die zweite Welle im Januar 2021 ihren Gipfelpunkt.[8] Mit Ausnahme Südasiens, das endgültig als Epizentrum ausschied, nahmen in allen Weltregionen die Infektionen und Sterbefälle zu. Auch in den großstädtischen Agglomerationen der afrikanischen und ostasiatischen Peripherie des Pandemiegeschehens entstanden neue Cluster. Derartige Schwerpunktbildungen wurden auch in den Epizentren beobachtet, insbesondere in den Alten- und Pflegeheimen, arbeitsintensiven Wirtschaftssektoren und im Gefolge der großen Familien- und Freundesfeiern zum Jahreswechsel. Parallel dazu griff jedoch auch eine diffuse Ausbreitung um sich, die sich mit den neu entstandenen Schwerpunkten kreuzte, in alle Richtungen ausstrahlte und auch in solche Gebiete vordrang, die bislang weitgehend von Covid-19 verschont geblieben waren. Entsprechend schnellten in den USA, Lateinamerika, Europa und zunehmend auch im Orient die registrierten Infektionen und Sterbefälle ein weiteres Mal in die Höhe. Für die erste Kalenderwoche des neuen Jahrs (4.–10.1.2021) dokumentierte die WHO fast fünf Millionen neu Erkrankte und 85.000 Verstorbene. Dabei entfielen in beiden Gruppen mehr als drei Viertel auf die drei besonders exponierten Epizentren, wobei sich trotz kurzfristiger Verschiebungen an der Zusammensetzung der am stärksten betroffenen Länder (USA, Brasilien, Großbritannien, Russische Föderation und Frankreich) nichts änderte.[9]

In den folgenden Wochen schwächte sich der Anstieg der Infektionszahlen etwas ab und verharrte auf einem Plateau über vier Millionen pro Kalenderwoche. Dagegen starben mehr Menschen als je zuvor – allein in der zweiten Kalenderwoche waren es weltweit 93.000, was sich jedoch aufgrund der immer breiter erfassten Infektionszahlen kaum in der Fallsterblichkeit widerspiegelte.[10] In dieser Woche wurden auch erstmalig mehr als zwei Millionen Covid-19-Opfer seit Pandemiebeginn registriert. Dieser Trend zu steigenden Opferzahlen bei rückläufigen positiv Getesteten verstärkte sich in den folgenden Wochen. In der dritten und vierten Kalenderwoche wurden jeweils etwa 96.000 Corona-Opfer gezählt, während sich der Infektionsanstieg weiter verlangsamte. Ihren Gipfelpunkt erreichte die Pandemie in der letzten Januarwoche mit einer Höchstzahl von mehr als 96.000 Todesopfern, die sich auf insgesamt 2,21 Millionen Verstorbene kumulierte, während in dieser Woche die Zahl der registrierten Infizierten erstmals auf über 100 Millionen anstieg.

Im Verlauf des Februars schwächte sich die Dynamik dann merklich ab.[11] Dieser Prozess verlief jedoch äußerst uneinheitlich und beunruhigend langsam. In der ersten Februarwoche wurden noch immer 3,1 Millionen Neuinfizierte und 88.000 Corona-Tote erfasst; in der Woche darauf waren es noch 2,7 Millionen bzw. 81.000, obwohl nun alle Weltregionen mit Ausnahme des Nahen und Mittleren Ostens über Abschwächungen der Ausbreitung im zweistelligen Prozentbereich berichteten. Dieser Trend setzte sich in den folgenden Wochen fort. Ab der 7. Kalenderwoche waren alle sechs WHO-Weltregionen an der rückläufigen Entwicklung beteiligt. Nach einem sechs- bzw. dreiwöchigen Rückgang der Infektionszahlen und Sterbefälle in Folge proklamierten zahlreiche Experten das Ende der zweiten Pandemiewelle, obwohl die Infektionszahlen gegen Ende Februar wieder leicht anstiegen.

Von einer Entwarnung konnte jedoch noch lange keine Rede sein.[12] Nach einer kurzen Atempause stiegen die registrierten Infektionszahlen in Brasilien wieder stark an, wobei sich die Pandemie nochmals ausgehend vom Bundesstaat Amazonas über das gesamte Land ausbreitete. Dafür wurden vor allem die neue Variante P.1 und weitere neu aufgetretene Mutanten verantwortlich gemacht, und die Forschungsinstitute forderten angesichts der wieder rasch steigenden Krankenhauseinweisungen eine drastische Beschleunigung der verspätet angelaufenen Impfkampagne. Über derartige Verzögerungen mussten die US-amerikanischen Gesundheitsbehörden nicht klagen, aber auch in den Großstädten und ländlichen Distrikten des Mittelwestens wurden neue Ausbrüche registriert, die sich auf den gesamten Bundesstaat Michigan ausdehnten und ab Mitte März gemeinsam mit weiteren regionalen Varianten des Virus einen langsamen Wiederanstieg der gesamtnationalen Fallzahlen und Sterbefälle mit sich brachten.

Noch stärker ausgeprägt waren die Rückschläge in Kontinentaleuropa. Hier schlugen die Gesundheitsbehörden schon ab Mitte Februar Alarm. In zahlreichen Ländern wurden die von ihnen eingeführten Grenzwerte – die Sieben-Tage-Inzidenzen und die Reproduktionszahl – wieder überschritten, und ab der 10. Kalenderwoche beschleunigten sich die diffusen Ausbrüche in den Familienhaushalten, arbeitsintensiven Betrieben und Bildungseinrichtungen nochmals, nicht jedoch in den Alten- und Pflegeheimen. Hier wurden die ersten Effekte der Impfkampagne erkennbar, während die neu aufgetretenen Virusvarianten jetzt alle Altersgruppen – auch die Kinder und Heranwachsenden – infizierten. Bemerkenswerte Verschiebungen gab es auch bei der Entwicklung der epidemiologischen Lage in den einzelnen Nationalstaaten. Wo die im Dezember 2020 gestartete Impfkampagne rasch große Teile der Bevölkerung immunisierte, waren die Infektionszahlen und Sterbefälle rückläufig. Aber nur wenige Länder, so etwa Großbritannien und Serbien, profitierten davon. Den allgemeinen Trend beeinflusste das nicht. Im März überstieg die Zahl der in Europa wöchentlich registrierten Neuinfizierten wieder die Millionengrenze, und es waren pro Kalenderwoche mehr als 20.000 Todesopfer zu beklagen. Verglichen mit dem rasanten Anstieg der positiv Getesteten blieb die Zunahme der Hospitalisierungen und Sterbefälle begrenzt. Gleichwohl gerieten die Krankenhauskapazitäten einiger europäischen Peripherieländer wie Polen, der Ukraine und Ungarn erneut an ihre Belastungsgrenze. Von der durch die neuen Virusvarianten, das Wetter und andere Faktoren bedingten nochmaligen Verschlechterung der Pandemielage waren vor allem Frankreich, Polen, Italien, Deutschland, Ungarn, die Russische Föderation, die Niederlande und Tschechien betroffen.

Unser Blick auf Brasilien, die USA und Kontinentaleuropa ist repräsentativ für die globale Pandemieentwicklung seit der 8. Kalenderwoche (22.–28. Februar 2021).[13] Nach sechs Wochen des kontinuierlichen Rückgangs stiegen die registrierten Infektionszahlen im Vergleich zur Vorwoche um 6 % auf 2,6 Millionen. Sie erhöhten sich zunächst langsam, überschritten aber in der 10. Kalenderwoche (8.–14.3.2021) wieder die 3-Millionengrenze und kletterten bis Ende des Monats auf 3,8 Millionen. Die Sterbefälle folgten mit einer dreiwöchigen Verzögerung und stiegen bis zur 12. Kalenderwoche auf 64.000.

In den folgenden Wochen wurde rasch deutlich, dass es sich bei dieser neuerlichen Ausweitung der Erregerzirkulation auf weitere Teile der Weltbevölkerung um eine dritte Pandemiewelle handelte. Das war eine böse Überraschung, denn mittlerweile war die Impfkampagne breit angelaufen. Die Infektionszahlen gingen erst einmal nicht zurück. Inzwischen hatten sich mehrere Mutanten entwickelt, die leichter als bisher von Mensch zu Mensch übertragen wurden, sein Immunsystem besser zu umgehen vermochten und verstärkt auch Heranwachsende und junge Erwachsene infizierten. In der Übergangswoche zum April registrierten die Gesundheitsbehörden weltweit erneut mehr als vier Millionen Infizierte und 71.000 Todesopfer.[14] Bis Monatsende stiegen die Zahlen kontinuierlich weiter und erreichten im Verlauf der 17. Kalenderwoche (26.4.–2.5.2021) nach sieben Wochen des kontinuierlichen Anstiegs mit mehr als 5,7 Millionen gemeldeten Infizierten und mehr als 93.000 Verstorbenen den Gipfelpunkt der Pandemie überhaupt (vgl. Tabelle 5 a/b in Kapitel III.4). Auch die dokumentierten Sterbefälle erhöhten sich sieben Wochen lang hintereinander, aber langsamer als während der zweiten Welle. Ihre Gesamtzahl überschritt Mitte April 2021 die Drei-Millionengrenze; die wöchentlichen Steigerungsraten erinnerten an die schlimmste Etappe der zweiten Welle.

Bemerkenswert ist auch die geografische Schwerpunktbildung der dritten Welle. Der Anteil der bisherigen Epizentren – Europa und die beiden Amerikas – an der Dynamik blieb hoch, jedoch kamen hier die Effekte der Impfkampagne allmählich zum Tragen. Die Brennpunkte verlagerten sich jedoch in der Zeit von März bis Mitte April auf Weltregionen, in denen die medizinische Immunisierung deutlich nachhinkte: auf Südasien, den Nahen und Mittleren Osten sowie einige Gebiete der Pazifikregion. Wegen des anhaltend hohen Plateaus des Pandemiegeschehens in der Transatlantikregion wurde diese Verschiebung kaum wahrgenommen. Es wurde jedoch immer offenkundiger, dass sich die neuen Virusvarianten erneut im Iran, auf den Philippinen, in der Türkei und schließlich in Indien ausbreiteten.

Ab Mitte April 2021 wurde Indien zum Epizentrum der dritten Pandemiewelle.[15] Täglich registrierten die Gesundheitsbehörden mehr als 300.000 Infizierte, und die offiziell geführten Sterberegister wiesen insgesamt 200.000 Todesopfer aus, während die Fachleute mit weitaus höheren Schätzungen aufwarteten. Sie hatten wohl recht, denn die medizinisch-klinische Infrastruktur geriet an den Rand des Zusammenbuchs und konnte nur mit internationaler Hilfe stabilisiert werden.

Wie hatte es zu dieser Katastrophe in dieser Phase der Pandemie kommen können? Sicher wirkten dabei mehrere Faktoren zusammen. Erstens war die Impfkampagne noch nicht über ihre ersten Anfänge hinausgekommen: Von den 1,3 Milliarden Einwohnern hatten bis Ende April 2021 erst 2 % ihre zweite Dosis erhalten. Zweitens hatten in den Wochen vor dem erneuten Ausbruch riesige religiöse Feste und Feierlichkeiten der Hindus, Sikhs und Muslime stattgefunden, an denen Millionen von Menschen teilgenommen hatten; große Teile der Bevölkerung hatten dabei ihre elementaren Schutzvorkehrungen extrem vernachlässigt. Hinzu kam drittens das Auftreten neuer Virusvarianten aus anderen Erdteilen, zu denen sich eine als besonders bedenklich eingestufte indische Doppelmutante hinzugesellt hatte. Diese Faktoren dürften mit jeweils unterschiedlicher Gewichtung auch auf die übrigen besonders betroffenen Länder zutreffen.

*

Bis Ende April 2021 haben die beiden letzten Pandemiewellen die Welt sieben Monate lang in Atem gehalten, mehr als doppelt so lang wie ihr erstes Pendant vom Frühjahr 2020, und mit weitaus größerer Wucht. Sie haben in allen Weltgegenden Länder und Provinzen heimgesucht, die bislang weitgehend verschont geblieben waren. Trotzdem war auch in diesen Etappen ein dreistufiges geografisches Gefälle zu beobachten, das sich gegen Ende der ersten Welle herausgebildet und in der Übergangsetappe gefestigt hatte. Die Hauptlast entfiel im gesamten Pandemiejahr auf die USA, Europa und die großen Nationalstaaten Lateinamerikas. Die zweite, ebenfalls stark heimgesuchte Zone umfasste Südasien mit der Kernzone Indien und den Mittleren Osten. Auch die dritte Pandemiezone – Afrika und der Ferne Osten – war betroffen, aber vergleichsweise moderat. Ihre Infektionszahlen und insbesondere die Sterbefälle spielen in der Synopse des Gesamtgeschehens nur eine marginale Rolle.

Allein aus dieser Perspektive stellen sich Fragen über Fragen nach der inneren Struktur der SARS-CoV-2 Pandemie. Folgt ihre Dynamik einer ›biologischen Uhr‹, einer wie immer gearteten Blaupause also, oder ist alles Zufall? Und wie können sich die Menschen am besten gegen dieses katastrohale Geschehen schützen?

Über diese und zahlreiche weitere damit zusammenhängende Fragestellungen forschen weltweit abertausende Virologen, Biologen, Epidemiologen, klinische Mediziner und Experten des öffentlichen Gesundheitswesens in kleineren oder größeren Arbeitsgruppen. Noch nie zuvor war eine Pandemie so intensiv unter die Lupe genommen worden. Das seit Frühjahr 2020 produzierte Wissen ist enorm und trotzdem noch lückenhaft. Im nächsten Teil dieser Studie sollen die wesentlichen Ergebnisse zusammengefasst und die noch offenen Fragen über die Eigenschaften und das Ausmaß der Coronapandemie thematisiert werden.

TEIL III
DIE EIGENSCHAFTEN DER PANDEMIE

1. Das Virus erobert den Menschen

Das Virus in seiner natürlichen Umwelt

Das Virus SARS-CoV-2 gehört zu einer Untergattung der Coronaviren, den sogenannten Betacoronaviren.[1] Als natürliches Reservoir nutzen diese vergleichsweise großen, kugelrunden und mit keulenartigen Fortsätzen (›spikes‹) ausgestatteten Viren die Fledermäuse. Die Fledermäuse und Flughunde sind die einzigen Säugetiere, die zu fliegen vermögen und deshalb über einen großen Radius verfügen. Sie sind weltweit in großen Populationen verbreitet. Sie beherbergen zahlreiche Viren, die immer wieder einmal auf andere Tierarten und den Menschen übertragen werden. In Südost- und Ostasien sind die Fledermäuse besonders häufig anzutreffen. Sie koexistieren dort mit zahlreichen Varianten der Coronaviren, die mit dem Erreger von Covid-19 eng verwandt sind.[2] Aufgrund der hohen Bevölkerungsdichte in dieser Weltregion ist ihr Kontakt zu den Menschen recht eng. Da seit Beginn des neuen Millenniums aus diesem natürlichen Reservoir schon zweimal stark krankmachende Virusarten auf den Menschen übertragen wurden (Zoonosen) und bei ihm ein schweres akutes Atemwegssyndrom auslösten, werden die Übertragungswege intensiv erforscht.

Wie alle Coronaviren ist auch das SARS-CoV-2 ein RNA-Virus. Sein Erbgut (Genom) ist einsträngig angeordnet, unsegmentiert und positiv gerichtet. Auf ihm sind knapp 30.000 Bausteine (Nukleotide) miteinander verknüpft. An den beiden Enden befinden sich kürzere Abschnitte, die an der Übertragung der Erbinformationen nicht teilnehmen. Die Hauptmasse der Nukleotide ist so angeordnet, dass sie zehn virusspezifische Proteine codieren können. Diese Polypeptide bewerkstelligen u. a. den Aufbau der Virushülle, der Membran, der für die Vervielfältigung des Genoms zuständigen RNA-Polymerase und des Spike-Proteins.

Für die Anbindung der Viruspartikel (Virionen) an die jeweilige

Wirtszelle ist das aus der Hülle herausragende Spike-Protein zuständig. Es verfügt über zwei Domänen (S1 und S2): S1 besorgt die Anbindung des Virus an den Oberflächenrezeptor der Wirtszelle, S2 führt die Verschmelzung der beiden Zellmembranen herbei. Daraufhin aktiviert ein spezifisches Enzym der Wirtszelle den Infektionsvorgang, und nun kann der Erreger in die Wirtszelle eindringen.

Anschließend beginnt der Vermehrungsvorgang (Replikation). Die Virus-RNA wird direkt als Bauanleitung für die Bildung virusspezifischer Proteine genutzt, da die Wirtszelle sie nicht von der eigenen Steuer-RNA (messenger-RNA) zu unterscheiden vermag. Infolgedessen wird das Genom des Eindringlings durch die Einschaltung seiner eigenen RNA-Polymerase kopiert und vervielfältigt. In einem letzten Schritt werden dann die Proteine und die RNA-Kopien zu neuen Viruspartikeln zusammengebaut und aus der Wirtszelle abgeschnürt.

Die Übertragung auf den Menschen

Als Anknüpfungspunkt zum Eindringen in die menschliche Zelle benutzt das SARS-CoV-2 einen spezifischen Rezeptor, der sich auf der Oberfläche der Atemwegs- und Lungenzellen befindet. Es handelt sich dabei um ACE2, ein Enzym der Blutdruckregulation.[3] Wie war es zu dieser ungewöhnlichen Anpassung der viralen RNA an den neuartigen Wirt gekommen? Um dies zustande zu bringen, mussten in der für die Codierung des Spike-Proteins zuständigen Nukleotid-Sequenz Veränderungen vorgenommen werden. Da die enge Verwandtschaft des neuen Virus-Genoms mit den anderen Betacoronaviren seit Anfang Januar 2020 bekannt war, konnte schon im Frühstadium der Pandemie eine gezielte Spurensuche beginnen. Darüber hinaus war aufgrund des Vergleichs mit den nahe verwandten Genomtypen rasch klar, dass der neuartige Subtyp erst im Herbst 2019 entstanden sein konnte. Infolgedessen kamen drei Entstehungshypothesen in Frage:

(1) Das Virus wurde direkt von den Fledermäusen auf den Menschen übertragen. Diese Annahme war keineswegs abwegig. Einige Fledermausarten gelten im Fernen Osten als Delikatesse, sie wurden auch auf dem Wildtiermarkt in Wuhan gehandelt. Zudem hinterlassen die

Fledermäuse nicht nur in ihren Schlafquartieren (Höhlen, Dachböden usw.), sondern auch in den von ihnen zur Nahrungssuche beflogenen Obst- und Gemüsegärten reichlich Kot und Speichel. Diese Hypothese wurde inzwischen von mehreren Experten angezweifelt. In den besonders mit Coronarviren kontaminierten Fledermausarten konnten bislang keine Subtypen identifiziert werden, in denen die genetische Codierung für die hochspezifische Anbindung an den menschlichen Rezeptor vorhanden war. Auch die übrigen Genomstrukturen unterschieden sich teilweise vom Erreger der Covid-19-Pandemie. Deshalb favorisieren die meisten Wissenschaftlerinnen und Wissenschaftler seit einiger Zeit die zweite Hypothese.

(2) Das Virus gelangte über ein anderes Säugetier als Zwischenwirt auf den Menschen. Diese Annahme ist der ersten Hypothese deshalb überlegen, weil sie den für die Veränderung eines ganzen RNA-Abschnitts erforderlichen Vorgang plausibel macht. Nur wenn zwei nahe miteinander verwandte Coronaviren einen Zwischenüberträger gleichzeitig infizierten, kann es zu einem wechselseitigen Austausch dieser Genabschnitte (Rekombination) kommen und ein neuer Subtyp entstehen, der den Schlüssel zum Andocken an den menschlichen Rezeptor bereitstellt.

Chinesische Forscher hatten zunächst Schlangen, Meeresfrüchte und Vögel in Verdacht; auch weitere Wildtiere kamen in Frage, zumal diese schon bei einer vorherigen Pandemie eine Rolle gespielt hatten.[4] Auch mit diesen Tieren waren die Händler, Schlachter und Kunden des Huanan-Markts in engen Kontakt gekommen. Schließlich wurde man fündig – beim malaysischen Schuppentier (Pangolin), was einmal mehr darauf hinwies, dass SARS-CoV-2 genauso gut in Südostasien entstanden und nach China eingeschleppt worden sein konnte. Dieser ameisen- und termitenfressende Höhlenbauer hat nicht nur engen Kontakt mit den Fledermäusen, er genießt im Fernen Osten auch Kultstatus. Trotz eines offiziellen Verbots wird das vom Aussterben bedrohte Tier in China und anderen asiatischen Ländern tonnenweise eingeführt und auf den Wildtiermärkten als Delikatesse gehandelt. Zudem dienen seine Schlachtabfälle – insbesondere die Schuppen – als wichtige Ressource der traditionellen chinesischen Medizin. Tatsächlich wurde im Februar 2020 aus dem Pangolin ein Coronavirus isoliert, dessen Genom weitgehend mit demjenigen des SARS-CoV-2 übereinstimmte. Auch sein Spike-Protein war so strukturiert, dass es sich an den menschlichen Rezeptor zu binden und in die Wirtszelle einzudringen vermochte.

(3) Eine dritte Hypothese besagt, dass das neuartige Virus in einem Forschungslabor synthetisiert worden und anschließend daraus entwichen sei. Dieses Argument wird bis heute mit der Annahme verknüpft, der Laborunfall sei ein unbeabsichtigtes Nebenprodukt der Biowaffenforschung. Es wurde inzwischen wissenschaftlich überprüft.[5] Dabei wurde die enorme Andockungskapazität (und entsprechend hohe Infektiosität) des Virus bestätigt, zugleich aber vermerkt, dass seine eher moderate krankmachende Wirkung (Pathogenität) gegen einen Zusammenhang mit der auf möglichst tödliche Erreger getrimmten Biowaffenforschung spreche. Das ist durchaus zutreffend. Gleichwohl halte ich eine derart enge Fragestellung für nicht zielführend. In den letzten zehn Jahren wurden umfangreiche virologische Versuche zur Entwicklung eines Impfstoffs gegen die SARS-Infektion durchgeführt.[6] Zu diesem Zweck mussten neue Subtypen der Coronaviren synthetisiert werden, um sie anschließend in menschlichen Zellkulturen testen zu können. Dabei entstanden in mehreren Forschungslabors der USA, Chinas und der Schweiz neuartige Varianten, die eine Bindekapazität an den menschlichen ACE2-Rezeptor aufwiesen.[7] Die involvierten Forscher haben den Verdacht, SARS-CoV-2 könnte das Produkt eines Laborunfalls sein, verständlicherweise vehement zurückgewiesen. Auch ich halte diese Annahme für unwahrscheinlich. Zumindest nach dem jetzigen Forschungsstand ist davon auszugehen, dass eine SARS-CoV-2-Vorstufe von der Fledermaus auf das Schuppentier oder einen anderen Zwischenwirt gelangte, sich in ihm mithilfe eines verwandten Betacoronavirus rekombinierte und in einem Spezialrestaurant oder auf einem Wildtiermarkt des Fernen Ostens auf den Menschen übertragen wurde.

Im Januar 2021 reiste eine Expertenkommission der WHO nach Wuhan und in die Provinz Hubei, um die Ursprünge der Pandemie aufzuklären.[8] Sie kam nach vierwöchigen Untersuchungen und Befragungen zu keinem schlüssigen Ergebnis, legte sich aber auf vier Forschungshypothesen fest, die weiter abgeklärt werden sollten. Dabei favorisierte sie die Zwischenwirtthese, ließ aber auch eine direkte Übertragung von der Fledermaus als plausibel gelten. Dagegen verwarf sie die Laborthese und brachte eine Übertragung durch tiefgefrorene Meeresfrüchte als vierte Variante neu ins Spiel. Die endgültige Klärung der Übertragung der Zoonose Covid-19 auf den Menschen ließ somit auch ein Jahr nach dem Beginn der Pandemie weiter auf sich warten. Gesichert war nur das Wissen über den Ausgangspunkt der für den Menschen verhängnisvollen Virusentwicklung, das natürliche Reservoir der Fledermäuse.

Aus dieser Erkenntnis ergeben sich weitere Fragen, die über die enge virologische Kausalitätskette hinausweisen. Sie gehen von der Tatsache aus, dass in den letzten zwei Jahrzehnten mehrere Coronaviren die Artenbarriere zwischen Fledermaus und Mensch überwunden haben. Wie Umweltbiologen feststellten, war dafür nicht nur die immer enger gewordene Interaktion zwischen den Menschen und den schrumpfenden Ökosystemen sowie die Massenaufzucht der exotischen Zwischenwirte von Bedeutung. Vielmehr führte der Klimawandel zu einer markanten Verschiebung der geografischen Verbreitung und der Artenvielfalt der Fledermäuse.[9] Dies traf – und trifft – insbesondere auf die südchinesische Provinz Yunnan und die südostasiatischen Nachbarländer Myanmar und Laos zu – jene Regionen, in denen die Fledermausarten, die die Vorläufer der blinden Passagiere beherbergen, gehäuft vorkommen. Auch hier fehlen die letzten Beweise. Aber die Indizien sind eindeutig. Bei der hoffentlich bald möglichen integrierenden Analyse des Ursprungs der Coronapandemie wird auch der Faktor Klimawandel angemessen zu berücksichtigen sein.

Die Übertragung von Mensch zu Mensch

SARS-CoV-2 wurde für den Menschen gefährlich, sobald es einen Anknüpfungspunkt an seinen Lungenzellen gefunden und die Fähigkeit entwickelt hatte, in sie einzudringen und sein Genom in ihnen parasitär zu kopieren.[10] Das geschah zunächst nur in Einzelfällen. Dann aber kam es beim massenhaften Kopieren des Erbguts zu kleinen Webfehlern, die die Abfolge der für die Ausbildung des Spike-Proteins zuständigen Nukleotidsequenz veränderten. Dieser rein zufällige ›Irrtum‹ hatte fatale Folgen, denn er erleichterte die Übertragung von Mensch zu Mensch. Am Übertragungsweg selbst änderte sich nichts: Die von den geschädigten Lungenzellen ausgestoßenen Viruspartikel gelangten wie bisher in die Atemwegssekrete und drangen beim Husten, Schnupfen und Niesen, aber auch beim Reden, Chorsingen und Schreien nach außen. Sie konzentrierten sich in Tröpfchen und Aerosolen und kontaminierten vor allem in geschlossenen Räumen die in der Nähe befindlichen Menschen; Smog und Feinstaub begünstigen aber auch eine Übertragung im Freien.[11] Bislang war für eine Weitergabe der Infektion eine erhebliche Masse an Viruspartikeln (Viruslast) erforderlich gewesen. Seit den ersten Mutationen in der Gegend des Spike-Proteins genügten schon Anreicherungen von mehr als 11.000 Erregern zur Fortsetzung der Infektionskette.

Dagegen blieb die Pathogenität des mutierten Erregers begrenzt. Bald wurde erkannt, dass knapp die Hälfte aller Infizierten keine Symptome zeigte, während bis zu 30 Prozent Krankheitszeichen entwickeln, wie sie von den saisonalen Influenza-Epidemien bekannt sind und häufig als ›grippaler Infekt‹ gedeutet werden: Abgeschlagenheit, Rachenbeschwerden, trockener Husten, Fieber sowie Kopf- und Gliederschmerzen. Bei weiteren 15–20 Prozent wird es hingegen ernst. Durch die vom Rachen in die Atemwege fortschreitende Virusinvasion kann es zu ausgedehnten Schädigungen der Lunge kommen. Eine atypische Pneumonie ist dann die Folge. Es gibt aber auch rasante Verläufe, die zu einem schweren toxischen Atemnotsyndrom mit Lungenversagen führen können.

SARS-CoV-2 ist tatsächlich alles andere als eine Biowaffe. Aber die überwiegend symptomlosen oder moderaten Krankheitsverläufe ermöglichen es dem Virus, die Frühwarnsysteme der Epidemiologien zu umgehen oder zu täuschen. Es kann sich weitgehend unbemerkt verbreiten. Wenn die Gefahr dann erkannt wird, ist es häufig zu spät, um die Infektionsketten zurückzuverfolgen und zu unterbrechen. Ein halbes Jahr nach Pandemiebeginn lagen die ersten repräsentativen Stichproben aus spezifischen bzw. zufällig ausgewählten Bevölkerungsgruppen vor. Dabei ergab der Abgleich der nachgewiesenen akut Infizierten mit denjenigen, die die Infektion schon unerkannt überstanden hatten, den Nachweis einer Dunkelziffer von bis zu 10:1. Eine in Santa Clara, Kalifornien, durchgeführte Stichprobe wies sogar eine noch höhere Relation nach.[12] Bei den durch SARS-CoV-2 Infizierten ist folglich der Manifestationsindex erstaunlich niedrig.

Hinzu kommt ein zweiter Sachverhalt, der der Covid-19-Pandemie einen besonderen Stempel aufrückt: Die Schwere der Erkrankung variiert je nach dem Alter und den Vorerkrankungen der Infizierten erheblich. Bei den meisten Influenza-Epidemien erkranken die Kinder überproportional schwer und sind auch besonders ansteckend. Bei Covid-19 ist es genau umgekehrt.[13] Kinder unter zehn Jahren sind in den bis jetzt veröffentlichten Samples der positiv Getesteten weltweit zu durchschnittlich 1,6 bis 2,0 % vertreten, Zehn- bis Neunzehnjährige zu 4,0 bis 4,4 %. Die Hauptgruppe der Erkrankten stammt mit 74–86 % aus den Alterskohorten der Zwanzig- bis Neunundsechzigjährigen, und die über Siebzigjährigen sind mit 17–20 % vertreten. Frauen erkranken mit 52 % etwas häufiger als Männer, der Altersmedian aller registrierten Infizierten liegt bei 49 bis 51 Jahren. Während der Zwischenetappe und der zweiten Pandemiewelle haben sich diese Relationen etwas verschoben.[14] Der Anteil der Kleinkinder bis zu vier Jahren an den positiv Getesteten stieg von 0,5 auf 2 %, derjenige der 5–14-Jährigen von 1 auf 5 %. Auch bei den 15–24-Jährigen gab es bis Oktober 2020 einen deutlichen Zuwachs (von 4 auf 14 %, bei den 25–64-Jährigen fiel er mit einem Zuwachs von 50 auf 65 % etwas geringer aus). Den WHO-Experten zufolge waren diese Verschiebungen vor allem auf die Ausweitung der Testserien und verbesserte Überwachungstechniken zurückzuführen. Aber auch der verbesserte (Selbst-)Schutz der älteren Risikogruppen dürfte eine wichtige Rolle gespielt haben. Im Gegenzug fiel der Anteil der über 65-Jährigen an den Infizierten und Verstorbenen von 40 auf 15 % bzw. von 90 auf 75 %. Das waren bemerkenswerte Veränderungen, die allerdings von Land zu Land erheblich variierten. An der besonderen Gefährdungssituation der älteren Generationen hatte sich jedoch nichts geändert.

Dagegen gab es eine bemerkenswerte Entwarnung bei den Beschäftigten im Gesundheitswesen.[15] Während der ersten Welle stellten sie weltweit mit knapp mehr als 10 % einen erschreckend hohen Anteil an der Gesamtpopulation der positiv Getesteten. Bis Anfang Juni 2020 ging diese Relation auf 5 % zurück und erreichte zu Beginn der zweiten Pandemiewelle im September 2020 etwa 2,5 %. Seither lag die Quote der positiv getesteten Gesundheitsarbeiterinnen und Gesundheitsarbeiter konstant im Bevölkerungsdurchschnitt. In dieser erfreulichen Entwicklung kam die Wirksamkeit der seit der ersten Schockphase ergriffenen spezifischen Schutzmaßnahmen zum Ausdruck, die die Infektionsrisiken der Krankenschwestern, Pfleger und Mediziner weltweit exponentiell verringerten. Leider waren sie nicht von entsprechenden Strukturreformen begleitet, sodass die Hospitalpatienten und Altenheimbewohner daran nur begrenzt teilhatten.

Über die Ursachen dieses auf die Erwachsenen und Älteren verschobenen Erkrankungsrisikos gibt es seit Pandemiebeginn eine umfangreiche wie kontrovers geführte Forschungsdebatte. Dabei gab es einige überraschende Befunde, die sich teilweise ergänzen, aber noch zu keiner überzeugenden Synthese gefunden haben.[16] Es wird erstens auf das Vorliegen einer unspezifischen Immunabwehr (Komplementreaktion) hingewiesen, die bei Kindern und Heranwachsenden besonders wirksam ist. Zweitens verdichten sich die Hinweise auf eine ebenfalls bei den jüngeren Generationen überproportional ausgeprägten Kreuz-Immunität, die im Ergebnis von Schutzimpfungen (insbesondere gegen Tuberkulose) oder bei der Abwehr weniger aggressiver Erkältungsviren vom Corona-Typ entstanden ist. Drittens schwächt sich das menschliche Immunsystem mit dem Älterwerden generell ab, ein seit längerem bekanntes Phänomen, das von den Geriatern als Immuneszenz bezeichnet wird. Alle diese Argumente haben viel für sich, und sie schließen sich auch nicht gegenseitig aus. Eine klare Antwort wird uns die Immunforschung gleichwohl erst in einigen Jahren liefern. Sie wird uns dann auch erklären, warum sogar Kinder, die schwer an Krebs erkrankt sind, nur selten Symptome entwickeln.[17] Gesichert ist jedenfalls schon jetzt, dass Kinder für die Infektion wenig anfällig sind, das Virus weitaus seltener übertragen als Erwachsene und im Fall einer Ansteckung nur sehr selten hospitalisiert werden müssen.[18]

Bei den Erwachsenen sieht es hingegen ganz anders aus. Hier gibt es spezifische Risiken, die auch schon die mittleren Generationen gefährden: starkes Übergewicht, Kettenrauchen und chronische Vorerkrankungen, wobei Beeinträchtigungen des Herz-Kreislaufsystems, obstruktive Lungenerkrankungen, Diabetes, Nierenleiden und Krebs im Vordergrund stehen. Besonders gefährlich wird es indessen, wenn über 70-Jährige mit einer oder mehreren dieser Vorerkrankungen zu kämpfen haben. Sie vermögen der Virusinvasion besonders wenig entgegenzusetzen. Wie wir schon wissen, ist die Lebenserwartung in den meisten Ländern der Transatlantikregion und teilweise auch in Ost- und Südostasien weltweit am höchsten; hier stellen die über Fünfundsechzigjährigen 16–24 % der Gesamtbevölkerung, während in Afrika nur jede(r) Zehnte überhaupt 65 Jahre alt wird.[19] Es ist deshalb kein Zufall, dass in allen auf diese Regionen bezogenen Übersichten die durch Vorerkrankungen geschwächten Seniorinnen und Senioren als besonders betroffene Gesellschaftsgruppe ausgewiesen werden. Während sich ihr Anteil an der Gesamtzahl der positiv Getesteten nur auf 15–19 % beläuft, entfallen 85–88 % aller Todesfälle auf diese Altersgruppe. Dementsprechend liegt auch der Altersmedian aller im Zusammenhang mit Covid-19 dokumentierten Sterbefälle zwischen 79 und 84 Jahren.

Neue Virusmutanten

Die durch die überwiegend symptomlosen oder milden Verläufe bedingten Dunkelziffern und die Konzentration der schweren Krankheitsverläufe auf eine klar abgrenzbare Gefährdetengruppe sind für das Verständnis der komplexen Dynamik und der geografischen Schwerpunktbildungen der Pandemie von entscheidender Bedeutung. Hinzu kommt ein weiteres Phänomen, dessen Tragweite erst im Verlauf der zweiten Welle erkannt wurde: Die Entstehung weiterer Varianten, die die Infektiosität des Virus nochmals zu steigern vermochten.[20] Entgegen allen Erwartungen absolvierte SARS-CoV-2 seit seiner ersten Mutation zum ›pandemiefähigen‹ Grundtyp zahlreiche weitere Veränderungen in der Nukleotidsequenz, die von den weltweit führenden Evolutionsbiologen in Edinburgh und Glasgow auf inzwischen 41.000 Einzelereignisse und etwa 880 Verzweigungen (lineages) geschätzt werden.[21] Die meisten davon waren für die Virus-Mensch-Interaktion harmlos. Sobald sie sich jedoch auf die Codierung des Spike-Proteins bezogen, kam es zu dramatischen Veränderungen. Solche Varianten – inzwischen mehrere Dutzend – tauchten immer wieder einmal in den Verzweigungssträngen der Varianten auf. Sie wurden immer erst Monate später entdeckt und einigen besonders dramatischen Ausbrüchen zugeordnet, so etwa in Südafrika (B.1.351), Kalifornien (B.1.429), New

York (B.1.526), Kent-Großbritannien (B.1.1.7), Dänemark (B.1.1.298), Australien (B.1.1.25) und Brasilien (B.1.128 mit den Subvarianten P.1 und P.2). Dies sind nur die wichtigsten Exemplare der neu entstehenden Corona-Kartografie, bei der interessanterweise auch außerasiatische Zwischenwirte – so etwa die dänischen Nerzzuchten – auftauchten. In der Weltöffentlichkeit wird diese evolutionsbiologische Dynamik nur selektiv wahrgenommen, nämlich am Beispiel der in Südafrika, Großbritannien, Brasilien und Indien aufgetretenen Varianten. Wie wir heute wissen, haben auch die weniger beachteten Varianten eine wichtige Rolle beim Übergang zur zweiten und dritten Welle gespielt. Sie wurden zwar erst im Dezember 2020 bzw. Januar 2021 nachgewiesen, konnten aber durch ihre Zuordnung zu den verschiedenen Verzweigungen (lineages) des Virus auf August (Südafrika), September (Großbritannien und Brasilien) und Oktober 2020 (Indien) rückdatiert werden. Sie zeichnen sich alle durch eine deutlich gesteigerte Infektiosität aus und sind möglicherweise auch in der Lage, die menschliche Immunabwehr zu umgehen (P.1 in Brasilien). Inzwischen hat die WHO die Nomenklatur der besorgniserregenden Varianten (Variants of Concern) vereinfacht und an das altgriechische Alphabet angepasst (Alpha-, Beta-, Gamma- und Delta-Variante). Dabei erwies sich die in Indien identifizierte Delta-Variante als besonders ansteckend. Sie hat sich im Verlauf der dritten Pandemiewelle weltweit durchgesetzt.

Die wichtigsten Merkmale der Pandemie

Im Verlauf des Jahrs 2020 sind die wesentlichen Besonderheiten der SARS-CoV-2-Pandemie manifest geworden. Dabei handelt es sich um fünf strukturelle Aspekte, die aufeinander aufbauten, sich wechselseitig verstärkten oder auch abschwächten. Sie entwickelten eine Dynamik, bei der geringfügige Veränderungen der Ausgangssituation – etwa die weltweite Einführung von Gesichtsmasken oder das Auftreten neuer Virusvarianten – weitreichende Folgen für die weitere Entwicklung der Pandemie haben konnten. Auf diese Weise veränderte sich die Interaktion zwischen dem Mensch und den Erregern fortlaufend in kleinen oder größeren Sprüngen. Es kam zu einem Wettlauf zwischen den Virusmutanten und den seuchenhygienischen Gegenmaßnahmen, mit denen ich mich noch ausführlich auseinandersetzen werde.

Das erste wesentliche Charakteristikum ist das rasante Ausbreitungstempo der Pandemie. Ursache dafür ist die enorme Mobilität der Weltgesellschaft, die aufgrund ihrer engen sozialen (Tourismus), ökonomischen und wissenschaftlichen Verflechtungen nur sehr begrenzt eingeschränkt werden konnte. Dies zeigte sich schlagartig, sobald die neuen aggressiven Mutanten erkannt worden waren. Ihre Ausbreitung in alle Weltregionen konnte letztlich nur um einige Wochen verzögert werden.

Das zweite strukturierende Merkmal ist die unterschwellige Ausbreitung des Virus. Wenn mehr als die Hälfte der Infizierten keine relevanten Krankheitssymptome entwickelt, ist es unmöglich, das tatsächliche Ausmaß der Durchseuchung einer Gesellschaft zu erkennen. Zwar erlauben einige Indikatoren gewisse Rückschlüsse auf die Dunkelziffer – dazu noch weiter unten. Aber dies sind und bleiben immer nur Annäherungsgrößen. Im Oktober 2020 schätzten Experten der WHO die Durchseuchung der Weltgesellschaft mit SARS-CoV-2 auf 10 % gleich 780 Millionen Menschen, während zu diesem Zeitpunkt etwa 37 Millionen positiv Getestete bekannt waren. Ein Blick beispielsweise auf Afrika macht diese Diskrepanz verständlich: Bei einem Durchschnittsalter der Bevölkerung von 19,6 Jahren war von einer umfassenden ›stummen‹ Durchseuchung auszugehen, während sich die Krankenhauseinweisungen und Sterbefälle in Grenzen hielten.

Das dritte Charakteristikum der Pandemie ist ihre sprunghafte Beschleunigung durch soziale Kontakte. Trotz aller Warnungen und Verbote gingen bestimme Gesellschaftsgruppen immer wieder auf Tuchfühlung, um sich politisch zu artikulieren, religiöse Rituale zu zelebrieren oder sich in großen und kleinen Zusammenhängen zu vergnügen. Hinzu kamen die traditionellen Feiertage – säkulare wie religiöse –, die von den Familien und Freundeskreisen zur Wiederbegegnung genutzt werden. Bei allen diesen Gelegenheiten sind sich die Menschen besonders nahe, zudem während der kälteren Jahreszeit in geschlossenen Räumen. Derartige Phänomene der besonderen Nähe traten während des gesamten Pandemiejahrs auf. Anlässlich des Thanksgiving-Day und der Feiern zum Jahreswechsel war zu beobachten, wie sich die US-amerikanische Pandemiekatastrophe gegen Ende des Jahrs 2020 nochmals beschleunigte.

Das vierte Schlüsselmerkmal von Covid-19 ist die selektive Gefährdung der älteren Generationen und aller, die in ihrem gesundheitlichen Status ernsthaft beeinträchtigt sind. Sie erkranken oft schwer, müssen häufig stationär behandelt werden und fallen dem Virus am ehesten dann zum Opfer, wenn sie sich in geschlossenen Einrichtungen (Alten- und Pflegeheimen) befinden. Besonders kritisch wird es, wenn die Infizierten hochbetagt und zugleich chronisch erkrankt sind. Im Verlauf des Pandemiejahrs waren zunehmend auch Angehörige der mittleren Altersgruppen betroffen, soweit sie durch die typischen Zivilisationskrankheiten (Übergewicht, Diabetes, Herz-Kreislauf-Erkrankungen usw.) vorgeschädigt waren. Dabei handelte es sich überwiegend um Menschen aus den Unterschichten und ethnischen Minderheiten der Transatlantikregion.

Alle diese Charakteristika bündelten sich fünftens zu einem Auf und Ab des Pandemiegeschehens, das die ersten eineinhalb Jahre von Covid-19 geprägt hat. Aus der globalen Perspektive lassen sich dabei drei Hauptwellen unterscheiden, die durch Zwischenetappen überbrückt wurden. Diese Einteilung kann indessen nur zur groben Orientierung dienen, weil sich hinter ihr je nach Weltregion, Nationalstaat und Gebietseinheit sehr unterschiedliche Eigenentwicklungen verbergen. Schon bei einem Blick auf die sechs Weltregionen werden diese Abweichungen deutlich. Am ehesten entsprachen Afrika, Europa und der Orient dem globalen Gesamtbild. In den USA und Lateinamerika gingen die erste und zweite Welle weitgehend ineinander über, sodass sich vielen Beobachtern eher der Eindruck eines dreigipfligen Kontinuums aufdrängte. Die Gesellschaften Süd- und Südostasiens wiederum durchlebten einen eingipflingen Anstieg, der sich ab Ende September 2020 langsam abflachte. Eine Sonderstellung nahm schließlich die westliche Pazifikregion ein: Sie war vergleichsweise am wenigsten betroffen, wies aber vier deutlich unterscheidbare Ausbruchsetappen auf, deren Infektionszahlen und Sterbefälle im Januar 2021 ihren vorläufigen Höhepunkt erreichten.

2. KRANKHEITSVERLÄUFE UND MEDIZINISCHE BEHANDLUNG

Wenden wir uns nun dem Krankheitsgeschehen im engeren Sinn zu. Auch hier kann ich nur einige Schlaglichter auf zentrale Probleme werfen: Diagnosestellung, klinische Krankheitszeichen, schwere und lebensbedrohliche Krankheitsverläufe, medizinische Behandlungsmethoden, Todesursachen und Immunität der Genesenen.[1]

Erkrankungsbeginn und Diagnosestellung

Die Infektionskrankheit Covid-19 entwickelt keine typischen Krankheitszeichen und verläuft sogar häufig symptomlos. Die Inkubationszeit beträgt in der Regel 5–6 (maximal 1–14) Tage. Schon ein bis zwei Tage vor dem Beginn der Erkrankung sind die Betroffenen ansteckend und bleiben es sechs bis sieben Tage lang. Wegen der uns schon bekannten Verwandtschaft der Erkrankung mit einer Influenza sind zur Abklärung gezielte Laboruntersuchungen erforderlich. Das Mittel der Wahl ist ein genetischer Test, der in den 1980er Jahren entwickelt wurde: die Polymerase-Kettenreaktion (PCR). Bei diesem Verfahren wird die RNA der Viruspartikel in DNA umgeschrieben und anschließend durch den Zusatz des Enzyms DNA-Polymerase angereichert. Als Testmaterial fungieren Abstriche aus Atemwegssekreten der Probanden. Sie werden aus dem Nasen-Rachenraum und/oder dem Sputum gewonnen. Im Rachenabstrich lassen sich die SARS-CoV-2 Viren bis zum vierten Infektionstag nach Infektionsbeginn nachweisen, aus dem Sputum bis zum achten Tag. Als Testsystem werden Wattestäbchen und ein standardisiertes Transportmedium verwendet. Die Dauer der PCR-Untersuchung beträgt vier bis fünf Stunden. Noch während der ersten Pandemiewelle wurden Verfahren entwickelt, die in den Labors einen

Durchlauf von mehreren tausend Proben täglich ermöglichen. Die Tests waren jedoch mit einer gewissen Fehlerquote behaftet, die eine exakte Abklärung des Krankheitsgeschehens erschwerten.

Diese Situation wendete sich jedoch rasch zum Besseren.[2] Die PCR-Tests wurden sehr sicher. Da vor allem in den Notaufnahmen und Intensivabteilungen der Kliniken das Bedürfnis nach rascheren Ergebnissen wuchs, wurde eine neue Generation von PCR-Schnelltests entwickelt, die die in mehreren Schritten ablaufende Polymerase-Reaktion erheblich vereinfachten, sodass die Abstriche direkt vor Ort ausgewertet werden konnten und die Ergebnisse innerhalb von zweieinhalb Stunden vorlagen. Es gab aber auch Nachteile: Das Verfahren war erheblich teurer und verlangte medizinische Vorkenntnisse.

Der entscheidende Durchbruch zu wesentlich billigeren, schnelleren und einfacheren Test-Settings gelang mehreren Pharmaunternehmen beim Übergang zur zweiten Welle. Sie entwickelten Schnelltests, bei denen nicht mehr das Erbgut, sondern funktionelle und strukturelle Proteinbestandteile des Virus nachgewiesen wurden. Auch sie reichern sich parallel zu den Viruspartikeln im Nasen-Rachenraum der Infizierten an und können in ihrem Gurgelwasser oder in Nasenabstrichen nachgewiesen werden. Dabei wirken die Virusproteine als Zielantigene, die nach ihrer Freisetzung in einer Lösung auf einen mit einem spezifischen Antikörper versehenen Teststreifen gebracht und an diesen gebunden werden. Diese Reaktion erzeugt auf dem Streifen ein optisches Signal und kann innerhalb von 15–30 Minuten abgelesen werden. Anfänglich war dieses Verfahren noch recht unsicher. Es wurde jedoch bis Oktober/November 2020 fortlaufend verbessert und weist seither akute Infektionen mit einer Sicherheit von 90 % nach. Die Bedeutung dieser Innovation für die medizinische Diagnostik von Covid-19 kann nicht hoch genug eingeschätzt werden. Sie vereinfachte und beschleunigte nicht nur die Abklärung individueller Erkrankungsfälle, sondern auch das Screening größerer und besonders gefährdeter Patientengruppen. Da parallel dazu auch Schnelltestverfahren zum Nachweis von Antikörpern gegen SARS-CoV-2 aus einem Blutstropfen der Fingerbeere entwickelt wurden, kann seither auch rasch abgeklärt werden, welche Patienten Covid-19 schon hinter sich hatten. Dies erleichterte die sichere Abgrenzung der SARS-Cov-2-Infektion von Atemnotsyndromen anderer Ursache.

Klinische Krankheitszeichen und Behandlungsmethoden

Wie man inzwischen weiß, erkranken 10–15 % aller Infizierten so schwer, dass sie im Krankenhaus behandelt werden müssen.[3] Die Zeit vom Auftreten der ersten Symptome bis zur Hospitalisierung dauert durchschnittlich 5–7 Tage, bei besonders schweren Verläufen wie dem Lungenversagen (ARDS – Acute Respiratory Distress Syndrome) kann sich die Zeitspanne auf 3–4 Tage verkürzen. Den bis jetzt vorliegenden Studien zufolge verbleiben die Patientinnen und Patienten eine bis zwei Wochen in stationärer Behandlung, im Fall einer erforderlich gewordenen Verlegung auf eine Intensivabteilung kann sie sich auf bis zu vier Wochen verlängern.[4]

Zur Feststellung des Schweregrads und einer optimalen Behandlungsstrategie sind gezielte diagnostische Maßnahmen erforderlich. Dazu gehören die laufende Messung der Sauerstoffsättigung (Oxygenierung) des Bluts, die blutchemische Abklärung der wichtigsten Entzündungsparameter und bei Verdacht auf Lungenentzündung oder beginnendes Lungenversagen eine Computertomographie des Brustkorbs (Thorax-CT). Aus der Synopse dieser drei unterschiedlichen Untersuchungsmethoden lassen sich hinreichende Anhaltspunkte für das weitere Vorgehen gewinnen. Bei den laborchemischen Kontrollen stehen die Entzündungs- und Gerinnungsparameter, das Blutbild und wichtige Indikatoren für den Funktionszustand der lebenswichtigen Organe im Vordergrund.[5] Sie sind bei den an Pneumonie Erkrankten etwa eine Woche lang pathologisch verändert; im Fall einer Weiterentwicklung zum Lungenversagen verschlechtern sie sich weiter. Mindestens genauso wichtig sind die CT-Befunde. Zu Beginn der Lungenentzündung zeigen sich milchglasartige Trübungen in den unteren Lungenabschnitten in der Nähe des Rippenfells. Im Fall einer Verschlimmerung verdichten sie sich zu Infiltraten. Hinzu kommen weitere Eintrübungen beidseits und eine diffuse Verdichtung des Zwischengewebes (Interstitium). Von entscheidender Bedeutung für die Abschätzung der Schwere und der erforderlichen Behandlungsmaßnahmen ist drittens die laufende Kontrolle der Blutgaswerte, insbesondere des arteriellen bzw. kapillaren Sauerstoffpartialdrucks. Da es noch keine standardisierte kausale Therapie gibt, hängen von der Genauigkeit des Ausgleichs des durch die Pneumonie hervorgerufenen Sauerstoffmangels in Blut und Geweben die Überlebenschancen der Erkrankten ab.

Nach dem aktuellen Wissensstand entwickeln in Deutschland und Mitteleuropa 5–6 % aller SARS-CoV-2-Infizierten eine Pneumonie, die in etwa einem Viertel der Fälle in einen Zustand der Hyperinfektion und damit des Lungenversagens fortschreitet. In beiden Fällen sind Atemnot und beschleunigte Atemtätigkeit die typischen Krankheitszeichen. Durch genau dosierte Sauerstoffgaben über Nasensonden, Gesicht-Nasenmasken und Sauerstoffhelme kann die Sauerstoffuntersättigung des Organismus in der Regel zureichend ausgeglichen werden. Auf dem Gebiet dieser nicht-invasiven Verfahren hat es in jüngster Zeit erhebliche Verbesserungen gegeben, insbesondere durch neuartige Aerosol-Anwendungen und High-Flow-Techniken.[6] Verschlimmert sich die respiratorische Insuffizienz trotzdem, so müssen die Patientinnen und Patienten auf die Intensiveinrichtung verlegt, intubiert und maschinell beatmet werden. Im Fall eines sich zuspitzenden Lungenversagens ist auch der zeitweilige Anschluss der Schwerstkranken an eine extrakorporale Lungenmaschine denkbar.

Warum diese Zurückhaltung vor der Entscheidung zur ultima ratio? Die Erklärung ist einfach. Die physiologische Lungenatmung findet in einem Unterdrucksystem statt.[7] Deshalb reagiert das menschliche Atemorgan sensibel auf Überdrucksituationen und eine zu massive Zufuhr von Sauerstoff. Infolgedessen können eine zu früh angesetzte Intubation und maschinelle Beatmung schädlich und manchmal sogar tödlich sein. Aus diesem Grund gehört die Behandlung der schwer an Covid-19 Erkrankten in die Hände der Lungenärzte, und auch auf den Intensivabteilungen sollten sie als Supervisoren agieren. Im Chaos der Überlastung der Krankenhäuser von Wuhan, Bergamo, Madrid, Strasbourg und New York City wurde gegen diese seit langem etablierte Grundregel verstoßen. Da die Ruhe zur genauen Fallbeobachtung und Beurteilung fehlte, wurde viel zu häufig intubiert und maschinell beatmet – zum gravierenden Nachteil für viele Schwerkranke. Durch engagierte, aber medizinisch unerfahrene Politiker und Journalisten wurde das ärztliche Fehlverhalten noch weiter gesteigert. Propagiert wurde: Je häufiger maschinell beatmet wird, desto besser – trotz der massiven

Konsequenzen für die Patienten, die ja auch noch zusätzlich sediert werden müssen. Der weltweite Aufschrei über die in den Krisenzentren vermeintlich oder tatsächlich fehlenden Beatmungsmaschinen und Intensiveinheiten tat dann noch ein Übriges.

Nach der Überwindung der ersten klinischen Überlastungsphase trat jedoch Ernüchterung ein. Die involvierten Medizinerverbände zogen eine erste Zwischenbilanz und verfassten Leitlinien, um das weitere Vorgehen zu standardisieren und die Behandlungsmethoden zu verbessern.[8] Dabei konnten sie von der inzwischen wesentlich beschleunigten virologischen und klinischen Diagnostik ausgehen und übersichtliche Richtlinien zur stationären Aufnahme und möglicherweise erforderlich werdenden intensivmedizinischen Behandlung Schwerkranker verabschieden. Diese konsolidierten Rahmenbedingungen ermöglichten eine wesentliche Verbesserung der Behandlungskonzepte. Die neuen Erkenntnisse über die optimale Bekämpfung der Sauerstoffuntersättigung wurden breit umgesetzt. Zur vorbeugenden Bekämpfung der häufig beobachteten Thrombosen und Lungenembolien kamen Blutverdünner zum Einsatz; damit war das gefährlichste Komplikationsrisiko wesentlich abgemildert. Zusätzlich erkannten die Kliniker, dass das Virus bei den schweren Krankheitsverläufen auch weitere Organe direkt oder indirekt schädigt. So kam es bei sauerstoffpflichtigen und insbesondere bei maschinell beatmeten Patienten in 6 % bzw. 27 % der Fälle zum akuten Nierenversagen, was eine Dialyse erforderlich machte. Auch das Herz und das Zentralnervensystem wurden durch die Sauerstoffuntersättigung erheblich geschädigt. Diese Komplikationen konnten durch den laufenden Einsatz organ- und entzündungsspezifischer Biomarker früh erkannt werden, bevor so bedrohliche Komplikationen wie Rhythmusstörungen, Kammerflimmern und akute Hirnschädigungen auftraten. Da weltweit viele Tausend Schwerkranke gleichzeitig klinisch behandelt werden mussten, vervollständigte sich der Überblick über das überraschend komplexe pathophysiologische Geschehen rasch. Dabei wurde immer deutlicher, dass es sich bei Covid-19 um eine Massenerkrankung handelt, bei der der Befall des Atemsystems zwar den zentralen Angriffspunkt des Erregers darstellt, dass dieser aber zumindest bei den hospitalpflichtigen Patientinnen und Patienten auch andere lebenswichtige Organsysteme in Mitleidenschaft zieht.

Die Suche nach einer kausalen Therapie

Parallel zum Ausbau der klinischen Behandlungskonzepte wird auch die Entwicklung wirksamer Medikamente forciert. Hier ist der Erwartungsdruck enorm. Wenn es gelingt, durch die Verabreichung spezifischer pharmakologischer Substanzen die Ausbreitung des Virus im menschlichen Körper zu stoppen und seine organschädigenden Wirkungen zu verhindern, dann werden die fatalen Auswirkungen der Pandemie auf die besonders gefährdeten Gesellschaftsgruppen in kürzester Zeit der Vergangenheit angehören. Zudem locken saftige Renditen und eine enorme Steigerung des Ansehens der Pharmaindustrie. Bei den involvierten akademischen Institutionen, Regulierungsbehörden und in den Forschungslabors der Unternehmen verbreitete sich eine ausgesprochene Gründerstimmung. Sie wurde im April 2020 durch die von der US-amerikanischen Zulassungsbehörde (Food and Drug Administration – FDA) verfügte Aufhebung der Haftpflicht bei der Entwicklung von Medikamenten und Impfstoffen gegen Covid-19 zusätzlich angeheizt. Allein in den USA wurden bis Juni 2020 1.200 klinische Studien zur Medikamentenerprobung auf den Weg gebracht, um alte und neu entwickelte Wirkstoffe an mehreren hunderttausend Versuchspersonen zu erproben. Zweifellos hatte sich die überwiegende Mehrzahl freiwillig gemeldet. Aber es fragt sich, ob dies auch bei den Bewohnern von Alten- und Pflegeheimen immer der Fall war. Da die Zeit drängte und die Konkurrenz von Woche zu Woche zunahm, sind hier Grenzüberschreitungen nicht auszuschließen. Die historische Erfahrung lehrt uns, dass in gesundheitspolitischen Krisen vom Ausmaß der Coronapandemie der Erfolg mehr zählt als die Befolgung ethischer Normen und die Beachtung der Sicherheitsstandards.

In der ersten Etappe des chaotischen Wettlaufs lancierten die Pharmaunternehmen klinische Studien zu Präparaten, die sie seit langem im Sortiment hatten.[9] Dabei präsentierten sie ihren klinischen Partnerinstitutionen alles, was sich in den Vorversuchen (Zellkulturen usw.) als wirksam gegen SARS-CoV-2 herausgestellt hatte. Dazu gehörten zunächst zwei Antimalariamittel der älteren Generation (Chloroquin und

Hydroxy-Chloroquin), zu deren Erprobung 237.000 Personen aufgeboten wurden. Ein weiteres Großaufgebot von Probanden testete die antiviralen Medikamente Lopinavir und Ritonavir, die zur Bekämpfung der HIV-Infektion (AIDS) entwickelt worden waren. Hinzu kamen zahlreiche kleinere Studien, in denen auch die Exponenten ferner liegender Fachgebiete ihr Glück versuchten, darunter auch eine Untersuchung US-amerikanischer Psychiater über die antiviralen Nebeneffekte eines Antidepressivums.[10] Alle diese Serien endeten mit einem Misserfolg, den einige Akteure erst nach heftigen Kontroversen zugaben. Keines der getesteten Medikamente setzte das Infektionsrisiko herab oder linderte die Krankheitssymptome.

Zeitweilig schien es jedoch eine wichtige Ausnahme zu geben, die Aufsehen erregte: das Präparat Remdesivir.[11] Der in Kalifornien ansässige Hersteller Gilead Sciences hatte es einige Jahre zuvor gegen das Ebolavirus entwickelt, war aber nicht über das Primatenversuchsstadium hinausgekommen. Nun holte er die Substanz wieder aus den Kühlboxen und bot sie mehreren klinischen Kooperationspartnern zur Erprobung an. Dafür gab es plausible Gründe. Remdesivir ist ein Analogon des Nukleotidbausteins Adenosin und hemmt die RNA-Polymerase von RNA-Viren – und somit auch von SARS-CoV-2. Die ersten klinischen Studien waren denn auch erfolgversprechend. Ihren Ergebnissen zufolge beschleunigte das Präparat die Genesung Schwerkranker und verkürzte ihren Krankenhausaufenthalt um vier bis fünf Tage, wenn es den Patienten mindestens fünf Tage hintereinander injiziert wurde. Daraufhin erlangte der Hersteller ab Juni 2020 Notfallzulassungen in den USA, Japan und der Europäischen Union; zusätzlich sicherte sich die US-Administration eine vorrangige Belieferung. Der Erfolg schien somit gesichert, und die Unternehmensleitung von Gilead legte ihre Preisvorstellungen offen: Pro Ampulle sollten die US-Sozialkassen 390 US-Dollar und die Privatkrankenkassen 520 US-Dollar bezahlen.[12] Begründet wurde diese horrende Forderung mit einer Gegenrechnung der durch die Anwendung eingesparten Krankenhauskosten – ein in der Pharmaindustrie seit einigen Jahrzehnten übliches Verfahren. Einschließlich der doppelten Erstdosis waren dies 2.340 bzw. 3.120 US-Dollar pro Einzelpatient. Einer fast gleichzeitig erschienenen Untersuchung über die Produktionskosten der einschlägigen antiviralen Medikamente zufolge belief sich der Gestehungspreis einer Ampulle Remdesivir auf 0,93 US-Dollar, was pro Behandlungsfall einen Gesamtaufwand von etwa 10 US-Dollar erforderlich machte.[13] Gilead verpasste indessen den ganz großen Renditesprung. Folgestudien ließen Zweifel an der Wirksamkeit des Medikaments aufkommen: Die Sterblichkeit wurde nicht reduziert, und nur bei mittelschwer Erkrankten zeigte sich eine gewisse Wirkung. Die Hoffnung zerstob vollends, als die WHO im Oktober 2020 die Ergebnisse einer in einem weltweiten Klinikverbund durchgeführten Studie über die Wirksamkeit einiger Präparate zur Behandlung von Covid-19 vorlegte und dabei auch von der Remdesivir-Anwendung abriet.

Es gab aber auch eindeutige Fortschritte auf dem pharmakologischen Gebiet, die die Neuerungen in den klinischen Behandlungsmethoden wirksam ergänzten. Dazu gehörten vor allem die seit langem eingeführten Kortikosteroide Dexamethason und Hydrocortison. In einer in Großbritannien durchgeführten Studie erhielten mehr als 2.000 hospitalisierte Patienten Dexamethason zusätzlich zur Standardtherapie.[14] Dabei reduzierte sich die Sterblichkeit bei allen Schweregraden. Am wirksamsten war der Immunmodulator bei Intensivpatienten, die beatmet werden mussten (29,3 % Todesfälle gegenüber 41,4 % bei der Kontrollgruppe). Dass die Kortikosteroide vor allem die Überlebenschancen der Schwerstkranken erheblich verbessern, bestätigten auch mehrere Folgestudien.

Ein weiterer Lichtblick kam schließlich aus einer ganz anderen Richtung, die eine längere Tradition hat: Die Behandlung Infizierter mit dem Blutplasma gerade Genesener und ihre Weiterentwicklung, die Applikation spezifischer Antikörper.[15] Das Konzept und die Methode sind einfach: Im Plasma der Rekonvaleszenten sind die spezifischen Antikörper angereichert, die sie im Verlauf ihrer Erkrankung gegen das Virus gebildet haben; sie werden dem akut Erkrankten in der von ihren roten und weißen Blutkörperchen gereinigten Plasmaflüssigkeit infundiert, um die Zeit bis zur Bildung eigener Antikörper zu überbrücken. Dass dieses Verfahren auch bei Covid-19 insbesondere dann Erfolge zeitigt, wenn es im Frühstadium der Erkrankung angewandt wird, belegten mehrere im Winter 2020/21 abgeschlossene Studien. Es ist jedoch mit einigen Risiken behaftet. Die Plasma-Übertragung wirkt gerinnungsfördernd, und damit steigt das mit Covid-19 assoziierte Thrombose-Risiko. Deshalb lag es nahe, den spezifisch gegen SARS-CoV-2 gerichteten Antikörper gentechnisch herzustellen. Aus dem Plasma gerade Genesener wurden jene Antikörper isoliert, die diese gegen das Spike-Protein des Virus entwickelt hatten. Zusätzlich mussten die B-Zellen der lymphozytären Immunabwehr isoliert werden, die diesen Antikörper produzieren, um sein Gen in rekombinante Zellen einzubauen. War dies gelungen, so konnte der Antikörper in Zellkulturen in fast unbegrenzter Menge hergestellt werden.

Bis zur Jahreswende 2020/21 beherrschten weltweit zwei Dutzend Unternehmenslabore dieses Verfahren. Dabei übernahm ein Joint Venture-Projekt des US-Pharmakonzerns Eli Lilly mit der kanadischen Biotech-Gesellschaft AbCellera die Führung. Die klinischen Studien waren im November 2020 abgeschlossen und erwiesen sich bei moderat bis mittelschwer erkrankten Patienten als wirksam, soweit sie noch keine eigenen Antikörper produziert hatten. Es war somit möglich geworden, besonders gefährdete Patienten in erheblichem Umfang vor der Hospitalisierung zu bewahren, wenn ihnen das Präparat möglichst bald nach dem Auftreten der ersten Symptome infundiert wurde.

Todesursachen

Menschen, die ihre Pneumonie nicht überleben, sterben an der Insuffizienz ihres Atemsystems (Respiratorische Insuffizienz); die von der Hyperinfektion ARDS Heimgesuchten gehen an einem Multiorganversagen zugrunde, das aufgrund weiterer Komplikationen – einer Lungenembolie oder einem akuten Nierenversagen – zur Sepsis geführt hat.[16] Infolgedessen ist es keineswegs einfach, die wirkliche Todesursache dem Krankheitserreger SARS-CoV-2 zuzuordnen. Keines der oben skizzierten klinischen Diagnoseverfahren weist spezifische Eigenschaften auf. Die Parameter der Sauerstoffuntersättigung und die Laborbefunde unterscheiden sich nicht von anderen infektionsbedingten schweren Erkrankungen des Atemsystems. Im Bronchialsekret von bis zu 40 % aller schwerkranken Covid-19-Patienten wurden in mehreren Studien weitere atemwegspezifische Viren, aber auch Mykoplasmen und multiresistente Krankenhauskeime gefunden. Auch das Thorax-CT unterscheidet sich nicht von den Befunden, die während der zwei ersten Coronpandemien (SARS-Pandemie 2002/03, MERS-Pandemie 2012) und der schweren saisonalen Influenzapandemien der letzten Jahrzehnte erhoben wurden. Wie bei allen schwer verlaufenen Pneumonien und ARDS-Konstellationen berichten die Pathologen auch diesmal über beidseitig aufgetretene diffuse Schädigungen der Lungenbläschen (Alveolen) mit zellulären Exsudaten. Die Lungenzellen haben sich aus ihrem Gewebeverband gelöst und in hyaline Membranen umgeformt. Auch im Lungengewebe finden sich diffuse Exsudate, deformierte Lungenzellen und Ödeme. Hinzu kommen ausgedehnte infektiöse Reaktionen, in den entzündlichen Infiltraten finden sich zahlreiche für die Immunabwehr zuständige Lymphozyten. Alle diese Faktoren konvergieren zu einer Lungenfibrose, die sich bei den invasiv Beatmeten diffus ausbreitet und schließlich zum Tod führt. Zusätzlich werden sekundäre Komplikationen, insbesondere Thrombosen und Lungenembolien, beobachtet.

Beim Übergang zur zweiten Pandemiewelle richteten die Pathologen angesichts der neuerlich steigenden Sterbeziffern ihr Augenmerk verstärkt auf die Frage, inwieweit die Erreger noch weitere Organsysteme schädigten, insbesondere die Nieren, den Herzmuskel und das Zentralnervensystem.[17] Dabei konnten sie bei den an akuter Niereninsuffizienz Verstorbenen gehäuft Viruspartikel im Nierengewebe nachweisen und diskutierten eine direkte Schädigung an den oberen Abschnitten des Tubulussystems. Darüber hinaus waren die bei den Schwerstkranken aufgetretenen Herzinfarkte eine indirekte Folge der Untersättigung des Herzmuskelgewebes mit Sauerstoff; in kleineren Untersuchungsserien wurden auch direkt virusbedingte Herzmuskelentzündungen beobachtet. Hinzu kam drittens der Nachweis akuter Hirnschädigungen, während die seltener beobachteten Hirnblutungen und Hirninfarkte mit dem schon seit längerem bekannten thromboembolischen Geschehen assoziiert waren.

Aufgrund dieser erweiterten Fragestellungen der Autopsien veränderte sich das klinische Gesamtbild der SARS-CoV-2-Pandemie. Beim Abgleich der Sektionsbefunde mit den Krankenhausberichten bestätigte sich die schon im Frühjahr 2020 gewonnene Erkenntnis, dass die Verstorbenen zuvor alle an krankhaftem Übergewicht, Bluthochdruck, obstruktiven Lungenerkrankungen, Diabetes oder Herzkreislaufproblemen gelitten hatten, und zwar häufig gleich mehrfach. Bei genau diesen Risikogruppen war es dem Virus dann auch gelungen, sich ausgehend von den unteren Atemwegen in die Nieren, das Herz und das Zentralnervensystem abzusiedeln.

Diese Synopse macht deutlich, wie wichtig die pathologischen Untersuchungen für die weitere Abklärung des Krankheitsgeschehens, die Verbesserung der klinischen Behandlungsmethoden und die Feststellung der wirklichen Todesursache sind. Nur die Pathologen vermögen uns zu erklären, wer hauptsächlich an den Folgen von Covid-19 verstorben ist und welche Rolle die schweren Begleiterkrankungen als Mitverursacher gespielt haben. Diese Frage wird uns im nächsten Kapitel noch etwas genauer beschäftigen.

Die Genesenen und die längerfristig Geschädigten

Zum Glück bleibt über vier Fünfteln der Infizierten die Hospitalisierung erspart. Sie überstehen die Pandemie entweder asymptomatisch oder mit milden bis mäßigen Krankheitserscheinungen. Etwa zehn Tage nach Infektionsbeginn können sie sich mehrheitlich der stetig anwachsenden Kohorte der Genesenen zurechnen, die eine zeitlich begrenzte Immunität erworben haben.[18] Zeitweilig aufgetretene Befürchtungen, es könne nach einem gewissen Intervall zu einer Reaktivierung der Infektion kommen, haben sich als unbegründet erwiesen. Die bei den Betroffenen nachgewiesenen RNA-Fragmente waren nicht mehr in der Lage, intakte Viruspartikel zu erzeugen und erneut in die menschlichen Wirtszellen einzudringen.

Bei allen, die diese Erkrankung überstehen, kommt es zu einer Immunreaktion durch die Bildung spezifischer Antikörper. Diese Immunproteine können inzwischen gezielt nachgewiesen werden, da man erkannt hat, dass sie entweder gegen die S1- und S2-Domänen des Spike-Proteins oder gegen das N-Protein von SARS-CoV-2 gerichtet sind. Etwa zehn Tage nach Infektionsbeginn bilden sich Akut-Immunglobuline vom Typ IgM und IgA, das länger wirksame IgG folgt etwa vier Tage später. Inzwischen wird angenommen, dass diese erworbene

Immunität wie bei den voraufgegangenen Coronaepidemien relativ stabil ist und ein bis zwei Jahre lang andauert. Inwieweit die seit der Übergangsetappe der Pandemie neu aufgetretenen Virusvarianten die Immunwirkung unterlaufen, war bis Ende Juli 2021 noch ungeklärt.

Zu Euphorie bestand ohnehin kein Anlass, denn eine Minderheit klagte auch nach dem Abklingen der Infektion über erhebliche Beschwerden. Die Teilnehmer italienischer, britischer und US-amerikanischer Folgestudien litten schon im Frühjahr 2021 an wiederkehrender Atemnot, Kurzluftigkeit, Herzbeschwerden und einem von den Medizinern als ›Fatigue-Syndrom‹ bezeichneten Symptomenkomplex aus Müdigkeit, Antriebsschwäche, schneller Erschöpfung und geringer Belastbarkeit; aber auch kognitive Störungen wie vermehrte Vergesslichkeit und Konzentrationsstörungen wurden beobachtet. Diese Erscheinungen wurden ausschließlich bei ehemals Hospitalisierten aller Schweregrade festgestellt. Da sie häufig auch nach anderen Virus- und Parasitenerkrankungen auftreten, wurden sie zunächst nicht besonders ernst genommen. Immerhin wurden sie unter dem Oberbegriff ›Post-Corona-Syndrom‹ zusammengefasst. Zusätzlich wurden die ersten Reha-Programme konzipiert, nachdem bei spezialisierten Nachuntersuchungen (Magnet-Resonanz-Tomographie – MRT usw.) morphologische Schäden an der Lunge, am Herz und am Nervensystem nachgewiesen worden waren. Es mangelte jedoch bis Frühjahr 2021 an Untersuchungen, die eine Abschätzung des Anteils der am ›Post-Corona-Syndrom‹ Leidenden an der Gesamtzahl der Überlebenden der SARS-CoV-2-Pandemie ermöglichen würden.

Es zeigte sich jedoch bald, dass sich die Kliniker bei der Abwägung der Folgeschäden zu stark auf die ehemals hospitalisierten Patientinnen und Patienten konzentriert hatten. Umfassende Verlaufsstudien bewiesen, dass die Krankheitszeichen des ›Fatigue-Syndroms‹ bei den Überlebenden aller Schweregrade auftreten.[19] Sogar symptomlos Infizierte waren betroffen; bei ihnen wurde der Virusbefall erst nachträglich im Antikörpertest erkannt. In diesem Kontext erinnerten sich einige Neurologen an die Tatsache, dass ein erheblicher Prozentsatz der akut Erkrankten auch über Störungen des Geschmacks- und Geruchssinns berichtet hatte. Nun schloss sich der Kreis. Stärker als andere Erreger wirkt das respiratorische SARS-CoV-2 auf das Nervensystem ein. Der Begriff ›Neuro-Covid‹ begann die Runde zu machen. Umfangreiche Untersuchungen wurden gestartet, um den Wirkungsmechanismus zu verstehen. Solide Ergebnisse, die ein Gesamtbild ergeben könnten, liegen noch nicht vor. Gesichert scheint lediglich, dass das Virus über die Geschmacks- und Geruchsnerven des Nasen-Rachenraums in die Riechbahn vordringt und die Neuronen schädigt. Wie es dann weiter ins Zentralnervensystem gelangt, ist noch unklar. Zahlreiche Gehirnareale benutzen den gleichen Rezeptor (ACE2) wie die Lungenzellen. An ihnen kann das Virus andocken und sich vermehren, sobald es die Wanderung durch die Nervenbahnen absolviert hat. Neueste neuro-immunologische Studien verweisen darauf, dass die Immunabwehr des Nervensystems bei schwerkranken Corona-Patienten extrem überlastet ist und ihren Bauplan zu verlieren droht. Hier eröffnet sich für die Neurologie ein neues Forschungsfeld. Der Trost für die unter den Langzeitfolgen von ›Neuro Covid‹ Leidenden besteht darin, dass die Beschwerden in den meisten Fällen (über 90 %) nach zwei bis drei Monaten abklingen.

Die Entwicklung neuer Impfstoffe

Schon während der regionalen Ausbreitung von SARS-CoV-2 begann im Januar 2020 der Wettlauf um die Entwicklung neuer Impfstoffe. Bis Oktober 2020 beteiligten sich etwa 160 Pharma- und Biotech-Unternehmen, private Forschungszentren und Institute des öffentlichen Gesundheitswesens daran. Der Zeit- und Erfolgsdruck war enorm und wuchs angesichts der ungestümen Dynamik der Pandemie und der Überlastung der Hospitäler von Woche zu Woche.

Dabei waren die Ausgangsbedingungen nicht schlecht.[20] Zwar waren die Impfstoffexperten beim Kampf gegen die Vorläufer des Virus – SARS-CoV-1 und MERS – nicht weit gekommen, wie wir schon wissen.[21] Aber sie hatten aus diesen Rückschlägen gelernt. Da das Erbgut des Corona-Vorgängers SARS-CoV-1 zu 79 % mit dem neuen Erreger übereinstimmte und zudem den gleichen Rezeptor (ACE2) zum Andocken an der menschlichen Zelle benutzte, konnten sie direkt an ihre früheren Laborarbeiten anknüpfen und die dabei entwickelten Blaupausen für neue Verfahren und Herstellungstechnologien direkt anwenden.

Bislang hatte die Entwicklung neuer Impfstoffe im günstigen Fall vier bis sieben Jahre gedauert: Auf die zeitraubende Forschungsphase folgten aufwendige Labor- und Tierversuche, und an sie schlossen sich drei aufeinander aufbauende klinische Studien an, bei denen die Wirksamkeit und Sicherheit der ›Kandidaten‹ nach genau festgelegten Protokoll- und Zielvorgaben (›Endpunkten‹) an Versuchspersonen getestet wurde. Am Ende machten immer nur wenige Vakzine das Rennen, und ihre mehrheitlich gescheiterten Konkurrenzprojekte mussten Verluste abschreiben und gerieten in Vergessenheit. Infolgedessen gehört die Entwicklung von Impfstoffen keineswegs zu den lukrativen Geschäftssparten der Biotech-Unternehmen und Pharmakonzerne, zumal sich auch die Preiskalkulation der schließlich eingeführten Massenimpfstoffe kaum rentabel gestalten lässt.

An dieser zurückhaltenden Beurteilung änderte auch die durch die Pandemie entstandene Notsituation nur wenig. Es war deshalb kein Wunder, dass die auf diesem Gebiet tätigen internationalen Großstiftungen und zahlreiche Regierungen den in Frage kommenden Unternehmen und den mit diesen verbundenen Forschungsnetzwerken massiv unter die Arme griffen. Sie wurden mit Subventionen, Sonderkrediten und weitreichenden Abnahmegarantien zur Teilnahme am Wettlauf stimuliert. Auch die Sicherheitsstandards wurden gelockert. Das Ziel war, die Zeitspanne bis zur Zulassung und Auslieferung der erfolgreichen Kandidaten auf einenhalb bis zwei Jahre zu verkürzen. Unter dem Eindruck der zweiten Pandemiewelle wurde diese Zeitspanne nochmals auf 10 bis 14 Monate reduziert.

Im Verlauf des Frühjahrs 2020 meldeten zahlreiche Forschungsgruppen ihren Anspruch auf acht Plattformen an, auf deren Grundlage sie ihre Vakzine entwickeln wollten. Das Spektrum war weit gefächert. Es umfasste traditionsreiche, seit langem erprobte Verfahren mit modernisierter Herstellungstechnologie.[22] Einige Projektgruppen betraten aber auch Neuland und stützten sich auf die Innovationen der Gentechnik und Gentherapie. Im Folgenden werde ich nur diejenigen konzeptionellen Ansätze skizzieren, deren Kandidaten die – allerdings extrem verkürzten – klinischen Studienphasen erfolgreich absolviert haben und bis März 2021 von den meisten Arzneimittelbehörden notfallmäßig zugelassen wurden.

Auf die seit langem erprobten Plattformen der Impfstoffherstellung griffen vor allem chinesische und indische Institute und Firmen zurück. Dazu gehören in erster Linie die inaktivierten Corona-Vakzine, die auch als Totimpfstoffe bezeichnet werden.[23] Sie werden durch Formaldehyd unter Zusatz weiterer Chemikalien oder durch physikalische Methoden abgetötet und als Ganzpartikelimpfstoffe injiziert. Die Methode gilt als stabil und sicher, zudem kann die Stimulierung der Antikörperbildung durch die Zugabe von Adjuvanzien verstärkt werden; dafür werden in der Regel adsorbierende Aluminiumhydroxid-Gele benutzt. Nachteilig waren früher die für die Herstellung erforderlichen großen Virusmengen und die Notwendigkeit häufiger Auffrischimpfungen zur Aufrechterhaltung der Immunabwehr. Durch die neuen Bioreaktor- und Vero Cell-Technologien konnten die Antigenbindung der inaktivierten Viren und die Bildung hoher neutralisierender Antikörper-Titer wesentlich erhöht werden. Dabei waren vor allem Joint Ventures zwischen den drei folgenden Forschungsinstituten und Biotech-Unternehmen erfolgreich: das indische National Institute of Virology und das Familienunternehmen Bharat Biotech International in Hyderabad mit dem Kandidaten BBV 152 (Covaxin), der chinesische Impfstoffhersteller Sinovac (CoronaVac) und das Wuhan Institute of Biological Products des chinesischen Staatsunternehmens Sinopharm mit dem Kandidaten BBIBP-CorV.

Parallel zu den Totimpfstoffen reaktivierten die Vakzine-Projektgruppen eine zweite Plattform, die ebenfalls schon seit längerem erprobt war: die Gruppe der Proteinimpfstoffe.[24] Dabei werden spezifische Eiweißbestandteile des Erregers als Antigene zur Erzeugung einer neutralisierenden Immunantwort injiziert. Bei SARS-CoV-2 lag es nahe, auf die rezeptorbindende Domäne S1 des Spike-Proteins zurückzugreifen. Diese Protein-Untereinheit kann in Zellkulturen angezüchtet oder synthetisch im DNA-Verfahren rekombiniert werden. Das Vorgehen ist vergleichsweise einfach, die Provokation der Immunantwort fällt jedoch relativ schwach aus. Dieses Dilemma wurde in zwei Fällen überwunden. Das US-Unternehmen Novavax entwickelte gemeinsam mit der Biotech-Firma Emergent BioSolutions das Vakzin NVX-CoV2373, in dem das synthetisch produzierte Antigen mithilfe eines Matrix-Adjuvans verstärkt wird. Eine überraschende Lösung fanden hingegen kubanische Wissenschaftler. Sie kultivierten die S1-Domäne des Erregers auf herkömmliche Weise und verbanden sie mit dem seit langem bekannten Totimpfstoff zur Verhinderung des Wundstarrkrampfs, dem Tetanus-Toxoid. Auf diese Weise nutzten sie die starke immunaktivierende Wirkung der entgifteten Wundstarrkrampftoxine als Proteinträger, um die schwächere antigene Wirkung des Corona-Subproteins zu potenzieren. Das Ergebnis dieser als ›Soberana 02‹ bezeichneten Entwicklung wurde von mehreren Experten positiv beurteilt.

Weitaus größere Aufmerksamkeit haben indessen einige Impfstoffe gefunden, bei denen nicht mehr die Eiweißpartikel selbst, sondern die für ihre Kopie in der menschlichen Zelle erforderlichen Genabschnitte injiziert werden.[25] Sie führen in den infizierten Zellen eine starke Expression des als Antigen wirkenden Virus-Proteins herbei und stimulieren eine nachhaltige Immunantwort. Dieses Verfahren wurde in den letzten Jahrzehnten im Rahmen der gentechnischen Krebstherapie entwickelt und gilt heute als sicher und etabliert. Um die in Frage kommenden Genabschnitte direkt an die menschlichen Zellen heranbringen zu können, brauchen die in Frage kommenden Gensequenzen jedoch einen Träger, eine so genannte Genfähre. Dafür eignen sich am besten harmlose Adenoviren, in die diese Genabschnitte eingebaut werden. Allerdings haben die viralen Vektoren einen Haken: Sie provozieren nach der Injektion des Impfstoffs selbst eine Immunantwort und können deshalb die angestrebte Antikörperbildung gegen SARS-Cov-2 abschwächen. Von der Lösung dieses Problems hing die Wirksamkeit der auf dieser Plattform entwickelten Vakzine ab, die wie die traditionellen Kandidaten zweimal – in drei- bis sechswöchigen Abständen – injiziert werden müssen. Die erste Erfolg versprechende Lösung gelang einem Joint Venture der Firma CanSino Biologics Inc. mit dem Beijing Institute of Biotechnology. Die Forscher klonten das Spike-Protein in voller Länge und bauten es in ein abgeschwächtes Adenovirus (Ad5) ein, das seit längerem in der Krebstherapie erprobt ist. Offensichtlich konnte der Kandidat (Ad5-nCoV) die unerwünschte immunisierende Nebenwirkung des Vektors erfolgreich ausschalten. Einen anderen Weg schlugen die Wissenschaftlerinnen und Wissenschaftler des Moskauer Gamaleja-Instituts ein. Um die den angestrebten Effekt störende Vektor-Immunität zu unterlaufen, griffen sie auf zwei unterschiedliche rekombinante Adenoviren zurück, in die sie das Spike-Protein einbauten: den Typ 26 für die erste und den Typ 5 für die zweite Impfung mit dem Präparat Gam-COVID-Vac, das unter dem Namen ›Sputnik V‹ bekannt wurde. Projekte zur Herstellung viraler Vektorimpfstoffe gab es auch in der westlichen Hemisphäre. Aufmerksamkeit erregte dabei das vom US-Medizinkonzern Johnson & Johnson präsentierte Vakzin (JNJ-78436735), das ebenfalls mit dem Adenovirus Typ 26 arbeitet. Es unterscheidet sich jedoch dadurch von allen anderen Kandidaten dieser Plattform, dass der virale Vektor seine Replikationsfähigkeit verliert, sobald er das Spike-Protein freigesetzt hat. Das größte Aufsehen erregte schließlich ein Team der University of Oxford, das gemeinsam mit dem britisch-schwedischen Unternehmen AstraZeneca den Impfstoff AZD1222 entwickelte. Als Vektor benutzte es ein modifiziertes, bei den Schimpansen vorkommendes Adenovirus, das bei beiden Impfdosen eingesetzt wird.

In aller Munde sind schließlich die RNA-Impfstoffe.[26] Hier haben die Gentechniker auf die viralen Vektoren verzichtet. Stattdessen dringt die synthetisch erzeugte Boten-RNA (mRNA) direkt zur Codierung des Spike-Proteins des Erregers in die menschlichen Zellen ein; zur Erleichterung der Aufnahme ist sie von einer nanotechnisch bearbeiteten Lipid-Kapsel umgeben. Sobald die mRNA in die Immunzellen der Lymphknoten gelangt, präsentiert sie dort die Gensequenz für das Spike-Protein und provoziert eine starke und spezifische Antikörperreaktion der B-Zellen, die gleichzeitig in den Gedächtniszellen (T-Zellen) des Immunsystems gespeichert wird. Dieses neuartige Verfahren wurde erstmalig von einem Team des deutsch-US-amerikanischen BioNTech-Pfizer-Konsortiums entwickelt und erprobt (BNT162b2). Auch der in Cambridge, Massachusetts, ansässige Biotech-Hersteller Moderna präsentierte einige Wochen später einen Kandidaten dieser Plattform (mRNA Vaccine), der an den gleichen gentechnischen Verfahren orientiert ist.

Die klinische Prüfung der hier vorgestellten elf Kandidaten wurde häufig recht nachlässig gehandhabt.[27] Die Phasen I und II wurden mehrfach verkürzt oder zusammengelegt. Auch eine bedenkliche Einengung der Zielvorgaben (›Endpunkte‹) war in den Protokollen zu beobachten.

In den meisten Fällen begnügten sich die Akteure der klinischen Erprobung mit der Frage, inwieweit und wie stark die Kandidaten bei den mittleren Generationen der Bevölkerung das Auftreten milder oder moderater Krankheitssymptome verringerten. Die besonders gefährdeten älteren Menschen und chronisch Kranken wurden dagegen vernachlässigt, sodass die Frage nach der Verhinderung schwerer Erkrankungen und der Verringerung der Sterblichkeit weitgehend ausgeklammert blieb. Erst eine energische Intervention von prominenter Seite führte hier zu einigen nachholenden Korrekturen.[28] Bis weit in die zweite Welle dominierte in den Protokollen der Kandidaten die Statistik der leichten und moderaten Fälle, über die die Probanden zudem häufig unüberprüft selbst berichteten. Dabei bildeten sich drei unterschiedlich erfolgreiche Gruppen oberhalb der Minimalstandards für eine Zulassung heraus. Die Vektorimpfstoffe ergaben eine Wirksamkeit von durchschnittlich 65–75 %, die Protein-Vakzine und Totimpfstoffe rangierten mit 70–80 % in der Mitte, und am besten schnitten die mRNA-Impfstoffe mit 94–95 % ab. Sie galten auch im Ergebnis der klinischen Ergänzungsprotokolle als besonders chancenreich für die Älteren und chronisch Kranken.

Erstaunlich war auch der Trend zu vorzeitigen Notfallzulassungen. Hier fungierten die chinesischen und russischen Kandidaten als Vorreiter: Sie wurden schon im Spätsommer 2020 zur Impfung spezifischer Gesellschaftsgruppen (beispielsweise Auslandsreisende) freigegeben – zu einem Zeitpunkt, als die entscheidenden Studien der Phase III mit ihrer besonders großen Probandengruppen (30.000–70.000) noch lange nicht begonnen hatten. Dieses Phänomen blieb jedoch keineswegs auf China und die Russische Föderation begrenzt. Die Phase III-Studien der mRNA-Vakzine sollten beispielsweise beim BioNTech-Pfizer-Kandidaten bis Mai 2021 dauern, und für das Konkurrenzpräparat von Moderna waren sie sogar bis Oktober 2022 angesetzt. Ähnlich lange Verläufe waren auch für den Vektor-Kandidaten von AstraZeneca (August 2021) und die Entwicklungen der übrigen Plattformen vorgesehen. Sie erhielten in den meisten Fällen bis zur Jahreswende 2020/21 Notfallzulassungen. Das hatte zur Folge, dass die noch ausstehenden Ergebnisse der Phase III in Massenexperimenten vorweggenommen wurden, an denen in allen Weltregionen Millionen von Menschen beteiligt waren.

Nur in einigen Ländern mit hoch entwickeltem Gesundheitswesen wurden diese riskanten Massenversuche wenigstens wissenschaftlich begleitet und überwacht. Wenn man von einigen schweren Zwischenfällen – insbesondere allergischen Schocks und Thrombosen – absieht, sind sie in der Regel glimpflich verlaufen und vor allem in Großbritannien als großer Erfolg verbucht worden.[29]

Gleichwohl waren – und sind – die Nebenwirkungen und Risiken beträchtlich.[30] Bei allen Kandidaten litten 20–35 % der Versuchspersonen an lokalen Reaktionen der Injektionsstellen, Kopfschmerzen, Abgeschlagenheit, Gliederschmerzen und Müdigkeit; bei einem kleinen Prozentsatz kam es auch zu ernsthafteren Komplikationen. Zusätzliche Probleme verursachte der Vektorimpfstoff von AstraZeneca: Neben heftigen allergischen Reaktionen wurden auch Thrombosen beobachtet. Bis zum Frühjahr 2021 wurde die Applikation dieses Impfstoffs in mehreren Ländern gestoppt. Möglicherweise lag der Fehler daran, dass die Oxford-Gruppe kein in der Gentherapie bewährtes und zusätzlich abgeschwächtes Adenovirus (Typ 5 oder Typ 26) als Vektor ausgewählt hatte, sondern einen bei den Schimpansen endemischen Typ.[31]

Darüber hinaus waren bis Frühjahr 2021 zahlreiche weitere Fragen zur Wirkungsweise der bislang erfolgreichsten Kandidaten offengeblieben. Es fehlte vor allem eine vergleichende Übersicht über diejenigen Vakzine, die Hospitalisierungen und Todesfälle besonders effizient verhindern. Ungeklärt blieb auch, in welchen Fällen die Immunisierten nicht mehr ansteckend sind, und wie lange die erworbene Immunität anhält. Schließlich tauchte im Winter 2020/21 ein weiteres gravierendes Problem auf: Welche Vakzine sind auch gegen die neu aufgetretenen Virusvarianten wirksam, und wie schnell können die als besonders erfolgreich geltenden Präparate an sie angepasst werden? Ein erstes Alarmzeichen kam im Januar 2021 aus Südafrika, denn gegen die dort neu aufgetretene Variante war der Vektorimpfstoff von AstraZeneca nicht mehr wirksam.[32] Es spricht vieles dafür, dass Covid-19 nach seiner Eindämmung endemisch wird. Dann werden die immer wieder neu auftretenden Varianten von SARS-CoV-2 wie bei der Influenza eine ständige Modifikation der Vakzine und entsprechende Nachimpfungen erforderlich machen.

3. Infizierte – Genesene – Verstorbene: Ein kritischer Blick auf die Statistik

Zum Abschluss dieses orientierenden Überblicks will ich versuchen, die bisherige Ausbreitung der Pandemie und ihre Auswirkungen auf die Weltbevölkerung zu quantifizieren. Dabei werde ich mich mit den Daten auseinandersetzen, die über die Zahl der Infizierten, Genesenen, Geimpften und Verstorbenen Auskunft geben. Zuvor sollen jedoch einige methodische Fragen geklärt werden.[1]

Infektionshäufigkeit und Dunkelziffern

Bei jeder neu auftretenden Epidemie ist die Frage entscheidend, wie schnell und in welchem Ausmaß die betroffene Bevölkerung infiziert wird. Deshalb ist es nur zu verständlich, wenn sich Millionen von Menschen täglich mit den Meldungen über die Zahl der Neuerkrankungen und über die Gesamtzahl aller bislang Infizierten auseinandersetzen.

Diese täglichen Übersichten haben jedoch ihre Tücken.[2] In der Art der Aufbereitung und Darstellung der Fallzahlen erwecken sie den Eindruck, als würden alle Infizierten erfasst. Zudem werden die täglichen Neumeldungen fortlaufend kumuliert, obwohl im Fall der Covid-19-Pandemie etwa vier Fünftel der Infizierten überhaupt nicht erkranken oder von ihren milden Symptomen rasch wieder genesen, sodass sie keinen Arzt aufsuchen und nicht getestet werden. Sie bleiben in der ›Infektionskurve‹ unberücksichtigt, und deshalb sind die als ›Inzidenz‹ bezeichneten und auf die Gesamtbevölkerung bezogenen Angaben über die Infektionsdynamik (innerhalb von sieben Tagen positiv Getestete pro 100.000) irreführend. Es handelt sich lediglich um eine sogenannte Prävalenzgröße, denn nur die ernsthafter Erkrankten und vielleicht auch noch ihre Kontaktpersonen werden in der Regel getestet. Die tatsächliche Inzidenz des Pandemiegeschehens und das aus ihr ablesbare Ausmaß und Tempo der Zirkulation des Erregers in der Bevölkerung kennt niemand. Tatsächlich wurde bis zum Beginn der zweiten Pandemiewelle nur fallbezogen getestet, weil die Testsysteme knapp und teuer waren. Nur wer wirklich erkrankt war und medizinische Hilfe in Anspruch nehmen musste, wurde getestet, zusätzlich wurden die Untersuchungen auf die dabei identifizierten Kontaktpersonen ausgeweitet. Erst seit der Einführung der Schnelltests änderte sich die Situation, wenn auch keineswegs überall auf der Welt. Aber auch in den Ländern mit funktionsfähigen Gesundheitssystemen ging es dabei vor allem um den Schutz besonders gefährdeter oder exponierter Gruppen, sodass sich an der Unterscheidung zwischen ›Inzidenz‹ und ›Prävalenz‹ nichts änderte.

Hinzu kommt eine Latenzzeit zwischen Ansteckung, Erkrankung und Testergebnis von 14–15 Tagen, sodass ein positiv Getesteter mit einer erheblichen Verzögerung in der Statistik auftaucht. Auf die diesbezüglichen kritischen Hinweise haben einige Gesundheitsbehörden reagiert und ihre Berichterstattung durch die Einführung neuer statistischer Verfahren (›Nowcasting‹) verbessert. Sie haben den Ausgleichsfaktor zur Berücksichtigung der Zeitverzögerung mit einer auf die jeweilige Kalenderwoche bezogenen Schätzung der durchschnittlichen individuellen Übertragungshäufigkeit kombiniert. Die dabei benutzte ›Reproduktionszahl‹ (R-Zahl) soll angeben, wie viele weitere Menschen von einem Infizierten in dieser Kalenderwoche durchschnittlich angesteckt werden. Bei einem Ausschlag über eins (>1) signalisiert dies eine Ausbreitung, bei einer Unterschreitung (<1) einen Rückgang der Infektionszahlen.

Trotz dieser Modifikationen führte und führt eine derartige Berichterstattung zu gravierenden Verzerrungen bei der Abbildung des Pandemiegeschehens. Lange Zeit wurde noch nicht einmal angegeben, auf wie viele Tests sich die diagnostizierten Fallzahlen bezogen – so etwa in Deutschland. Auch hier wurde erst beim Übergang zur zweiten Welle Abhilfe geschaffen. Bis dahin war noch nicht einmal eine beschränkte Aussage über den Anteil der Infizierten am Testsample möglich – etwa der Art: »Von den 500.000 in der Zeit zwischen 1. und 30. April Getesteten waren 50.000 = 10 % infiziert«.

Die täglichen Berichte über die Zahl der Neuinfizierten und die bis dahin registrierten positiv Getesteten haben somit nur eine begrenzte Aussagekraft über die tatsächliche Häufigkeit der Infektion (Inzidenz) und ihr Auftreten in bestimmten sozialen Gruppen. Wir müssen von erheblichen Dunkelziffern ausgehen, die aufgrund der extrem unterschiedlichen Verfügbarkeit und praktischen Anwendung der Testsysteme in den jeweiligen Ländern sehr unterschiedlich sind.

Inzwischen liegen aus zahlreichen Ländern erste Schätzungen über das tatsächliche Ausmaß der Infektion vor. Sie basieren auf Stichproben und ergänzen die bisherigen Schätzungen. Sie machen es möglich, die tatsächliche Inzidenz der Covid-19-Pandemie etwas genauer abzuschätzen (vgl. Tabelle 1 im nächsten Kapitel III.4).

Seit der Einführung der leicht verfügbaren und preiswerten Schnelltests im Herbst 2020 hat sich diese Situation geändert. In zahlreichen Ländern und Regionen wurden Massentests durchgeführt, sodass auch symptomlose oder nur mild erkrankte Infizierte erkannt werden konnten. Infolgedessen haben sich die Dunkelziffern verringert und wurden in den Tabellen 4 a/b und 5 a/b (ebenfalls in Kapitel III.4) entsprechend neu geschätzt. In ihnen sind den offiziell registrierten Fallzahlen und Sterbefällen die geschätzten Kerndaten des bisherigen Pandemieverlaufs (Stand 15.8.2020 und 2. Mai 2021) gegenübergestellt. Bei diesen Tabellen handelt es sich um reine Annäherungsgrößen. Die in sie eingesetzten Dunkelziffern verdanken sich einer kritischen Durchsicht der derzeit erreichbaren Expertisen und Schätzungen. Sie kommen der tatsächlichen Dynamik der Pandemie näher als die offiziellen Zahlen. Eine valide Schätzung wird erst dann möglich sein, wenn sich die Ergebnisse repräsentativer Bevölkerungsstichproben und einer darauf aufbauenden Verlaufskontrolle (Kohorte) konsolidiert haben. Während der AIDS-Pandemie der 1980er Jahre wurden im Gegensatz zur heutigen Konstellation sehr früh Stichproben durchgeführt und Verlaufskohorten gebildet.

Die Schätzung der Genesenen, der Stellenwert der Impfkampagne und die kollektive Immunität der Bevölkerung

Auch bei der Frage, wie viele Menschen weltweit und in den jeweils betroffenen Ländern mittlerweile genesen sind, lassen uns die Tages- und

Wochenberichte der Gesundheitsbehörden häufig im Stich. In Einzelfällen veröffentlichten sie ab Frühjahr 2020 entsprechende Schätzungen. Am 30. März 2020 stellte das RKI beispielsweise den 57.298 bestätigten Fällen geschätzte 13.500 Genesene gegenüber, am 13. Mai waren es 171.306 bzw. 148.700, und bis zum Ende der zweiten Welle (Stichtag 16.2.2021) waren die beiden Vergleichszahlen auf 2,343 Millionen bzw. 2,141 Millionen gestiegen.[3] Dabei ist an den Beurteilungskriterien für die Kategorie ›genesen‹ nichts auszusetzen.[4] Problematisch ist jedoch, dass auch in diesem Fall der Eindruck erweckt wird, als ob mit dieser Schätzziffer tatsächlich alle bis dahin Genesenen erfasst wären. Erneut kommt hier die Dunkelziffer ins Spiel: Wie viele vermeintlich an einem ›grippalen Infekt‹ erkrankte Überträger blieben unerkannt, und was ist mit denjenigen, die keinerlei Symptome entwickelt hatten? Selbst Kurvenverläufe, die die Relation zwischen registrierten Infizierten, Genesenen und Verstorbenen abbilden, vermitteln wegen des Fehlens einer gemeinsamen Bezugsgröße[5] nur einen Teilausschnitt der Wirklichkeit. Wir erhalten infolgedessen keinerlei Anhaltspunkte zur Abklärung der Frage, wie groß der tatsächliche Anteil derjenigen Menschen ist, die inzwischen gegen das Virus immun sind. Alle Epidemiologen gehen von dem gesicherten Befund aus, dass bei einer post-infektiösen Immunisierung von 60–70 % der Bevölkerung auch solche Menschen vor einer Ansteckung geschützt sind, die noch keinen Kontakt mit dem Virus gehabt hatten. Dann liegt eine kollektive Immunität vor, die mit dem etwas merkwürdigen Begriff ›Herdenimmunität‹ belegt ist. Es wäre von entscheidender Bedeutung zu wissen, wie weit die jeweiligen Weltregionen und Länder von diesem Zustand noch entfernt waren, bevor die medizinisch gesteuerte Immunisierung durch die Impfkampagne begann. Da dies aktuell nicht möglich erscheint, hängen die Experten bei der Diskussion einer möglichen vierten Pandemiewelle in der Luft. Denkbar ist immerhin eine Bestandsaufnahme über die Immunitätslage zum Zeitpunkt des Abschwungs der zweiten und dritten Welle. Wenn wir das tatsächliche Ausmaß der bisherigen Infektionshäufigkeit anhand der entsprechend aktualisierten Dunkelziffern abschätzen, können wir daraus auf die Zahl der infektionsbedingt Immunisierten rückschließen[6] und diese mit den Informationen über den aktuellen Stand der Impfkampagne kombinieren. Aus dem Ergebnis lassen sich dann auch erste Prognosen zur Eindämmung bzw. zum Übergang von Covid-19 in die endemische Phase ableiten.

Fallstricke der Mortalitätsstatistik

(I): Die Fallsterblichkeit

Auch die Frage nach der Zahl derjenigen Menschen, die der Pandemie zum Opfer gefallen sind, ist nicht leicht zu beantworten. Häufig ist auf diesem uns alle besonders berührenden Gebiet bei der Aufbereitung und Präsentation der Daten eine Ungenauigkeit zu beobachten, die wichtige Grundsätze der epidemiologischen und medizinischen Statistik vernachlässigt. Bislang war es üblich, in Fragen der quantitativen Analyse von Sterbefällen zwischen Fallsterblichkeit (Case Fatality Rate – CFR), Letalitätsrate (Infection Fatality Rate – IFR) und Sterblichkeit pro Bevölkerungseinheit (zur besseren Verständlichkeit umgerechnet auf 100.000 Einwohnerinnen und Einwohner) zu unterscheiden. Ein solches Vorgehen ist auch in der Konfrontation mit der Coronapandemie erforderlich.

Zunächst zur Quantifizierung der Fallsterblichkeit. Sie umfasst alle Menschen, bei denen erkannt wurde, dass sie an oder mit Covid-19 gestorben sind. Ihre Bezugsgröße ist somit diejenige Gruppe, bei der eine SARS-CoV-2-Infektion mit tödlichem Ausgang nachgewiesen wurde. In allen Lageberichten der internationalen und nationalen Gesundheitsbehörden finden wir Zahlen über die an sie gemeldeten Verstorbenen, über die kumulierte Gesamtzahl der Todesopfer und über ihre Relation zu den bis dahin registrierten Infektionsfällen. Im WHO Situation Report vom 14. Mai 2020 waren dies beispielsweise 294.046 Personen, im Vergleich zum Vortag waren 6.647 Gestorbene hinzugekommen, und die Fallsterblichkeit belief sich auf 6,9 %.[7] Das Robert Koch-Institut dokumentierte am selben Tag für Deutschland insgesamt 7.723 Verstorbene, was einem Anteil von 4,5 % an den bislang registrierten Infizierten entsprach.[8] Diese Zahlen waren erschreckend genug. Deshalb war es gerade in diesem Kontext problematisch, dass die Covid-19-Opfer unkommentiert mit der Zahl der registrierten Infizierten ins Verhältnis gesetzt wurden (6,9 bzw. 4,5 %). Die hohen Dunkelziffern der Pandemie blieben unerwähnt, und dies führte zu einer Überhöhung der Mortalitätsschätzung. Nehmen wir beispielsweise für die weltweit und in Deutschland zu dieser Zeit dokumentierten Infektionsfälle eine Dunkelziffer von 7 bzw. 5 an, so kommen wir der Realität mit einer geschätzten Letalitätsrate von 1,6 % bzw. 0,9 % schon deutlich näher (vgl. Tabelle 2 in Kapitel III.4).

Die Missachtung der Grundregeln der epidemiologischen Statistik brachte der WHO und den nationalen Gesundheitsbehörden massive Kritik ein. Im Spätsommer 2020 vollzogen sie schließlich eine partielle Kurskorrektur. Anlässlich des Übergangs zur wöchentlichen Berichterstattung verzichteten sie auf die Errechnung der Fallsterblichkeit und gingen dazu über, die wöchentlichen und kumulativen Sterbezahlen nur noch auf die jeweilige Gesamtbevölkerung (pro 100.000) zu beziehen.

Dessen ungeachtet liefert die Analyse der Fallsterblichkeit wichtige Erkenntnisse zur Verbesserung der Präventions- und Behandlungskonzepte, sobald wir sie mit den klinischen Verlaufsberichten abgleichen. Das ist inzwischen in mehreren Ländern der Fall. In einer chinesischen Studie wurden beispielsweise die tödlichen Krankheitsverläufe von 1.099 hospitalisierten Patientinnen und Patienten ausgewertet.[9] Bei den nicht maschinell beatmeten Hospitalisierten lag die Fallsterblichkeit bei 0,1 % (1/926). Bei den Schwerkranken (invasive Beatmung und Sekundärkomplikationen) stieg sie auf 8,1 % (17/173), und bei den Schwerstkranken (ARDS mit Lungenversagen) überlebten 22 % (15/67) nicht. Daraus ergab sich eine durchschnittliche Fallsterblichkeit von 1,4 %.

(II): Unzureichende Klärung der Todesursachen

Letztlich lässt sich die Unterscheidung zwischen Fallsterblichkeit und Letalitätsrate recht einfach vornehmen – dazu noch weiter unten. Sie wird jedoch dadurch erschwert, dass nicht alle im Zusammenhang mit Covid-19 bekannt gewordenen Todesfälle registriert und entweder unbeabsichtigt oder bewusst aus den Statistiken herausgehalten werden. Ein weiteres Problem besteht in der unzulänglichen Definition der Todesursachen, die in den statistischen Berichten der dominierenden gesundheitspolitischen Institutionen vorherrscht. Alle diese Faktoren machen die Abklärung der durch die Covid-19-Pandemien provozierten

Mortalität zu einem schwierigen Unterfangen. Denn dabei müssen Befunde gegeneinander abgewogen werden, die teilweise zu einer deutllichen Verringerung, teilweise aber auch zu einer relevanten Steigerung der Fallsterblichkeit führen.

Zunächst zur Frage der Todesursachen. In den täglich veröffentlichten Statistiken werden alle Gestorbene, bei denen das SARS-CoV-2-Virus nachgewiesen wurde, pauschal als Pandemie-Opfer aufgelistet – sie sind »im Zusammenhang mit Covid-19 gestorben«. Dieses Vorgehen blendet die seit längerem bekannte Tatsache aus, dass fast ausschließlich chronisch Erkrankte und ältere Menschen betroffen sind.[10] Infolgedessen ist es aus Gründen der Prävention und der Verbesserung der Behandlungsmethoden erforderlich, die tatsächliche Todesursache zu klären; diese Forderung haben italienische Pathologen im April 2020 ausführlich begründet.[11] Dabei sollten Obduktionsserien durchgeführt werden, die sich an zuvor vereinbarten Kategorien zur Festlegung der Todesursache orientieren: (1) mit Sicherheit an Covid-19 Gestorbene durch den Nachweis atypischer Pneumonien bzw. von ARDS und davon ausgegangener Komplikationen wie beispielsweise Lungenembolie, (2) sehr wahrscheinlicher Covid-19-Todesfall durch den Nachweis wie (1), aber kombiniert mit schweren Vorerkrankungen, (3) möglicher Covid-19 Todesfall bei gleichberechtigter weiterer Todesursache, und (4) Nachweis von SARS-CoV-2 ohne Beziehung zur Todesursache beispielsweise bei Hirnmassenblutung oder schwerem Herzinfarkt.[12] Zu dieser letzteren Kategorie gehören Schwerstkranke, die nach ihrer Hospitalaufnahme positiv getestet worden waren und deshalb isoliert werden mussten. In mehreren Ländern (zuerst in Italien, der Schweiz und in Deutschland) werden seit der ersten Pandemiewelle Autopsieserien durchgeführt. Nach ersten Zwischenberichten war davon auszugehen, dass etwa ein Fünftel aller Verstorbenen dem Virus nicht hauptsächlich zum Opfer gefallen war. Diese Feststellung musste in den folgenden Monaten etwas modifiziert werden. Bei Patienten mit schweren Vorerkrankungen war das Virus häufig auch in andere Organsysteme vorgedrungen, und der dadurch bewirkte oder beschleunigte fatale Ausgang konnte nicht mehr den Nebenursachen zugerechnet werden. Eine Hamburger Pathologengruppe, die seit März 2020 alle in der Hansestadt im Zusammenhang mit Covid-19 Verstorbenen untersucht hatte,[13] kam in

3 INFIZIERTE – GENESENE – VERSTORBENE

einer abschließenden Studie zu dem Ergebnis, dass 84 % aller Verstorbenen dem Corona-Erreger hauptursächlich zum Opfer gefallen waren.[14]

(III): Dunkelziffern

Die Aussagekraft der Mortalitätsstatistik wird durch einen weiteren Unsicherheitsfaktor beeinträchtigt: die bewusste und absichtsvoll betriebene Verringerung der Sterbefälle. Im einführenden Überblick sind wir schon einigen Beispielen begegnet: so etwa im Fall der Volksrepublik China, der Islamischen Republik Iran, aber auch in der Russischen Föderation und in Ecuador. Hier machen es kritische Modellrechnungen und ein Blick auf die Recherchen der – zumeist exilierten – Opposition möglich, die offiziellen Zahlen zu korrigieren. Deutlich zu niedrig angesetzte CFR-Meldungen sind jedoch auch in anderen Ländern und Regionen üblich, so etwa in Brasilien. Hier ist die Faktenlage jedoch in der Regel besser: In Brasilien konterkarieren die Statistiken der am stärksten betroffenen Bundesstaaten und Metropolregionen regelmäßig die Angaben der Zentralregierung. In der russischen Föderation sind es hingegen vor allem Wissenschaftler und akademische Institutionen, die um ihre internationale Reputation besorgt sind und die Verlautbarungen des Kreml in periodischen Abständen zurechtrücken; auch in der Lombardei wendet sich ein epidemiologisches Forschungsinstitut immer wieder gegen die Vertuschungsversuche der Regionalregierung.[15] Alle diese Informationen sind in eine Schätzung der Dunkelziffern bei den Sterbefällen eingegangen, die sich in den Tabellen 2 und 4 b wiederfinden.

Aber auch in einigen Ländern des europäischen Epizentrums ist ein recht problematischer Umgang mit den Sterbefallzahlen zu beobachten. Hier war es vor allem während der Höhepunkte der ersten Pandemiewelle üblich, die außerhalb der Krankenhäuser verstorbenen Covid-19-Erkrankten aus den Melderegistern auszublenden. Vor allem die in den Pflegeheimen Verstorbenen blieben unberücksichtigt, obwohl mancherorts alte Covid-19-Patienten dorthin zurückverlegt worden waren. Das Massensterben in den Alten- und Pflegeheimen führte zu vehementen Protesten der Angehörigen und beunruhigte schließlich auch die Öffentlichkeit. Erst einige Wochen später nahmen die Gesundheits- und Justizbehörden diese katastrophalen Missstände zur Kenntnis. In den letzten Aprilwochen des Jahres 2020 wurden auch die in den außerklinischen Institutionen Verstorbenen statistisch erfasst und nachgemeldet, so etwa in Frankreich und Großbritannien. Die nochmaligen Anstiege der kumulierten Fallsterblichkeit in diesen Ländern sind darauf zurückzuführen. Die italienischen und spanischen Gesundheitsbehörden blieben dagegen mit diesen Korrekturen noch länger in Verzug.

(IV): Die Übersterblichkeit

Die Aufdeckung dieser Fehlerquellen ist indessen auch dank einer Neuerung der demografisch-medizinischen Statistik möglich geworden: der Schätzung der zusätzlichen Sterblichkeit (Übersterblichkeit – excess mortality). Bei diesem Verfahren werden alle in einer bestimmten Zeitspanne registrierten Sterbefälle mit den in der gleichen Zeit (Kalenderwoche oder Monat) überlieferten Sterbedaten verglichen, die im Durchschnitt der letzten fünf Jahre dokumentiert worden waren. Diese Methode wird in den meisten europäischen Ländern angewandt, und die Ergebnisse werden zeitnah – mit einer Verzögerung von ein bis zwei Wochen – von der Statistikplattform EuroMOMO verarbeitet und zugänglich gemacht.[16] Die Vergleichstabellen sind ein verlässlicher Indikator. Sie umfassen alle Verstorbenen unabhängig von der Todesursache und ermöglichen es uns im vorliegenden Fall, die im Zusammenhang mit Covid-19 veröffentlichten Sterbeziffern mit der Entwicklung der Gesamtmortalität abzugleichen. Auf diese Weise wird ihr Anteil an einem überdurchschnittlichen Anstieg der Gesamtsterblichkeit sichtbar; gleichzeitig kann auch der Anteil derjenigen Menschen abgeschätzt werden, die bestimmten Nebeneffekten der Pandemie (medizinische Unterversorgung usw.) zum Opfer fielen. Konkret bestätigt dieses Verfahren auf der quantitativen Ebene, dass es während der Höhepunkte der ersten Pandemiewelle in einigen Regionen Italiens, Spaniens, Großbritanniens und Frankreichs zu einem Massensterben kam, das erschreckende Dimensionen erreichte und an die Katastrophenszenarien im Iran oder in Ecuador erinnerte.[17] Aber auch in den nationalen Statistiken spiegelte sich dieses dramatische Geschehen wider, wie die im nächsten Kapitel wiedergegebene Tabelle 3 zeigt. Da sich die Übersterblichkeit in allen Ländern auf die mehrwöchigen Höhepunkte der Pandemiewellen und auf bestimmte regionale Schwerpunkte konzentrierte, wird sie sich auf die Entwicklung der Lebenserwartung der Gesamtbevölkerung nur begrenzt auswirken. Trotzdem wird sie in den am stärksten betroffenen Weltregionen und Ländern ihre Spuren hinterlassen, insbesondere in den USA, Europa und in einigen lateinamerikanischen Staaten.

Bei der Schätzung der Übersterblichkeit geht es nicht um die Abklärung von Dunkelziffern im engeren Sinn, auch wenn sie die offiziellen Daten zur Fallsterblichkeit teilweise erheblich korrigieren. Wir haben deshalb die Zahlen zur Übersterblichkeit während des ersten Pandemiehöhepunkts in der Mortalitätstabelle berücksichtigt (vgl. Tabelle 2). Sie korrigieren die Angaben einiger nationaler Gesundheitsbehörden um einen Faktor zwischen 1,1 bis 1,4. Durch die späteren Nachmeldungen sind diese Fehler teilweise korrigiert worden – zumindest in Europa und den USA. Auch auf diesem Gebiet hat sich die Datenlage erheblich verbessert. Es ist deshalb möglich geworden, die Sterbefallzahlen der Covid-19-Berichterstattung mit der während der Pandemiewellen periodisch aufgetretenen Übersterblichkeit zu vergleichen und das Ausmaß der fatalen Kollateralschäden abzuschätzen. Für diese Berechnung haben wir Deutschland als Fallbeispiel ausgewählt (vgl. Tabelle 6 im nächsten Kapitel).

(V): Letalität und Letalitätsrate

Wie oben schon angemerkt, unterscheidet die Mortalitätsstatistik zwischen Fallsterblichkeit (CFR) und Letalität bzw. Letalitätsrate (Infection Fatality Rate – IFR). Der Begriff ›Fallsterblichkeit‹ bezieht sich auf den Anteil der positiv getesteten Opfer der SARS-CoV-2-Pandemie und wird als Prozentsatz der positiv getesteten Gesamtheit dargestellt. Sie wird zum einen durch die Abgrenzung der der Infektion zuzuordnenden Todesursache (attributable mortality) von anderen Erkrankungen und Bedingungsfaktoren (crude mortality) beeinflusst. Diese Unterscheidung führt zu einer Reduzierung der Fallsterblichkeit, die von den Pathologen auf 16–20 % geschätzt wird. Ihr stehen jedoch die soeben diskutierten Dunkelziffern und die Befunde der Übersterblichkeit gegenüber. Wie die Tabellen 2 und 4 b zeigen,[18] führt ihre Überprüfung zu einer Korrektur der Todesfallzahlen und der Fallsterblichkeit.

Erst nach dieser Korrekturschätzung können wir dazu übergehen, die Letalität der Covid-19-Pandemie zu erörtern. Zu diesem Zweck setzen wir die korrigierten Todesfallzahlen mit der geschätzten Infektionshäufigkeit ins Verhältnis, und erst jetzt können wir abschätzen, wie viele Menschen pro 100.000 Einwohnern der Pandemie zum Opfer gefallen sind.

Von entscheidender Bedeutung ist schließlich die Letalitätsrate. Dabei dividieren wir die Zahl der korrigierten Todesfälle durch die in den Tabellen 2 und 4 a wiedergegebene Schätzziffer der tatsächlichen Inzidenz des Pandemiegeschehens. Damit überwinden wir die Schwachstellen der offiziellen Statistik, da die geschätzten Dunkelziffern der Infizierten und die Dunkelziffern der Sterbefälle in die Berechnung mit eingehen. In beiden Fällen handelt es sich um Minimalschätzungen. Gleichwohl verändern sie unseren quantifizierenden Blick auf die Dynamik von Covid-19 erheblich. Der den Daten der WHO entnommenen offiziellen und entsprechend korrigierten Fallsterblichkeit steht dann eine Letalitätsrate gegenüber, die wesentlich niedriger ausfällt. Die auf denselben Stichtag (14.5.2020) bezogenen Daten beziffern die Fallsterblichkeit weltweit und für Deutschland auf 6,9 % bzw. 4,5 %; ihr steht eine Letalitätsrate von 1,6 % bzw. 0,9 % gegenüber. Aus der Tabelle 5 b kann zusätzlich abgelesen werden, wie sich die Relation zwischen offiziell registrierter Fallsterblichkeit und Letalitätsrate beim Blick auf den bisherigen Gesamtverlauf der Pandemie darstellt (Stichtag 2.5. 2021).

Die ersten repräsentativen Stichproben

Die hier präsentierten Korrekturen der offiziellen Pandemiestatistik sind Annäherungswerte. Sie sollen eine Vorstellung von den tatsächlichen Trends vermitteln. Valide Schätzungen werden erst möglich sein, wenn die Ergebnisse repräsentativ durchgeführter Bevölkerungsstichproben aus den Brennpunkten sowie den durchschnittlich betroffenen und den von der Pandemie weitgehend verschont gebliebenen Regionen vorliegen. Im Fall der AIDS-Pandemie war dies sehr früh geschehen. Umso bemerkenswerter scheinen die lange Zeit aufrechterhaltenen Verdikte gegen derartige Erhebungen während der Covid-19-Pandemie. Erst nach dem Abklingen ihrer ersten Welle kam es zu einem gewissen Umdenken, aber dadurch gingen wichtige Zeitfenster und Handlungsoptionen zugunsten eines differenzierten Vorgehens verloren. Inzwischen liegen jedoch die ersten Teilergebnisse vor, und ich konnte sie bei der Abschätzung der Dunkelziffern hinsichtlich der tatsächlichen Infektionshäufigkeiten und Mortalitätsraten berücksichtigen.

Methodisch geht es bei diesen Erhebungen darum, aus einer zufällig ausgewählten Zahl von Familienhaushalten Daten zu gewinnen, die die Situation aller Haushalte einer definierten Bezugsgröße (Grundgesamtheit) gleichmäßig abbilden. Diese Grundgesamtheit kann eine Großstadt, eine Gemeinde oder ein bestimmter Bezirk sein. Wenn die Auswahl dieser Grundeinheiten an die heterogene Verteilung der Infektionsschwerpunkte angepasst wird (Cluster, durchschnittlich betroffene und weniger betroffene Gemeinden oder Kreise), dann lassen sich valide Aussagen über die übergeordnete Grundgesamtheit, etwa Brasilien, China oder Deutschland, machen. Und da die Pandemie zwar wellenförmig, aber nicht saisonal verläuft, erscheint es sinnvoll, die Stichproben in derselben Testgruppe in periodischen Abständen zu wiederholen und Kohorten zu bilden, anhand derer sich die Infektionsverläufe auch in längeren Abständen abbilden.

Seit dem Frühjahr 2020 wurden weltweit zahlreiche Stichproben durchgeführt, bislang wurden aber nur wenige Ergebnisse veröffentlicht. Ihre Durchführung war in der Regel methodisch korrekt, sie beschränkten sich aber häufig – so etwa die italienischen, slowakischen und österreichischen Untersuchungen – auf die Identifikation akut Infizierter durch Schnelltests und den anschließenden Nachweis des genetischen Fingerabdrucks des Virus durch den PCR-Test. Ihre Aussagekraft war folglich eingeschränkt, auch wenn sich daraus wichtige Hinweise auf den Anteil der symptomlos oder mild verlaufenden Infektionen ergaben.[19] Sichere Aussagen konnten und können jedoch erst dann gemacht werden, wenn die Angehörigen der zufällig ausgewählten Haushalte befragt und sowohl auf eine akute Infektion als auch durch eine Blutprobe auf das Vorliegen einer schon entwickelten Immunität untersucht werden. Dies geschah beispielsweise im Pandemiebrennpunkt Santa Clara (Kalifornien), wo eine Dunkelziffer von 50:1 festgestellt wurde.[20] An diese Vorgehensweise hielt sich auch eine Bonner Medizinergruppe, die im April 2020 in der im Kreis Heinsberg gelegenen Ortschaft Gangelt 919 Teilnehmerinnen und Teilnehmer aus 405 Haushalten untersuchte.[21] Sie kam zum Ergebnis, dass die Dunkelziffer fünfmal höher war als die Zahl der bislang positiv getesteten Personen. Unter Berücksichtigung der bis dahin in Deutschland gemeldeten Todesfälle verdoppelte sie sich der Studie zufolge auf den Faktor 10. Daraus schloss das Forscherteam, dass sich bis Ende April 2020 in Deutschland schon 1,8 Millionen Menschen infiziert hatten, während sich die Letalitätsrate (Infection Fatality Rate) auf 0,37 % belief. Diese Gesamtschätzung war wohl etwas voreilig, denn die lokale Grundgesamtheit, ein Brennpunkt der Pandemie, konnte nicht mit der Gesamtsituation in Deutschland gleichgesetzt werden. Aufgrund der zu diesem Zeitpunkt erreichbaren Daten war eine nur halb so große Dunkelziffer an Infizierten (5) und eine Letalitätsrate knapp unter 1 % plausibler (vgl. Tabelle 1 und 2).

4. Das Ausmass und die Eigenschaften der Pandemie

Die erste Welle

Quantitativ wurde die erste Pandemiewelle nur unzureichend und zudem häufig fehlerhaft abgebildet. Dies illustrieren die zwei ersten Tabellen, in denen wir die von der WHO publizierten Daten über die registrierte Infektionshäufigkeit und die Fallsterblichkeit mit eigenen Schätzungen verglichen haben.

In der ersten Tabelle sind die Daten zur Infektionshäufigkeit in denjenigen neunzehn Nationalstaaten zusammengestellt, die laut offizieller Statistik bis zum Ende der ersten Pandemiewelle am stärksten von der Pandemie betroffen waren (vgl. Tabelle 1, Stichtag 14.5.2020).

Dabei konnte ich den seit Anfang März 2020 gesammelten Materialien über diese Länder entnehmen, wie weit bis dahin die Testkapazitäten genutzt wurden, um bei den Überwachungs- und Eindämmungsversuchen auch den symptomlos bzw. unbehandelt gebliebenen Überträgern auf die Spur zu kommen. Dies war – und ist auch heute noch – nur recht begrenzt der Fall, aber in unterschiedlichem Ausmaß. Da repräsentative Stichproben zu diesem Zeitpunkt noch fehlten, wurden aus der Synopse dieser Unterlagen und unter Einbeziehung der diesbezüglichen kritischen Expertenberichte für jedes Land Dunkelziffern geschätzt und für die Globalübersicht zusammengestellt. Weltweit war der Schätzung zufolge nur ein Siebtel aller Infizierten erfasst; statt von knapp 4,25 Millionen war von mindestens 29,74 Millionen Infizierten auszugehen, die sich bis Mitte Mai 2020 angesteckt hatten. Das waren statt der offiziell registrierten 55 pro 100.000 etwa 382 pro 100.000 Personen weltweit.

Bei der Tabelle 2 bin ich genauso vorgegangen, habe dabei aber die in Kapitel III.3 formulierten Ausführungen über die Fallstricke der Mortalitätsstatistik berücksichtigt.

Tabelle 1:

Die offizielle und die geschätzte Infektionshäufigkeit am Ende der ersten Pandemiewelle (Stand: 14.5.2020)

Region / Land	Registrierte Infizierte	Dunkelziffer[a]	Tatsächliche Infizierte (geschätzt)	Gesamtbevölkerung	Registrierte Infizierte (pro 100.000 Einwohner)	Tatsächliche Infizierte (geschätzt; pro 100.000 Einwohner)
Welt	4.248.389	7	29.740.000	7.794.799.000	55	382
USA	1.340.098	10	13.400.000	331.003.000	405	4.048
Russland	252.245	10	2.520.000	145.934.000	173	1.727
UK	229.709	6	1.380.000	67.886.000	338	2.033
Spanien	228.691	8	1.830.000	46.755.000	489	3.914
Italien	222.104	8	1.780.000	60.462.000	367	2.944
Brasilien	177.589	10	1.780.000	212.559.000	84	837
Deutschland	172.239	5	860.000	83.784.000	206	1.026
Türkei	143.114	10	1.430.000	84.339.000	170	1.696
Frankreich	138.609	7	970.000	65.274.000	212	1.486
Iran	112.725	10	1.130.000	83.993.000	134	1.345
China	84.464	4	340.000	1.439.324.000	6	24
Indien	78.003	7	550.000	1.380.004.000	6	40
Peru	72.059	10	720.000	32.972.000	219	2.184
Kanada	71.486	5	360.000	37.742.000	189	954
Mexiko	38.324	10	380.000	128.933.000	30	295
Ecuador	30.486	10	300.000	17.643.000	173	1.700
Schweden	27.909	10	280.000	10.099.000	276	2.773
Niederlande	43.211	8	350.000	17.135.000	252	2.043
Belgien	53.981	10	540.000	11.590.000	466	4.659

Quellen: United Nations. Department of Economic and Social Affairs. Population Division (Hg.): World Population Prospects 2019, Online Edition. Rev. 1, August 2019, online in: https://population.un.org/wpp/ Download/Files/1_In dicators%20 (Standard)/EXCEL_FILES/1_Population/WPP2019_POP_F01_1_TOTAL_POP ULATION_BOTH_SEX ES.xlsx (Stand: 11.8.2020); WHO (Hg.): Coronavirus disease (COVID-19). Situation Report – 115. Data as received by WHO from national authorities by 10:00 CEST, 14 May 2020, S. 7–16, online in: https://www.who.int/ docs/default-source/coronaviruse/situation-re ports/20 200514-covid-19-sitrep-115.pdf?sfvrsn=3fce8d3c_4 (Stand: 15.5.2020).
a) Geschätzt unter Berücksichtigung des jeweils verfügbaren Testmaterials; ergänzt durch kritische Modellrechnungen der epidemiologischen Fachliteratur.

Tabelle 2:

Offiziell registrierte und geschätzte Todesopfer am Ende der ersten Pandemiewelle (Stand: 14.5.2020)

Region / Land	Offizielle Todesfälle absolut	Offizielle Todesfälle pro 100.000	Fallsterblichkeit (CFR offiziell in %)	Dunkelziffer[a]	Korrigierte Todesfälle (geschätzt; absolut)	Letalitätsrate (%)	Sterblichkeit pro 100.000
Welt	294.046	4	6,9	1,6	470.500	1,6	6
USA	80.695	24	6	1,2	96.800	0,7	29
UK	33.186	49	14,5	1,4	46.500	3,4	68
Italien	33.106	55	14,9	1,2	39.700	2,2	66
Spanien	27.104	58	11,9	1,3	35.200	1,9	75
Frankreich	27.029	41	19,5	1,1	29.700	3,1	46
Brasilien	12.400	6	7	1,7	21.100	1,2	10
Belgien	8.843	76	16,4	1,1	9.700	1,8	84
Deutschland	7.723	9	4,5	1,05	8.100	0,9	10
Iran	6.783	8	6	1,9	12.900	1,1	15
Niederlande	5.562	32	12,9	1,3	7.200	2,1	42
Kanada	5.209	14	7,3	1,1	5.700	1,6	15
China	4.644	<1 (0,3)	5,5	1,8	8.400	2,5	<1 (0,6)
Türkei	3.952	5	2,8	1,4	5.500	0,4	7
Mexiko	3.926	3	10,2	1,5	5.900	1,6	5
Schweden	3.460	34	12,4	1,1	3.800	1,4	38
Indien	2.549	<1 (0,2)	3,3	1,5	3.800	0,7	<1 (0,3)
Ecuador	2.334	13	7,7	1,8	4.200	1,4	24
Russland	2.305	2	0,9	1,6	3.700	0,2	3
Peru	2.057	6	2,9	1,7	3.500	0,5	11

Quellen: United Nations, World Population Prospects 2019; WHO, Coronavirus disease (COVID-19). Situation Report – 115, 14.5.2020.

a) Geschätzt durch den Abgleich der offiziell dokumentierten Fallsterblichkeit mit der laufenden Registrierung der Übersterblichkeit unter Berücksichtigung aller erreichbaren Modellrechnungen der epidemiologischen Fachliteratur sowie der Berichterstattung der Weltpresse (Guardian, International New York Times, Le Monde Diplomatique, Neue Zürcher Zeitung, The Economist).

Hier ging es um die quantifizierende Analyse des Schlüsselproblems der ersten Pandemiewelle: Warum sind trotz der nur moderat ausgeprägten Pathogenität des Erregers so viele Menschen gestorben? Deshalb habe ich mich auf diejenigen neunzehn Länder konzentriert, die bis zum Stichtag 14. Mai 2020 die meisten offiziell registrierten Sterbefälle auswiesen. Für diese Länder – sowie weltweit – wurde unter Zuhilfenahme der Daten der ersten Tabelle zunächst die prozentuale Fallsterblichkeit errechnet. Das große Problem war auch hier die Schätzung angemessener Dunkelziffern, wozu auch in diesem Fall die kritische Länderberichterstattung als Grundlage diente. Dabei waren die Abweichungen deutlich geringer als bei der Schätzung der Infektionshäufigkeit, denn eine inkorrekte Berichterstattung über Sterbefälle wird sehr aufmerksam beobachtet und kommentiert. Die geringsten Abweichungen (Faktor 1,05 bis 1,1) fanden sich hier bezogen auf Deutschland, Belgien, Frankreich, Kanada und Schweden, die höchsten (1,7 bis 1,9) in Brasilien, der VR China, im Iran sowie in Ecuador und Peru, während weltweit von einem Faktor 1,6 auszugehen war. Es handelt sich dabei wohlgemerkt noch stärker als bei Tabelle 1 um Minimalschätzungen.

Darüber hinaus war die Tatsache zu berücksichtigen, dass die Gesundheitsbehörden mehrerer Länder ihre auf Covid-19 bezogene Sterbestatistik unter dem Druck der internationalen Öffentlichkeit vor und nach dem Stichtag in teilweise erheblichem Ausmaß berichtigt haben.

Ausgehend von diesen Korrekturfaktoren wurde die absolute Zahl der an und mit Covid-19 Verstorbenen neu geschätzt. In einer weiteren Spalte ist die aus der geschätzten Infektionshäufigkeit gebildete Letalitätsrate angegeben, die wesentlich niedrigere Relationen als die Fallsterblichkeit ausweist. Von entscheidender Bedeutung ist schließlich die in der letzten Spalte wiedergegebene Berechnung der pandemiebedingten Sterblichkeit pro 100.000 Einwohner. Hier hatten am Stichtag 14. Mai 2020 die EU-Länder Belgien (84), Großbritannien (68), Spanien (75), Italien (66), Frankreich (46), Niederlande (42) und Schweden (38) mit weitem Abstand die meisten Todesopfer zu beklagen. Die Schwellenländer Indien (0,3), China (0,6) und die Russische Föderation (3) weisen hingegen trotz der teilweise beträchtlichen Korrekturfaktoren außergewöhnlich wenige Sterbefälle aus.

Warum sind ausgerechnet in sieben Ländern der Europäischen Union so viele Menschen gestorben, obwohl sie über vergleichsweise hoch entwickelte Gesundheitssysteme verfügen? Auf die qualitativen Ursachen bin ich schon mehrfach eingegangen: die ungeschützten Krankenhäuser und Pflegeheime, in denen die besonders gefährdeten Gruppen der Ausbreitung des Erregers fast schutzlos preisgegeben waren.[1] Die Folgen können wir quantifizieren, indem wir die Zeitspanne, in der sich die Covid-19-Sterbefälle häuften, mit der Durchschnittssterblichkeit vergleichen, die in dieser Periode im Verlauf der letzten fünf Jahre registriert wurde. Auf diese Weise können wir feststellen, wie

Tabelle 3:

Übersterblichkeit und registrierte Sterbefälle während der ersten Pandemiewelle in Europa

Land	Fallsterblichkeit offiziell (absolut)	Übersterblichkeit (geschätzt)	Prozentsatz der offiziellen Fallsterblichkeit an Übersterblichkeit	Anteil offizielle CFR in Pflegeheimen (%)
Großbritannien	21.678	39.400	55 %	16[a]
Spanien	23.822	35.300	67 %	n. b.
Italien	27.359	31.800	86 %	37
Frankreich	23.627	25.100	94 %	n. b.
Belgien	7.331	8.500	86 %	52
Niederlande	4.566	8.100	56 %	30
Deutschland[b]	8.301	10.174	82 %	36[c]
Schweden	2.355	2.600	91 %	39

Quellen: EuroMOMO; Mortalitätsstatistiken der referierten Länder; Roland Herzog, Die Toten der Covid-19-Pandemie, Juni 2020, https://coronakrise-europa. net/2020/06/10/corona-todesfaelle/; International Long Term Care Policy Network, CPEC-LSE, S. 18; Statistisches Bundesamt: Wöchentliche Sterbefallzahlen in Deutschland, online in: https://www.destatis.de/DE/Themen/Querschnitt/Coro na/_Grafik/_Interaktiv/woechentliche-sterbefallzahlen-jahre.html (Stand: 13.4.2021); Statistisches Bundesamt, Sterbefälle. Fallzahlen nach Tagen, Wochen, Monaten, Altersgruppen und Bundesländern für Deutschland 2016-2020, Wiesbaden 28.5.2020; The Economist, 9.5.2020; WHO, Coronavirus disease 2019 (COVID-19) Situation Report – 100, 29.4.2020.

a) Erfasst sind alle, die außerhalb der Krankenhäuser im Zusammenhang mit Covid-19 gestorben sind.
b) Die Zahlen für Deutschland beziehen sich auf die Kalenderwochen 12–20/2020. Sterbefallzahlen insgesamt: Statistisches Bundesamt (Stand: 12.4.2021); Covid-19-Todesfälle: Robert Koch-Institut (Stand: 9.4.2021), zit. nach: Statistisches Bundesamt: Wöchentliche Sterbefallzahlen in Deutschland, (Stand: 13.4.2021).
c) Einschließlich solcher Pflegeheiminsassen, die in Krankenhäusern starben.

viele Menschen zusätzlich direkt oder indirekt der Pandemie zum Opfer gefallen sind (sogenannte Übersterblichkeit).[2] Die Ergebnisse dieser Untersuchung sind in Tabelle 3 zusammengefasst.

Sie beweisen, dass in den hier diskutierten acht europäischen Ländern in der Zeitspanne von Mitte März bis Ende April 2020 teilweise weitaus mehr Menschen aus der Gruppe der besonders Gefährdeten der Pandemie zum Opfer gefallen sind als in der offiziellen Statistik angegeben. In Großbritannien und den Niederlanden war knapp die Hälfte der Covid-19-Sterbefälle nicht dokumentiert (45 bzw. 44 %), in Spanien ein gutes Drittel (33 %), in den übrigen Ländern waren es zwischen 9 und 18 %. Erstaunlich hoch war darüber hinaus der Anteil der in den Alten- und Pflegeheimen Verstorbenen (letzte Spalte). Dies ist ein wichtiges Indiz dafür, dass häufig nur die in den Krankenhäusern an und mit Covid-19 Verstorbenen registriert wurden, und dass die in den Alten- und Pflegeheimen untergebrachten Menschen besonders betroffen waren. Diese statistischen Befunde bestätigen neuere Analysen, aus denen hervorgeht, dass den an Covid-19 schwer erkrankten Seniorinnen und Senioren häufig die Krankenhausaufnahme verweigert wurde. Teilweise wurden sie auch in die Altenheime zurückverlegt und mit Morphinpräparaten dem Sterben anheimgegeben.[3] Derartige Einzelfälle gab es auch in Deutschland. In der Regel wurden Schwerkranke jedoch in die Krankenhäuser eingewiesen. Die Übersterblichkeit war deshalb während der 12. bis 20. Kalenderwoche nur 18 % höher als die registrierte Fallsterblichkeit (10.174 zu 8.301).

Die Zwischenetappe (Juni bis Ende August 2020)

Nach einem Intervall von nur wenigen Wochen begann im Juni 2020 die erste Zwischenetappe. In den beiden Amerikas ging die erste Welle sogar fast bruchlos in sie über. In Südasien und im Mittleren Osten entstanden zwei weitere Epizentren. Auch in Südafrika entwickelte sich ein neuer Schwerpunkt, jedoch blieb das übrige Subsaharische Afrika weiter ausgespart. Aber auch hier entstanden neue Infektionsherde, genauso in Europa und Ost- und Südostasien.

Aus globaler Perspektive bestätigten sich drei Monate nach dem zeitweiligen Abebben der ersten Welle die Befürchtungen, dass auf sie noch weitaus aggressivere Ausbrüche folgen könnten. Die Zahl der offiziell registrierten Infizierten verfünffachte sich bis Mitte August auf über 20 Millionen, davon entfielen mehr als zwei Drittel auf die beiden Amerikas, Südasien und den Mittleren Osten (vgl. Tabelle 4 a/b).[4]

Täglich kamen mehr als 200.000 erfasste Neuinfizierte hinzu. Etwa 750.000 Menschen wurden als Pandemieopfer registriert, davon allein 400.000 in den USA und Lateinamerika. Zwar war die Mortalität relativ rückläufig, es starben jedoch den offiziellen Berichten zufolge täglich noch immer zwischen 4.000 und 5.000 Menschen an den Folgen der Erkrankung. Teilweise wurden die besonders gefährdeten über 70-Jährigen und chronisch Kranken jetzt besser geschützt. Zudem erreichten die blinden Passagiere jetzt vor allem die jüngere Bevölkerung der südlichen Hemisphäre.

Soweit die Daten der offiziellen Berichterstattung. Voraussetzung für eine realistische Abschätzung der Situation war auch in diesem Fall die Diskussion der Dunkelziffern. Dabei war zu berücksichtigen, dass die Gesundheitsbehörden der meisten Länder inzwischen häufiger Tests anordneten als während der ersten Welle, sodass mehr symptomlos Infizierte und nur mild Erkrankte erkannt wurden als bisher. Auch die Zahl der während der Berichtszeiten durchgeführten Tests und der prozentuale Anteil der positiven Ergebnisse wurden jetzt häufiger publik, was eine genauere Schätzung der Dunkelziffern zuließ. Zusätzlich konnten die inzwischen in vielen Ländern und Regionen mit Infektionsschwerpunkten durchgeführten repräsentativen Stichproben zu Rate gezogen werden. Dabei wurden Blutproben von zufällig ausgewählten Personen auf das Vorhandensein von Antikörpern gegen SARS-CoV-2 untersucht, um den Anteil der Gesamtbevölkerung abschätzen zu können, der schon Kontakt mit dem Virus gehabt hatte. Die Ergebnisse waren sehr unterschiedlich.[5] In Deutschland ergab die repräsentative Auswertung von Seren erwachsener Blutspender, dass bislang 1,3 % der Bevölkerung eine Infektion durchgemacht hatten – knapp 1,1 Millionen Menschen. In den USA kamen mehrere Untersuchungen auf etwa das Zehnfache der registrierten Infektionshäufigkeit bzw. auf mindestens 6 % der Gesamtbevölkerung. Aus Südasien wurden weitaus höhere Ergebnisse bekannt, so etwa aus dem Großraum Delhi mit einem Durchseuchungsgrad von 22,9 %; die Bewohner der Massenquartiere der Metropole Mumbai sollen sich bis Juli 2020 mit 57 % sogar auf die kollektive Immunität zubewegt haben.[6]

Auch für die Mortalitätsschätzung ergaben sich neue Aspekte. Die offiziellen Zahlen näherten sich häufig an die tatsächlichen Sterbeereignisse an, sodass auch hier niedrigere Dunkelziffern zu veranschlagen waren. Am Stichtag 15. August 2020 war den verfügbaren Unterlagen zufolge weltweit von einer mindestens 6,5 mal höheren Infektionshäufigkeit und einer 1,5 mal größeren Zahl der im Zusammenhang mit Covid-19 Verstorbenen auszugehen.

Tabelle 4 a:

Infektionshäufigkeit am Ende der Zwischenetappe.[a] (Stand: 15.8.2020)

Land	Registrierte Infizierte		Dunkelziffer Infizierte	Tatsächlich Infizierte geschätzt	
	absolut	pro 100.000		absolut	pro 100.000
Belgien	77.020	664	5,5	423.600	3.650
Peru	507.996	1.539	8,5	4.318.000	13.080
UK	316.371	466	6	1.898.200	2.800
Spanien	342.813	733	7	2.399.700	5.130
Italien	252.809	418	7	1.769.700	2.930
Schweden	84.294	835	6	505.800	5.010
Chile	381.111	2.000	8,5	3.247.900	17.000
Brasilien	3.244.876	1.517	8	25.799.000	12.140
USA	5.203.206	1.572	7,5	39.024.000	11.790
Frankreich	198.876	305	6	1.193.300	1.830
Mexiko	505.751	393	8	4.046.000	3.140
Niederlande	61.785	361	6,5	401.600	2.350
Ecuador	99.409	565	9	894.700	5.080
Bolivien	96.459	824	9	868.100	7.420
Kolumbien	433.805	853	8,5	3.700	7.250
Kanada	121.234	321	6	727.400	1.930
Iran	338.825	403	7,5	2.541.200	3.030
Südafrika	579.140	976	7	4.054.000	6.840
Portugal	53.783	527	6,5	349.600	3.430
Welt	21.026.758	270	6,5	136.673.900	1.750

a) Gruppiert nach den 19 Ländern mit der offiziell registrierten höchsten Sterblichkeit pro 100.000 Einwohnern. Wegen der statistischen Verzerrungen blieben Länder mit einer Bevölkerung unter 5 Millionen Menschen unberücksichtigt, nämlich – in der Reihenfolge der registrierten Sterblichkeit – San Marino, Andorra, Panama, Irland, Armenien und Nord-Makedonien.

In den Tabellen 4 a/b wurden diese neuen Trends berücksichtigt. Sie präsentiert eine Momentaufnahme des Pandemiegeschehens beim Übergang zur zweiten Welle. Der Stichtag – 15.8.2020 – wurde so gewählt, dass er die Gesamtsituation exakt drei Monate nach dem Ende der ersten Pandemiewelle abbildete. Bei einer leicht reduzierten Dunkelziffer von 6,5 betrug die kumulierte Infektionshäufigkeit weltweit jetzt knapp 136,7 Millionen (1.750 pro 100.000 Personen). Die geschätzte Zahl der Todesopfer belief sich auf das 1,5-Fache der offiziellen Angaben, nämlich auf knapp 1,134 Millionen. Dies entsprach einer Letalitätsrate von 0,8 % bzw. einer Relation von 15 Todesopfern pro 100.000 Personen.

Tabelle 4 b:
Sterblichkeit am Ende der Zwischenetappe.a) (Stand: 15.8.2020)

Land	Todesfälle offiziell absolut	Todesfälle offiziell pro 100.000	CFR offiziell in %	Dunkelziffer Gestorbene	Korrigierte Todesfälle geschätzt absolut	Letalitätsrate in %	Mortalität korrigierte Todesfälle pro 100.000
Belgien	9.924	86	12,9	1,1	10.900	2,6	94
Peru	25.648	78	5,1	1,7	43.600	1,0	132
UK	41.357	61	13,1	1,25	51.700	2,7	76
Spanien	28.167	60	8,2	1,25	35.200	1,5	75
Italien	35.234	58	13,9	1,15	40.500	2,3	67
Schweden	5.783	57	6,9	1,1	6.400	1,3	63
Chile	10.340	54	2,7	1,6	16.500	0,5	87
Brasilien	105.463	50	3,3	1,7	179.300	0,7	84
USA	165.995	50	3,2	1,1	182.600	0,5	55
Frankreich	30.275	46	15,2	1,1	33.300	2,8	51
Mexiko	55.293	43	10,9	1,7	94.000	2,3	73
Niederlande	6.158	36	10,0	1,3	8.000	2,0	47
Ecuador	6.030	34	6,1	1,7	10.300	1,2	58
Bolivien	3.884	33	4,0	1,7	6.600	0,8	56
Kolumbien	14.145	28	3,3	1,6	22.600	0,6	45
Kanada	9.015	24	7,4	1,1	9.900	1,4	26
Iran	19.331	23	5,7	1,4	27.100	1,1	32
Südafrika	11.556	19	2,0	1,3	15.000	0,4	25
Portugal	1.772	17	3,3	1,2	2.100	0,6	21
Welt	755.786	10	3,6	1,5	1.133.700	0,8	15

Quellen Tabellen 4 a und 4 b: United Nations, World Population Prospects 2019; WHO, Coronavirus disease (COVID-19) Situation Report – 208. Data as received by WHO from national authorities by 10:00 CEST, 15 August 2020, online in: https://www.who.int/docs/default-source/coronaviruse/situation-reports/20200815-covid-19-sitrep-208.pdf (Stand: 17.08.2020).
a) Wie Anm. a) in Tabelle 4 a.

Zusätzlich zu dieser globalen Übersicht habe ich wie in den Tabellen 1 und 2 die epidemiologischen Informationen aus neunzehn Ländern ausgewählt. Dabei bin ich jedoch nicht mehr der Rangfolge der Infektionshäufigkeit (Tabelle 1) bzw. der Fallsterblichkeit (Tabelle 2) gefolgt. Ich habe mich vielmehr an einer entscheidenden Problemstellung orientiert, die ich in dieser Untersuchung immer wieder diskutiert habe: In welchem Land sind besonders viele Menschen Covid-19 zum Opfer gefallen? Bei der Beantwortung dieser Frage sollte nicht die absolute Zahl der Verstorbenen im Vordergrund stehen, sondern ihre Relation zur jeweiligen Gesamtheit – die Zahl der Pandemieopfer pro 100.000 Einwohner. Dieser Ansatz liefert das wohl wichtigste Kriterium zur Beurteilung der jeweils ergriffenen Schutzvorkehrungen und der Qualität der medizinischen Versorgung. Darüber hinaus vermittelt er Hinweise zur Beantwortung der Frage, inwieweit sich in den neu entstandenen Epizentren die Katastrophe der europäischen Übersterblichkeit trotz der unterschiedlichen Altersstruktur der Bevölkerung wiederholte. Erste lokale Anzeichen dazu hatte es schon im März–April 2020 gegeben – denken wir nur an Ghom, Guayaquil, New York City und Manaus im brasilianischen Amazonas.[7]

In dieser Hinsicht bieten die in der Tabelle 4 b zusammengetragenen Zahlen über die unterschiedliche Mortalitätsentwicklung wichtige Erkenntnisse. Es handelt sich dabei um jene neunzehn Länder, die in allen Weltregionen die meisten Todesopfer pro 100.000 Bewohner zu beklagen hatten. Besonders augenfällig ist erstens der Unterschied zwischen der offiziellen Fallsterblichkeit und der geschätzten Letalitätsrate, der in Frankreich (15,2 / 2,8 %), Italien (13,9 / 2,3 %), Großbritannien (13,1 / 2,7 %) und Belgien (12,9 / 2,6 %) besonders markant war. Die zweite Auffälligkeit bestand in der fehlenden Korrelation zwischen der Letalitätsrate und der Zahl der korrigierten Sterbefälle. In Peru waren bis Mitte August 1 % aller geschätzten Infizierten verstorben, aber ihr Anteil an der Gesamtbevölkerung (132 pro 100.000) war zu diesem Zeitpunkt der größte weltweit; in den Niederlanden war die Letalitätsrate doppelt so hoch, die Mortalität belief sich dagegen auf 47 Todesopfer pro100.000 Einwohner. Weniger überraschend war drittens, dass die meisten Menschen (absolut und relativ) dem Virus in jenen Weltregionen und Ländern zum Opfer gefallen waren, die sich im Verlauf der ersten Welle und der Zwischenetappe zu Epizentren der Pandemie entwickelt hatten. Verglichen damit war die globale Entwicklung der Sterblichkeit trotz einer Fall- und Infektionssterblichkeit von 3,6 % bzw. 0,8 % mit 15 Todesopfern pro 100.000 Personen bemerkenswert niedrig.

Das Ausmaß der zweiten und dritten Welle

In den Tabellen 5 a/b sind die wesentlichen Daten zur Pandemieentwicklung ab September 2020 zusammengefasst.

Diesmal wurden alle Weltregionen und die in ihnen besonders betroffenen Nationalstaaten berücksichtigt. Dabei habe ich mich – trotz einiger problematischer Zuordnungen – an der Regionaleinteilung der WHO orientiert und zusätzlich die jeweils besonders betroffenen Nationalstaaten untersucht.[8] Die Rubriken zur Dokumentation der Infektionshäufigkeit und Sterblichkeit blieben unverändert. Hinzugekommen ist eine Spalte, in der die Zahl der bis zum Ende der 17. Kalenderwoche 2021 (Stichtag 2.5.2021) Geimpften aufgeführt wird.

Auch in dieser Tabelle waren die Dunkelziffern das Schlüsselproblem. Hier kam es bis zum Höhepunkt der dritten Welle zu deutlichen Veränderungen. Weltweit wurden Schnelltests eingeführt. Das Ausmaß ihrer Anwendung war von Land zu Land sehr unterschiedlich, und auch die Effizienz der Schnell- und Selbsttests war noch nicht sicher abschätzbar. Da aber auch die anderen Parameter zur Abschätzung der Dunkelziffer der symptomlos und nur mild erkrankten Infizierten weiter verbessert wurden, war insgesamt davon auszugehen, dass die Dunkelziffern der Infektionshäufigkeit weiter rückläufig waren. Dieser Trend wurde entsprechend im globalen Maßstab (von 6,5 auf 6) und länderspezifisch (beispielsweise in den USA von ursprünglich 10 auf 4 und in Deutschland von 5 auf 3) berücksichtigt. Bei den Sterbefällen sanken die Dunkelziffern wohl ebenfalls, obwohl die Korrektheit der Angaben der russischen und indischen Behörden wieder verstärkt angezweifelt wurde.

Auch in dieser Tabelle blieben die Schätzungen im unteren Bereich der Skala. Statt der am Höhepunkt der dritten Welle (Stichtag 2.5.2021) offiziell registrierten 131,81 Millionen Infizierten kam ich auf eine geschätzte Inzidenz von 910,88 Millionen. Nach dieser Schätzung waren an diesem Tag knapp 11,7 % der Weltbevölkerung infiziert, während sich die Zahl der bis dahin erstmalig Geimpften auf 7,8 % Erstgeimpfte belief. Auch die geschätzte Zahl der im Zusammenhang mit Covid-19

Tabelle 5 a:

Die SARS-CoV-2-Pandemie auf dem Höhepunkt der dritten Welle – Infizierte und Geimpfte (Stand: 2.5.2021)

Region / Land[a]	Registr. Infizierte absolut / pro 100.000	Dunkelziffer Infizierte geschätzt	Inzidenz geschätzt absolut / pro 100.000	Geimpfte min. 1 Dosis absolut / % vollständig absolut / %
Welt	151.812.556 / 1.948	6	910.880.000 / 11.686	610.053.783 / 7,8 278.087.054 / 3,6
Amerikas	62.281.517 / 6.090	6	373.690.000 / 37.001	228.878.870 / 13–30 140.298.662 / 6–20
- Brasilien	14.659.011 / 6.896	7	102.610.000 / 48.275	29.421.191 / 13,8 13.752.165 / 6,5
- USA	32.002.328 / 9.668	4	128.010.000 / 38.673	147.047.012 / 44,0 104.774.652 / 31,3
Europa	51.920.795 / 5.565	4	207.680.000 / 22.328	165.861.676 / 22,2 67.828.503 / 9,1
- Frankreich	5.553.806 / 8.539	3,5	19.440.000 / 29.780	16.093.319 / 23,8 6.595.962 / 9,8
- Russische Föderation	4.823.255 / 3.305	5	24.120.000 / 16.526	12.431.003 / 8,5 7.639.740 / 5,3
- Deutschland	3.416.822 / 4.108	3	10.250.000 / 12.234	23.630.789 / 28,2 6.686.309 / 8,0
Südostasien	22.675.230 / 1.122	7	158.730.000 / 7.929	n. b.
- Indien	19.557.457 / 1.417	7	136.900.000 / 9.920	126.704.151 / 9,2 27.507.360 / 2,0
- Indonesien	1.672.880 / 612	7	11.710.000 / 4.281	12.469.406 / 4,6 7.703.110 / 3,6
Östliches Mittelmeer	9.147.412 / 1.252	6,5	59.460.000 / 8.348	n. b.
- Iran	2.516.157 / 2.996	6	15.100.000 / 17.974	858.296 / 1,1 209.827 / 0,3[b]
- Irak	1.070.366 / 2.661	7	7.500.000 / 18.628	298.377 / 0,7 n. b. / n. b.[c]
Subsaharisches Afrika	3.316.851 / 296	7	23.220.000 / 2.127	14.151.044 / 1,1 4.904.901 / 0,4
- Südafrika	1.582.842 / 2.669	5	7.910.000 / 13.344	318.670 / 0,6 318.670 / 0,6[d]
- Äthiopien	258.062 / 225	8	2.060.000 / 1.796	1.141.092 / 1,0 n. b. / n. b.
West-Pazifik	2.470.005 / 126	5	12.350.000 / 640	n. b.
- Philippinen	1.046.637 / 955	7	7.330.000 / 6.686	1.656.643 / 1,5 284.553 / 0,3[e]
- Japan	597.225 / 472	3	1.790.000 / 1.417	3.062.698 / 2,4 1.042.998 / 0,8

a) Die der Tabelle zugrunde liegenden Bevölkerungszahlen der Staaten stammen aus den World Population Prospects 2019 der UN und sind Schätzungen für das Jahr 2020. Die Zahlen für die WHO-Regionalaufteilung stammen aus den World Health Statistics 2021 der WHO und beziehen sich auf das Jahr 2019.
b) Zahlen für den Iran vom 30.4.2021.
c) Zahlen für den Irak vom 23.4.2021.
d) Zahlen für Südafrika vom 1.5.2021.
e) Zahlen für die Philippinen vom 1.5.2021.

Tabelle 5 b:

Die SARS-CoV-2-Pandemie auf dem Höhepunkt der dritten Welle – Sterblichkeit (Stand: 2.5.2021)

Region / Land[a]	Todesfälle absolut / pro 100.000	Fallsterblichkeit offiziell (%)	Dunkelziffer Gestorbene	Korrig. Todesfälle geschätzt (absolut)	Letalitätsrate (%)	Mortalität (korrigierte Todesfälle pro 100.000)
Welt	3.186.817 / 41	2,1	1,3	4.142.900	0,5	53
Amerikas	1.517.981 / 148	2,4	1,3	1.973.400	0,5	195
- Brasilien	403.781 / 190	2,8	1,1	565.300	0,6	266
- USA	570.537 / 172	1,8	1,4	627.600	0,5	190
Europa	1.084.814 / 116	2,1	1,2	1.301.800	0,6	140
- Frankreich	103.994 / 160	1,9	1	104.000	0,5	160
- Russische Föderation	110.862 / 76	2,3	1,4	155.200	0,6	106
- Deutschland	83.192 / 100	2,4	1	83.200	0,8	100
Südostasien	280.220 / 14	1,2	1,5	420.300	0,3	21
- Indien	215.542 / 16	1,1	1,6	344.900	0,3	25
- Indonesien	45.652 / 11	2,7	1,3	59.300	0,5	22
Östliches Mittelmeer	183.431 / 25	2,0	1,3	238.500	0,4	33
- Iran	72.090 / 86	2,9	1,2	86.500	0,6	103
- Irak	15.498 / 39	1,4	1,4	21.700	0,3	54
Subsaharisches Afrika	82.870 / 7	2,5	1,5	124.300	0,5	11
- Südafrika	54.406 / 92	3,4	1,1	59.800	0,8	101
- Äthiopien	3.709 / 3	1,4	1,5	5.600	0,3	5
West-Pazifik	37.488 / 2	1,5	1,2	45.000	0,4	2
- Philippinen	17.354 / 16	1,7	1,4	24.200	0,3	22
- Japan	10.296 / 8	1,7	1	10.300	0,6	8

Quellen Tabellen 5 a und 5 b: United Nations, World Population Prospects 2019; WHO, World health statistics 2021: monitoring health for the SDGs, sustainable development goals, 2021, in: https://cdn.who.int/media/docs/default-source/gho-documents/world-health-statistic-reports/2021/whs-2021_20may.pdf (Stand: 1.7.2021); WHO, COVID-19 Weekly Epidemiological Update. Data as received by WHO from national authorities, as of 2 May 2021, 10 am CET, online in: https://www.who.int/publications/m/item/weekly-epidemiological-update-on-covid-19--4-may-2021 (Stand: 1.7.2021); Hannah Ritchie u. a., Coronavirus (Covid-19) Vaccinations, in: https://ourworldindata.org/covid-vaccinations (Stand: 1.7.2021).
a) Wie Anm. a) in Tabelle 5 a.

Verstorbenen war auf 4,14 Millionen gestiegen. Darüber hinaus macht ein Blick auf die in der Tabelle aufgeführten Weltregionen und Nationalstaaten deutlich, dass sich die Dynamik der Pandemie auch jetzt noch auf die Epizentren in Nord- und Südamerika sowie Europa konzentrierte. Etwa 80 % aller Infizierten und Todesopfer stammten aus diesen Weltregionen. Erst im Verlauf der dritten Welle begann sich bis Ende April 2021 eine Verschiebung in Richtung Südasien und östliche Mittelmeerregion abzuzeichnen.

Im Verlauf des Mai 2021 schwächte sich die dritte Welle allmählich ab. Es gab jedoch keine Entwarnung, denn die neu aufgetretenen Varianten hatten ständig neue Schwerpunktbildungen zur Folge. Die Schwere der Pandemie ist vor allem an den Opferzahlen abzulesen. Einer vorsichtigen Schätzung der WHO zufolge war davon auszugehen, dass bislang 6–8 Millionen Menschen direkt oder indirekt an den Folgen von Covid-19 gestorben waren.[9] Wie die Tabelle 5 b zeigt liegt meine eigene Schätzung weit darunter. Wenn die WHO-Experten recht behalten, könnte sich die tatsächliche Zahl der Pandemieopfer bis Ende 2021 der 8–10 Millionen-Grenze nähern.

Die Eigenschaften der Pandemie

Es hat nicht an Versuchen gefehlt, Covid-19 eine innere Logik oder gar Gesetzmäßigkeit zuzuschreiben. Vor allem die Biomathematiker haben sich auf diesem Terrain versucht.[10] Die Pandemie entzieht sich jedoch linearen Modellrechnungen, weil die tatsächliche Infektionshäufigkeit nicht bekannt ist. Am ehesten ist sie noch mit einem nichtlinearen dynamischen System vergleichbar, bei dem minimale Veränderungen der Ausgangssituation zu gravierenden Folgen in alle möglichen Richtungen führen können: zu massiven Verstärkereffekten, Rückkopplungen, Redundanzen, Plateaubildungen oder auch völlig unerwarteten Abschwächungen. So können Mutationen die Fähigkeit des Erregers zum Andocken am Menschen unerwartet verstärken und seine Pathogenität steigern, genauso aber auch abschwächen. Schlechtwetterperioden und Kälte führen dazu, dass sich die Menschen häufiger als sonst in geschlossenen Räumen aufhalten und dadurch ein gesteigertes Übertragungsri-

Tabelle 6:

Übersterblichkeit und registrierte Sterbefälle in Deutschland – erste und zweite Pandemiewelle

Zeitspanne	Sterbefälle		Übersterblichkeit Differenz zum Durchschnitt 2016–2019/20		Covid-19 Todesfälle	Anteil der Covid-19-Todesfälle an Übersterblichkeit (in %)
	2020/2020-21 Gesamt / Durchschnitt pro Woche	2016–2019/20 Jahresdurchschnitt	Absolut / Durchschnitt pro Woche	%		
1. Welle (KW 12-20/2020)	171.064 / 19.007	160.890	10.174 / 1.130	5,9	8.301	81,6
2. Welle (KW 38/2020-06/2021)	465.068 / 21.139	385.138	79.930 / 3.633	17,2	58.689	73,4
1. und 2. Welle gesamt	636.132 / 20.520	546.028	91.104 / 2.939	14,3	66.990	73,5

Quellen: Sterbefallzahlen insgesamt: Statistisches Bundesamt (Stand: 12.4.2021); Covid-19-Todesfälle: Robert Koch-Institut (Stand: 9.4.2021), zit. nach: Statistisches Bundesamt: Wöchentliche Sterbefallzahlen in Deutschland, online in: https://www.destatis.de/DE/Themen/Querschnitt/Corona/_Grafik/_Interaktiv/woechentliche-sterbefallzahlen-jahre.html (Stand: 13.4.2021).

siko eingehen. Auch der Selbstschutz der Bevölkerung ist vielfältigen kulturellen und sozialen Einflüssen unterworfen, die sich periodisch ändern; bei fehlenden Ressourcen der Infektionshygiene stößt er zudem rasch ins Leere. Sogar die administrativen Beschränkungen der Kontakte und der Bewegungsfreiheit sind unkalkulierbaren Wechseln unterworfen. Es gibt zahlreiche weitere Faktoren, die mehr oder weniger zufällig wirksam werden, in ihrer Gewichtung ständig variieren und durch ihr Zusammenwirken die Pandemie verstärken oder abschwächen. Ihr Verlauf ist deshalb unkalkulierbar, diskontinuierlich und wellenförmig. Solange die Mensch-Virus-Interaktion nicht durch wirkungsvolle pharmazeutische Eingriffe (Medikamente und Impfstoffe) blockiert wird, kann lediglich versucht werden, ihre Dynamik durch gezielte Vorbeuge- und Schutzmaßnahmen zu steuern und abzubremsen.

Dass es sich bei Covid-19 um eine schwere Pandemie handelt, steht außer Frage. Sie setzt selbst die effizientesten Gesundheitssysteme massiven Belastungsproben aus. Spätere Historiker werden zu rekonstruieren haben, welche Faktoren beim Aufbau ihrer Ausbreitungswellen und Zwischenetappen zusammenwirkten, bevor die Impfkampagne nach eineinhalb Jahren zu greifen begann und sie in die endemische Phase zurückdrängte. Bis dies geschieht, werden sich wahrscheinlich mehr als eine Milliarde Menschen infiziert haben und acht bis zehn Millionen dem Virus zum Opfer gefallen sein. Das Gesamtgeschehen wirkte auch deshalb so zermürbend, weil sich die Stoßwellen ständig verstärkten und die Zwischenetappen verkürzten.

Trotzdem handelt es sich bei Covid-19 um keine Katastrophe, die dem Schwarzen Tod oder der Influenzapandemie von 1918–1920 vergleichbar wäre. Das Virus wird keineswegs ubiquitär übertragen, sondern vor allem in geschlossenen und schlecht belüfteten Räumen. Die Mehrheit der Infizierten bleibt symptomlos oder entwickelt nur milde Krankheitszeichen. Ernsthafte Probleme bereitet es in erster Linie den chronisch erkrankten und betagten Menschen. Nur etwa 5 Prozent aller Infizierten erkranken so schwer, dass sie im Krankenhaus behandelt werden müssen. Spätfolgen stellen sich nur bei einer Minderheit ein. Der Altersmedian der im Zusammenhang mit Covid-19 Verstorbenen liegt deutlich über 80 Jahren, im Epizentrum Europa bei den 83 bis 84-Jährigen. Dieses Phänomen muss auch bei der Diskussion der Übersterblichkeit beachtet werden. Wie ein Blick auf Tabelle 6 zeigt, war die Übersterblichkeit in Deutschland während der fast zweieinhalb Mal so langen zweiten Pandemiewelle[11] ungefähr dreimal so hoch wie während der ersten, während sich der Anteil der registrierten Covid-19-Opfer verringerte (von 81,6 auf 73,4 %). Von den insgesamt 91.104 Personen, die im Vergleich zum Durchschnitt der voraufgegangenen fünf Jahre zusätzlich verstarben, fielen knapp drei Viertel (73,5 %) dem Virus zum Opfer. Bei der Beurteilung dieser bedrückenden Daten muss indessen bedacht werden, dass sich der Anteil der über 80-Jährigen an der Gesamtbevölkerung in den letzten fünf Jahren deutlich erhöht hat. Bei einer Berücksichtigung dieser Verschiebung wird die Berechnung der im Pandemiejahr tatsächlich eingetretenen Übersterblichkeit deshalb deutlich niedriger ausfallen.

Gleichwohl ist die Pandemie ein dramatischer Einschnitt. Sie hat große Teile der Weltgesellschaft aus der Bahn geworfen, das globale Gesundheitswesen extrem herausfordert und mindestens sechs Millionen Menschen das Leben gekostet.

Covid-19 im historischen Pandemievergleich

Die durch das Virus SARS-CoV-2 ausgelöste Pandemie ist kein singuläres Ereignis. Deshalb muss die hier vorgetragene Einschätzung anhand vergleichbarer epidemiologischer Konstellationen kritisch überprüft werden. Es besteht somit Anlass, zu den in der Einleitung dieser Untersuchung aufgeworfenen Fragen zurückzukehren. Ein solcher vergleichender Rückgriff gestattet es uns, Distanz zum aktuellen Geschehen zu gewinnen und den methodischen Fehler zu vermeiden, Covid-19 als einmaliges Geschehen wahrzunehmen, das sich nur aus sich selbst zu erklären vermag.

Im Gegensatz zur Einleitung werde ich mich mit den komparativen Problemen jetzt quantifizierend auseinandersetzen. Dabei ist ein entscheidendes Phänomen wegweisend: SARS-CoV-2 ist mit den Influenzaviren zwar nur entfernt verwandt,[12] bei seinen humanen Wirten verhält es sich jedoch hinsichtlich seiner Übertragungswege, Infektiosität, Pathogenität und des Befalls des Atemsystems sehr ähnlich. Sicher gibt es auch einige gewichtige Unterschiede, so etwa bezüglich der Risikogruppen, wo bestimmte Influenzaviren nicht nur den Alten und Schwerkranken, sondern auch den Kleinkindern gefährlich werden. Trotzdem ist die Interaktion zwischen den beiden Erregergruppen und den Menschen derart ähnlich, dass der Vergleich der Covid-19-Pandemie mit den schweren Influenzapandemien des 20. und frühen 21. Jahrhunderts besonders naheliegt.

In Tabelle 7 habe ich aus der verfügbaren Weltliteratur zur Geschichte der Influenza eine Übersicht über die schweren Influenza-Pandemien zusammengetragen.

Nach der weltweiten, in der Einleitung skizzierten Grippe-Katastrophe der Jahre 1918–1920 war die Influenza wieder endemisch geworden.[13]

Tabelle 7:

Die schweren Influenza-Pandemien des 20. und 21. Jahrhunderts im Vergleich mit Covid-19

Name	Jahr	Weltpopulation (Mrd.)	Influenza-Subtyp	Infizierte Welt / Deutschland	Todesopfer Welt / Deutschland[a]	Letalitätsrate Welt / Deutschland (in %)	Lockdown
Spanische Grippe	1918 -1920	1,80	H1N1	0,5–0,7 Mrd. / n. b.	40–50 Mio. / 0,34–0,36 Mio	5,7–10 / n. b.	USA teilweise (Zivilbevölkerung, III–V)
Asiatische Grippe	1957 -1958	2,90	H2N2	0,1–0,3 Mrd. / n. b.	1–2,2 Mio. / 39–41.000	0,3–2,2 / n. b.	Nein
Hongkong-Grippe	1968 -1970	3,53	H3N2	0,6 Mrd. / n. b.	0,8–1,5 Mio. / 45-50.000	0,1–0,3 / n. b.	Nein
Influenza-Pandemie	2017 -2018	7,59	B/Yamagata, A (H3N2), A (H1N1)	0,45 Mrd. / n. b.	1,2–1,5 Mio. / 25.100	0,3 / n. b.	Nein
Covid-19	2019 -2021[b]	7,79	SARS-CoV-2	0,91 Mrd. / 10,2 Mio.	4,1 Mio. / 83.192	0,5 / 0,8	Ja (III–V)

Quellen: CDC (USA), Summary of the 2017-2018 Influenza Season, 5.9.2019; N. J. Cox u. a., Global Epidemiology of Influenza: Past and Present, in: Annual Reviews of Medicine 51 (2000), S. 407-421; Deutsche Stiftung Weltbevölkerung, Weltbevölkerung zum Jahreswechsel 2017/2018, online in: https://www.presseportal.de/pm/24571/3822711 (Stand: 05.06.2020); ECDC, Seasonal Influenza, 2017-2018. Annual Epidemiological Report for 2018, Stockholm 2018; Aspen Hammond u. a., Review of the 2017-2018 influenza season in the northern hemisphere, in: Weekly Epidemiological Record, Nr. 34, 24.8.2018, S. 429-444; A. Danielle Iuliano u. a., Estimates of global seasonal influenza; Edwin D. Kilbourne, Influenza Pandemics of the 20th Century, in: Emerging Infectious Diseases 12 (2006) Nr. 1, S. 9–14; Eckard Michels, Die »Spanische Grippe« 1918/19. Verlauf, Folgen und Deutungen in Deutschland im Kontext des Ersten Weltkriegs, in: Vierteljahreshefte für Zeitgeschichte 58 (2010) Nr. 1, S. 1–33; P. Niall u. a., Updating the Accounts: global mortality of the 1918-1920 »Spanish« influenza epidemic, in: Bulletin of the History of Medicine 76 (2002), S. 105–115; K.G. Nicholson u. a., Textbook of Influenza, Oxford 1998; C. W. Potter, A History of Influenza, in: Journal of Applied Microbiology 91 (2001) Nr. 4, S. 572–579; Patrick R. Saunders-Hastings u. a., Reviewing the History of Pandemic Influenza: Understanding Patterns of Emergence and Transmission: Pathogens 5 (2016) Nr. 4, PMCID: PMC5198166; United Nations, World Population Prospects 2019; WHO (Hg.), COVID-19 Weekly Epidemiological Update, 2.5.2021.

a) In den Jahren 1957/58 und 1968-1970 BRD und DDR zusammen.
b) Schätzung unter Berücksichtigung der Dunkelziffern aus Tabelle 5 a/b mit dem Stand: 2.5.2021.

4 DAS AUSMASS UND DIE EIGENSCHAFTEN DER PANDEMIE

Sie trat seither in jährlichem Turnus auf, und zwar jeweils im Herbst/ Winter der südlichen und nördlichen Hemisphäre. Dieses ›migrantische‹ Verhalten verlieh dem Geschehen einen saisonalen Charakter, aus der globalen Perspektive war es jedoch eher ein ganzjähriges Ereignis mit zwei sich überlappenden Anfängen bzw. Ausläufern. Diese Periodizität war nicht etwa von den Menschen vorgegeben, sondern hatte in der Eigenart der Viren und geografischen Faktoren ihre Ursache.[14] Die Influenzaviren sind bemerkenswert instabil. Sie mutieren häufig und bilden zahlreiche Subtypen, die von Saison zu Saison variieren, in mehreren Varianten gleichzeitig auftreten und sich mit weiteren viralen Erkältungserregern assoziieren, darunter auch einigen relativ harmlosen Coronaviren.[15] Gemeinsam befallen sie von Jahr zu Jahr die Atemwege von vielen Millionen Menschen. Dabei übernehmen manchmal neue Subtypen die Führung, die ihren menschlichen und tierischen Überträgern (Wildvögel und Schweine) durchaus gefährlich werden können. Das hatte immer wieder massive epidemiologische und medizinische Gegenaktionen zur Folge, die in Teil I dieser Studie thematisiert wurden.[16] Die seit einigen Jahrzehnten verfügbaren Impfstoffe wirken jedoch häufig nur selektiv und begrenzt. Zum Glück geschah – und geschieht – dies nur selten, aber die schweren Influenzapandemien hielten die kollektive Erinnerung an die Katastrophe von 1918–1920 bis heute wach.

Die auf die ›Spanische Grippe‹ von 1918–1920 gefolgten schweren Influenzapandemien brachen 1957, 1968 und 2017 aus. Sie verliefen in mehreren Wellen vom Herbst bis zum Frühling des Folgejahrs, manchmal aber auch in längeren Intervallen (so etwa die Hongkong-Grippe von 1968–1970). Sie wurden in der Regel von einem Subtyp dominiert, 2017/18 waren es drei. Ihre Infektiosität war hoch, mehrere hundert Millionen Menschen erkrankten. Trotz der vergleichsweise niedrigen Sterblichkeit verloren insgesamt 3–5 Millionen Menschen ihr Leben; die meisten Opfer (2,2 Millionen) forderte die Asiatische Grippe 1957/58. Die Folgen waren gravierend und führten zu schweren Belastungen der Gesundheitssysteme. Sie wurden jedoch von den politischen Instanzen und den Medien heruntergespielt. Es wurden auch keine über die seuchenhygienische Routine hinausgehenden Maßnahmen ergriffen. Nur während der Influenzakatastrophe von 1918–1920 schlossen einige US-Bundesstaaten die Schulen und schränkten das öffentliche Leben ein – mit mäßigem Erfolg, wie sich später herausstellte.[17] Doch nun zu dem in Tabelle 7 präsentierten Vergleich dieser schweren Influenzapandemien mit Covid-19. Methodisch ist er problematisch, denn die auf die zweite Welle gefolgte dritte Welle von Covid-19 war Anfang Mai 2021 noch nicht abgeebbt und in die zu erwartende endemische Phase übergegangen. Wir vergleichen deshalb ein noch nicht abgeschlossenes Ereignis mit länger zurückliegenden historischen Prozessen. Aufschlussreich ist diese Momentaufnahme aber auf jeden Fall. Bis zur letzten Aprilwoche 2021 hatten sich weltweit schätzungsweise 910 Millionen Menschen mit SARS-CoV-2 infiziert.[18] Etwa 4,1 Millionen Erkrankte waren verstorben, und dies entsprach einer Letalitätsrate von 0,45 %. Damit übertraf die SARS-CoV-2-Pandemie sechzehn Monate nach ihrem Ausbruch die schweren Influenzapandemien der zweiten Hälfte des 20. und frühen 21. Jahrhunderts deutlich. Zur Influenzakatastrophe von 1918–1920 bestand jedoch ein erheblicher Unterschied. Damals hatte sich die Hälfte der Weltbevölkerung mit dem Influenzaerreger angesteckt. Bis Ende April 2021 waren 12–15 % mit Covid-19 infiziert; im Gegensatz zu damals wird die inzwischen angelaufene Impfkampagne die überwiegende Mehrheit der Weltbevölkerung vor der Infektion bewahren. Darüber hinaus folgten damals wie heute mehrere Pandemiewellen aufeinander, von denen die zweite bzw. die dritte am aggressivsten war. Der größte und wichtigste Unterschied offenbart sich schließlich beim komparativen Blick auf die Sterblichkeit. Während der ›Spanischen Grippe‹ starben zwischen 5,7 und 10 Prozent aller Infizierten; den neuesten Studien zufolge überlebten 40–50 Millionen die Influenza nicht. Verglichen damit ist die Pathogenität von SARS-CoV-2 deutlich geringer ausgeprägt. Die Mortalität ist zwar von Welle zu Welle gestiegen. Sie beschränkte sich aber im Wesentlichen auf chronisch erkrankte und betagte Menschen, sodass sich die Letalitätsrate zwischen 0,5 und 0,8 % einpendelte.

Damit hat sich die aus der Analyse des Pandemieverlaufs gewonnene Einschätzung auch im historischen Vergleich bestätigt. Covid-19 ist die schwerste Viruspandemie des Atemsystems, die die Menschheit seit der Influenzakatastrophe von 1918–1920 heimgesucht hat. Aber es han-

4 DAS AUSMASS UND DIE EIGENSCHAFTEN DER PANDEMIE

Tabelle 8:

Vergleich einer typischen Influenza-Pandemie mit Covid-19 (Stand 2.5.2021)

Bezeichnung	Jahr	Bevölkerung in Mio.[a]	Infizierte absolut	Infizierte pro 100.000	Todesfälle absolut	Letalitäts- rate (in %)	Todesfälle pro 100.000
Typische saisonale Influenza (Schätzung 1 = Durchschnitt 1999–2015)[b]	Jährlich	6.713	240 Mio. –1,6 Mrd. [3-15 %]	3.600 –23.800	409.100 [291.200 –685.900]	0,02–0,3	6 [4–10]
Typische saisonale Influenza (Schätzung 2 = Durchschnitt 2002–2011)[c]	Jährlich	6.668	250 Mio. –1,5 Mrd.	3.700 –22.500	389.000 [294.000 –518.000]	0,02–0,2	6 [4–8]
Typische Influenza Deutschland	Jährlich	83,784	7–9 Mio.	8.300 –10.700	3.000 –7.000	0,03–0,1	4–9
Covid-19- Pandemie Welt[d] (2.5.2021)	2019–21	7.794,799	151.812.556 (911 Mio.)	1.948 (11.686)	3.186.817 (4.142.900)	0,5	41 (53)
Covid-19- Pandemie Deutschland[e] (2.5.2021)	2020/21	83,784	3.416.822 (10,3 Mio.)	4.108 (12.234)	83.192 (83.200)	0,8	100 (100)

Quelle: A. Danielle Iuliano u. a., Estimate of Global Seasonal Influenza-Associated Respiratory Mortality: A Modelling Study, in: The Lancet 391 (2018) Nr. 10127, S. 1285–1300; John Paget u. a., Global Mortality Associated with Seasonal Influenza Epidemics: New Burden Estimates and Predictors from the GLaMOR Project, in: Journal of Global Health 9 (2019) Nr. 2, S. 1–12; United Nations, World Population Prospects 2019; WHO (Hg.), COVID-19 Weekly Epidemiological Update, 2.5.2021; WHO (Hg.): Up to 650 000 People Die of Respiratory Diseases Linked to Seasonal Flu Each Year (2017), online in: https://www.who.int/mediacentre/news/statem ents/2017/flu/en/ (Stand: 30.6.2020).
a) Zahlen für 1999–2015 und 2002–2011 gerundet und gemittelt nach: United Nations, World Population Prospects 2019; Zahlen für die Welt 2019–21 und Deutschland 2020/21 zit. nach: ebd.
b) Nach A. Danielle Iuliano u. a., Estimates of global seasonal influenza.
c) Nach John Paget u. a., Global Mortality Associated with Seasonal Influenza Epidemics.
d) Zusätzlich zu den offiziellen Zahlen eigene Schätzung in Klammern unter Berücksichtigung der Dunkelziffern aus den Tabellen 5 a/b.
e) Wie Anm. d) in dieser Tabelle.

delt sich nicht um eine Katastrophe vom Ausmaß der ›Spanischen Grippe‹ von 1918-1920. Sie hat die gravierenden Schwächen aufgedeckt, die die Gesundheitssysteme seit ihrer Deregulierung in den 1990er Jahren auszeichnen.

Soweit ein erster komparativer Überblick. Weitere Differenzierungen sind erforderlich und teilweise auch schon möglich, wie die folgenden Tabellen zeigen. In Tabelle 8 wird zunächst eine sich aufdrängende Zusatzfrage beantwortet, die seit dem Ausbruch der Pandemie immer wieder kontrovers diskutiert wurde: Ist die Covid-19-Pandemie mit einer durchschnittlichen saisonalen Grippewelle vergleichbar, oder ist sie nicht weitaus gefährlicher? Um zu einer Antwort zu kommen, habe ich die aus zwei epidemiologischen Studien entnommenen Daten zur Quantifizierung einer typischen Influenza mit den Kerndaten der SARS-CoV-2-Pandemie verglichen. Das Ergebnis ist aufschlussreich (vgl. Tabelle 8).

Die Zahl der offiziell registrierten SARS-CoV-2-Infizierten lag Ende April 2021 noch deutlich unter dem Influenza-Durchschnitt; nur bei einer Schätzung unter Berücksichtigung der Dunkelziffer ergab sich ein annähernder Gleichstand. Hinsichtlich der Mortalität manifestierte sich jedoch ein gravierender Unterschied. Einer typischen Influenza-Pandemie fallen jährlich 389.000 bzw. 409.100 Menschen zum Opfer, und dies entspricht einer Mortalität von 6 Verstorbenen pro 100.000. Im Zusammenhang mit Covid-19 starben hingegen in den ersten 16 Monaten offiziell 2,77 Millionen sowie geschätzt 3,6 Millionen Menschen, was einer Mortalität von 36 bzw. 46 Todesopfern pro 100.000 Personen entspricht. Da der Influenza-Vergleich auch in Deutschland hohe Wellen schlug, habe ich in dieser Tabelle auch die diesbezüglichen Daten berücksichtigt. Während einer typischen saisonalen Influenza infizieren sich in Deutschland durchschnittlich 7–9 Millionen Personen, während bis Ende April 2021 schätzungsweise 11,84 Millionen mit dem Corona-Virus in Kontakt kamen (offiziell wurden knapp 3,382 Millionen positiv getestet).[19] Die Sterblichkeit war jedoch um ein Vielfaches höher: 82.850 Menschen überlebten ihre Erkrankung nicht; die Mortalität war mit knapp 100 Verstorbenen pro 100.000 Einwohner im Durchschnitt der beiden Schätzungen 18 Mal höher als bei einer typi-

Tabelle 9:

Die Mortalität der Covid-19 Pandemie nach Weltregionen im Vergleich mit einer durchschnittlichen Influenza-Pandemie (Stand: 2.5.2021)

Region[a]	Saisonale Influenza[b]			Covid-19 Pandemie[c]		
	Gesamt absolut	in %	Todesfälle pro 100.000 gesamt	Gesamt absolut	in %	Todesfälle pro 100.000 gesamt
Subsaharisches Afrika	43.096	11,0	5,6	82.870 (124.300)	2,6 (3,0)	7 (11)
Amerikas	55.241	14,2	6,2	1.517.981 (1.973.400)	47,6 (47,6)	148 (195)
Östliches Mittelmeer	23.719	6,0	4,5	183.431 (238.500)	5,8 (5,8)	25 (33)
Europa	46.751	12,0	5,3	1.084.814 (1.301.800)	34,0 (31,4)	116 (140)
Südostasien	101.411	26,0	5,8	280.220 (420.300)	8,8 (10,2)	14 (21)
West-Pazifik	89.637	23,0	5,1	37.488 (45.000)	1,2 (1,1)	2 (2)
Welt	389.213	100	5,9	3.186.817 (4.142.900)	100 (99,1)	41 (53)

Quelle: John Paget u. a., Global mortality associated with seasonal influenza epidemics. New burden estimates and predictors from the GLaMOR Project, in: Journal of Global Health, Nr. 2 (Dezember 2019) Vol. 9, S. 1–12; WHO (Hg.), COVID-19 Weekly Epidemiological Update, 2.5.2021.
a) Entsprechend der Regionalaufteilung in der Berichterstattung der WHO.
b) Durchschnittstyp.
c) Stand 2.5.2021. Zahlen gerundet. Geschätzte Zahlen in Klammern.

schen Influenza. Somit ist die Infektiosität ähnlich, aber SARS-CoV-2 ist weitaus pathogener und gefährlicher als ein durchschnittliches Influenzavirus.

Von großer Bedeutung ist schließlich die Frage nach den Gemeinsamkeiten und Unterschieden zwischen einer typischen saisonalen Influenza und der Covid-19-Pandemie hinsichtlich der regionalen Verteilung der Sterbefälle im Weltmaßstab. In Tabelle 9 habe ich deshalb die Mortalität von Covid-19 und einer durchschnittlichen saisonalen Influenza in den sechs WHO-Weltregionen untersucht. Dabei traten einige überraschende Ergebnisse zu Tage, die im Rahmen einer vergleichenden Pandemiegeschichte genauer abgeklärt werden sollten.[20]

Während sich im subsaharischen Afrika kaum Diskrepanzen zwischen der durch eine typische Influenza und der durch Covid-19-bedingten Mortalität ergaben (5,6 bzw. 7 Todesfälle pro 100.000), war die influenza-bedingte Sterblichkeit in der westlichen Pazifikregion noch 16 Monate nach dem Ausbruch von Covid-19 um das Zweieinhalbfache größer (5,1 bzw. 2 pro 100.000). In Südostasien verhielt es sich dagegen umgekehrt (5,8 bzw. 14 Todesopfer pro 100.000 Personen). Noch größer war der Unterschied in der östlichen Mittelmeerregion (4,5 Influenza-Opfer gegenüber 25 Covid-19-Toten pro 100.000). Am größten war die Diskrepanz der letalen Folgen von Covid-19 zu einer durchschnittlichen Influenza jedoch in den Dauer-Epizentren der Pandemie, den beiden Amerikas und Europa. Bei einer durchschnittlichen Influenza bewegt sich die in diesen Kontinenten beobachtete Sterblichkeit in Größenordnungen von 6,2 bzw. 5,3 Todesopfern pro 100.000 Personen. Nach 16 Monaten Covid-19 stieg sie hingegen auf 148 bzw. 116 Verstorbene pro 100.000 der Grundeinheit.

Die vergleichende Analyse der regionalen Mortalitätsunterschiede bei Covid-19 und Influenza hat überraschend große regionale Unterschiede sichtbar gemacht. Eine wesentliche Rolle dürfte dabei die von Kontinent zu Kontinent sehr diskrepante Altersstruktur der Bevölkerung gespielt haben. Leider reichten die statistischen Unterlagen zur regionalen Altersstruktur der SARS-CoV-2-Pandemie nicht aus, um diese Bezugsgröße in die quantifizierende Untersuchung einbeziehen zu können. Es bleibt zu hoffen, dass die Lücke bald geschlossen wird.

TEIL IV
DIE GEGENMASSNAHMEN

Trotz aller Planspiele und böser Vorahnungen traf die Covid-19-Pandemie viele gesundheitspolitische Entscheidungszentren unvorbereitet. Dieses Paradox gab seither zu Kontroversen, Schuldzuweisungen und Rechtfertigungsversuchen Anlass. Aufgrund der unmittelbaren Nähe und der Komplexität der Ereignisse ist ein abgewogenes Urteil schwierig. Deshalb werde ich zuvor die seit der Ausbreitung der Pandemie getroffenen Maßnahmen Revue passieren lassen. Dabei muss ich mich auf jene Weltregionen beschränken, in denen sich seit Januar 2020 die Epizentren des Pandemiegeschehens herausbildeten: China, Ost- und Südostasien, Europa, die USA und Lateinamerika.

1. China: Vom Vertuschen zum autokratischen Durchgreifen

Am 22./23. Januar 2020 überprüfte die chinesische Führung ihren bisherigen Beschwichtigungskurs und entschloss sich zu einer radikalen Kehrtwende. Während der SARS-Krise des Jahrs 2003 hatte die Entscheidung zum offensiven Vorgehen drei Monate benötigt und war erst unter massivem ausländischem Druck zustande gekommen.[1] Jetzt verkürzte sich die Zeitspanne bis zum Umschwenken auf etwa ein Drittel – einen knappen Monat. Dieser Zeitgewinn sollte sich jedoch bald als fragwürdig erweisen. Das 2002 entstandene SARS-CoV(-1)-Virus war nicht nur weniger ansteckend, die Infizierten entwickelten zudem deutliche Symptome und gaben ihre blinden Passagiere erst nach dem Ausbruch ihrer Erkrankung weiter. Im Gegensatz dazu war die neu aufgetretene Variante der Coronaviren hoch infektiös, löste aber nur bei etwa 20–25 % der Betroffenen behandlungsbedürftige Beschwerden aus. Infolgedessen war die Epidemie drei Wochen nach der Entstehung ihres ersten Infektionsherds schon weitaus stärker verbreitet als sieben Jahre zuvor in drei Monaten.

Diese Besonderheiten konnten die Experten jedoch erst einige Wochen später erklären. Gleichwohl waren sich die chinesische Führung und ihre wissenschaftlichen Berater am 22./23 Januar darüber im Klaren, dass sie ihr in den vergangenen Jahren aufgebautes Frühwarnsystem nicht mehr einfach aktivieren konnten, um der sich ausbreitenden Pandemie Herr zu werden. Die Versäumnisse der vergangenen Wochen setzten sie infolgedessen unter erheblichen Zugzwang. Über die Diskussionen, die während dieser Tage in Beijing geführt wurden, wissen wir noch nichts. Wir kennen nur ihr Ergebnis. Es lief darauf hinaus, alle Register gleichzeitig zu ziehen und das gesamte Instrumentarium der Seuchenbekämpfung in Stellung zu bringen.

Bei der Umsetzung dieser Grundsatzentscheidung übernahmen die Akteure der politischen Entscheidungszentren die Führung.[2] Das ZK der Kommunistischen Partei gründete eine Zentrale Führungsgruppe zur Bekämpfung der Epidemie, ihr wurde vom Staatsrat ein Gemeinsamer Präventions- und Kontrollausschuss zugeordnet. Ausgehend von diesen beiden Leitungsgremien wurden zunächst in Wuhan und der Provinz Hubei sowie später in allen Provinzen nachgeordnete Koordinationsausschüsse gebildet.

Am 23. Januar folgten die Gegenmaßnahmen Schlag auf Schlag. Sie standen zunächst ganz unter dem Primat der Verhängung einer historisch beispiellosen Massenquarantäne. Um 2 Uhr morgens wurde die Abriegelung Wuhans ab 10 Uhr angekündigt; bis dahin flohen 300.000 Menschen aus der Provinzhauptstadt. Doch danach begann die Abriegelung zu greifen. Die U-Bahn, alle Bahnhöfe, Autobahnzugänge, Fährlinien und der Flughafen wurden geschlossen, ebenso alle öffentlichen Einrichtungen wie Museen, Bibliotheken, Schulen und Hochschulen. Aus- und Einreisen waren nur noch mit Sondergenehmigung möglich. Die Einwohner durften ihre Wohnungen nur noch mit Passierschein zum Einkaufen von Lebensmitteln sowie zum Arzt- und Apothekenbesuch verlassen. Noch am selben Tag verhängte der Koordinationsausschuss der Provinz Hubei analoge Maßnahmen über die Nachbarstädte Wuhans sowie in den folgenden Tagen über weitere 15 Provinzstädte, sodass innerhalb kürzester Zeit knapp 60 Millionen Menschen mit der über sie hineingebrochenen Massenquarantäne konfrontiert waren.

In den folgenden Wochen wurde der ›Cordon Sanitaire‹ auf ein Dutzend weiterer Provinzhauptstädte und zahlreiche Bezirke ausgedehnt. Bis zur allmählichen Aufhebung dieser Restriktionen sollen mindestens 230 Millionen Chinesinnen und Chinesen mit diesen dramatischen Einschnitten in ihren Alltag und ihre Persönlichkeitsrechte konfrontiert gewesen sein.

Allen Beobachtern – aber wohl nur wenigen der von den Maßnahmen Betroffenen – war klar, dass es sich bei dieser völlig überraschend und weitgehend reibungslos durchgeführten Aktion nur um die Umsetzung eines seit langem erarbeiteten Katastrophenplans handeln konnte. Wegen seiner gigantischen Dimensionen erregte der ›China Lockdown‹ weltweit Aufsehen und beeinflusste die Gegenmaßnahmen in den späteren Epizentren nachhaltig. Trotzdem betrachteten ihn die zentralen Akteure in Beijing nur als eine Art Rahmenhandlung, die ein genauso

1 CHINA: VOM VERTUSCHEN ZUM AUTOKRATISCHEN DURCHGREIFEN

massives epidemiologisches und gesundheitspolitisches Vorgehen erleichtern sollte. Innerhalb weniger Tage mobilisierte das Chinesische Zentrum für Infektionskontrolle (CCDC) 1.800 epidemiologische Suchtrupps mit einer Personalstärke von je fünf Mitgliedern und schickte sie nach Wuhan. Dort gingen sie von Wohnblock zu Wohnblock, um Erkrankte aufzuspüren und deren Kontaktpersonen ausfindig zu machen. Diese Prozedur wiederholte sich in den folgenden Tagen und Wochen in den besonders betroffenen Nachbarstädten und Provinzen. Zusätzlich delegierten die Provinzregierungen 40.000 Beschäftigte des Gesundheitswesens, darunter über 6.000 Ärztinnen und Ärzte, nach Wuhan. Dort wurden ab dem 23. Januar zwei riesige Notfallkliniken (›fever clinics‹) aus dem Boden gestampft und in den folgenden Wochen durch vierzehn weitere klinische Notfallzentren in Messehallen und Stadien ergänzt.

So sahen sich die in Wuhan und den übrigen Epidemiezentren Eingeschlossenen innerhalb weniger Tage mit dem Aufmarsch seuchenpolizeilicher Suchtrupps konfrontiert, wie es sie in dieser Massierung noch nie gegeben hatte. Sie wurden gezwungen, mehrmals täglich Fieber zu messen, die Ergebnisse zu dokumentieren und den epidemiologischen Teams vorzuweisen. Beim Verdacht auf das Vorliegen einer Infektion wurden sie in die ›fever clinics‹ mitgenommen und dort bis zur Klärung der Diagnose isoliert. Die übrigen Familienangehörigen wurden unter häusliche Quarantäne gestellt.

Ab Mitte Februar löste eine elektronische Variante die epidemiologischen Sondertrupps ab. Alle Chinesinnen und Chinesen wurden verpflichtet, auf ihre Mobiltelefone eine ›Contact Tracing App‹ zu laden, in die sie in regelmäßigen Abständen ihre gesundheitlichen Daten einspeisen mussten. Ihre Provider gaben sie an die Gesundheitsbehörden weiter, wo sie mit den Informationen aus dem benachbarten Umfeld abgeglichen wurden. Die Auswertungsergebnisse wurden den Betroffenen dann laufend mitgeteilt, wobei sie in drei Kategorien (Rot = sofortige Isolierung, Gelb = Quarantäneverpflichtung und Grün = freier Ausgang) eingeteilt wurden. Bei allfälligen Kontrollen sowie vor dem Betreten von Einkaufszentren, Märkten und anderen öffentlichen Einrichtungen mussten sie immer ihre aktuelle Evaluierung vorweisen. So löste die digitale Lepra-Klapper das obligatorisch gewordene Infrarot-Fieberthermometer ab. Der Haken war nur, dass ein erheblicher Prozentsatz aller Neuinfizierten keinerlei Symptome entwickelte und infolgedessen auch jetzt unerkannt blieb.

Die Pandemie klang bis Mitte März ab und schwelte zunächst nur endemisch weiter. Die Abriegelung der Städte und Provinzen wurde schrittweise aufgehoben, zuletzt im Ausgangspunkt Wuhan am 9. April. Das Transportwesen wurde wieder hochgefahren, auch die Fabriken nahmen die Produktion wieder auf. Nur die digitale Infektionsüberwachung blieb uneingeschränkt bestehen. Sie wurde in wachsendem Ausmaß durch massenhafte Testserien ergänzt.

Gleichwohl kam die Entwarnung zu früh. Nach der begrenzten Wiedereröffnung der internationalen Fluglinien bildeten sich in Nordchina erneut einige Infektionsherde, die nun auch dort – so etwa in der Metropole Harbin – mit kompletten Abriegelungen beantwortet wurden. Zusätzlich verhängten die zentralen Führungsstäbe umfassende Reisebeschränkungen, die sich aufgrund der weltweiten Ausbreitung der Infektion mehr und mehr zu einem faktischen Einreiseverbot nach China ausweiteten.

Im Juni 2020 entschieden sich die chinesische Führung und ihre Experten zu einem grundsätzlichen Kurswechsel.[3] Von nun ab räumten sie einer ausgewogenen Balance zwischen den Gegenmaßnahmen und den durch sie hervorgerufenen wirtschaftlichen Folgeschäden Priorität ein. Diese Entwicklung hatte sich erstmalig Mitte Mai abgezeichnet, als in Wuhan einige neue Infektionsfälle registriert wurden. Die epidemiologischen Untersuchungsteams beherrschten inzwischen ihr Handwerk, und auch die digitale Lepra-Klapper war technisch ausgereift. Die einzige Lücke bestand noch bei den symptomlosen Überträgern des Virus. Da sie nur durch massenhafte Testserien erkannt werden konnten, entschied sich die chinesische Führung, die gesamte Stadtbevölkerung Wuhans testen zu lassen. In der Zeit vom 14. Mai bis 1. Juni unterzogen sich alle Einwohner dieser Prozedur – kostenlos und angeblich freiwillig. Dafür gab die Regierung 900 Millionen Yuan (umgerechnet 126 Millionen US-Dollar) aus. Als einen Monat später in Beijing ebenfalls ein neuer Infektionsherd lokalisiert wurde, ließ die Stadtverwaltung lediglich den Cluster (den Zentralmarkt und die benachbarten Quartiere) absperren und setzte ansonsten auf Massentestungen, zu denen wie in Wuhan alle in der Hauptstadt lebenden 21 Millionen Menschen verpflichtet wurden.

2. Die Gegenmassnahmen in Ost- und Südostasien

Nirgends wurden die Aktivitäten der zentralen chinesischen Krisenstäbe so aufmerksam beobachtet wie in den Ländern der Nachbarregion. Das hatte nicht nur politische, sondern auch handfeste historische Gründe. Die SARS-Pandemie, die im Frühjahr 2002 von Südchina ausgegangen war, hatte vor allem die Nachbarländer heimgesucht, und deren Gesundheitsverwaltungen hatten seither umfassende Frühwarn- und Überwachungssysteme entwickelt, um gegen neuerliche Überraschungen aus dem Reich der Mitte gewappnet zu sein. Zu diesem Misstrauen hatte nicht zuletzt auch die Erkenntnis beigetragen, dass die Volksrepublik die natürlichen Überträgerreservoire der Coronaviren, den Handel und Verzehr exotischer Wildtiere, allen Absichtserklärungen zum Trotz nicht eingedämmt hatte.[1]

Das am stärksten gefährdete Nachbarland Festlandchinas war Taiwan.[2] 850.000 seiner Bürgerinnen und Bürger leben in der Volksrepublik, und über 400.000 sind dort berufstätig. Die verwandtschaftlichen Beziehungen und die Transportverbindungen sind entsprechend engmaschig. Somit hatten die Behörden in Taipeh seit ihren Erfahrungen mit der SARS-Pandemie gute Gründe, die Entwicklung in Wuhan und der Provinz Hubei genau zu beobachten. Sogar die E-Mail-Kommunikation der Ärzte über die Häufung atypischer Pneumonien in den Notfallzentren der Kliniken Wuhans lasen sie mit. Das taiwanesische Krankheitskontrollzentrum (CDC) begann schon am 31. Dezember 2019 mit der Aktivierung seiner Alarmpläne.

An erster Stelle stand zunächst die physische und seit langem vorbereitete elektronische Überwachung der unfreiwilligen Importeure des Virus. Seit dem 5. Januar 2020 wurden alle aus Wuhan und Hubei Einreisenden von Mitarbeitern des CDC vor dem Betreten des Flughafens klinisch begutachtet; dieses Verfahren wurde bald auf alle China-Rückkehrer ausgedehnt. Parallel dazu wurden die Datenbanken des Grenzschutzes, der Zollbehörden, des zentralen Haushaltsregisters, der nationalen Krankenversicherung und wahrscheinlich auch der Meldebehörden zu einem Big Data-System gebündelt, um Erkrankte wie Krankheitsverdächtige isolieren und ihre Kontaktpersonen in Quarantäne schicken zu können. Der Big Data-Pool war innerhalb weniger Tage hochgefahren. Er funktionierte geräuschlos und von der Bevölkerung unbemerkt. Akut Erkrankte wurden in eine neu eingerichtete Spezialklinik eingewiesen, die in Quarantäne Geschickten standen unter elektronischer Überwachung und wurden mit Lebensmitteln versorgt.

Am 20. Januar aktivierte die Regierung auf Betreiben ihres Vize-Premiers, eines Epidemiologen[3], und des CDC das im Gefolge der SARS-Pandemie im Jahr 2004 gegründete National Health Command Center mitsamt seinen regionalen und kommunalen Ablegern und einigen Sonderabteilungen zur Epidemie- und Pathogenüberwachung sowie für medizinische Katastrophenfälle. Noch am selben Tag wurde ein Handlungskatalog in Kraft gesetzt, der 124 Maßnahmen umfasste: Grenzkontrollen zu Luft und See, das Big Data-Paket zur Identifikation und Überwachung der Erkrankungs- und Verdachtsfälle, elektronische Aufklärung möglicher Infektionsketten, Ressourcensicherung für die Zwecke der Infektionshygiene, mediale Kommunikationsstrategien usw. Die Umsetzung des Szenarios gelang den erfahrenen Akteuren des öffentlichen Gesundheitswesens reibungslos. Sie waren beispielsweise in der Lage, über 600.000 Einwohner, die möglicherweise Kontakt mit den Passgieren des Kreuzfahrtschiffs ›Diamond Princes‹ gehabt hatten, durch die Überwachung ihrer Mobiltelefone auszulesen und ihren Gesundheitszustand abzuklären.[4]

Auch die Sicherung der für die Ausweitung der Infektionshygiene erforderlichen Ressourcen wurde energisch vorangetrieben. Sofort nach dem Inkrafttreten des Aktionskatalogs wurde die Produktion von Gesichtsmasken und Schutzkleidung hochgefahren, zusätzlich eröffneten mobilisierte Armee-Einheiten weitere Fertigungslinien. Die Hersteller von alkoholischen Getränken hatten ab sofort zwei Drittel ihrer Äthanol-Produktion an das Gesundheitswesen abzuzweigen, und der ausschließlich für die internationalen Lieferketten tätige größte Hersteller von Schutzhandschuhen hatte sich den nationalen Prioritäten unterzuordnen. Hinzu kam last but not least eine umfassende Hygienepropaganda, die unspezifische und mit hohen Folgekosten belastete administrative Eingriffe unnötig machte. Dagegen wurden die Einreisebestimmungen ständig verschärft, um neuerliche Importe aus den inzwischen in den anderen Weltregionen entstandenen Epizentren der Pandemie zu verhindern.

Aufgrund der ausgeklügelten und uneingeschränkten Handhabung der elektronischen Datensysteme war dieses Vorgehen erfolgreich. Taiwan war das einzige Land, dem es gelang, alle Infektionsketten aufzudecken. Nach Ende Februar 2020 wurden neun Monate lang keine neuen Infektionsfälle gemeldet. Dieser Erfolg musste jedoch um den Preis eines weltweit einmaligen Experiments erkauft werden, das seither Schule gemacht hat: der lückenlosen elektronischen Erfassung, Kontrolle und Überwachung der Bevölkerung.

In den übrigen Ländern Ostasiens wurden ähnliche Maßnahmenkataloge aktiviert und umgesetzt. So unterschiedliche politische Regime wie Südkorea, Vietnam und Japan reagierten erstaunlich ähnlich. Schon in den ersten Januartagen aktivierten sie ihre Frühwarnsysteme. Als in ihren Ländern die ersten Covid-19-Importe bekannt wurden, bildeten sie nationale Krisenstäbe, werteten die Zentren für Infektionskontrolle auf und verabschiedeten in der letzten Januarwoche umfangreiche Aktionspläne. Reisebeschränkungen wurden erlassen und laufend an die internationale Entwicklung angepasst. In Südkorea und Vietnam wurden die Armeen mobilisiert und in den Aufbau der Infrastruktur der Pandemiebekämpfung einbezogen. Spezialkliniken zur Behandlung der infizierten Schwerkranken und Risikopatienten wurden eingerichtet. Die übrigen positiv getesteten Patientinnen und Patienten mussten sich in Armeeunterkünfte begeben, wo sie medizinisch betreut und verpflegt wurden. Kontaktpersonen und Krankheitsverdächtige kamen in häusliche Quarantäne und wurden elektronisch oder durch Gesundheitstrupps überwacht.

Parallel dazu sicherten sich die nationalen Koordinationszentren noch vor der ersten Bildung von Infektionsherden den Zugriff auf die Ressourcen der Infektionshygiene, nämlich die Produktion von Gesichtsmasken, Schutzkleidung, Desinfektionsmitteln und sonstigem medizinischem Gerät. Dabei schreckten auch die japanischen Koordinationszentren nicht vor Produktionsanweisungen an Privatunternehmen und der Konfiskation von Vorräten zurück. Da die Epidemie im Gegensatz zu Taiwan im Februar und dann nochmals ab Mitte März zur Entstehung regionaler Schwerpunkte führte, erhielt die Entwicklung und Produktion sicherer Testsysteme oberste Priorität. Der massenhafte und erstaunlich frühe Einsatz der PCR-Tests ermöglichte es ihnen, die lokalen Cluster rasch zu identifizieren und ihre landesweiten Vernetzungen zu unterbrechen. Dabei wurden schon im Verlauf des Februar 2020 Produktionsziffern erreicht, die die Erzeugung in den Ländern der Transatlantikregion noch Monate später um ein Vielfaches übertrafen.

Indessen sahen sich auch die Koordinationszentren Südkoreas, Vietnams und Japans veranlasst, die größeren Cluster zeitweilig von der Außenwelt abzusperren. Die vietnamesische Regierung verhängte sogar für die Zeit vom 1. bis 15. April einen landesweiten Lockdown. Auch im Großraum Tokyo und in einigen japanischen Provinzen wurde das öffentliche Leben zeitweilig eingeschränkt, jedoch weniger drastisch als in China und Vietnam.

In Südostasien waren die Gegenmaßnahmen weniger systematisch durchdacht, und zwar auch in solchen Ländern, die wie Singapur die Big Data-Option Taiwans und Südkoreas favorisierten. Die Gründe sind leicht erkennbar. Viele Subregionen Südostasiens sind keine Flächenstaaten, sondern – wie etwa Indonesien oder die Philippinen – Archipele mit zahlreichen Inselgruppen. Auch die wirtschaftliche Entwicklung und das Ausmaß der nationalstaatlichen Integration der Gesellschaften sind nicht vergleichbar. Die Einkommensunterschiede und Lebensstile gehen mit ethnischen, kulturellen und religiösen Disparitäten einher. Bei derartigen Konstellationen haben es die Erfassungs- und Überwachungssysteme der Big Data-Technologien schwer. Zudem sind große Gesellschaftsgruppen aus den Gesundheits- und sozialen Sicherungssystemen der Nationalstaaten ausgegrenzt und für die Handlungskataloge und Kommunikationskonzepte der epidemiologischen Krisenstäbe schwer erreichbar.

Es gab aber auch ernsthafte Initiativen zur Eindämmung der Pandemie, die teilweise erfolgreich verliefen.[5] In allen Ländern wurden die Flugverbindungen nach Wuhan bzw. China früh gekappt, anschließend folgten laufend aktualisierte Reisebeschränkungen gegenüber den neu entstandenen Epizentren. Zusätzlich aktualisierten die Gesundheitsbehörden mit Hilfe der Regional- und Länderbüros der WHO ihre Frühwarnsysteme und richteten separate Behandlungskapazitäten ein.

Es gelang den Gesundheitsbehörden jedoch nicht überall, wie in Ostasien die ersten größeren Infektionsherde vollständig einzudämmen und die davon ausgegangenen Infektionsketten zu unterbrechen. In dieser Situation verstärkten die Krisenstäbe ihre Bemühungen um den Ausbau der Testkapazitäten. Dabei erzielten sie teilweise erstaunliche Erfolge. Vor dem Übergreifen der Pandemie hatten die betroffenen Länder über höchstens ein medizinisches Zentrum (meistens die zentrale Forschungsklinik für Tropenkrankheiten) verfügt, das die gentechnischen Testverfahren beherrschte. Diese Lücke wurde innerhalb weniger Wochen geschlossen. Beispielsweise gelang es dem philippinischen Gesundheitsministerium, bis Mitte April 47 Laboratorien einem Zertifizierungsverfahren zu unterziehen und erhebliche Testkapazitäten aufzubauen. Mit ihrer Hilfe und durch gezielte lokale Absperrmaßnahmen konnte die diffuse Ausbreitung der Epidemie zunächst unterbunden werden.

Die neuen Technologien des ›Contact Tracing‹ spielten dagegen nur eine untergeordnete Rolle. Eine Ausnahme bildete in dieser Hinsicht nur Singapur, dessen Gesundheitsbehörden sich auch sonst stark am Vorgehen Taiwans und Südkoreas orientierten. Das bewahrte die Epidemiologen des Stadtstaats jedoch nicht vor gravierenden Rückschlägen. Erst nach dem Ausbruch eines großen Infektionsherds bei den ausländischen Wanderarbeitern wurden deren Massenunterkünfte in die seuchenhygienischen Vorbeuge-, Behandlungs- und Überwachungsmaßnahmen einbezogen.

3. Lockdowns in Europa

Neben Asien wurden die blinden Passagiere auch in Europa aktiv. Sie trafen dort auf Gesundheitsbehörden und Wissenschaftler, die genauso wie ihre Kollegen im Fernen Osten seit Beginn des neuen Millenniums einschlägige Erfahrungen mit ihren Vorgängern, den Erregern von SARS und MERS, gemacht hatten. Trotzdem reagierten die Krisenstäbe des Alten Kontinents anders. Und das, obwohl die asiatischen Experten schon wenige Wochen nach dem Ausbruch der neuen Infektionskrankheit in den internationalen Fachzeitschriften ausführlich über die Eigenschaften des Erregers, die Besonderheiten der neu aufgetretenen Epidemie und die von ihnen ergriffenen Gegenmaßnahmen berichteten. Selbstverständlich vermochten sie noch nicht alle Charakteristika zu überblicken, und deshalb eröffneten sich gewisse Interpretations- und Ermessensspielräume, die sich auch in der anfänglichen Berichterstattung der WHO widerspiegelten. Dessen ungeachtet war der ›benign neglect‹ der europäischen Krisenstäbe diesen Erkenntnissen gegenüber erstaunlich, allemal angesichts der jahrelangen Vorwarnungen und Pandemie-Planspiele. Dafür mussten sie eine Menge Lehrgeld bezahlen.

Sechs verlorene Wochen: Fehleinschätzungen und mangelnde Ressourcen

In der Tat machten die Akteure der europäischen Frühwarnsysteme beim Eintreffen der ersten klinischen und epidemiologischen Fallberichte keine gute Figur. Dies möchte ich an drei Fallbeispielen verdeutlichen, die die kritische Zeitspanne zwischen Ende Januar und Anfang März 2020 abdecken.

(1) Als am 27. Januar der erste deutsche Indexpatient, der Mitarbeiter eines süddeutschen Autozulieferers, positiv auf SARS-CoV-2 getestet wurde, begannen zwei Forscherteams der Universitätsklinik

München und des bayerischen Landesgesundheitsamts mit den Umgebungsuntersuchungen.[1] Eine Mitarbeiterin der Abteilung für Infektions- und Tropenmedizin der Universität erkannte, dass die chinesische Überträgerin des Virus bis zu ihrer Rückreise keine Krankheitssymptome entwickelt hatte; zwei weitere Infizierte erkrankten dagegen mit derart milden Symptomen, dass sie unter Normalbedingungen niemals einen Arzt aufgesucht hätten, geschweige denn sich hätten testen lassen. Dieser Befund alarmierte sie, denn damit war klar, dass sich die Ausbreitung von Covid-19 markant von den bisherigen Coronaepidemien unterschied und den durch sie geprägten Präventions- und Eindämmungsrastern entzog. Das ebenfalls von einer Epidemiologin geleitete Team der Gesundheitsverwaltung kam zu ähnlichen Ergebnissen; es konnte sogar nachweisen, dass sich zwei weitere symptomlos gebliebene Mitarbeiter des Autozulieferers gegenseitig mit derselben Virusmutante angesteckt hatten.

Damit war die bisherige Annahme, dass die Übertragung von SARS-CoV-2 erst mit dem Auftreten von Krankheitssymptomen einsetzt, widerlegt. Beiden Teams war die Tragweite ihrer Erkenntnis bewusst. Anfang Februar schickte der Leiter der Abteilung für Infektions- und Tropenmedizin einen Bericht an das New England Journal of Medicine, das die Veröffentlichung jedoch ablehnte. Der Münchener Public Health-Gruppe erging es nicht anders. Auch ihr Bericht wurde negativ evaluiert. Die europäische Regionalgruppe der WHO und das Frühwarnsystem des European Centre for Disease Control (ECDC) lehnten es ab, die Befunde in ihre Berichterstattung aufzunehmen. Auch die Experten des Robert Koch-Instituts hielten die Berichte aus München für abwegig.

(2) Seit Ende Januar 2020 beobachteten lombardische Lungenfachärzte bei einigen Patienten das Auftreten atypischer und nur schwer beherrschbarer Pneumonien.[2] Sie äußerten den Verdacht, dass es sich um die neu aufgetretene Covid-19-Infektion handeln könnte, obwohl ihre Patienten nicht aus China zurückgekehrt waren und auch keinen Kontakt mit chinesischen Touristen gehabt hatten. Sie empfahlen dringend, ihre inzwischen in die Kliniken eingewiesenen Patienten auf SARS-CoV-2 zu testen. Die Klinikleitungen lehnten dies jedoch mit der Begründung ab, dass nur Erkrankte mit China-Kontakten getestet werden

dürften. Auch ihre Isolierung wurde zunächst unterlassen. Die Folgen waren schwerwiegend: Die Chance, die schon einige Wochen vor der positiven Testung der ersten chinesischen Touristen in der Lombardei begonnenen lokalen Übertragungen des Virus aufzuspüren, blieb ungenutzt.[3] Mehrere Krankenhäuser in Codogno und der Provinz Bergamo verwandelten sich infolgedessen in nosokomiale Infektionsherde.

Am 21. Februar 2020 wurden das 60 Kilometer südlich von Mailand gelegene Codogno und neun weitere Ortschaften abgeriegelt, Massentestungen zur weiteren Abklärung des epidemiologischen Vorgehens unterblieben jedoch. Stattdessen wurden die in den Krankenhäusern behandelten Seniorinnen und Senioren in Alten- und Pflegeheime verlegt – wohin sie dann die blinden Passagiere mitschleppten und das Massensterben der besonders Gefährdeten beschleunigten. Insgesamt kombinierten sich in der Lombardei restriktive gesundheitspolitische Vorgaben, fehlende epidemiologische Vorkehrungen und die Inkompetenz der Regionalregierung zu einem fatalen Gemisch.

(3) Auch der dritte Hotspot in der Chronik des europäischen Pandemiegeschehens hätte früh eingedämmt werden können.[4] Ende Februar 2020 wurden fünfzehn aus ihrem Skiurlaub im Tiroler Ischgl zurückgekehrte Isländer positiv auf SARS-CoV-2 getestet. Die Tiroler Landesbehörden wurden umgehend darüber informiert, reagierten aber nicht. Daraufhin wandte sich der isländische Chef-Epidemiologe am 4. März an das Gesundheitsministerium in Wien und schickte einen Bericht an das europäische Frühwarnsystem.[5] Auf Rückfragen teilte er mit, es habe sich bei den betroffenen Skiurlaubern um keine Reisegruppe gehandelt, sie hätten auch keinen Kontakt miteinander gehabt und in fünf verschiedenen Hotels gewohnt. Auch danach geschah nichts. Dem isländischen Experten wurde erwidert, die Skiurlauber hätten sich bei ihrer Rückreise an einem mitfliegenden Italiener angesteckt. Erst als in mehreren EU-Ländern über einhundert Ischgl-Rückkehrer nachweislich an Covid-19 erkrankten, wurde das Wintersportzentrum am 12. März unter Quarantäne gestellt. Zwei Tage später wurde in Tirol, Salzburg und Vorarlberg die Wintersaison vorzeitig beendet.

Diese drei Beispiele stehen für zahllose weitere Versäumnisse dieser Art. Sie machen deutlich, dass es möglich gewesen wäre, die Entstehung eines zweiten Epizentrums der Pandemie zu verhindern oder zumindest hinauszuschieben, wenn die damals schon zugänglichen Berichte der asiatischen Epidemiologen, Virologen und Kliniker gelesen und ernst genommen worden wären. Diese Chance hätte auch ohne den in Taiwan, Festlandchina und Südkorea praktizierten Rückgriff auf die Big Data-Technologie bestanden, wenn die Entscheidungszentren des wissenschaftlichen und gesundheitspolitischen Establishments die Warnungen und Vorschläge der vor Ort agierenden Medizinerinnen und Mediziner ernst genommen hätten. Bei dieser Verweigerungshaltung spielte auch die Tatsache eine Rolle, dass die für ein zielbewusstes und adäquates Gegensteuern erforderlichen Ressourcen fehlten.

Dass das so war, zeigt ein vergleichender Blick auf die in den entscheidenden sechs Wochen vor der Ausrufung des Ausnahmezustands und der Proklamation des ›Großen Lockdowns‹ ergriffenen Maßnahmen.[6] Das Chaos begann, als sich die Bevölkerung zahlreicher europäischer Länder ab Ende Januar 2020 in richtiger Vorahnung der kommenden Ereignisse mit den elementaren Gebrauchsgegenständen der Basishygiene – Mund-Nasen-Schutz, Einmalhandschuhen und Desinfektionsmittel – einzudecken begann. Infolgedessen waren die Vorräte binnen weniger Wochen ausverkauft. Die Fachleute und Public Health-Akteure belächelten dieses Vorgehen zu diesem Zeitpunkt noch allgemein, statt daraus ihre Lehren zu ziehen, die erforderlichen Produktionskapazitäten zu installieren und Vorratslager aufzubauen. Als dann ab Mitte Februar die Infektionszahlen und Hospitalisierungen europaweit anstiegen, entstand in den ambulanten und stationären Sektoren der medizinischen Versorgung ein akuter Mangel an den elementaren Ressourcen der Infektionshygiene. Erst jetzt läuteten in den zuständigen Behörden die Alarmglocken, und nun hagelte es Exportverbote für Schutzmasken, Desinfektionsmittel und Einmalkittel. Die BRD und Frankreich gingen Anfang Februar 2020 mit schlechtem Beispiel voran, andere Länder folgten. Erst als die Importe versiegten, wurden eigene Produktionskapazitäten geschaffen.

Bei der Entwicklung und Beschaffung von Testkapazitäten zur gentechnischen Diagnostik (PCR-Tests) ging es noch chaotischer zu. Bis Mitte Februar verfügten auch jene europäischen Hauptländer, in denen ausreichend qualifizierte und ausgestattete Laboreinrichtungen existierten, über Testkapazitäten von maximal 1.000 Proben täglich. Einen weiteren Ausbau lehnten die Gesundheitsbehörden zunächst ab, weil sie dies aufgrund der falsch bewerteten Übertragungseigenschaften des Erregers für unnötig erachteten. An dieser Auffassung hielten die europäischen Leitinstitute – an erster Stelle das RKI – bis Mitte März fest. Die Tests blieben in den meisten Ländern auf Patienten mit erheblichen Krankheitssymptomen und hospitalisierte Schwerkranke beschränkt. Dadurch wurde die entscheidende Chance verspielt, eine Pandemie, bei der vier von fünf Infizierten symptomlos blieben oder kaum behandlungsbedürftig erkrankten, in ihrer Ausbreitungsphase einzudämmen.

Es gab einige Ausnahmen, die jedoch randständig blieben. Vor der Aufgabe ihrer Eindämmungsversuche sicherte sich beispielsweise die britische Gesundheitsorganisation[7] rasch ansteigende Kapazitäten und lancierte umfangreiche ambulante Testserien. Die Russische Föderation fuhr ihre Produktion hoch und begann mit umfangreichen Lieferungen in das befreundete Ausland. Auch die niederländischen Gesundheitsbehörden erweiterten die verfügbaren Testkapazitäten in kleinen Schritten. Die Bedeutung umfangreicher Testserien zur Erkennung symptomloser Überträger wurde trotz der diesbezüglichen Erfolge in Ost- und Südostasien erst einige Wochen nach der Proklamation der massiven Einschränkungen des öffentlichen Lebens erkannt.

Erstaunlicherweise unterblieben bis zur Verhängung des Ausnahmezustands auch wichtige Vorkehrungen im Bereich einer erweiterten Infektionshygiene. Die einzigen Länder, die bis zu Beginn der ersten Märzwoche getrennte Behandlungszenten einrichten und sich auf den Schutz der Alten- und Pflegeheime konzentrierten, waren Dänemark, Island und Finnland. In den übrigen Fällen wurden entsprechende Handreichungen erst nach dem Übergreifen der Pandemie auf die besonders gefährdeten Bewohner herausgegeben. Deshalb war es fast ausschließlich der Initiative einiger engagierter Mediziner und Pflegeleitungen zu verdanken, dass in Asturien und einigen europäischen Metropolen eine diffuse Ausbreitung auf den gesamten Pflegesektor unterblieb. Auch Massenveranstaltungen mit über 1.000 Teilnehmern – so etwa die besonders infektionsträchtigen Karnevalssitzungen – wurden nur in der Schweiz abgesagt.[8] Selbst beim Erlass der seit Ende Januar dringlich gewordenen Einreisebeschränkungen aus China und Asien ließ sich die Mehrheit der dafür zuständigen Zentralbehörden erstaunlich viel Zeit. Aufgrund derart gravierender Versäumnisse und Fehler konnte sich Covid-19 bis Anfang März 2020 weitgehend unbehindert in einigen Regionen Europas ausbreiten.

Kassandra spricht

Angesichts des sich immer deutlicher abzeichnenden Fiaskos meldeten sich die Biomathematiker zu Wort. Sie verstanden zwar in der Regel nichts von Infektionshygiene und der medizinischen Basisversorgung der Bevölkerung im Epidemiefall, aber sie beherrschten das Feld der komplexen Differentialgleichungen und Modellrechnungen. Diese Instrumente waren seit längerem als gut sortierte Werkzeugkästen verfügbar, mit deren Hilfe biologische Prozesse quantifiziert und auf ihre künftige Entwicklung projiziert werden können. Es lag infolgedessen nahe, die zentralen Variablen der SARS-CoV-2-Pandemie in diese Modellrechnungen einzuspeisen und darzustellen, welche Ausmaße sie im Fall einer Fortdauer der bislang gescheiterten Eindämmungsversuche annehmen würde.

Derartige Überlegungen waren angesichts der unkontrollierbar gewordenen Entwicklung zweifellos gut nachvollziehbar. Die in Betracht gezogenen Modellrechnungen – SIR und SEIR – weisen jedoch erhebliche Probleme auf.[9] Es handelt sich bei ihnen um gewissermaßen ›naive‹ Verfahren, die die simulierte und in die Zukunft projizierte Wirklichkeit des Pandemieverlaufs nur begrenzt abzubilden vermögen. Dafür war die Zahl der in sie eingespeisten Variablen zu niedrig, sodass sich das hoch spezifische und nichtlineare Pandemiegeschehen diesem Verfahren entzog. Hinzu kam, dass den Biomathematikern die Mängel und Fehler der bislang in Europa und der Transatlantikregion ergriffenen Gegenmaßnahmen nicht in ihren ganzen Ausmaßen bekannt waren, und wichtige Alternativvariablen – optimierte Infektionshygiene, sofortige Auffüllung der dafür erforderlichen Ressourcen, Sondermaßnahmen zum Schutz der besonders gefährdeten Bevölkerungsgruppen usw. – unberücksichtigt blieben. Stattdessen begrenzten die Autoren ihre ›Modellierungen‹ auf so allgemeine Parameter wie Bevölkerungsdichte, Verteilung der Altersklassen, Einkommensunterschiede, Urbanisierungsgrad sowie die Größe der Privathaushalte, die dann mit Vorannahmen zur exponentiellen Übertragungs- und Ausbreitungsgeschwindigkeit des Erregers in Beziehung gesetzt wurden. Als Hauptgröße figurierten dabei die Verdopplungszeit der Ansteckungen und die durch die Infektiosität des Erregers vorgegebene (Basis-) Reproduktionszahl, d.h. die Zahl der von einem Infizierten durchschnittlich angesteckten Mitmenschen. Diese Variablen wurden in den meisten Modellrechnungen für den gesamten Untersuchungszeitraum unverändert beibehalten, als ob keine Gegenmaßnahmen ergriffen würden.

Ausgehend von diesen Vorannahmen wurde dann anhand der in die SIR- und SEIR-Modelle eingespeisten Parameter der jeweiligen Bevölkerungsstruktur errechnet, wie sich die zu ergreifenden Maßnahmen zur Kontakt- und Mobilitätsbeschränkung je nach ihrer Intensität auf die Verdopplungszeit und die R-Zahl auswirkten. Dadurch wurde den Regierungen vor Augen geführt, dass nur radikale, in Europa und der Transatlantikregion in diesem Ausmaß noch nie praktizierte Eingriffe erforderlich waren, wenn der exponentielle Anstieg der Infektionskurve abgestoppt und die effektive Reproduktionszahl auf eine Relation von 1:1 (jeder Infizierte steckt eine weitere Person an) und darunter abgesenkt werden sollten.

Seit Anfang März 2020 machten sich in der gesamten Transatlantikregion Experten der mathematischen Epidemiologie an die Arbeit und veröffentlichten innerhalb weniger Wochen Dutzende von Modellrechnungen. In ihrer Anlage und Zielsetzung stimmten sie überein. Die dabei ins Spiel gebrachten Vorannahmen hinsichtlich der Ausgangssituation (Verdopplungszeiten und Basis-Reproduktionszahl) variierten jedoch erheblich, und auch bei den Parametern, die Strukturdaten berücksichtigten, wurden die Basismodelle der mathematischen Epidemiologie vielfach abgewandelt. Ich werde dies im Folgenden anhand der sechs besonders breit rezipierten und folgenreichen Modellrechnungen verdeutlichen.

Am 16. März legte eine von dem britischen Epidemiologen Neil M. Ferguson geleitete Arbeitsgruppe eine Studie vor, die sofort internationales Aufsehen erregte.[10] Sie basierte auf Voruntersuchungen, die das am Londoner Imperial College tätige ›COVID-19 Response Team‹ seit Anfang März zur weltweiten Ausbreitung der Infektion und zu der dabei beobachteten Fallsterblichkeit vorgelegt hatte. Ihren Annahmen legte sie die Basisreproduktionszahl 2,4 zugrunde, rechnete aber auch ihre Grenzwerte (2,2 und 2,6) durch. Ihr Augenmerk war dabei auf Großbritannien und die USA gerichtet. Für den Fall einer unkontrollierbaren Ausbreitung rechnete die Arbeitsgruppe mit dramatischen Folgen. In beiden Ländern würden sich 81 % der Bevölkerung infizieren. Die Pandemie würde nach etwa drei Monaten ihren Gipfel erreichen. Da 4,4 % der Infizierten Krankenhausbehandlung und von diesen wiederum 30 % eine Intensivbehandlung benötigten, würden die Kapazitäten der Intensivabteilungen um einen Faktor 30 überlastet. Unter diesen Bedingungen würden in Großbritannien 510.000 und in den USA 2,2 Millionen Menschen dem Virus zum Opfer fallen.[11]

Dieses Szenario hielten die Epidemiologen des Imperial College indessen für unwahrscheinlich. Sie rechneten vielmehr mit einer Politik der ›Abschwächung‹ (mitigation), die sich auf die Isolation der Infizierten, die Quarantäne ihrer Familienangehörigen und die gezielte Abschirmung der Risikogruppe der über 70-Jährigen konzentrieren würde. Dadurch würde sich die Belastung des Krankenhauswesens zwar um etwa zwei Drittel reduzieren und die Fallsterblichkeit halbieren, aber die von ihnen errechnete Bilanz war immer noch erschreckend: Die Krankenhauskapazitäten würden immer noch stark (um den Faktor 8) überlastet, und in Großbritannien und den USA würden 250.000 bzw. 1,1–1,2 Millionen Menschen die Pandemie nicht überleben. Deshalb legten sie ihren Auftraggebern[12] und den Regierungen der Transatlantikregion eine Politik der ›suppression‹ nahe: Zusätzlich zu den schon getroffenen Maßnahmen sollten das gesamte gesellschaftliche Leben durch ›social distancing‹ eingeschränkt sowie die Schulen und Universitäten geschlossen werden. Dabei müsse man prinzipiell mit einer Dauer von 18 Monaten rechnen, denn erst dann würde ein wirksamer Impfstoff zur Verfügung stehen. Falls sich aber die inzwischen in Ostasien erreichten Erfolge stabilisierten, sei nach einer etwas kürzeren Phase der ›suppression‹ auch eine an die Pandemielage angepasste flexiblere Vorgehensweise denkbar.

Drei Tage nach der Veröffentlichung dieser Studie meldete sich ein französisch-spanisch-amerikanischer Unternehmensmanager namens Tomás Pueyo zu Wort. Auch er setzte sich seit kurzem mit der Pandemie auseinander und hatte einen eigenen ›epidemic calculator‹ entwickelt, um den weiteren Verlauf prognostizieren zu können. Am 19. März veröffentlichte er auf seiner Webseite einen Powerpoint-Vortrag, den er mit den Grafik-Blöcken seines Rechenmodells unterlegte. Der Titel dieser Ausarbeitung – ›Coronavirus: The Hammer and the Dance‹ – machte mit zahlreichen Übersetzungen und Internet-Präsentationen Furore.[13] In methodischer Hinsicht war der Text uninteressant. Ohne seine Paramater und Variablen offenzulegen, schätzte der Verfasser in Anlehnung an die Vorgaben des Imperial College die Folgen ab, die eine Konzeption des Nichtstuns, der Abschwächung und der Unterdrückung der Pandemie für die USA und Großbritannien nach sich ziehen würde. Bei einer ungehinderten Ausbreitung des Virus würden (bei einer Infektionsrate von 75 %) allein in den USA bis zu 10 Millionen Menschen sterben, aufgrund des Zusammenbruchs des Krankenhauswesens wahrscheinlich noch mehr. Eine Politik der Abschwächung würde diese düstere Perspektive kaum aufhellen, und deshalb votierte auch Pueyo vehement für ein rigoroses Vorgehen, den ›Hammer‹. Dabei setzte er jedoch im Gegensatz zu den Epidemiologen des Imperial College andere Akzente. Er plädierte für ein möglichst kurzes und effektives Vorgehen, um massive soziale und wirtschaftliche Folgeschäden zu vermeiden. Entscheidend sei dabei der Zeitgewinn. Er sollte Pueyo zufolge dazu genutzt werden, um die Testkapazitäten hochzufahren und die klinischen Behandlungsmöglichkeiten zu optimieren. Dabei dienten ihm China und Südkorea als leuchtende Vorbilder. Sobald dieser Rückstand aufgeholt sei, könne man den sozialen Ausnahmezustand wieder aufheben und die weiterhin nötigen Maßnahmen zur Bekämpfung der Pandemie je nach der Entwicklung der effektiven Reproduktionszahl dosieren. Pueyos Plädoyer traf wohl vor allem deshalb in einigen Chefetagen der transatlantischen Politik und Wirtschaft auf offene Ohren, weil er die bisherigen Versäumnisse stillschweigend als gegeben hinnahm und für eine kurze Schockphase eintrat, die zur Korrektur der verfahrenen Situation genutzt werden konnte.

Parallel zu den Unternehmensmanagern läuteten auch linke Sozialwissenschaftlerinnen und Sozialwissenschaftler die Alarmglocken. Stellvertretend für sie möchte ich auf ein von Verena Kreilinger und Christian Zeller am 20. März 2020 publiziertes Strategiepapier hinweisen, das die deutschsprachige Gewerkschaftslinke nachhaltig beeinflusste.[14] Auch diese Ausarbeitung bot methodisch nichts Neues, denn sie rekurrierte unhinterfragt auf die Modellrechnuungen der Biomathematiker. Davon ausgehend plädieren auch sie für ein rigoroses staatliches Durchgreifen, das noch entschiedener als bei Ferguson und Pueyo an den ostasiatischen – und insbesondere chinesischen – Vorbildern orientiert war. Dabei gingen sie jedoch noch einen Schritt weiter. Während es der Arbeitsgruppe Fergusons und mehr noch Pueyo fernlag, auch den Wirtschaftssektor in ihre ›suppression‹-Konzepte einzubeziehen, sahen Kreilinger und Zeller dies anders. Sie forderten, die gesamte Produktions- und Verteilungssphäre in den ›Lockdown‹ einzubeziehen, soweit sie nicht für die Grundversorgung der Bevölkerung von existenzieller Bedeutung war. Nur ein kompletter Lockdown konnte nach ihrer Auffassung die Katastrophe abwenden. Zusätzlich sollte die durch die Pandemie heraufbeschworene historische Wende dazu genutzt werden, um das Gesundheitswesen zu verstaatlichen und die durch den Neoliberalismus bedingten Strukturschäden zu überwinden. Die gravierenden Fehlgriffe während der ersten sechs Wochen der Pandemiebekämpfung blieben dabei auch hier unerörtert.

Im Gegensatz zu den apodiktischen Wortmeldungen Pueyos und der Sozialwissenschaftler setzten die Epidemiologen des Berliner Robert Koch-Instituts etwas moderatere Akzente. Ihre am 20. März 2020 veröffentlichte ›Modellierung‹ war methodisch anspruchsvoll und erkennbar von dem Versuch geprägt, die holzschnittartigen Vorgaben des Ferguson-Teams unter Zuhilfenahme eines modifizierten SEIR-Modells zu vermeiden.[15] Auch sie gingen davon aus, dass die gesamte Bevölkerung für das Virus empfänglich (suszeptibel) war, sodass sie aus der durchschnittlichen Zahl der täglichen Kontakte, der dabei zu erwartenden Übertragungswahrscheinlichkeit und der Dauer der Infektiosität des jeweils Erkrankten eine Reproduktionszahl ermittelten, bei der sie sich auf die Größe 2,0 festlegten. Davon ausgehend rechneten sie drei mögliche Szenarien durch: erstens einen linearen Infektionsverlauf, zweitens eine durch die mögliche Saisonalität der Pandemie abgeschwächte Entwicklung, und drittens einen Verlauf unter der Annahme, dass ein Drittel der Bevölkerung gegen den Erreger immun war. Daraus ergaben sich dann markante Verlängerungen der Verdopplungszeiten und rückläufige Reproduktionszahlen – und zwar unabhängig von allfälligen Gegenmaßnahmen. Ähnliche Differenzierungen nahmen die RKI-Experten auch bei der Schätzung der notwendig werdenden Krankenhaus- und Intensivbehandlung sowie der Letalitätsrate vor, die bei ihnen mit 0,56 % ebenfalls deutlich niedriger ausfiel.

Selbst unter diesen eher vorsichtigen Annahmen waren die Ergebnisse der Studie alarmierend. Je nach einem der drei Szenarien würden sich 43,8 bis 65,5 Millionen Menschen in Deutschland bei einer Bevölkerungsgröße von 83 Millionen mit dem Virus infizieren. 6 bis 10 Millionen würden erkranken, 4,5 % von ihnen müssten ins Krankenhaus überwiesen und von diesen wiederum 11 % in die Intensivabteilungen verlegt werden. Auf dem Höhepunkt der Epidemie müssten infolgedessen zwischen 400.000 bis 600.000 Erkrankte auf einmal isoliert und ihre Angehörigen in Quarantäne geschickt werden. Auch bei der Annahme einer Saisonalität und/oder Teilimmunität wäre eine extreme Überlastung des Gesundheitswesens die Folge. Zudem wäre mit 200.000 bis 400.000 Todesopfern zu rechnen.

Es war unvermeidlich, dass sich auch die RKI-Experten angesichts dieser Befunde für eine drastische Verschärfung der allgemeinen Gegenmaßnahmen aussprachen: Die Politik der Abschwächung sei unzureichend und müsse durch eine Strategie des ›Containment‹ ersetzt werden. Wer eine Überlastung des Gesundheitswesens vermeiden und eine deutliche Reduktion der Fallsterblichkeit erreichen wolle, könne auf umfassende Kontaktbeschränkungen nicht verzichten.

Die Modellrechnung des RKI war sehr fachspezifisch verfasst und verzichtete im Gegensatz zu den Ausarbeitungen des Ferguson-Teams und der anderen Autoren auf akzentuierte Handlungsempfehlungen. Deshalb wurde sie in den hektischen Tagen der dritten und vierten Märzwoche kaum wahrgenommen. Stattdessen erregte ein kurz danach im Auftrage des deutschen Bundesinnenministeriums verfasstes vertrauliches Expertengutachten erhebliches Aufsehen, das zwei Wochen später einigen Journalisten zugespielt wurde.[16] Es knüpfte in seinem Aufbau und seiner Diktion bewusst an die angloamerikanischen Vorgaben an. Es diskutierte im Gegensatz zu ihnen auch die zu erwartenden wirtschaftlichen Folgeschäden der empfohlenen Gegenmaßnahmen. Gerade diese Erweiterung machte es brisant und beleuchtet den Handlungsdruck, unter dem sich die politischen Entscheidungszentren in den Tagen der unkontrollierbar gewordenen Ausbreitung der Pandemie befanden.

Im epidemiologischen Teil der Studie grenzten sich die Gutachter in mehreren Punkten von den Vorgaben des Robert Koch-Instituts ab. Sie beschränkten sich auf einen einzigen, als ›Worst-Case-Szenario‹ bezeichneten Modellfall der ungehinderten Ausbreitung. Davon ausgehend schätzten sie die Effekte einer als ›Dehnung‹ bezeichneten Politik der Abschwächung sowie einer direkt an Pueyo angelehnten ›Hammer and Dance‹-Intervention ab. Bei einer unkontrollierbaren Ausbreitung mit einer Verdopplungszeit von anfänglich drei Tagen würden sich 70 % aller BRD-Bewohner infizieren, 5 % müssten ins Krankenhaus und von diesen würden 30 % auf den Intensivstationen behandelt werden. Wegen der aktuell beschränkten Kapazitäten könnten jedoch 80 % von ihnen nicht behandelt werden, sodass sich die auf 1,2 % geschätzte Letalitätsrate – etwa 1,16 Millionen Menschen – auf 2 % erhöhen würde.

Für den Fall einer ›Dehnung‹ des Epidemieverlaufs attestierten die Gutachter eine markante Abschwächung, die zu erwartenden Folgen waren aber immer noch gravierend und ließen ein nur moderates Maßnahmenbündel inakzeptabel erscheinen. Zwar würden sich ihrer Modellrechnung zufolge nur noch etwa 10 Millionen infizieren, aber auch jetzt müssten noch 15 % aller lebensbedrohlich Erkrankten von der intensivmedizinischen Behandlung ausgeschlossen werden. Insgesamt sei in diesem Fall mit 220.000 Pandemieopfern zu rechnen. Zudem müssten die Abschwächungsmaßnahmen sieben Monate lang aufrechterhalten werden, und dies würde erhebliche Folgeschäden nach sich ziehen.

Infolgedessen optierten auch die Gutachter des Innenministeriums für ein rigoroses Konzept zur Unterdrückung der Pandemie. Hier führte ihnen Pueyo nicht nur verbal, sondern auch inhaltlich die Feder, im Gegensatz zu ihm rechneten sie aber auch die epidemiologischen Aspekte ihres Votums durch. Nur noch 1,2 % der Bevölkerung (etwa eine Million Menschen) würden sich anstecken. Die vorhandenen Krankenhauskapazitäten seien selbst während des Höhepunkts der Pandemie ausreichend, und es seien nur noch 12.000 Todesopfer zu beklagen. Entscheidend sei jedoch der durch ein hartes ›social distancing‹ erkaufte Zeitgewinn. Die Zeit müsse genutzt werden, um die ambulanten und stationären Behandlungskapazitäten hochzufahren, die infektionshygienischen Vorräte aufzufüllen, massenhafte Testserien einzuführen und in die epidemiologische Big Data-Technologie einzusteigen. Über die Versäumnisse der voraufgegangenen sechs Wochen verloren auch die vom Innenministerium konsultierten Experten kein Wort. Aber ihre Botschaft war so klar wie beim Ferguson-Team, Tomás Pueyo und den linken Sozialwissenschaftlern: Nur wenn wir die in China und Ostasien praktizierten Methoden schnellstmöglich nachholen, können wir der Covid-19-Pandemie Herr werden.

Auch der zweite, den wirtschaftlichen Folgeschäden gewidmete Abschnitt der Expertise variierte verschiedene Szenarien, die bei der Annahme des ›Worst Case‹ mit dem Zahlenspiel »2019 = 1919 + 1929« auf den Punkt gebracht wurden.[17] Auch sonst mangelte es im Gutachten nicht an drastischen Anspielungen und aggressiven Handlungsempfehlungen. Beispielsweise empfahlen die Gutachter, gerade die Worst-Case-Szenarien in aller Offenheit zu verhandeln, um die Menschen bei ihren ›Urängsten‹ – so etwa der infektionsbedingten Atemnot – zu packen und auf den ›Hammer‹ des innenpolitischen Seuchenregimes einzuschwören.[18]

So weit wollten die Mitarbeiter des Londoner ›COVID-19 Response Teams‹ nicht gehen, als sie sich am 26. März mit einer weiteren Expertise zu Wort meldeten. Dabei nahmen sie diesmal den gesamten Globus in den Blick, und zwar unter der Optik einiger bemerkenswert verdüsterter Vorannahmen.[19] In quantitativer Hinsicht war das Vorgehen sehr anspruchsvoll. Das Team trug Informationen aus 202 Ländern zusammen, die es sich aus den Datenblöcken der Weltbank, der demografischen Abteilungen der Vereinten Nationen, der WHO und zahlreicher weiterer internationaler wie nationaler Einrichtungen des öffentlichen Gesundheitswesens beschaffte. Aus ihnen destillierte es einen Mix aus Parametern zum demografischen und Einkommensstatus, zur Größe der Privathaushalte, zum jeweiligen Entwicklungsstand des Gesundheitswesens und über die Verteilung der Schweregrade der Infektion auf die Altersgruppen. Diese Parameter bezogen sie dann auf ihre epidemiologischen Grundannahmen, die sie diesmal auf eine durchschnittliche Basisreproduktionszahl von 3,0 und eine damit korrespondierende Verdopplungszeit von durchschnittlich drei Tagen projizierten.

Infolgedessen konnte die Schätzung einer weltweit unkontrollierten Ausbreitung der Coronapandemie nur katastrophal ausfallen. Insgesamt 7,0 Milliarden Menschen würden sich anstecken, und allein im laufenden Jahr würden 40 Millionen von ihnen sterben. Bei einer gemäßigten Praxis der Abschwächung (Isolierung der Infizierten, Quarantäne der nächsten Kontaktpersonen und Reduzierung der sozialen Kontakte bei den Senioren um 60 % sowie bei der übrigen Bevölkerung um 40 %) würden sich die Sterbefälle auf 20 Millionen halbieren, aber die Gesundheitssysteme wären auch jetzt weltweit extrem überfordert, und zwar in den Entwicklungsländern um einen Faktor 25 und in den wirtschaftlich entwickelten Regionen um das Siebenfache ihrer Kapazitäten.

Eine deutliche Wendung zum Besseren erschien infolgedessen nur möglich, wenn weltweit rigorose Allgemeinmaßnahmen zur Unterdrückung der Pandemie ergriffen würden, die mit Ausnahme der Wirtschaft das gesamte gesellschaftliche Leben auf ein Minimum reduzierten. Aber auch jetzt würden mehrere Millionen (zwischen 9,3 und im günstigsten Fall 1,3 Millionen Menschen) die Pandemie nicht überleben. Zudem würden auch jetzt einige Gesundheitssysteme extrem überlastet.

Panikreaktionen und Lockdowns

Als diese Katastrophenszenarien auf den Konferenztischen der europäischen Regierungen und der EU-Institutionen landeten, kreuzten sie sich mit den Hiobsbotschaften und Schreckensfotos aus den Krankenhäusern Norditaliens, Madrids und Ostfrankreichs. Es war deshalb gut nachvollziehbar, dass die führenden Exponenten des politischen Establishments die bisherigen Aktivitäten ihrer gesundheitspolitischen Krisenstäbe kritisch zu hinterfragen begannen und die Bekämpfung der Pandemie zur Chefsache machten.

Seit dem Ende der zweiten Märzwoche überschlugen sich die Ereignisse.[20] Am 13. März erklärte der schweizerische Nationalrat das formelle »Notrecht«, zog die Exekutivgewalt an sich und befahl eine Teilmobilisierung der Milizarmee. Auch die spanische Minderheitsregierung proklamierte den »Alarmzustand«, suspendierte das Parlament und unterstellte den Sicherheitsapparat ihrer Zentralgewalt. Drei Tage später folgte Finnland mit der Proklamation des Ausnahmezustands und erließ massive Beschränkungen der Reise- und Bewegungsfreiheit. Am 20. März war die Republik Polen an der Reihe: Die Regierung verkündete den »Epidemiezustand« und zentralisierte, gestützt auf ein kurz zuvor vom Sejm verabschiedetes Infektionsschutzgesetz, die gesamte Exekutivgewalt. Auch die Russische Föderation folgte diesem Beispiel: Am 31. März verabschiedete die Duma ein entsprechendes Gesetzespaket und machte den Weg für ein Notverordnungsregime frei.

So weit wollte die Mehrheit der europäischen Regierungen nicht gehen. Aber auch in den Kernländern der Europäischen Union und Großbritannien erlangte die Pandemiebekämpfung Kabinettsrang. Die Regierungen bauten die bisherigen gesundheitspolitischen Krisenstäbe in ›Task Forces‹ um, unterstellten sie sich direkt und zogen die führenden Epidemiologen als Chefberater hinzu. Eine ausgedehnte interne Berichterstattung zur Gefährdungslage wurde aufgezogen. Die durch die Coronakrise überholten Pandemiepläne wurden aktualisiert.[21] Darüber hinaus begannen die legislativen Vorbereitungen zur Stärkung der Exekutivgewalt, die eine weitgehende Selbstentmachtung der Parlamente zur Folge hatten und die Freiheitsrechte der Bevölkerung erheblich einschränkten.[22] Dabei entwickelten sich zwei unterschiedliche Ansätze, die in den folgenden Monaten durch ein europaweit zu beobachtendes Kontinuum autoritärer Krisenpolitik abgelöst wurden. Die durch die Proklamation des Ausnahmezustands begründeten Notstandsregime setzten in erster Linie auf die harte Hand der polizeilichen Exekutive und auf teilweise drastische Strafen; die von ihren ›Task Forces‹ beratenen und den Parlamenten berichtspflichtig gebliebenen Regierungen setzten dagegen vorrangig auf eine medienpolitisch gesteuerte Kommunikations- und Überzeugungsarbeit, um auf diese Weise die erforderliche Akzeptanz für die geplanten Eingriffe zu erreichen. Repressalien – Verwarnungen, Geldbußen, Aufenthaltsverbote usw. – sollten erst in zweiter Linie angewandt werden.

Im Anschluss an diese hektischen Vorkehrungen begannen die nationalen Krisenstäbe zunächst nachzuholen, was bislang im Rahmen einer sinnvoll erweiterten Präventionsstrategie versäumt worden war.[23] Von besonderer Bedeutung waren dabei die Reisekontrollen und

Grenzsperrungen. Vorreiter waren dabei Österreich und Spanien am 10. März,[24] gefolgt von Norwegen, Polen und den Niederlanden drei Tage später. In den folgenden Tagen weiteten diese Länder ihre Einreiseverbote zu mehr oder weniger vollständigen Grenzschließungen aus, Deutschland und die übrigen EU-Länder folgten ab dem 16. März. Auch die EU-Kommission verfügte die Schließung ihrer Außengrenzen und ratifizierte das Vorpreschen ihrer Mitgliedsländer, indem sie alle nicht unbedingt nötigen Reisen im Binnenraum untersagte.

Das Verbot von Massenveranstaltungen setzte schon in der zweiten Märzwoche ein. Hier ergriff Frankreich am 8. März die Initiative, Schweden, Österreich und die Niederlande zogen am 11. und 12. März nach. Danach folgten die Kabinettsausschüsse und Sonderkommissionen der übrigen Länder diesen Vorgaben in rascher Folge. Zusätzlich wurde die Obergrenze der zugelassenen Teilnehmerinnen und Teilnehmer fortlaufend beschränkt, und zwar in der Regel von anfänglich 1.000 auf 100 bzw. 50. Bei diesem Limit blieben einige Regierungen (so etwa die schwedische Gesundheitsbehörde) stehen, andere schraubten sie weiter herunter und erließen schließlich komplette Versammlungsverbote.

In einigen Fällen waren diese Maßnahmen zur Absicherung der epidemiologischen Isolierungs- und Quarantäneverfahren von Anfang an in umfangreiche Programme zur Einschränkung des gesamten öffentlichen Lebens eingebettet, für die sich allmählich der Begriff ›Lockdown‹ durchsetzte. Hier fungierten die von der Pandemie besonders stark betroffenen Länder Italien und Spanien als Vorreiter. Ihre Zentralregierungen schlossen am 8. bzw. 12. März die Schulen, Universitäten und öffentlichen Einrichtungen. Sie verhängten weitreichende Ausgangsbeschränkungen. Alle dazu befähigten Betriebsbelegschaften wurden ins digitale ›Home-Office‹ geschickt. Die regionalen Schwerpunkte des Pandemiegeschehens in Katalonien und Norditalien wurden abgeriegelt. Schon am 12. und 13. März zogen weitere nationale Krisenstäbe nach und erließen ähnlich rigorose Maßnahmen. Zu ihnen gehörten Norwegen, Dänemark, Polen und die Niederlande. Am 16. März schlossen sich Finnland, Frankreich und Österreich diesem Vorgehen an, was ebenfalls gravierende Eingriffe in das öffentliche Leben und die persönlichen Freiheitsrechte mit sich brachte. Auf die Dynamik des Pandemiegeschehens wirkten diese Restriktionen nur begrenzt und mit einer Zeitverzögerung von zwei bis drei Wochen zurück. Die Zahl der registrierten Infizierten stieg infolgedessen weiter, während die Sterbefälle erst um die Monatswende ihren Höhepunkt überschritten.

Trotz dieser Eingriffe bildeten sich weitere Infektionsschwerpunkte in ganz Europa. Die nationalen Krisenstäbe beantworteten diese Entwicklung mit einer weiteren Verschärfung der allgemeinen Ausgangsbeschränkungen und riegelten weitere Regionen ab, darunter mehrere Distrikte in Katalonien und der Lombardei sowie die finnische Provinz Uusimaa am 25. März. In der letzten Märzwoche bezogen mehrere Krisenstäbe auch die als nicht essenziell betrachteten Komponenten der gewerblichen Wirtschaft in den allgemeinen Lockdown ein, so etwa das spanische Notstandsregime und der Kanton Tessin, der mit dieser Sondermaßnahme aus dem moderaten Krisenmanagement des Berner Bundesrats ausscherte. Am 25. März zog auch die Russische Föderation nach und schickte die Belegschaften der nicht lebenswichtigen Wirtschaftssektoren in einen zunächst einwöchigen und dann auf vierzehn Tage verlängerten ›Putin-Urlaub‹.

Der Einfluss der Befürworter eines kompromisslosen Einfrierens des öffentlichen und privaten Lebens war somit beachtlich. Sie hatten den Meinungsumfragen zufolge die überwiegende Mehrheit der Bevölkerung hinter sich. Auch die Medien unterstützten diese Strategie fast uneingeschränkt, teilweise forderten ihre Akteure noch weiterreichende Maßnahmen. Zusätzlich übte das linksgewerkschaftliche Spektrum in einigen Ländern erheblichen Druck aus: Seine Protagonisten forderten die Gleichbehandlung der in der physischen Produktion verbliebenen Belegschaften mit den ins sichere Homeoffice geschickten privilegierten Beschäftigtengruppen, was nach Lage der Dinge nur durch die weitgehende Stilllegung der gewerblichen Wirtschaft zu bewerkstelligen war. Die Arbeiterinnen und Arbeiter folgten ihren Appellen jedoch nur halbherzig. Wahrscheinlich waren sie realistisch genug, um den verstärkten Schutz vor einem Erkrankungsrisiko gegen die mittelfristigen Folgen der anschließend zu erwartenden Massenerwerbslosigkeit abzuwägen. Zudem blieb ihnen nicht verborgen, dass die Gefahr nicht so sehr in den Betrieben, sondern weitaus stärker in den Krankenhäusern, Pflegeheimen und Massenunterkünften lauerte.

Infolgedessen befanden sich diejenigen Regierungen, die nach einer moderateren Linie der Pandemiebekämpfung Ausschau hielten, in der Minderheit. Zu ihnen gehörten vor allem Schweden, Großbritannien, die Schweiz und bis zu einer gewissen Grenze auch Deutschland.[25] Auch hier litten die Regierungen unter der weitgehenden Unkenntnis des tatsächlichen Pandemieverlaufs, was durch die falschen Gewissheiten der biomathematischen Modellrechnungen noch verschlimmert wurde. Trotzdem versuchten sie sich in einer Abwägung der wahrscheinlichen Effekte der Gegenmaßnahmen mit den dadurch heraufbeschworenen Folgeschäden. In allen drei Ländern wurden anfänglich erhebliche Anstrengungen zur seuchenhygienischen Eindämmung der Pandemie unternommen, die allerdings durch die fehlende Bevorratung der dafür erforderlichen Hilfsmittel und Testkapazitäten beeinträchtigt waren. Als sich ihr Scheitern abzeichnete, gehörten Schweden und Großbritannien – nicht Deutschland – zu jener Ländergruppe, die als erste Reisebeschränkungen erließen und Massenveranstaltungen verboten. Parallel dazu starteten sie groß angelegte Informationskampagnen, um die breite Bevölkerung mit den elementaren Regeln der Infektionsprophylaxe vertraut zu machen und zu freiwilligen Kontaktbeschränkungen zu motivieren. Dies geschah nicht zuletzt unter der Annahme einer langen Dauer der Pandemie, die durch ungezielte Allgemeinbeschränkungen kaum abgekürzt werden würde und deshalb eine erst mit der kollektiven Immunität zu erwartende Abschwächung des Pandemiegeschehens in Kauf nahm.[26] Allerdings hatte das vor allem von dem schwedischen Chef-Epidemiologen Anders Tegnell vertretene Konzept einen gravierenden Haken. In der Konfrontation mit der Covid-19-Pandemie hatte es nur dann eine Erfolgschance, wenn die gefährdeten Gesellschaftsgruppen mit besonderer Intensität vor der Ausbreitung der Infektionswellen geschützt wurden. Der infektionshygienische Sonderschutz der Senioren und chronisch Kranken unterblieb jedoch wie in den übrigen europäischen Ländern. In Großbritannien und Schweden waren die Konsequenzen jedoch besonders fatal. Dies war auch der Hauptgrund, warum Großbritannien am 23. März einen Kurswechsel vornahm und sich den Befürwortern umfassender Kontakt- und Mobilitätsbeschränkungen anschloss.[27]

Das deutsche Krisenmanagement ließ sich hingegen bei der Einführung von Einreisebeschränkungen aus den Risikogebieten und dem

Verbot von Massenveranstaltungen viel Zeit. Am 22./23. März zog es schließlich mit einem Maßnahmenpaket nach, das die Präsenz der Menschen im öffentlichen Raum auf zwei Personen bzw. auf die Familienangehörigen beschränkte, einen personellen Mindestabstand zur Pflicht machte, die Schließung des Gastronomie- und Servicebereichs anordnete und in Absprache mit den Bundesländern das öffentliche Leben einschließlich der Kindertagesstätten, Schulen und Universitäten weitgehend lahmlegte. Einzelne besonders betroffene Bundesländer – so etwa Bayern – gingen über diese Regularien hinaus und verhängten zusätzliche Ausgangssperren.

Alles in allem glich Europa bei einem Blick auf die von den einzelnen Regierungen ergriffenen Gegenmaßnahmen einem Flickenteppich, auf dem alle Varianten der von den Biomathematikern empfohlenen Einschränkungen des öffentlichen, privaten und wirtschaftlichen Lebens vorkamen. In diesem Gefälle spiegelten sich die unterschiedlichen regionalen Intensitäten des Pandemiegeschehens annähernd wider, sie waren aber keineswegs deckungsgleich. Dies fiel jedoch kaum ins Gewicht, denn letztlich waren die fast überall durchexerzierten Reiseverbote, Grenzschließungen und Abschottungen der Hotspots von entscheidender Bedeutung. Zusätzlich setzten in vielen Ländern im Anschluss an die erste Schockphase intensive Bemühungen ein, den durch die Lockdowns erhofften Zeitgewinn im Sinn Pueyos und der Gutachter des deutschen Innenministeriums zur Initiierung einer effizienteren und weniger folgenreichen Bekämpfungsstrategie zu nutzen. Die Textilbranche begann mit dem Aufbau von Produktionskapazitäten für Gesichtsmasken und Schutzkleidung. Der Alkoholika-Sektor wurde zur Abzweigung von Äthanol, dem entscheidenden Grundstoff der Desinfektionsmittel, gedrängt. Die Kapazitäten zur Krankenhaus- und Intensivbehandlung wurden erweitert. Auch der Übergang zu den bislang so verpönten Massentestungen wurde ins Auge gefasst, und schließlich war auch die ›Bedeckung von Mund und Nase‹ im Nahverkehr und in den Einkaufszentren kein Tabu mehr. Hätten die sich jetzt allmählich mit den Gütern der Infektionshygiene füllenden Vorratslager schon im Februar 2020 existiert, dann wären die Kassandrarufe der Biomathematiker wohl auf einen weniger fruchtbaren Boden gefallen.

Verspätete Lernprozesse – Die Lockerungsphase im Sommer 2020

Dem Bericht eines Insiders aus dem deutschen Krisenzentrum können wir entnehmen, dass die Berliner Akteure im März und April 2020 genauso unwissend über den tatsächlichen Verlauf der Pandemie waren wie die interessierte Öffentlichkeit.[28] Auch sie bekamen in den vertraulichen Lageberichten nur kumulierte Infektions- und Sterbezahlen präsentiert, aus denen sich keinerlei Rückschlüsse auf die tatsächliche Häufigkeit der Infektion und über die sich daraus ergebende Letalitätsrate ableiten ließen, weil noch nicht einmal die Zahl der positiv Getesteten mit der Zahl der insgesamt ausgeführten Testserien korreliert war. Infolgedessen hing auch die Schätzung der Verdopplungszeit in der Luft, und diese Situation besserte sich auch nach der Einführung der effektiven Reproduktionszahl als weiteres Kriterium der Risikoabschätzung nicht. Der Krisenstab stocherte somit im Nebel, und er traf seine Entscheidungen im Blindflug. Er stellte sich den vielfältigen Warnungen erfahrener Experten der Gesundheitswissenschaften gegenüber taub und wollte auch die eindringlichen Einwände diverser Fachgesellschaften und dissidenter Epidemiologen nicht gelten lassen.[29]

Mit an Sicherheit grenzender Wahrscheinlichkeit verhielt es sich in den Taskforces der übrigen Länder Europas und der Transatlantikregion nicht anders. Selbst dringliche Warnmeldungen, die sich im Gegensatz zu den irreführenden statistischen Übersichten auf spezifische Eigenschaften der Pandemie bezogen, wurden notorisch missachtet. Als sich beispielsweise in den täglichen Lageberichten des deutschen Krisenzentrums die Informationen über die Massierung des Infektionsgeschehens in den Krankenhäusern und Pflegeheimen verdichteten, geschah wochenlang nichts.[30] Erst Ende April brachte das RKI eine Richtlinie über besondere Schutzvorkehrungen im Pflegebereich heraus, die den Besonderheiten der Pandemie Rechnung trug.[31] Auch die spanische Notstandsregierung handelte erst, als das Massensterben in den Seniorenheimen Madrids begonnen hatte. Sie stellte den privaten Pflegebereich am 24. März unter staatliche Kontrolle und ließ die Altenheime durch militärische Sondereinheiten durchkämmen, die die Gestorbenen aus den vom Personal verlassenen Einrichtungen herausholten und abtransportierten.[32]

Ab der dritten Aprilwoche war ein gewisses Umdenken zu beobachten. Die nun beginnende Kurskorrektur wurde jedoch nicht offen kommuniziert, denn dies hätte angesichts der inzwischen zutage getretenen Folgeschäden zu erheblichen Auseinandersetzungen führen können. Dass dies gleichwohl der Fall war, lässt sich anhand der stillschweigend vorgenommenen Präzisierungen der epidemiologischen Lageberichte erkennen. In den Statistiken tauchten neben der Zahl der kumulierten Infektionsfälle die Kohorte der mittlerweile Genesenen auf. Die von den Kritikern seit längerem geforderten repräsentativen Stichproben zur Abschätzung der tatsächlichen Infektionshäufigkeit wurden zumindest intern zur Kenntnis genommen. Die Allmacht der Verdopplungszeiten schwächte sich ab und machte einer nüchternen Bezugsgröße, nämlich der Zahl der in der jeweiligen Kalenderwoche registrierten Neuinfizierten pro 100.000 Einwohnern, Platz. Der Gesamttenor blieb gleichwohl unverändert. Auch die Dissidenten des Lockdowns – insbesondere Schweden – wurden verstärkt abgestraft, zumal sie durch ihre krassen Versäumnisse im Pflegebereich und die dadurch bedingte überhöhte Sterblichkeit diskreditiert waren.[33]

Nach dem Abebben der ersten Welle begannen Debatten über eine ›Exit-Strategie‹ für die sich vor allem die Wirtschaftsverbände stark machten. Die Lockerungen des Ausnahmezustands setzten jedoch sehr langsam ein, da sich trotz der jetzt überall in Europa zurückgehenden Infektions- und Sterbefälle immer wieder neue Infektionsherde bildeten. Den Anfang machte zunächst der gewerbliche Sektor, vor dem die Lockdown-Bestimmungen ohnedies weitgehend Halt gemacht hatten. Darauf folgten ab Mitte April die Kindertagesstätten und Grundschulen; dieser Schritt wurde jedoch mit Abstandsregeln verknüpft und setzte sich erst ab Mitte Mai allgemein durch. Mit einer Zeitverzögerung von einer bis zwei Wochen folgte die abgestufte Lockerung der Ausgangsbeschränkungen, die in der Regel mit der unter infektionshygienische Kautelen gestellten Wiedereröffnung der Restaurants, Servicebetriebe und öffentlichen Einrichtungen kombiniert wurde. Auch die generellen Reisebeschränkungen wurden aufgehoben und die Grenzen wieder geöffnet, was auch die begrenzte Rückkehr der Reisebranche in die Sommersaison ermöglichte. Größere öffentliche Veranstaltungen blieben dagegen weiterhin untersagt.

Da Europa im Gegensatz zu den USA und Lateinamerika von der zweiten Pandemiewelle zunächst verschont wurde,[34] vertrauten die Krisenstäbe zunehmend auf die mittlerweile verbesserten und präzisierten Interventionsinstrumente. Neu entstandene Infektionsherde, so etwa in der deutschen Fleischindustrie, wurden jetzt gezielt angegangen, wobei die unerkannten Überträger durch Massentestungen identifiziert und die betroffenen Betriebe bzw. Landkreise kurzfristig unter Quarantäne gestellt wurden. Diese Maßnahmen genügten, um das Wiederaufflammen des Infektionsgeschehens um einige Monate zu verschieben.

4. Das Pandemie-Management in den USA

Wie einige Nachbarländer der Volksrepublik China waren die USA besonders früh über den Ausbruch von Covid-19 in Wuhan und der Provinz Hubei informiert.[1] Das National Center for Medical Intelligence berichtete schon Ende November 2019 über die Ausbreitung eines neuartigen Virus. Ähnliche Hinweise fanden sich im Verlauf des Dezembers in diplomatischen Papieren und geheimdienstlichen Lageanalysen. Alle diese Nachrichten erreichten die politischen Entscheidungszentren Washingtons in der ersten Januarwoche, und der National Security Council informierte Präsident Donald Trump über eine möglicherweise bevorstehende Pandemie. Schneller als gedacht, schienen sich die düsteren Szenarien zu bestätigen, die nur wenige Monate zuvor in den spektakulären Livestreams der Großstiftungen und den verschwiegenen Pandemie-Übungen der US-Administration durchexerziert worden waren.[2] Aber die USA waren ja bestens gerüstet – so schien es. Dem Ranking des britisch-amerikanischen ›Global Health Security Index‹ zufolge befanden sich die Vereinigten Staaten an der Spitze der am besten gerüsteten Staaten.

Die Warnungen verhallten denn auch nicht ungehört, zumal die Gesundheitsbehörden Seattles am 20. Januar über die erste bestätigte Infektion berichteten.[3] Neun Tage danach ordnete Präsident Trump die Gründung einer ›White House Covid-19 Task Force‹ an, Gesundheitsminister Alex Azar übernahm die Leitung. Knapp einen Monat später löste ihn Vizepräsident Mike Pence ab und setzte die ehemalige Militärmedizinerin Deborah Birx als Koordinatorin ein. In den folgenden Wochen wurden weitere Mitglieder kooptiert, darunter die Minister mehrerer Schlüsselressorts, Sicherheitsberater sowie die Leiter zentraler Bundesbehörden. Auch die führenden Exponenten des öffentlichen Gesundheitswesens waren vertreten, sie stellten zusammen mit Azar und Birx neun der zuletzt 27 Mitglieder.[4] Im Verlauf des März 2020 avancierte der Direktor des National Institute for Allergy and Infectious

4 DAS PANDEMIE-MANAGEMENT IN DEN USA

Diseases Anthony Fauci zu ihrem informellen Sprecher und zum ›Gesicht‹ der Task Force.

Auch die ersten Maßnahmen, die die Trump-Administration auf Anraten der Taskforce ergriff, erweckten zunächst den Eindruck eines gut durchdachten und entschlossenen Vorgehens. Schon am 30. Januar proklamierte Washington einen gesundheitspolitischen Ausnahmezustand (Public Health Emergency). Einen Tag später folgte ein Einreiseverbot aus Wuhan und der Provinz Hubei, und gleichzeitig bot das State Department der chinesischen Regierung materielle und professionelle Hilfe bei der Bekämpfung der sich ausbreitenden Pandemie an. Weitere Einreisebeschränkungen folgten und fanden erst im März mit dem Stopp der Flugverbindungen aus und nach Europa ihren spektakulären Abschluss.

Doch der Schein trog. Hinter den Fassaden des selbstbewussten und auf einen raschen Erfolg setzenden Auftretens häuften sich die Versäumnisse im infektionshygienischen Bereich der Pandemiebekämpfung. Das Problem bestand darin, dass die Gesundheitsbehörden trotz des hohen Entwicklungsstands der US-amerikanischen Labordiagnostik über keine ausreichenden Testkapazitäten verfügten. Zwar entwickelten zahlreiche Forschungsinstitute, Großkliniken und Privatunternehmen nach der Bekanntgabe des Virusgenoms gut geeignete PCR-Tests, aber die Food and Drug Administration (FDA) verbot ihre praktische Anwendung. Auch den Import eines in Deutschland entwickelten und von der WHO empfohlenen Testverfahrens lehnte sie ab. Dadurch sicherte sie den Centers for Desease Control and Prevention (CDC) ein Entwicklungsmonopol. In der letzten Januarwoche brachten die CDC ein eigenes Test-Set heraus. Als sich im Februar die Pandemie an der West- und Ostküste ausbreitete, konnten pro Tag jedoch nur bei bis zu 100 Personen Abstriche gemacht werden. Zudem stellte sich heraus, dass die Tests aufgrund von Fabrikationsfehlern höchst unsicher waren. Ende Februar hob die FDA deshalb das Produktionsmonopol auf und gab die konkurrierenden Verfahren der Forschungsinstitute und Kliniken frei. Aber nun war es zu spät. Zu lange mussten die Kliniker und Akteure der Gesundheitsämter die Tests auf Patientinnen und Patienten beschränken, die schwer erkrankt waren. Die Infektionsherde konnten sich infolgedessen unerkannt ausbreiten und in New York und New Jersey ihre ersten Schwerpunkte bilden. Erst jetzt wurden die Testkapazitäten hochgefahren.

Einen ähnlich gravierenden Fehler machten die dafür zuständigen Behörden bei den Reisebeschränkungen. Sie waren zwar rechtzeitig verfügt und bis hin zum Einreiseverbot aus Europa immer wieder bekräftigt worden. In der Praxis wurden sie jedoch ständig unterlaufen. Auch die in den Flughäfen eingerichteten Screeningverfahren versagten weitgehend.

Hinzu kam ein drittes Problem: der Mangel an Gesichtsmasken, Schutzkleidung, medizinischen Handschuhen und Desinfektionsmitteln. Wie in Europa existierten allen vorherigen Pandemieübungen zum Trotz keine Vorräte, die über den medizinischen Routinebetrieb hinausreichten. Als die Pandemie ausbrach, stellte sich heraus, dass sogar die gesetzlich vorgeschriebenen Notfallbestände nicht aufgefüllt worden waren. Das Personal der Notfallzentren konnte sich schon nach wenigen Tagen nicht mehr ausreichend schützen. Auch die dringend erforderliche Ausweitung der Hygienemaßnahmen auf die besonders gefährdeten Menschen in den Alten- und Pflegeheimen war nicht möglich. Erst als bei den Gouverneuren der besonders betroffenen Bundesstaaten ein wilder Wettlauf um den Import von Gesichtsmasken und Schutzhandschuhen einsetzte, erkannten die Washingtoner Krisenstäbe, dass die Effizienz der Pandemiebekämpfung nicht nur ein Problem ausreichend vorhandener Intensivbetten und Beatmungsmaschinen darstellte. Sie entzogen den CDC die Verfügungsgewalt über die Vorratslager und erteilten den dafür geeigneten Unternehmen unter Rückgriff auf ein militärisches Notstandsgesetz den Auftrag, ihre Produktionskapazitäten hochzufahren.[5] Von nun an verstand die Verteilung des Basismaterials der Infektionshygiene einer Sonderabteilung des Gesundheitsministeriums.[6] Die extreme Mangelsituation besserte sich seither etwas, wurde jedoch erst im Januar 2021 behoben. Als sich die Pandemie im Juni so diffus ausbreitete, dass das gesamte Gesundheitswesen mit ihr konfrontiert war, verstärkte sich der Mangel erneut.[7] Bis Mitte Juli infizierten sich in den USA über 80.000 Mediziner, Krankenschwestern und Pfleger mit SARS-CoV-2, und etwa 900 starben.

Auf diese Weise schlitterten die USA wie Europa in die Covid-19-Pandemie und verloren mit einer gewissen zeitlichen Versetzung sechs entscheidende Wochen, obwohl die Trump-Administration schon Ende Januar alle zuständigen administrativen Bereiche in einem zentralen Krisenstab gebündelt hatte. Aber gerade die Führungspersonen unterschätzten die Bedeutung der grundlegenden Eindämmungsmaßnahmen und der Infektionshygiene. Sie blieben jedoch keineswegs untätig. Wie in Europa ergriffen sie in der dritten Märzwoche die Flucht nach vorn. Unter dem Eindruck des Katastrophenszenarios des Imperial College[8] erließ die Trump-Administration mehrere Aufrufe zur allgemeinen Kontakt- und Reisebeschränkung und empfahl die Schließung der Schulen sowie die Einschränkung aller Versammlungen über zehn Personen. Parallel dazu begann das Medical Corps der U.S. Army mit der Einrichtung stationärer Notfallzentren, und auch der Bereich der Alten- und Behindertenpflege sollte jetzt gezielt geschützt werden. Die White House Task Force und die ihr mit den entsprechenden Richtlinienentwürfen zuarbeitende Leitung der CDC hoffte, durch diese Maßnahmen die Pandemie innerhalb eines halben Monats entscheidend verlangsamen zu können.

Einige Bundesstaaten und Großstadtverwaltungen gingen bei ihren Versuchen zur Eindämmung der Pandemie erheblich weiter. Ab dem 19. März erließen die Gouverneure bzw. Bürgermeister von Kalifornien, Seattle, San Francisco, New York City und Chicago drastische Ausgangsbeschränkungen. Viele Unternehmen schickten ihre Angestellten ins Homeoffice, allen voran die in der Bay Area San Franciscos angesiedelten IT-Giganten Apple, Facebook und Google. Gleichzeitig bemühten sich einige Gouverneure frühzeitig um die Beschaffung von medizinischem Schutzmaterial und Testkapazitäten. Darüber hinaus stockten sie das Personal ihrer Gesundheitsämter mit zehntausenden ›Contact Tracers‹ auf, um die Isolierungs- und Quarantänevorkehrungen zu verbessern. In einigen Fällen – insbesondere in Seattle und San Francisco sowie im gesamten Bundesstaat Kalifornien – flachte sich die Kurve der Neuinfektionen bis Ende April deutlich ab, und auch die Sterbefälle blieben in engen Grenzen. Dass dies in New York City nicht gelang, war neben den infektionshygienischen Defiziten vor allem strukturellen Faktoren geschuldet: der großen Bevölkerungsdichte, der herausragenden Bedeutung des öffentlichen Nahverkehrs (5,5 Millionen Menschen nutzen die Subway täglich) und der Existenz großer afro-amerikanischer und spanisch-amerikanischer Communities, die nur partiell in die gesundheitspolitischen Vorkehrungen integriert waren.

Anfang Juni 2020 verstärkte sich die Pandemie im Anschluss an ihre vorübergehende Abschwächung erheblich.[9] Nun verloren die zentralen Krisenstäbe und die bundesstaatlichen Gesundheitsbehörden die Kontrolle über ihre weitere Entwicklung. Die Ursachen für ihr Scheitern waren vielfältig, und es mangelt nicht an Schuldzuweisungen. Seit Ende Apri, Anfang Mai drängten die Trump-Administration und die Gouverneure einiger Bundesstaaten im Süden und Westen im Wissen um die sich kumulierenden Folgeschäden auf eine rasche Aufhebung der Kontaktbeschränkungen. Dies war angesichts der epidemiologischen Stabilisierung nachvollziehbar, aber es geschah überstürzt und ohne Berücksichtigung der inzwischen erworbenen Kenntnisse über die Eigenschaften des Erregers und seine Ausbreitungswege. Es war zweifellos falsch, den Kirchengemeinden uneingeschränkt grünes Licht zu geben, die Bars, Nachtclubs und Restaurants wieder zu öffnen und die Massenveranstaltungen der Freizeitkultur wieder hochzufahren. Die damit verbundenen Risiken waren den Akteuren des öffentlichen Gesundheitswesens bekannt, aber die Versuche der CDC, wenigstens die wichtigsten Risikofaktoren auszuschalten, wurden zurückgewiesen. Zudem mangelte es nach wie vor an den elementaren Ressourcen der Prävention und Infektionshygiene, um die im Ergebnis der Lockerungsmaßnahmen zu erwartenden neuen Infektionsherde eindämmen zu können.

In der öffentlichen Wahrnehmung spielten diese Aspekte jedoch nur eine untergeordnete Rolle. Stattdessen beherrschten Berichte über die Macht- und Positionskämpfe innerhalb der White House Task Force und die in der Tat abstrusen Äußerungen eines maßlos überforderten Präsidenten eine herausragende Rolle. Zweifellos steckt hinter dieser personalisierenden Verarbeitung des Scheiterns des US-amerikanischen Pandemiemanagements auch ein Stück Wahrheit. Es ist zutreffend, dass die Trump-Administration alle Akteure und Behörden, die ihren Wunschträumen vom raschen Ende der Pandemie widersprachen, nach und nach kaltstellte: Zuerst die Centers for Disease Control and Prevention und ihren wenig befähigten Leiter Robert R. Redfield, und anschließend den renommierten und nüchtern abwägenden Epidemiologen Anthony Fauci, den Trump zunächst selbst zum ›Gesicht‹ der Pandemiebekämpfung gekürt hatte.

Diese Feststellungen verleiten leicht zu der Annahme, dass ein kompetentes und gut abgestimmtes gesundheitspolitisches Krisenmanagement trotz der katastrophalen Versäumnisse in der Ausbreitungsphase in der Lage gewesen wäre, die Pandemiewelle wie in Europa einzudämmen. Schon ein oberflächlicher Vergleich macht jedoch deutlich, dass die US-amerikanischen Krisenstäbe mit weitaus gravierenderen strukturellen und kurzfristig nicht lösbaren Problemen konfrontiert waren als ihre europäischen Partnerinstitutionen. Das US-amerikanische Gesundheitswesen ist erstens weitaus stärker als das europäische renditeorientiert. Es operiert infolgedessen immer am Rand der Kapazitätsgrenze und tendiert dazu, öffentlich-gesundheitspolitische Krisenbevorratungen ›einzuschmelzen‹. Zweitens gibt es in den USA keine funktionsfähige Krankenversicherung. Zwar hat der im Jahr 2010 verabschiedete ›Affordable Care Act‹ (›Obamacare‹) die bisherige medizinische Minimalsicherung der Alten (Medicare) und Armen (Medicaid) ansatzweise auf die unteren Mittelschichten ausgeweitet. Dieser Prozess wurde jedoch nach der konservativen Wende von 2017 gestoppt, wobei auch einige spätere Akteure der White House Covid-19 Task Force eine wichtige Rolle spielten. Das hatte jetzt zur Folge, dass Millionen unversicherter Infizierte erst dann medizinische Hilfe in Anspruch nahmen, wenn sie ernsthaft erkrankt waren. Aus diesen strukturellen Defiziten resultiert drittens das Phänomen, dass es um den Gesundheitszustand der US-amerikanischen Unterklassen und unteren Mittelschichten schlecht bestellt ist, und dies bezieht sich insbesondere auf die afro-amerikanischen und spanisch-amerikanischen Gesellschaftsgruppen. 11 % der US-Bevölkerung leiden an Diabetes, in Europa sind es 5–6 %. Mehr als die Hälfte der US-Bürgerinnen und -Bürger ist übergewichtig (in Europa etwa ein Viertel). Auch bei den übrigen Risikofaktoren der Pandemie – Herz-Kreislauf-Erkrankungen, Immunschwäche usw. – verhält es sich ähnlich. Infolgedessen ist die Altersverteilung der Covid-19-Mortalität bei den Afro-Amerikanern und Spanisch-Amerikanern deutlich zu Lasten der jüngeren Jahrgänge (ab 45 Jahre aufwärts) verschoben.[10] Derart gravierende strukturelle Mängel vermag auch der effizienteste Krisenstab nicht innerhalb einiger Monate zu überwinden.

Bis Mitte Juli spitzte sich die Coronakrise in den USA weiter zu. Die Kritik an der Trump-Administration, an der Taskforce des Weißen

Hauses und an den Gouverneuren der Südstaaten verschärfte sich. Zahlreiche Experten forderten, aus den Fehlern der vergangenen Monate die Konsequenzen zu ziehen und eine neue Strategie zu entwickeln, die sich endlich durch eine Balance zwischen Risikoanalyse und Eindämmungsmaßnahmen auszeichnete.[11] Einige Gouverneure versuchten nach dieser Maxime zu handeln und verlorenes Terrain wettzumachen.[12] In diesem Kontext meldeten sich auch die allseits geschmähten und marginalisierten Fachleute der CDC wieder zu Wort. Sie legten eine neue Studie vor, in der sie über die Ergebnisse erster repräsentativer Immunitätstest berichteten.[13] Danach hatten sich inzwischen 20 Millionen US-Amerikaner, 6 % der Gesamtbevölkerung, mit SARS-CoV-2 infiziert. Zugleich erkrankten immer häufiger auch jüngere Menschen schwer, und in den Südstaaten waren die klinischen Reservekapazitäten erschöpft. Nur wenn jetzt entschieden gehandelt, die Versäumnisse der ersten sechs Wochen endlich überwunden und neue Massentestverfahren angewandt würden, könnte eine weniger riskante Variante der Lockerungsmaßnahmen ins Auge gefasst werden.[14] Jetzt befand sich die Trump-Administration an einer Wegscheide. Sie stand vor der Alternative, radikal umzusteuern und erfahrenen Epidemiologen und Public-Health-Experten die Initiative zu überlassen – oder die Informationen über die sich unkontrolliert ausbreitende Pandemie zu manipulieren. Dass sie die letztere Variante zumindest ins Auge fasste, zeigte ihre Mitte Juli 2020 getroffene Entscheidung, die CDC aus der täglichen Berichterstattung der Krankenhäuser auszuschließen und die Informationen nur noch in eine neu eingerichtete Datenbank des Gesundheitsministeriums einzuspeisen. Auf diese Weise sicherte sie sich ein Informationsmonopol über die Zahl der Neuinfektionen, Genesenen und Verstorbenen, aber auch über die Behandlungsreserven und medizinischen Vorräte. Offiziell wurde der Schritt damit begründet, die Ausstattung und Belieferung der Hospitäler optimieren zu wollen.[15] Es könnte aber auch der erste Schritt zur Manipulation der Öffentlichkeit und zur Abtrennung der medizinisch-epidemiologischen Forschung von ihren entscheidenden Informationsgrundlagen gewesen sein. Diese Befürchtungen erwiesen sich jedoch bald als haltlos. Die Dokumentation des Pandemiegeschehens wurde nicht eingeschränkt.

5. EINDÄMMUNGSVERSUCHE IN LATEINAMERIKA

Zu Beginn der globalen Ausbreitung von Covid-19 sah es so aus, als würde Lateinamerika die Covid-19-Pandemie allen Befürchtungen zum Trotz einigermaßen glimpflich überstehen. Seit Beginn des neuen Millenniums hatten die Gesundheitsbehörden zahlreicher Länder der iberoamerikanischen Regionen erhebliche epidemiologische Herausforderungen gemeistert, und die Pan American Health Organization (PAHO) hatte sich dabei als Koordinierungsinstanz bewährt.[1] Zudem verfolgten ihre leitenden Akteure das Geschehen in Asien und Europa sehr aufmerksam und bereiteten sich früh auf den unausweichlich bevorstehenden Import der Erreger vor.[2] Das brasilianische Gesundheitsministerium richtete schon am 31. Januar 2020 eine interministerielle Arbeitsgruppe ein und gründete drei Tage später ein operatives Notfallzentrum. Auch das mexikanische Gesundheitsministerium reagierte sofort auf die Covid-19-Warnmeldung der WHO und setzte eine Sonderkommission unter Leitung seines führenden Epidemiologen ein.[3] Weitere Regierungen, die über einigermaßen eingespielte gesundheitspolitische Institutionen verfügten, verfuhren in den der Folgezeit ähnlich. Dies geschah wohlgemerkt zu einem Zeitpunkt, als in diesen Ländern noch keine einzige Person positiv auf SARS-CoV-2 getestet worden war. Der erste laborbestätigte Nachweis erfolgte am 25. Februar in Brasilien.

Ab Ende Februar und in der ersten Märzwoche registrierten mehrere Gesundheitsbehörden die ersten Indexpersonen, einige Tage später traten zahlreiche Verdachtsfälle auf. Überall, wo es qualifizierte Untersuchungsteams gab, begann die Isolierung der Erkrankten und die Suche nach ihren Kontaktpersonen. In einigen kleineren Staaten mit wenigen Flugverbindungen zu den großen europäischen Infektionsherden verliefen die Eindämmungsversuche relativ erfolgreich. So war es beispielsweise in Uruguay. Dort gelang es den Gesundheitsbehörden in der zweiten und dritten Märzwoche, die in Überlandbussen reisenden Einheimischen, die Kontakte zu infizierten Touristen hatten, zu identifizieren und unter Quarantäne zu stellen. Die Ausbreitung des Erregers verlangsamte sich daraufhin deutlich, und dieser Anfangserfolg verschaffte der medizinisch gut beratenen politischen Führung Spielräume für eine eher gezielte Dosierung ihrer weitergehenden Maßnahmen.

Derartige Konstellationen blieben jedoch Ausnahmen. In den großen Ballungszentren und Flächenstaaten Iberoamerikas war die Situation unübersichtlicher. Zudem ging die Zahl der Verdachtsfälle bald in die Hunderte und wurde für die nur beschränkt verfügbaren epidemiologischen Teams unkontrollierbar.

In dieser Situation zogen mehrere Regierungen die Notbremse, und zwar vor allem solche, die sich zunächst eher am Rand der Ausbreitungsdynamik befanden und erst seit wenigen Tagen mit einzelnen Infektionsfällen konfrontiert waren. Die peruanische Regierung erklärte am 15. März den Ausnahmezustand, verhängte eine landesweite Ausgangssperre und ordnete groß angelegte polizeiliche Patrouillen zur Kontrolle der Straßen und Großmärkte an. Zwei Tage später folgte die bolivianische Interimsregierung diesem drastischen Beispiel. Am 18. März proklamierte die chilenische Regierung einen dreimonatigen Katastrophenzustand. Einen Tag später erklärte auch das Nachbarland Argentinien den gesundheitspolitischen Notstand und verlieh den angekündigten Beschränkungen der Bewegungsfreiheit durch den Aufmarsch der Nationalpolizei und einiger Sondereinheiten der Armee Nachdruck. In den folgenden Tagen proklamierten weitere Regierungen – so etwa in Kolumbien am 20. März und in Ecuador vier Tage später – den Notstand. Auch sie mobilisierten ihre Sicherheitskräfte und verhängten nächtliche Ausgangssperren.

Bei diesen drastischen Maßnahmen handelte es sich keineswegs nur um politische Machtdemonstrationen der Staatschefs und ihrer Präsidialämter und Generalstäbe. Sie waren eher als Flucht nach vorn zu verstehen, die schon einige Tage vor dem Bekanntwerden der transatlantischen Worst-Case-Szenarien in Gang kam. Sie hatte wohl mehr mit der Einschätzung zu tun, dass die betroffenen Länder einer größeren gesundheitspolitischen Belastung nicht würden standhalten können. Deshalb versuchten die involvierten Regierungen, ihre teilweise durchaus effizienten, aber viel zu schmal etatisierten epidemiologischen Kapazitäten durch massive Eingriffe in die Bewegungsfreiheit der Bevölkerung zu unterstützen. Das einzige Land, in dem die Proklamation des Ausnahmezustands als direkte Antwort auf ein schon unkontrollierbar gewordenes Pandemiegeschehen zustande kam, war Ecuador, und hier setzten die ohnehin nur beschränkt möglichen Gegenmaßnahmen zu spät ein.

Aufgrund dieser Einschätzung zogen die Regierungen Argentiniens, Boliviens, Chiles, Ecuadors, Kolumbiens und Perus unmittelbar nach der Erklärung des Ausnahmezustands rigorose Konsequenzen. Ihre Entscheidungen trafen die Bevölkerung abrupt und mit voller Härte. Häufig wurden die Häfen, Flughäfen und Grenzen schon vor der Verhängung des gesundheitspolitischen Ausnahmezustands geschlossen, sodass vielerorts Tausende von Reisenden festsaßen, und zwar Touristen aus Übersee genauso wie iberoamerikanische Passagiere. Bei der Einstellung des öffentlichen und privaten Schulunterrichts sowie der Schließung der Universitäten fungierte Bolivien als Vorreiter. Die anderen Regierungen dieser Ländergruppe zogen in den folgenden Tagen nach. Die übrigen Komponenten der Lockdown-Pakete wurden gleichzeitig in Kraft gesetzt: Die öffentlichen Einrichtungen wurden geschlossen, Fernstraßen und Eisenbahnen gesperrt, Versammlungsverbote erlassen, Parks und Freizeitanlagen abgeriegelt sowie kulturelle, religiöse und sportliche Massenveranstaltungen untersagt. Auch die als nicht systemrelevant eingestuften Betriebe mussten die Produktion herunterfahren.

Besonders rigoros waren innerhalb der gesamten Ländergruppe die Ausgangsbeschränkungen. Sie wurden generell landesweit angeordnet. Ältere Menschen – in der Regel ab 65 Jahre aufwärts – und Kinder durften ihre Wohnungen und Grundstücke nicht mehr verlassen. Den übrigen Familienangehörigen und Haushalten erging es kaum besser. Nur jeweils einem ihrer erwachsenen Mitglieder – abwechselnd Frauen und Männer – war pro Tag ein zweistündiger Ausgang zur Beschaffung von Lebensmitteln und Medikamenten erlaubt. Voraussetzung dafür war häufig ein entsprechender Online-Antrag bei den zuständigen Behörden.

Dieses Vorgehen konnte trotz der demonstrativen Präsenz der Sicherheitskräfte ein Dilemma nicht lösen: Es erreichte nur den ›formellen‹ staatlich regulierten Sektor der iberoamerikanischen Welt. Für die breite Masse der Akteure und Konsumenten der Schattenökonomie waren derart weitreichende Restriktionen lebensgefährlich,[4] denn der Hungertod ist eine inakzeptable Alternative zum akuten Atemwegssyndrom. Das war den Krisenstäben der Regierungen selbstverständlich bekannt. Als die Einkommensverluste und der drohende Hunger nach wenigen Tagen die Furcht vor der Festnahme und zeitweiligen Inhaftierung zu verdrängen begannen, führten die Verwaltungen einiger Metropolen ein Prämiensystem ein, um auch die Haushalte der Tagelöhner und Straßenhändler in die angelaufenen Hilfsmaßnahmen einzubeziehen.[5] Die Methode war einfach: Familien, die sich auch weiterhin an die strengen Beschränkungen hielten, erhielten bescheidene Unterstützungszahlungen, in der Regel umgerechnet 30 bis 50 US-Dollar im Monat. Wer in ihren Genuss kommen wollte, musste online umfangreiche Antragsformulare ausfüllen, die Informationen über die Familienzusammensetzung, die individuellen Beiträge zum Haushaltseinkommen und den Gesundheitszustand (einschließlich möglicher Covid-19-Symptome) enthielten. Dank der auch in den informellen Sektoren weit fortgeschrittenen Nutzung des Smartphones erlangten die kommunalpolitischen Erfinder dieses Verfahrens umfassende Daten, die ihr Krisenmanagement wesentlich erleichterten. Es setzte sich in kürzester Zeit durch und avancierte in der Ländergruppe des ›harten Lockdowns‹ zum Hauptinstrument der sozial- und gesundheitspolitischen Pandemiebekämpfung.

Die Zahlungen kompensierten zusammen mit der periodischen Abgabe von Lebensmittelpaketen nur einen Teil des ohnedies prekären Lebensunterhalts. Aber sie wurden nach über vierzig Jahren des Abbaus der sozialen Sicherungssysteme als Novum wahrgenommen und verfehlten nicht ihre Wirkung, zumal sie mit ersten Ansätzen zur Ausweitung der epidemiologischen Überwachung im Sektor der Massenarmut kombiniert waren. Letztlich scheiterten aber auch sie an der unerwartet langen Dauer der Pandemie. Da nur ein Teil der ›informellen‹ Parallelgesellschaften erreicht wurde, konnten derartige Versuche zur Abschwächung der Pandemiefolgen allenfalls zwei Monate lang durchgehalten werden. Danach brachen die fragilen Kompensationssysteme zusammen, und die von der Mobilität abhängigen Überlebensstrategien verschafften sich wieder Geltung.

5 EINDÄMMUNGSVERSUCHE IN LATEINAMERIKA 269

Dagegen waren die Regierungen und Krisenstäbe genauso machtlos wie die Polizeiapparate. Ab Mitte Mai 2020 lockerten sie notgedrungen ihre pauschalen Maßnahmenpakete. Sie konzentrierten sich nun darauf, die regionalen und metropolitanen Schwerpunktbildungen der Pandemie abzusperren. So geschah es zunächst in Bolivien, wo das Krisenzentrum die Provinzen in drei Risikogruppen einteilte und die ›harte‹ Variante auf die besonders schwer heimgesuchten Gebiete der Tiefebene einschränkte, jedoch im Verlauf des Juni auch den Großraum La Paz erneut unter Quarantäne stellte. Ähnliche Differenzierungsversuche wurden in den folgenden Wochen auch in Chile, Kolumbien und Peru gestartet. Sie scheiterten jedoch ebenfalls an den Realitäten einer extrem ungleichen Gesellschaftsstruktur. Die Länder des ›harten Lockdowns‹ versanken im Chaos und mussten ihre traditionsreichen Feiern und Massenveranstaltungen zur Wintersonnenwende absagen.

Indessen schlugen nicht alle lateinamerikanischen Regierungen diese Linie ein. Sie konnten mit ihren Alternativkonzepten jedoch nur dann Erfolge verbuchen, wenn die geografischen und soziopolitischen Rahmenbedingungen wie in Costa Rica, Uruguay und einigen anderen kleineren Nationalstaaten ein solches Vorgehen begünstigten und die Eindämmungsversuche in der ersten Ausbreitungsphase einigermaßen erfolgreich verlaufen waren. Sie ersetzten den allgemeinen Lockdown durch Einzelmaßnahmen, die sie in ihrer Abfolge dem Pandemiegeschehen anpassten und einzelne Restriktionen wie Grenzschließungen und die Absage von Großveranstaltungen mit Aufklärungskampagnen zur Verbesserung der alltäglichen Infektionshygiene kombinierten. Auch die mexikanische Regierung versuchte sich in dieser Variante.[6] Statt eines schlagartig verfügten Lockdowns ergriff ihr Krisenstab im März eine Reihe von Einzelmaßnahmen. Zunächst stellten einige Schulen und Universitäten den Unterricht ein, eine Verlängerung der Osterferien folgte. In der dritten Märzwoche ließ der Krisenstab alle Bars, Nachtclubs und Kinos schließen und schnitt die sich herausbildenden Pandemieschwerpunkte von den Inlandsflügen ab. Am 30. März proklamierte auch Präsident Andrés Manuel López Obrador aufgrund der unaufhaltsam gewordenen Ausweitung der Pandemie den nationalen Gesundheitsnotstand. Der formelle Wirtschaftssektor wurde mit Ausnahme der essenziellen Versorgungsbereiche heruntergefahren, die

Schulen schlossen nun generell, und eine abgeschwächte Variante der Ausgangsbeschränkungen wurde in Kraft gesetzt. Auch dieses Maßnahmenpaket unterschied sich noch deutlich von den rigorosen Praktiken innerhalb der südamerikanischen Ländergruppe. Präsident López Obrador und der von dem Epidemiologen Hugo López-Gatell Ramírez geleitete Krisenstab setzten weiterhin auf transparente Überzeugungsarbeit und hofften auf Zeitgewinn, um die früh gestarteten epidemiologisch-medizinischen Vorkehrungen konsolidieren zu können. Dabei scheiterten sie jedoch genauso wie die südamerikanische Ländergruppe, die schon in der ersten Ausbreitungsphase des Virus ihre Hoffnungen auf einen umfassenden Lockdown gesetzt hatte. Auch in Mexiko erreichten die administrativen Gegenmaßnahmen die Lebenswelten der Schattenökonomie nur unzureichend. Als sich die nationale Katastrophe abzeichnete, konnten auch in der nordamerikanischen Region Lateinamerikas die regionalen Pandemieschwerpunkte nur noch von den übrigen Provinzen abgeschottet werden.

In unserer Übersicht blieb bislang ein Nationalstaat unberücksichtigt, der sich deutlich von den Ländergruppen des ›harten‹ und einer eher ›weichen‹ Variante des Lockdowns unterschied: Brasilien. Zunächst schien sich die brasilianische Regierung wie in Mexiko auf eine pragmatisch abwägende Linie der Pandemiebekämpfung festzulegen.[7] So ließ die von Gesundheitsminister Henrique Mandetta[8] geleitete interministerielle Arbeitsgruppe am 17. März die Grenze zu Venezuela schließen, die Einstellung der Flugverbindungen nach Europa und in die USA folgte eine knappe Woche später. Auch Massenveranstaltungen und große kirchliche Feierlichkeiten wurden untersagt, um Zeit für den landesweiten Ausbau der epidemiologischen und klinischen Infrastruktur zu gewinnen. Dann aber intervenierte die Regierungsspitze und positionierte sich gegen weitere Einschränkungsmaßnahmen. Präsident Jair Bolsonaro erließ ein erstes Gegendekret und erlaubte die Wiedereröffnung der Kirchen. Als die Gouverneure der am stärksten betroffenen Bundesstaaten weitreichende Ausgangsbeschränkungen erließen und das öffentliche Leben einfroren, lancierte Bolsonaro eine Gegenkampagne unter dem Motto ›Brasilien darf nicht stillstehen‹. Auch gegen die Beschränkung der Inlandsflüge und Reiseverbote in die regionalen Schwerpunktbildungen der Pandemie sprach er sich aus. Bei diesem Vorgehen wurde er mehrfach vom Obersten Gericht in die Schranken gewiesen, aber er saß am längeren Hebel. Im Mai wurde bekannt, dass Bolsonaro schon am 13. März die Leitung des Krisenstabs dem Stabschef seines Präsidialamts übertragen und Gesundheitsminister Mandetta Zügel angelegt hatte.[9] Als Mandetta ihm in der Folgezeit öffentlich widersprach und sein Werben für das Antimalariamittel Hydroxychloroquin zur Behandlung von Covid-19 kritisierte, entließ er ihn. Noch am selben Tag ernannte er den Onkologen und Unternehmer Nelson Teich zu dessen Nachfolger.[10] Aber auch Teich ließ sich keinen Maulkorb anlegen und warb für den zügigen Ausbau der Testkapazitäten sowie Investitionen in die epidemiologische Forschung. Wegen mangelnder Unterstützung durch das Präsidialamt erklärte er Mitte Mai 2020 seinen Rücktritt. Nun übernahm ein General der brasilianischen Armee auch die Leitung des Gesundheitsministeriums.[11] Die medizinische Fachkompetenz war vollends marginalisiert. Bolsonaro setzte offensichtlich darauf, die Pandemie ungehindert ›ausbrennen zu lassen‹, und wurde dabei von der Armee gedeckt. Das Oberste Gericht und der Kongress opponierten heftig und nachhaltig, aber erfolglos.

Währenddessen gingen die Gouverneure der Bundesstaaten und die Bürgermeister der am schlimmsten heimgesuchten großstädtischen Agglomerationen ihre eigenen Wege. Mangels anderer Interventionsmöglichkeiten erließen sie seit der zweiten Märzhälfte harte Ausgangsbeschränkungen, legten den Nahverkehr weitgehend still, führten die Maskenpflicht ein, schlossen die Schulen und fuhren die Produktion der nicht systemrelevanten Wirtschaftszweige herunter. Da die bundesstaatliche Unterstützung ausblieb und die innerbrasilianische Mobilität nicht einschneidend reduziert wurde, war es ein Kampf gegen Windmühlen. Trotz zeitweiliger Kompensationszahlungen an den informellen Sektor konnte die Pandemie in den Favelas und den regionalen Schwerpunkten nicht eingeschränkt werden.

Letztlich war jedoch in allen hier skizzierten Konstellationen ein Interventionsschwerpunkt entscheidend: die Gegenmaßnahmen auf epidemiologisch-medizinischem Gebiet. Hier aber waren die Ressourcen trotz der sehr früh begonnenen Vorkehrungen rasch erschöpft. Der größte Mangel herrschte von Anfang an bei den Testkapazitäten. Es war deshalb nicht möglich, die sich während der zweiten Ausbreitungsphase bildenden Infektionsherde in den Armenvierteln und Gefängnissen einzudämmen; die in der Folgezeit entwickelten bzw. importierten Schnelltestsysteme kamen zu spät. Da es zusätzlich – noch massiver als in Europa – an Schutzkleidung, Schutzmasken und Desinfektionsmitteln mangelte, setzte sich die Pandemie auch in zahlreichen Krankenhäusern fest.

Dessen ungeachtet entwickelten in ganz Lateinamerika die Angehörigen der Gesundheitsberufe zusammen mit engagierten Basisinitiativen vielfältige Aktivitäten, um das Verhängnis aufzuhalten. Es gelang ihnen in mehreren Ländern, die privaten Krankenhausketten in die klinische Notfallversorgung einzubeziehen, was eine erhebliche Erweiterung und Verbesserung der Behandlungskapazitäten zur Folge hatte. Auch die Online-Datenbanken konnten zur Installierung einer medizinischen Online-Beratung genutzt werden, die in einigen großen Nationalstaaten über zehn Millionen Menschen erreichten.

Das Verhängnis ließ sich jedoch nicht immer aufhalten, und zwar dort nicht, wo die Regierungen ungeachtet ihrer jeweiligen Einstellung zum Lockdown das Gesundheitswesen kurzhielten. In Ecuador war beispielsweise die Gesundheitsministerin am 21. März zurückgetreten, weil sie keine Aufstockung der verfügbaren Mittel erreicht hatte: Neun Tage später konnte die Regierung nur noch Sondereinheiten nach Guayaquil schicken, die die Leichen der an Covid-19 Verstorbenen aus den Häusern bargen und auf den Straßen aufsammelten. Zwei Monate später wurden auch in Manaus, der Provinzhauptstadt des brasilianischen Amazonas, Massengräber ausgehoben. Zu Beginn der Katastrophe hatte die Armee die Errichtung eines Feldlazaretts zugesagt, aber nichts dergleichen war geschehen, obwohl der inzwischen amtierende kommissarische Gesundheitsminister zuvor Kommandant des Militärdistrikts Amazonas gewesen war. Auch in La Paz und Lima waren ab Ende Juni Kommandos der Sicherheitsbehörden im Einsatz, um die in ihren Häusern und auf den Straßen verstorbenen Pandemieopfer zu bergen. In den Monaten zuvor hatten sie die gegen die Bevölkerung verhängte Ausgangssperre noch mit unnachgiebiger Härte durchgesetzt und die Zuwiderhandelnden mit ihren Motorradstaffeln eingekreist.

6. Der zweite Lockdown ab Herbst 2020 und der Beginn der Impfkampagne

Den Krisenstäben der Weltinstitutionen und Regierungen ließ die Pandemie keine Atempause. Zwar zeichneten sich mittlerweile die ersten biomedizinischen Innovationen zur gezielten Eindämmung des Erregers ab, aber die Erprobung der neuartigen Massentests, Medikamente und Impfstoffe benötigte noch einige Monate. Auch die Aufarbeitung der in der Ausbreitungsphase gemachten Fehler und die kritische Abwägung der Effekte des ›Großen Lockdowns‹ steckten noch in den Anfängen. Allen derartigen Bestrebungen zwang der neuerliche Anstieg der Infektionszahlen, der Krankenhauseinweisungen und der Sterbefälle ein Moratorium auf. Infolgedessen blieben die Entscheidungskompetenzen der bisherigen Akteure und ihrer Berater unverändert. Sie bemühten sich jedoch um ein differenzierteres Vorgehen, und sie versuchten auch teilweise, ihre Gegenmaßnahmen gezielter zu dosieren und auf die Dynamik des Pandemiegeschehens flexibler zu reagieren. Die weitere Entwicklung ließ diese Bestrebungen jedoch weitgehend zu Makulatur werden.

Der zweite Lockdown

Das zeigte sich schon Mitte September beispielhaft in Irland.[1] Dort war es im Vormonat in einigen Distrikten zu neuen Ausbrüchen gekommen. Daraufhin erarbeitete die Regierung einen Fünf-Stufen-Plan, der sich an mehreren Indikatoren orientierte und für zahlreiche andere Regierungen eine gewisse Vorbildfunktion erlangte. Zunächst wurden die Restriktionen des öffentlichen und privaten Lebens auf Dublin beschränkt. Am 21. Oktober folgte ein landesweiter Lockdown (Alarmstufe 5), der dann ab Anfang Dezember stufenweise gelockert wurde.

Auch Israel wurde schon Mitte September von der zweiten Pandemiewelle heimgesucht.[2] Die Zahl der positiv Getesteten war zeitweilig – relativ zur Bevölkerungsgröße – weltweit am höchsten. Daraufhin fuhr die Regierung am 18. September das öffentliche Leben erneut drastisch herunter und beschränkte den Mobilitätsradius alle Einwohner. Diese Restriktionen wurden jedoch von großen Teilen der Bevölkerung unterlaufen, insbesondere in der anschließenden Lockerungsphase. Vor allem religiöse Feiern und große Familienfeste bildeten den Nährboden für neuerliche massive Ausbrüche, die Ende Dezember mit einem weiteren Lockdown – dem dritten – beantwortet wurden. Erneut schloss die Regierung alle nicht lebenswichtigen Geschäfte, Märkte, Hotels sowie Kultur- und Freizeiteinrichtungen und beschränkte die persönlich-familiäre Bewegungsfreiheit. Der Erfolg war auch diesmal bescheiden, und dies war ein wesentlicher Grund dafür, dass die Regierung früher als die meisten anderen auf den Start einer breiten Impfkampagne setzte.

In Großbritannien breitete sich die zweite Welle wie in Irland zunächst in einigen regionalen Schwerpunkten aus, was zunächst ebenfalls dezentrale Gegenreaktionen auslöste.[3] Am 25. September ordnete die schottische Regierung die Schließung der Pubs an und schränkte die privaten Haushaltskontakte ein. Parallel dazu verabschiedete sie ebenfalls einen Fünf-Stufen-Plan; die höchste Stufe wurde am 2. November in Kraft gesetzt. An dieses Muster hielten sich in den folgenden Wochen die übrigen Regierungen des Vereinigten Königreichs, wobei sie die Bevölkerung auf die je nach Epidemielage zu erwartenden Eskalationsgrade der Mobilitäts- und Kontaktbeschränkungen einschworen: Nordirland ab dem 16. Oktober, einen Tag später England mit ersten Restriktionen in London und ab dem 19. Oktober Wales. Die im September aufgetretene neue Variante des Virus (B.1.1.7) konnte dadurch jedoch nicht abgebremst werden. Am 4. Januar 2021 proklamierte die britische Regierung schließlich einen allgemeinen Lockdown, der alle bisherigen Gegenmaßnahmen weit übertraf. Die Menschen durften ihre Wohnungen nur noch aus triftigem Grund verlassen. Wer irgendwie konnte, sollte im Homeoffice arbeiten. Die Schulen wurden geschlossen, die Hochschulen auf digitalen Unterricht umgestellt. Auch das öffentliche und kulturelle Leben fand nur noch im Virtuellen statt. Erst nach dem ersichtlichen Abklingen der Pandemie begann am 22. Februar die erste Stufe der Lockerungen.

Der zweite europäische Schwerpunkt der neuen Pandemiewelle formierte sich in Frankreich.[4] Im Gegensatz zu Großbritannien erfolgte die Verhängung der Restriktionen zentral und unter Rückgriff auf das im Frühjahr entwickelte Verfahren, das weitgehend am Ausmaß der Hospitalisierungen und der Kapazitätsauslastung der Intensivabteilungen orientiert war. Am 29. Oktober trat zunächst eine auf einen Monat befristete und als moderat eingestufte Variante in Kraft. Der persönliche Bewegungsradius wurde auf einen Kilometer beschränkt, und wer sein Zuhause verließ, musste zuvor online eine Ausgeh-Bescheinigung ausfüllen und sich über eine Anti-Corona-App bestätigen lassen. Treffen mit Menschen außerhalb der eigenen Familie waren verboten, ebenso Reisen über die eigene Region hinaus. Die Einschränkungen des öffentlichen, kulturellen und wirtschaftlichen Lebens entsprachen den inzwischen in den entwickelten Nationalökonomien üblichen Standards. Nur die Kinderkrippen und die Bildungseinrichtungen blieben zunächst ausgespart. Ende November annullierte die Zentralregierung diese Ausnahmen und verschärfte den Lockdown angesichts weiter steigender Hospitalisierungen massiv. Wo immer möglich, sollte zu Hause gearbeitet und auf digitalen Unterricht umgeschaltet werden. Hinzu kamen weitere Einschränkungen der Bewegungsfreiheit, insbesondere durch die Verhängung einer Ausgangssperre.

Ab Ende Oktober hatte die zweite Pandemiewelle auch Mitteleuropa im Griff. Jetzt sahen sich die Krisenstäbe zum Reagieren gezwungen, die durch eine unterschiedlich weitgehende Föderalisierung der Entscheidungskompetenzen geprägt waren. Typisch dafür war die Schweiz.[5] Hier preschten zunächst einige Kantone vor und gewichteten ihre Versuche zur Begrenzung der steigenden Infektionszahlen sehr unterschiedlich: Der Kanton Luzern setzte auf eine umfassende Ausweitung der Infektionshygiene; im Kanton Bern wurden die Restaurants, Klubs, Kinos, Museen und Fitnesscenter geschlossen sowie Veranstaltungen mit mehr als fünfzehn Personen verboten; die übrigen Kantone kombinierten diese unterschiedlichen Ansätze miteinander. Dagegen zögerte der Bundesrat lange mit einem koordinierenden Eingreifen. Am 18. Januar 2021 trat dann zum zweiten Mal ein landesweit greifender Lockdown in Kraft, der im Wesentlichen an die Maßnahmenpakete des Frühjahrs 2020 anknüpfte. Nur die Grundschulen blieben geöffnet. Das

Arbeiten im Homeoffice wurde zur Pflicht. Private Zusammenkünfte waren nur bis zu fünf Personen gestattet, jedoch mit keinen Ausgangsbeschränkungen belegt. Ende Februar öffneten die Einzelhandelsgeschäfte und weiterführenden Schulen wieder, und in den folgenden Wochen kam es zu weiteren Lockerungsmaßnahmen.

Die föderative Struktur des deutschen politischen Systems ist weniger stark ausgeprägt als in der Schweiz. Sie entwickelte aber im Verlauf der Pandemie eine bemerkenswerte Eigendynamik: Bei der Implementierung der Gegenmaßnahmen bildete sich ein neues Entscheidungszentrum der Exekutive heraus, in dem die Konzepte der Berliner Zentralregierung laufend mit den Intentionen der Ministerpräsidenten der Bundesländer abgestimmt wurden.[6] Ende Oktober einigte sich dieses Gremium zunächst auf einen sogenannten Teil-Lockdown, der am 2. November in Kraft trat. Nur noch die Angehörigen zweier Familienhaushalte – maximal zehn Personen – durften sich in der Öffentlichkeit aufhalten. Auf Reisen und Verwandtenbesuche sollte generell verzichtet werden. Das kulturelle Leben wurde wieder heruntergefahren, Gaststätten, Klubs und Diskotheken mussten erneut schließen. Schulen und Kindertagesstätten blieben bis auf weiteres geöffnet. Das Arbeiten zu Hause wurde, wo immer möglich, verpflichtend, und die Einzelhandelsgeschäfte und Unternehmen mussten detaillierte Hygienekonzepte zum Schutz ihrer Kunden und Mitarbeiter einhalten.

Eineinhalb Monate später scheiterte dieses Vorgehen an der Aggressivität der neuen Virusvarianten. Nun wurde ein zweiter ›harter Lockdown‹ vereinbart. Er trat am 16. Dezember in Kraft und vervollständigte das uns schon bekannte Instrumentarium der nicht-pharmazeutischen Interventionen weitgehend: Die ›nicht essenziellen‹ Geschäfte wurden genauso geschlossen wie die Kindertagesstätten und Schulen, nur noch fünf Personen aus maximal zwei Haushalten durften sich treffen, und für Reiserückkehrer aus Risikogebieten galt eine zehntägige Quarantänepflicht. Diese Bestimmungen wurden mehrfach verlängert, zuletzt bis Anfang März 2021. Im Vergleich zu den mit mehreren Indikatoren gekoppelten Stufenprogrammen zahlreicher anderer Länder wirkten sie plump und eindimensional. Dies zeigte sich insbesondere am 3. März 2021, als das Bund-Länder-Gremium eine weitere Lockdown-Variante verabschiedete. Dabei handelte es sich um einen Dreistufenplan, der die verschiedenen Maßnahmenpakete (Kontaktbeschränkungen, Schulwesen, Einzelhandel usw.) weiter ausdifferenzierte und von einem einzigen Indikator, nämlich der fälschlich als ›Inzidenz‹ bezeichneten Infektionshäufigkeit der letzten sieben Tage abhängig machte. Dabei bildete die Relation 50 positiv Getestete pro 100.000 Einwohnern einen magischen Eckwert, von dessen Über- oder Unterschreitung die länderspezifisch zu treffenden Einschränkungen abhängig gemacht wurden; zusätzlich wurde eine ›Notbremse‹ mit Rücknahme aller Lockerungen bei mehr als 100 Infektionen pro 100.000 Einwohnern vereinbart. Diese Festlegungen waren bis zum 18. April 2021 terminiert.

Da die zweite Pandemiewelle Europa zeitweilig besonders schwer traf, habe ich die Vielfalt des zweiten Lockdowns vor allem anhand europäischer Beispiele skizziert. Es waren jedoch auch diesmal alle Weltregionen betroffen. In einigen – so etwa in den beiden Amerikas, Afrika und im Orient – wurden die in der Zwischenetappe eingeführten Gegenmaßnahmen bis zum Ende der zweiten Welle verlängert. Es gab aber auch Konstellationen, bei denen die Maßnahmenpakete neu sortiert wurden. Als sich beispielsweise die aggressiveren britischen und südafrikanischen Virusvarianten im Spätherbst 2020 in einigen australischen Provinzen ausbreiteten, legten die zuständigen Behörden ab Mitte November in kurzen zeitlichen Abständen das private, öffentliche und wirtschaftliche Leben erneut lahm; insbesondere Adelaide, Nord-Sydney, Perth, South West und zuletzt Victoria waren betroffen.[7] Auf diese Weise überzog der zweite Lockdown innerhalb von drei Monaten den gesamten Kontinent, ohne ihn wie im Frühjahr 2020 komplett zu paralysieren. Diese Vorgehensweise diente zahlreichen Schwellenländern als Vorbild, um die Folgeschäden flächendeckender Lockdowns zu vermeiden. Typisch dafür waren die Operationen der indonesischen Provinzregierungen.[8] Sie schlossen in Absprache mit dem zentralen Gesundheitsministerium je nach Pandemielage die öffentlichen Plätze und Schulen, schränkten die Transporte ein und verhängten Reisebeschränkungen in die besonders betroffenen Gebiete. Als sich die Situation bis Januar 2021 weiter verschlechterte, befanden sich fünfzehn Provinzen im Lockdown und fuhren zuletzt auch die kommunalen Aktivitäten auf ihr existenzielles Minimum herunter.

Die zweite Pandemiewelle verschonte auch China nicht.[9] Dabei blieben die Infektionszahlen niedrig und auf lokale Schwerpunkte beschränkt. Dank des inzwischen ausdifferenzierten Frühwarnsystems konnten die Behörden sofort eingreifen. Als beispielsweise in der zweiten Januarwoche in einer an Beijing angrenzenden Provinz nach einer dörflichen Hochzeitsfeier ein lokaler Infektionsherd entstand, mobilisierten die Behörden sofort alle Eindämmungsmaßnahmen. Über die Bewohner zweier Provinzstädte, 17 Millionen Menschen, verhängten sie weitreichende Ausgangsbeschränkungen und ließen sie innerhalb weniger Tage durchtesten. Hochzeiten und Trauerfeiern wurden verboten, ein Provinzparteitag der Kommunistischen Partei wurde abgesagt. Auch die Transportrouten wurden unterbrochen und weitere Nachbargebiete in den ›Cordon Sanitaire‹ einbezogen. Einmal mehr demonstrierte die Staatsmacht ihre Alarmbereitschaft und die Entschlossenheit, nicht das geringste Risiko einzugehen. In diesem Sinn war auch die Verschärfung der Einreisbestimmungen zu verstehen, mit deren Hilfe sich Beijing von der Außenwelt abschottete. Personen, die in das Reich der Mitte einreisen oder zurückkehren wollten, mussten ihre Partner und Kinder zurücklassen, eine Impfung mit einem chinesischen Vakzin nachweisen und eine bis zu vierwöchige Quarantäne in Kauf nehmen.

Im Februar/März 2021 zeigten sich neue Akzente in der weltweiten Lockdown-Debatte. Den Anlass dazu boten einige biomedizinische Innovationen, die nun endlich eine bessere Fokussierung der Vorbeugemaßnahmen ermöglichten. Dazu gehörten vor allem die neu entwickelten Massentests.[10] Ihr Vorteil bestand darin, dass bei einer konsequenten Anwendung auch symptomlos bleibende Infizierte erkannt, Ansteckungsketten leicht rückverfolgt und besonders gefährdete soziale Gruppen gezielt abgeschirmt werden konnten. Es lag infolgedessen nahe, die sich am Ende der zweiten Pandemiewelle abzeichnende schrittweise Aufhebung der Restriktionen mit breit angelegten Testungen zu verbinden und die Normalisierung des Alltags von negativen Befunden abhängig zu machen. Wegweisend auf diesem Terrain war u. a. der schweizerische Kanton Graubünden, wo zahlreiche Institutionen und Unternehmen ihre Belegschaften einmal wöchentlich testen ließen. Parallel dazu machten die Provinzregierungen anderer Länder allen, die negative Befunde vorlegen konnten, ihre öffentlichen Einrichtungen wieder zugänglich. Auch die Reiseveranstalter und Fluggesellschaften entdeckten hier neue Betätigungsfelder. Mit Massentests allein ließ sich die Abkehr von den brachialen Lockdowns jedoch nicht durchsetzen. Die gezielte und mit pharmazeutischen Methoden vorangetriebene Eindämmung der Pandemie stand und fiel mit dem erfolgreichen Einsatz der neuen Impfstoffe.

Zuvor musste jedoch die dritte Welle bewältigt werden, die die Infektionshäufigkeit im März und April 2021 in einigen Weltgegenden nochmals nach oben schnellen ließ und die Gesundheitssysteme extrem herausforderte. Das hatte zur Folge, dass zahlreiche Krisenstäbe ihre partielle Annäherung an ausdifferenzierte Präventionsmaßnahmen wieder aufgaben und zu den Praktiken des ›harten Lockdowns‹ zurückkehrten.[11] Erneut wurden Schulen und Kindergärten geschlossen, das zaghaft begonnene kulturelle Leben lahmgelegt und alle dafür geeigneten Beschäftigten ins Homeoffice geschickt. Es wurde mehr denn je üblich, Sperrstunden für den Abend und die Nachtzeit einzuführen, die teilweise schon um 19 Uhr begannen (Frankreich) und in der Regel bis fünf oder sechs Uhr morgens dauerten. Die Regierungen einiger besonders betroffener Länder gingen noch wesentlich weiter. Beispielsweise verhängte die türkische Regierung am 29. April eine fast vollständige Ausgangssperre, ließ alle ›nicht essenziellen‹ Betriebe und Werkstätten schließen, legte das Bildungswesen lahm und blockierte den zwischenstädtischen Reiseverkehr. Diese Maßnahmen sollten vorerst bis zum Ende des muslimischen Fastenmonats (17. Mai) in Kraft bleiben und signalisierten eine radikale Kehrtwende der politischen Führung. Die ebenfalls stark unter Druck geratene indische Zentralregierung verhielt sich hingegen vorsichtiger und verzichtete vorerst auf einen zweiten nationalen Lockdown. Sie erließ nur für die zehn besonders hart betroffenen Bundesstaaten einheitliche Regeln, die sich auf persönliche Distanzierungsgebote, Ausgangsbeschränkungen und das Verbot religiöser Massenveranstaltungen konzentrierten.

Wie groß die Verunsicherung der politischen Entscheidungszentren in der Konfrontation mit der dritten Pandemiewelle war, zeigte sich auch in den weniger betroffenen Ländern. Beispielsweise trat in Deutschland am 24. April eine weitere Novelle des Bevölkerungsschutzgesetzes in Kraft, die für den Fall der Überschreitung eines bestimmten Infektionsgrenzwerts bundeseinheitlich standardisierte Interventionen wie nächtliche Ausgangssperren, verschärfte zwischenfamiliäre und öffentliche Kontaktbeschränkungen sowie die erneute Schließung der Schulen und Kindertagesstätten vorsah. Andere Zentralregierungen verhielten sich ähnlich. Teilweise bemühten sie sich jedoch, der regional sehr unterschiedlichen epidemischen Lage durch eine geografische Staffelung ihres Restriktionskatalogs gerecht zu werden.

Der Start der Impfkampagne

Als die aussichtsreichsten Impfstoffkandidaten ihre ersten Hürden überwanden, begann eine weltweite Diskussion über die Verteilung und Applikation der künftigen Präparate. Dabei dominierten zunächst die guten Vorsätze.[12] In allen Weltregionen sollten die Impfstoffe zeitgleich und in gleichen Mengen verteilt werden. Auf diese Weise sollten alle Menschen unter ihren Schutzschirm gelangen, ungeachtet aller ethnischen, sozialen und einkommensmäßigen Unterschiede. Zuerst sollten aber die besonders exponierten und gefährdeten Gesellschaftsgruppen durchgeimpft werden: Die Kampagne würde mit der Immunisierung des medizinischen Personals, der alten Menschen und der chronisch Kranken beginnen. In diesem Sinn wurde die Weltgesundheitsorganisation aktiv. Sie gründete im April 2020 gemeinsam mit der Global Alliance for Vaccines and Immunization (GAVI) und der Coalition for Epidemic Preparedness Innovations (CEPI) ein Joint Venture namens Covid-19 Vaccines Global Access (COVAX), um diese Intentionen zu verwirklichen. Bis zum Sommer schlossen sich 165 Länder dieser Initiative an, bis November waren es 194, darunter auch China. Die USA boykottierten die Initiative zunächst. Präsident Joe Biden revidierte diese Entscheidung im Februar 2021 und stellte einen hohen Förderbeitrag in Aussicht. Auch Kritiker der globalen Impfstoffnetzwerke der Großstiftungen mussten zugeben, dass sie im Fall COVAX eine außerordentlich wichtige WHO-Kampagne unterstützten, die sich für Chancengleichheit bei der Einführung des entscheidenden pharmazeutischen Instruments zur Pandemiebekämpfung einsetzte.

Das Projekt hatte zunächst einen erfolgversprechenden Start. Dem COVAX-Plan zufolge sollten bis Ende 2021 die am stärksten gefährdeten 20 % der Weltbevölkerung durchgeimpft sein. Zu diesem Zweck sollten zwei Milliarden Dosen der bis dahin zugelassenen Vakzine aufgekauft und gerecht verteilt werden. Dabei war realistischerweise davon auszugehen, dass sich vor allem die Länder und Regionen mit niedrigem Einkommen und überwiegend informellen Arbeitsverhältnissen die Impfstoffe nicht leisten konnten. An diesem Punkt setzten die COVAX-Protagonisten gezielt an. Sie schlossen Lieferverträge mit Biotech-Unternehmen, die ihre Renditeansprüche weitgehend zurücknahmen, insbesondere mit AstraZeneca und Johnson & Johnson. Gleichzeitig arrangierten sie mit dem Serum Institute of India, dem weltweit größten Impfstoffhersteller, eine kostengünstige Lizenzproduktion dieser Vakzine. Dafür waren bis Herbst 2020 Zuschüsse und Spenden im Umfang von 6,8 Milliarden US-Dollar verfügbar. Mitte Dezember wurde das vorläufige Programm bekanntgegeben: In der ersten Hälfte des Jahrs 2021 sollten 1,3 Milliarden Dosen an 92 Entwicklungsländer geliefert werden. Das biotechnologische Rückgrat der Planungen bildete dabei die Kooperation zwischen AstraZeneca und dem Serum Institute of India, das zusagte, die Hälfte seiner Kapazitäten für die COVAX-Lieferungen bereit zu halten.

Um die Jahreswende 2020/2021 geriet die COVAX-Initiative ins Stocken. Die Zuspitzung der Pandemie in den entwickelten Zentren des Weltsystems verringerte die Sensibilität für eine gerechte Verteilung der Impfstoffe. Es wurde auffällig still um COVAX, und die verzweifelten Aufrufe der WHO- und UNICEF-Präsidenten zum Festhalten an einer universellen Antwort auf die Universalität der Pandemie verhallten weitgehend ungehört.[13] Erst Ende Februar flogen UNICEF-Kuriere die ersten Impfdosen von Mumbai nach Westafrika: 600.000 Dosen des AstraZeneca-Impfstoffs gingen nach Ghana und 500.000 Dosen an die Elfenbeinküste. Doch inzwischen hatten die meisten Regierungen der südlichen Hemisphäre ihr Vertrauen in das COVAX-Projekt verloren und die Suche nach alternativen Lösungen aufgenommen.

Der nachlassende Elan des COVAX-Projekts hatte eine erkennbare Ursache: Seit dem Sommer 2020 gerieten die Vorbereitungen zur Impfkampagne immer stärker in das Fahrwasser der Machtpolitik.[14] Als Vorreiter fungierte dabei China. Schon im Juni wurden Armeeeinheiten mit dem CanSino-Vektor-Vakzin durchgeimpft; einen Monat später erhielten das Gesundheitspersonal und Auslandsreisende die inaktivierten Impfstoffe, und kurz darauf folgten die ersten Exporte in die Vereinigten Arabischen Emirate. Auch die Russische Föderation erteilte ›Sputnik V‹ schon im August eine Notfallzulassung, jedoch blieben die Impfungen außerhalb der laufenden klinischen Studienphase III vorerst begrenzt. Das chinesisch-russische Vorpreschen ließ auch in den USA entsprechende Initiativen laut werden; die führenden Impfstoffhersteller gaben jedoch im September in einer gemeinsamen Erklärung bekannt, dass sie ihre Präparate erst nach dem erfolgreichen Abschluss der Phase-III-Studien auf den Markt bringen würden. Gleichwohl trugen auch sie für eine massive Verkürzung der klinischen Studien Sorge, indem sie die britische und US-amerikanische Aufsichtsbehörde die Studienprotokolle im Gegensatz zu früheren Gepflogenheiten sofort mitlesen ließen und die Prüfergebnisse laufend einarbeiteten. Infolgedessen konnten sie im November/Dezember mit ihren östlichen Wettbewerbern gleichziehen. BioNTech reichte am 20. November bei der FDA einen Antrag auf Notfallzulassung ein, und die britische Aufsichtsbehörde[15] erteilte schon am 2. Dezember eine Notfallgenehmigung. Sechs Tage später begann in Großbritannien mit der Impfung einer 90-jährigen Patientin die Vakzin-Kampagne, es war die erste in der Transatlantikregion. Am 21. bzw. 27. Dezember gaben zahlreiche weitere Regulierungsbehörden, darunter die Arzneimittelbehörde der Europäischen Union, dem BioNTech-Pfizer-Präparat grünes Licht. In der Konfrontation mit der zweiten Pandemiewelle war den politischen Entscheidungszentren das nationale Hemd näher als der Rock der internationalen Solidarität, und die Gewichte verschoben sich entsprechend.

Diese Schieflage wurde dadurch verstärkt, dass einige Regierungen der Transatlantikregion die aussichtsreichsten Hersteller schon seit dem Frühjahr 2020 mit Bestellungen überhäuften. Dabei taten sich zunächst Australien, Kanada, die Vereinigten Arabischen Emirate, Israel, Katar und Serbien hervor, und sie fanden rasch Nachahmer. Zum einen unterminierte diese Ländergruppe durch ihr Vorgehen die ohnedies schon stark ausgehöhlten Sicherheitsstandards bei den klinischen Erprobungen, indem sie riskante Blankoschecks ausstellten. Zum andern desavouierten sie das COVAX-Anliegen in aller Offenheit durch einen Impfnationalismus.

Um die Jahreswende 2020/21 setzte sich der Impfnationalismus endgültig durch.[16] Schon Mitte Dezember hatten sechzehn Länder, die 14 % der Weltbevölkerung repräsentierten, die Hand auf 10 Milliarden bzw. 51 % der Weltproduktion gelegt, während COVAX Kontrakte für nur einige 100.000 Impfeinheiten abgeschlossen hatte. Wie ein Blick auf die seitherigen Kampagnenverläufe zeigt, betraf die Asymmetrie keineswegs nur die entwickelten Zentren und die benachteiligten einkommensschwachen Weltregionen. Der Impfnationalismus polarisierte auch die wohlhabenden Nationalökonomien. Am 30. März 2021 hatten in Israel schon 60,5 %, in Großbritannien 45,2 % und in den USA 28,7 % der Bevölkerung die erste Impfdosis erhalten, die übrigen hoch entwickelten Regionen und Länder folgten in weitem Abstand. Diese nationalen Alleingänge wurden von den Medien zunehmend als Erfolge gefeiert und führten dazu, dass die ins Hintertreffen geratenen Regierungen den Wettlauf um zusätzliche Kontrakte beschleunigten. Regierungen, die sich hingegen wie die EU-Kommission vorsichtig verhielten und die WHO-Perspektive nicht vollends aus den Augen verloren, gerieten zunehmend ins Abseits. Ihr Zögern wurde immer häufiger als politisches Versagen gebrandmarkt.

Die Folgen ließen nicht lange auf sich warten. Nachdem US-Präsident Joe Biden eine Verdopplung des nationalen Impfziels – 200 Millionen Geimpfte innerhalb der ersten 100 Tage nach seiner Amtseinführung – proklamiert hatte, erinnerte sich kaum jemand mehr daran, dass die USA in den Jahrzehnten zuvor als Vorreiter internationaler Vakzin-Kampagnen agiert hatten. Stattdessen wurde ein stillsteigendes Exportverbot für alle im Inland erzeugten Covid-19-Impfstoffe verhängt. Wer wolle es infolgedessen der ins Hintertreffen geratenen EU-Kommission verargen, dass sie Anfang April 2021 den Export von AstraZeneca-Vakzinen nach Australien blockierte und gegen Ende des Monats ein generelles Ausfuhrverbot erließ? Der Impfprotektionismus war schließlich vollkommen, als auch die indische Regierung das Serum Institute anwies, fast die gesamte Tagesproduktion (mittlerweile 2,4 Millionen Dosen) für das nationale Impfprogramm zur Verfügung zu stellen und ihre Exporte einzustellen. Das war ein schwerer Schlag für das COVAX-Projekt, das ohnehin schon von den Akteuren des Impfnationalismus marginalisiert worden war.

Indessen waren die transatlantischen Hauptmächte und das CO-VAX-Netzwerk nicht die einzigen Akteure. Während sie sich zunehmend abschotteten, lancierten ihre Konkurrenten Russland und China eine aktive Exportstrategie für ihre eigenen Entwicklungen.[17] Zunächst belieferten sie die Vereinigten Arabischen Emirate und weitere ausgewählte Schwellenländer mit ihren Totimpfstoffen und Vektorvakzinen. Dabei handelte es sich zunächst nur um einige 100.000 Dosen, die dort zum Schutz der besonders exponierten Gruppen – vor allem des Gesundheitspersonals – verimpft wurden. Parallel dazu führten mehrere Prüfzentren der südlichen Hemisphäre mit diesen Präparaten groß angelegte klinischen Studien durch, sodass sie sich ein eigenes Bild über die Effektivität und Wirksamkeit der von Russland und China offerierten Kandidaten machen konnten. Erwartungsgemäß machte vor allem der russische Vektorimpfstoff Gam-COVID Vac (›Sputnik V‹) das Rennen – er avancierte zu einem ausgesprochenen Exportschlager. Schon im September 2020 orderten Indien, Brasilien, Mexiko und Kasachstan große Chargen des Präparats. Kurz nach dem Start der Massenimpfungen in Moskau am 5./6. Dezember erteilten die Gesundheitsbehörden Belarus', Argentiniens und Serbiens die ersten Notfallzulassungen. Im Januar 2021 folgten weitere zwölf Länder des Nahen und Mittleren Ostens und Lateinamerikas, aber auch das EU-Mitgliedsland Ungarn griff zu. Bis Ende März 2021 war ›Sputnik V‹ in der Peripherie des Weltsystems am stärksten vertreten.

Ein derartiger Erfolg war den chinesischen Totimpfstoffen nicht beschieden, aber auch sie machten ihren Weg. Das Sinovac-Präparat ›CoronaVac‹ wurde von Brasilien, Chile, Indonesien, den Philippinen und der Türkei zur abschließenden klinischen Überprüfung übernommen; das Konkurrenzprodukt des Herstellers Sinopharm absolvierte seine Phase-III-Studien in Argentinien, Bahrain, Ägypten, Marokko, Pakistan, Peru und den Vereinigten Arabischen Emiraten. Die Ergebnisse waren befriedigend, aber hinsichtlich ihrer Wirksamkeit reichten diese traditionellen Vakzine nicht an die gentechnischen Innovationen heran. Gleichwohl überwogen die Vorteile, nämlich der niedrige Preis und die einfache Logistik, weil Tiefkühlverfahren nicht erforderlich waren. Auf diesem Terrain waren Sinovac und Sinopharm auch dem russischen Hersteller überlegen. In der zweiten Februarwoche richtete China eine

Kühlketten-Luftbrücke zwischen Beijing und Addis Abeba ein, um auch Afrika mit den chinesischen Vakzinen zu versorgen. Das Logistikunternehmen des Online-Handelskonzerns Alibaba übernahm die Weiterverteilung auf dem Kontinent.

Auf diese Weise glichen Russland und China den impfpolitischen ›Isolationismus‹ des Westens zu erheblichen Teilen aus; sein von vielen kritisiertes ›Impfprivileg‹ wurde ansatzweise gebrochen.[18] Darüber hinaus muss bedacht werden, dass die Kampagne nur in denjenigen hochindustrialisierten Ländern zügig anlief, die Vakzine weit über den tatsächlichen Bedarf hinaus geordert hatten. Bis zur dritten Januarwoche waren weltweit erst 50 Millionen Dosen verfügbar, und etwa 17 Millionen Menschen waren geimpft.[19] Bis Mitte Februar stieg ihre Zahl auf 150 Millionen, und seither kamen wöchentlich knapp 40 Millionen hinzu. Wie hoch dabei der Anteil der chinesischen und russischen Präparate war, ließ sich bislang nicht quantifizieren. Er genügte jedoch, um die im Globalen Süden ins Hintertreffen geratene westliche Konkurrenz zu alarmieren. Mitte Februar 2021 kündigten die Hersteller der acht in der Transatlantikregion zugelassenen Vakzine an, sie würden im Verlauf des Jahrs 2021 7,9 Milliarden Dosen produzieren und könnten ihre Kapazitäten im Bedarfsfall um weitere 4,3 Milliarden Einheiten aufstocken.[20] Im Verlauf des März 2021 beschleunigte sich die Impfkampagne weiter, sie verlief aber nach wie vor von Land zu Land sehr uneinheitlich. Bis zum Ende der 12. Kalenderwoche (28. März) erhielten knapp 315,9 Millionen Menschen ihre Erstimpfung. Das waren 4,05 % der Weltbevölkerung (vgl. Tabelle 5 a). Zweieinhalb Monate später überschritt die Zahl der weltweit erstmalig Geimpften schließlich die Milliardengrenze, rechnerisch hatten jetzt 14 von 100 Personen eine Dosis erhalten.[21] Die territorialen Unterschiede verstärkten sich jedoch weiter und leisteten so der Ausbreitung der dritten Pandemiewelle an der Peripherie des Weltsystems weiter Vorschub. Nur in der nationalstaatlichen Spitzengruppe (Bhutan, Israel, Chile, Golfstaaten, USA, Großbritannien und Ungarn) leistete der Bevölkerungsanteil der vollständig Geimpften mit 25 bis 56 % schon einen substanziellen Beitrag zur Annäherung an die kollektive Immunität. Noch drastischer manifestierte sich das Ungleichgewicht der Impfkampagne bei einem Blick auf die Verteilung der Impfdosen auf die jeweiligen Kontinente. Hier lagen

Nordamerika und Europa mit 45 bzw. 29 Geimpften pro 100 Personen an der Spitze. Südamerika (17 pro 100), Asien (11 pro 100), Ozeanien (5,4 pro 100) und Afrika (1,3 pro 100) folgten in weitem Abstand.

Diese Relationen sind eindrucksvolle Belege für den weit verbreiteten Impfnationalismus und -protektionismus. Der ungleiche Zugang zu den Impfstoffen wurde aber auch zu handfesten macht- und klientelpolitischen Zwecken genutzt.[22] Dabei taten sich vor allem solche Regierungen hervor, die sich schon früh überschüssige Vorräte gesichert hatten. So versorgte die serbische Regierung ihre Nachbarländer Nordmazedonien, Montenegro und Bosnien-Herzegowina im Februar 2021 mehrfach mit Chargen des Pfizer-BioNTech-Präparats bzw. mit Dosen von ›Sputnik V‹, um ihre Position auf dem Westbalkan zu verbessern. Auch der israelische Premier Benjamin Netanyahu nutzte den Überfluss an Vakzinen zu umstrittenen politischen Tauschgeschäften und zur Honorierung von Bündnispartnern der südlichen Hemisphäre, wobei er vor allem überschüssige Chargen des Moderna-Impfstoffs und des AstraZeneca-Vakzins weitergab. Die polnische Regierung wiederum versorgte die Brüsseler Nato-Zentrale mit einer Sonderlieferung, was sie mit deren herausragender Bedeutung für die Sicherheit ihres Lands rechtfertigte.

Es gab aber auch fließende Übergänge zu Korruption und Klientelismus. In Lateinamerika sorgten mehrere führende Gesundheitspolitiker für Empörung, weil sie sich und ihre Familienclans in die klinischen Studien eingeschmuggelt oder hochrangige Seniorenresidenzen bevorzugt mit Impfstoffen beliefert hatten. Auch die palästinensische Autonomiebehörde versorgte zuerst die ihr gewogenen Clans mit den überaus knappen Vakzinen. Derartige Winkelzüge hatten die Superreichen der Welt nicht nötig, um in den Genuss einer ›VIP vaccination‹ zu kommen. Dazu genügte die Buchung einer Luxusreise in die Arabischen Emirate oder die Karibik, die die diskrete Verabreichung der beiden Impfdosen einschloss.

7. WIE KAM ES ZUM ›GROSSEN LOCKDOWN‹? EINE ZWISCHENBILANZ

Am Ende der Reise durch die Krisenzentren der Pandemiebekämpfung möchte ich eine erste Zwischenbilanz ziehen. Ich möchte die Frage aufwerfen, warum die spezifischen Eindämmungsversuche so rasch durch allgemeine Gegenmaßnahmen abgelöst wurden und in einen ›Großen Lockdown‹ mündeten. Die aktuelle Situation begünstigt einen solchen Versuch. Die Pandemie hat bislang drei Wellen und zwei Übergangsetappen durchlaufen. Auf diese Dynamik reagierten die Weltinstitutionen und Regierungen kaum umsichtiger als in den chaotischen ersten Monaten. An ihre Fehleinschätzungen, wenig durchdachten und häufig fatalen Entscheidungen werden sie sich nicht gern erinnern. Zwar wird inzwischen Kritik geübt und teilweise auch akzeptiert. Doch gleichzeitig wird der Eindruck erweckt, als hätte es angesichts des Tempos und des Ausmaßes der Pandemie keine Alternativen gegeben, sodass letztlich unvermeidliche Fehler gemacht worden seien. Auf diese Weise wird wieder alles zugedeckt. Bei vielen kritischen Beobachtern scheint diese Verteidigungsstrategie gut anzukommen.

Aus dieser Perspektive möchte ich im Folgenden die Frage erörtern: Warum wurden die spezifischem, das gesellschaftliche Leben kaum beeinträchtigenden Präventionskonzepte der Infektionshygiene und des Public Health missachtet und durch die grobschlächtigen Methoden des ›Großen Lockdowns‹ ersetzt? Erst nach der Klärung dieses Problems können wir die Auswirkungen des ›Großen Lockdowns‹ auf den Verlauf von Covid-19 untersuchen und seine gesamtgesellschaftlichen Folgen abschätzen.

Die spontanen Vorkehrungen der Bevölkerung

Um es vorweg zu betonen: Am effizientesten waren die Vorkehrungen, die die breite Mehrheit der Bevölkerung – die ›common people‹ – in mehreren Weltregionen ergriff, sobald sie die Nachrichten über die Ausbreitung des Virus erreicht hatten.[1] Vor allem in Ost- und Südostasien war dieser Reflex stark ausgeprägt. Seit Jahrzehnten wird die Bevölkerung in den dortigen Megacities vom Smog geplagt und stärker als sonst wo von Epidemien heimgesucht. Es war für sie deshalb auch in dieser Situation selbstverständlich, ihre Vorräte an Hygieneartikeln aufzufrischen, vor dem Verlassen ihrer Wohnungen Gesichtsmasken anzulegen und die Händedesinfektion zu verstärken. Als hilfreich erwies sich auch die in der Alltagskultur verankerte Gewohnheit, im sozialen Umgang auf körperliche Distanz zu achten; das Händeschütteln etwa ist keineswegs nur in Epidemiezeiten verpönt. Und da die Berichte über die Ausbreitung eines neuartigen Coronavirus in ganz Ost- und Südostasien böse Erinnerungen an die SARS-Pandemie von 2002/2003 weckten, konnte es nicht verwundern, dass große Teile der ost- und südostasiatischen Bevölkerung noch einen Schritt weitergingen und ihre gesellschaftlichen Kontakte und Reisen extrem einschränkten.

In Europa war die Situation komplizierter. Hier schütteln sich die Menschen zur Begrüßung die Hände. Verwandte sowie Freundinnen und Freunde umarmen sich, und die vorbeugende Bedeckung von Mund und Nase ist ein kultureller Fremdkörper. Gleichwohl sorgten die Menschen auch hier sofort vor, als die Infektionszahlen zu steigen begannen. Auch sie stockten ihre Vorräte an Desinfektionsmitteln und Artikeln der Basishygiene auf – solange sie noch käuflich waren. Zusätzlich beschränkte auch hier eine kaum wahrgenommene Mehrheit spontan ihre sozialen Kontakte, revidierte ihre Reisepläne, vertagte die Restaurantbesuche und begann Großveranstaltungen zu meiden. Zu diesem Verhalten mussten sie nicht durch behördliche Anordnungen gedrängt werden. Zweifellos hielt eine qualifizierte Minderheit – Karnevalsbesucher, Sportfans, Skiurlauber, religiös Bewegte und die international mobilen Mittel- und Oberschichten – nichts von derartigen Vorsichtsmaßnahmen. Aber die ›schweigende Mehrheit‹ zählte auch in diesem Fall. Ihr ist es zu verdanken, dass die Zahl der Neuinfektionen in den meisten europäischen Ländern schon einige Tage vor dem Inkrafttreten der staatlichen Maßnahmenbündel drastisch zurückging.[2] Hätten die Instanzen des öffentlichen Gesundheitswesens diese Impulse aufgegriffen, durch Informationskampagnen verbreitert und durch die großzügige Bereitstellung aller erforderlichen Artikel der Infektionshygiene unterstützt, dann hätten sie wohl mehr erreicht als ihre Regierungen mit der Außerkraftsetzung der individuellen und gesellschaftlichen Grundrechte.

In den USA, Indien und den lateinamerikanischen Regionen waren die spontanen Selbstschutztendenzen der Bevölkerung weniger stark ausgeprägt. Vor allem die Mittel- und Oberschichten der US-amerikanischen Ost- und Westkürste reagierten vergleichbar und reproduzierten die europäischen Lernprozesse. Die breite Masse der Bevölkerung verhielt sich jedoch anders, zumal sie bei ihrer Ablehnung von Schutzvorkehrungen durch führende politische Repräsentanten unterstützt wurde. Für die ethnischen Minderheiten – Afroamerikaner, Spanisch-Amerikaner und Indigene – waren das Tragen von Gesichtsmasken und der Verzicht auf körperliche Nähe lange Zeit undenkbar.[3] Es gab auch religiöse Gemeinschaften, die Initiativen zur Abwehr einer gottgewollten Plage ablehnten. Auch für die um ihr tägliches Minimaleinkommen kämpfenden Bewohnerinnen und Bewohner der Slum Cities der südlichen Hemisphäre waren intensivierte Hygienemaßnahmen und Mobilitätsbeschränkungen in der Regel kein Thema. Wer über kein fließendes Wasser verfügt und täglich einen neuen Job finden muss, um dem Hunger zu entgehen, hat andere Sorgen. Diese Faktoren waren meines Erachtens die entscheidende Voraussetzung dafür, dass sich die Pandemie in den beiden Amerikas und Südasien so lange halten konnte. Mittlerweile belegen zahlreiche empirische Studien, dass freiwillige Hygienemaßnahmen und selbstgewählte Kontaktbeschränkungen die Zirkulation des Erregers weitaus effizienter einschränkten als behördliche Anordnungen und Verbote.[4]

Das Versagen der epidemiologischen Sofortmaßnahmen

Der zweite Faktor, der wesentlich über die Erfolge und Misserfolge der Pandemiebekämpfung entschied, war von der Qualität und Effizienz der Eindämmung von Covid-19 in der Frühphase abhängig.[5] Auf diesem Terrain wurden entscheidende Fehler gemacht (wenn man von den oben skizzierten Ausnahmen in Taiwan und einigen weiteren Nachbarländern Chinas absieht). Es war keineswegs Zufall, dass im Ursprungsland der Pandemie ein entwickeltes epidemiologisches Abwehrsystem existierte. Aber es wurde erst mit einer sechswöchigen Verspätung aktiviert, sodass sich die neu aufgetretenen blinden Passagiere aufgrund der dichten internationalen Flugverbindungen weltweit ausbreiten konnten; in Norditalien blieben sie anfänglich sogar unentdeckt. Infolgedessen hing die weitere Entwicklung von der Fähigkeit der zuerst involvierten epidemiologischen Teams ab, die Überträger zu identifizieren, den Übertragungsmodus zu erkennen und die Infektionsketten zu unterbrechen, bevor sie sich weiter verzweigten. Sie erzielten dabei teilweise bemerkenswerte Erfolge. Es gelang einigen Medizinern sogar schon Ende Januar 2020, das für das weitere Vorgehen entscheidende Phänomen zu verstehen: die Übertragung des Virus durch Infizierte, die keinerlei Krankheitssymptome aufwiesen. Das aber bedeutete, dass ein Vorgehen gewählt werden musste, durch das auch die symptomlosen Überträger erkannt werden konnten. Dies setzte sofortige, groß angelegte Umgebungsuntersuchungen voraus, die nur mithilfe von Massentests zu bewältigen waren. Diesen Befunden und dem damit verbundenen Paradigmenwechsel widersetzte sich jedoch das wissenschaftliche Establishment und unterdrückte die Veröffentlichung der Untersuchungsergebnisse.[6] Damit konnte sich SARS-CoV-2 erst einmal unbehindert ausbreiten. Die einzige Notbremse, die noch verblieb, war die technologische Registrierung der Bewegungs- und Kontaktprofile seiner unfreiwilligen Träger durch das ›Contact Tracing‹, das in Ostasien mit der Erfassung der Gesundheits- und Personaldaten kombiniert und in den folgenden Monaten weltweit in abgeschwächter Form übernommen wurde. Aber auch diese Methoden führten nicht zum Erfolg. Die entscheidende Barriere, die die blinden

Passagiere weltweit eindämmte, beruhte nach wie vor auf den bewährten Prozeduren der Infektionshygiene.

Die Preisgabe der Risikogruppen

Nachdem die medizinische Fachwelt im Frühjahr 2020 bei ihrem ersten Feuerwehreinsatz gescheitert war, musste sie eine neue Verteidigungslinie aufbauen. Es kam jetzt vor allem darauf an, die inzwischen als besonders gefährdet erkannten Bevölkerungsgruppen gezielt zu schützen. Leider unterliefen den Akteuren der Krisenstäbe dabei gravierende Fehler. Seit Ende Januar war der internationalen Fachwelt dank der ersten chinesischen Veröffentlichungen bekannt, dass vor allem Menschen mit schweren Vorerkrankungen und im fortgeschrittenen Alter im Fall ihrer Infektion schwer erkrankten. Ein Teil dieser sozialen Gruppe lebte in geschlossenen Einrichtungen und befand sich überproportional häufig in klinischer Behandlung. Infolgedessen gehörte die Einführung besonderer Schutzmaßnahmen in diesen sensiblen geschlossenen Einrichtungen jetzt zur wichtigsten Agenda.

Es geschah jedoch nichts, um das Fiasko zu verhindern. In den Krankenhäusern dachte aufgrund des Ausmaßes der Einlieferungen niemand daran, die Infizierten von den anderen Schwerkranken abzutrennen, besondere hygienische Vorkehrungen zu treffen und großzügig zu testen.[7] Und als dann das Umdenken einsetzte, waren die für die erweiterte Infektionshygiene benötigten Vorräte rasch erschöpft. In allen Epizentren wurden die Kliniken aufgrund ihrer Überlastung zu Drehpunkten der Infektionsausweitung und zu Orten des nosokomialen Sterbens: Zuerst in China, anschließend im Iran, in Europa und zuletzt in den beiden Amerika. Auch die im Krankenhauswesen Beschäftigten waren überproportional stark betroffen.

Selbstverständlich blieb diese Katastrophe nicht unbemerkt. Aber die Antwort der Medien und der zunehmend unter Druck gesetzten Gesundheitspolitiker beschränkte sich auf eine höchst selektive Wahrnehmung der Krisenlage. Sie meinten, ihr mit der einseitigen Ausweitung der Intensivabteilungen und Beatmungsmaschinen Einhalt gebieten zu können.

Noch schlimmer wirkte sich die Missachtung der Alten- und Behindertenpflege aus.[8] Hier waren vor allem die gesundheitspolitischen Instanzen in der Transatlantikregion und in den hoch entwickelten Länder Ost- und Südostasiens gefordert, weil hier der Anteil älterer Menschen besonders hoch war. Aber auch hier versagten sie. Es wäre geboten gewesen, schon in der ersten Ausbreitungsphase der Pandemie die Infektionshygiene in den Alten- und Pflegeheimen einzuführen, das überwiegend prekäre und stark fluktuierende Personal massenhaft zu testen und die öffentliche Kontrolle auf den renditeorientierten privaten Pflegesektor auszudehnen. Nichts dergleichen geschah. Ein Umdenken setzte erst ein, als das Massensterben in den Alten- und Pflegeheimen seinen Höhepunkt überschritten hatte. In diesen Institutionen lebt derzeit etwa ein Prozent der Weltbevölkerung. Sein durchschnittlicher Anteil an den Todesopfern, die die Pandemie in der Transatlantikregion forderte, beläuft sich auf etwa 40 %. Er blieb jedoch in den Statistiken lange Zeit ausgeklammert.[9] Von Land zu Land schwankte er erheblich, und zwar zwischen etwa 36 % in Deutschland, 39 % in Schweden, 52 % in Belgien und 89 % in Kanada. Selbst das in seiner Kritik sehr zurückhaltende Magazin ›The Economist‹ vermerkte, dass die Regierungen und Krisenstäbe in diesem Bereich der Pandemiebekämpfung auf unverantwortliche Weise versagt haben.[10] Es bestehen gute Gründe zu der Annahme, dass bei einer rechtzeitigen Konzentration der Gegenmaßnahmen auf die besonders gefährdete Krankenhausversorgung und die Alten- und Pflegeheime viele Todesfälle hätten vermieden werden können.

Der ›Große Lockdown‹ – eine folgenreiche Panikreaktion?

Die als ›Lockdown‹ bezeichneten Maßnahmenbündel zum behördlichen Einfrieren des privaten, sozialen, kulturellen und wirtschaftlichen Lebens wären wahrscheinlich unnötig gewesen, wenn die spontanen Selbstschutzmaßnahmen der Bevölkerung unterstützt worden wären, die epidemiologischen Frühwarnsysteme funktioniert hätten und die besonders gefährdeten Gesellschaftsgruppen rechtzeitig vor dem verheerenden Zugriff von SARS-CoV-2 geschützt worden wären.

Im Fall China war dies eindeutig: Die politische Führung aktivierte ihre allgemeinen Katastrophenschutzpläne in dem Augenblick, als sie erkannte, dass ihre Taktik des Vertuschens und die Unterdrückung der ersten Schutzmaßnahmen die Auslösung einer weltweiten Pandemie zur Folge hatte. Nun trat sie die Flucht nach vorn an und zog alle Register. Sie kombinierte die Mobilmachung ihrer epidemiologischen, klinischen und digitalen Ressourcen mit radikalen Abschottungsmaßnahmen und Eingriffen in die individuellen Freiheitsrechte. Damit war sie im eigenen Land erfolgreich, nicht aber im globalen Maßstab. Eineinhalb Monate genügten, um die Versäumnisse der ersten sechs Wochen zu kompensieren und Covid-19 im Reich der Mitte unter Kontrolle zu bringen. Die globale Ausbreitung der blinden Passagiere ließ sich jedoch nicht mehr aufhalten, zumal in Norditalien fast zeitgleich ein weiterer Ausbreitungsschwerpunkt entstanden war.

Dieses drastische Vorgehen lud zur Nachahmung ein, wenn auch keineswegs überall und schon gar nicht mit der Präzision einer autokratisch regierenden Kaderpartei, die immerhin auch für die Eingeschlossenen sorgte. Die ost- und südostasiatischen Nachbarländer konzentrierten sich mehrheitlich auf die Aktivierung ihrer technologisch hochgerüsteten Frühwarn- und Isolierungssysteme und stellten die undifferenzierten Lockdown-Pakete in der Regel zurück.[11] Einige Krisenstäbe der Transatlantikregion zögerten zunächst. Sie gerieten jedoch angesichts der ab Mitte März 2020 publizierten Worst-Case-Szenarien in die Defensive. Das weitere Geschehen wurde seither von Ländergruppen bestimmt, deren Regierungen das Bildungswesen stilllegten, das öffentliche und kulturelle Leben einfroren, weitreichende Ausgangsbeschränkungen verhängten und die als nicht systemrelevant deklarierten Gewerbebetriebe schlossen. Dieser pauschale Rundumschlag genoss zeitweilig die Weihen eines Allheilmittels. Die Fehler und Versäumnisse der vergangenen Wochen blieben undiskutiert. Niemand stellte in Rechnung, dass erhebliche Teile der Bevölkerung längst eigenständig vorgesorgt hatten. Und kein Krisenstab kam auf die Idee, die Anfangsfehler wettzumachen und dem Infektionsschutz in den Institutionen des Gesundheitswesens oberste Priorität zu geben. In diesen Bereichen versagten aber auch diejenigen Krisenmanager, die – so etwa in Schweden – flexiblere Konzepte verfolgten. Hinzu kamen die ideologisch aufgeladenen Verharmlosungsmanöver von Politikern à la Ajatollah Chamenei, Donald Trump, Jair Bolsonaro oder der lombardischen Regionalregierung. Falsche Frontbildungen entstanden. Die tatsächlichen Probleme einer effizienten und zugleich maßvollen Bekämpfung der Pandemie verschwanden aus der öffentlichen Wahrnehmung. Wer alternative, der tatsächlichen Dynamik der Pandemie angepasste und weniger folgenreiche Wege in die Diskussion brachte, wurde rasch ausgebremst.

Lange ließ sich der ›Große Lockdown‹ freilich nicht durchhalten. Nach eineinhalb bis zwei Monaten folgten im Mai 2020 die unterschiedlichsten ›Lockerungsmaßnahmen‹, um die Folgeschäden zu begrenzen. Dies geschah häufig auch dann, wenn die Zahlen der täglich registrierten Infizierten und Sterbefälle weiter anstiegen. Der pauschale Lockdown wurde durch Maßnahmen ergänzt, die auf das Schutzbedürfnis der Durchschnittsbevölkerung setzten, so etwa die Einführung der Pflicht zum Tragen von FFP2-Masken. Hinzu kamen die ersten gezielten Präventionsmaßnahmen: die Einrichtung von Spezialkliniken, Richtlinien zum Schutz der Alten- und Pflegeheime und Massentests zur Eingrenzung neu auftretender Infektionsherde. Gleichwohl blieben diese Lernprozesse beschränkt. Die Pandemiebekämpfung blieb weiter Chefsache der Regierungen und ihrer Beraterstäbe. Eine Kurskorrektur fand nicht statt, die Alternativkonzepte ihrer Kritiker aus dem Bereich des Public Health blieben genauso unberücksichtigt wie die Appelle einiger Medizinwissenschaftler, die vor den fatalen Folgen undifferenzierter Bekämpfungsmethoden warnten.[12]

Der ›Große Lockdown‹ war auch zu keinem Zeitpunkt alternativlos – einschließlich der zahlreichen Abwandlungen, die er im Pandemiejahr durchmachte. Es handelte sich um den Höhepunkt einer Entwicklung, die von Fehlentscheidungen und Panikreaktionen gekennzeichnet war. Am Anfang stand das Versagen der epidemiologischen Frühwarnsysteme. Als sich die Pandemie daraufhin ausbreitete, setzte die Mehrheit der Weltbevölkerung auf Schutzmaßnahmen, die jedoch angesichts der fehlenden öffentlichen Vorkehrungen rasch an ihre Grenzen stießen. An dieser Schnittstelle gerieten die politischen Entscheidungszentren erstmals in Panik, weil sie erkannten, dass sie über keine spezifischen Ressourcen zur Pandemiebekämpfung verfügten und die Bevölkerung nicht unterstützen konnten. Ihre Kopflosigkeit wuchs, sobald sie zusätzlich bemerkten, dass sie sogar die besonders gefährdeten sozialen Gruppen nicht zu schützen vermochten. Statt aus diesen Tatbeständen die Konsequenzen zu ziehen und die gesundheitspolitischen Defizite so schnell wie möglich zu beheben, entschieden sie sich zur Flucht nach vorn und verhängten umfassende Kontakt- und Mobilitätsbeschränkungen.

Bei dieser Flucht nach vorn könnte die Überreaktion der chinesischen Führung eine wichtige Rolle gespielt haben. Parallel dazu präsentierten die Biomathematiker ihre Worst-Case-Szenarien und verstärkten die Panik, zumal auch sie sich mit ihren Handlungsempfehlungen offen oder implizit auf das chinesische Vorbild beriefen. Nur noch die umfassende Einschränkung des privaten, öffentlichen, kulturellen und wirtschaftlichen Lebens versprach den Akteuren Erfolg. Dabei blieben die dringend gebotenen Präventions- und Schutzkonzepte des Public Health und der medizinischen Wissenschaft zunächst unberücksichtigt. Partielle Korrekturen waren erst zu beobachten, seit die Krisenstäbe mit der zweiten Pandemiewelle konfrontiert waren.

Soweit zur Genesis des ›Großen Lockdowns‹. Eine ganz andere Frage ist, inwieweit er Erfolg hatte und die Dynamik der Pandemie abbremste. Dies soll im nächsten Kapitel untersucht werden.

TEIL V
DIE LOCKDOWNS: EFFEKTE – ALTERNATIVKONZEPTE – HINTERGRÜNDE

1. Die Auswirkungen der Lockdowns auf den Verlauf der Pandemie

Seit dem Frühjahr 2020 beherrschen die als ›Lockdown‹ bezeichneten administrativen Kontakt- und Mobilitätsbeschränkungen die öffentliche Debatte des Pandemiealltags. Sie fördern autoritäre Tendenzen und setzten elementare Grundrechte außer Kraft. Zudem beeinträchtigen sie das soziale, kulturelle und private Leben in erheblichem Ausmaß. Zur Begründung wird angeführt, dass diese Restriktionen ein notwendiges Übel darstellen, da sie zur Eindämmung der Pandemie unbedingt erforderlich seien. Dieses Argument soll im Folgenden überprüft und unter Zuhilfenahme einiger inzwischen publizierter quantifizierender Studien beantwortet werden. Dabei werde ich auch die unbeabsichtigten schädlichen Nebeneffekte der Lockdowns auf die allgemeine Gesundheitsversorgung der Bevölkerung (›Kollateralschäden‹) erörtern.

Wer die Mobilität stark einschränkt, öffentliche und private Veranstaltungen verbietet und das kulturelle Leben herunterfährt, kann davon ausgehen, dass sich die durchschnittliche Ausbreitungsgeschwindigkeit der Pandemie verringern wird. Daraus lässt sich auf eine entsprechend geringere Quote der schweren und tödlichen Krankheitsverläufe rückschließen, und dies verhindert wiederum eine Überlastung der Hospitäler und ihrer Intensivabteilungen. Je konsequenter der Lockdown durchgeführt wird, desto größer scheint die Erfolgsgarantie.

Soweit die Standardargumentation der Befürworter eines möglichst umfassenden Lockdowns. Sie wirkt auf den ersten Blick einleuchtend. Zudem kann niemand den Gegenbeweis antreten, weil völliges Nichtstun nicht zur Disposition steht und die von den Kritikern alternativ geforderten gezielten Präventions- und Schutzkonzepte nicht praktisch erprobt werden. Die epidemiologisch und gesundheitswissenschaftlich versierten Lockdown-Kritiker erhielten zu den Krisenstäben keinen Zutritt.

Indessen ist Covid-19 keine ›Killer-Pandemie‹, bei der – bei gleich hohem Ansteckungsrisiko – ein Drittel der Infizierten schwer erkrankt und mehr als 5 % dahingerafft werden. In einer solchen Konstellation gäbe es zu einem allgemeinen, mit gezielten Präventions- und Schutzmaßnahmen kombinierten Lockdown keine Alternative, solange noch keine wirksamen pharmazeutischen Gegenmittel existieren. Eine solche Konstellation ist bei Covid-19 jedoch nicht gegeben. Die Mehrheit der Infizierten bleibt unerkannt, weil sie nicht oder nur geringfügig erkrankt. Deshalb ist es nur begrenzt möglich, die Ausbreitung des Erregers nachhaltig einzudämmen. Da er aber gleichzeitig bestimmte soziale Gruppen gefährdet, wäre es effizienter, die Prioritäten umzukehren. Durch einen pauschal greifenden Lockdown wird zwar die diffuse Ausbreitung des Erregers verlangsamt, die gefährdeten chronisch Kranken und Alten bleiben jedoch ungeschützt. Würde ihrer Abschirmung durch gezielte Präventions- und Schutzkonzepte absoluter Vorrang gegeben, dann würden die Hospitalisierungen und Sterbefälle rasch zurückgehen. Parallel dazu könnten die Selbstschutzmaßnahmen der Bevölkerung durch die Bereitstellung diagnostischer und infektionshygienischer Ressourcen sowie eine adäquate Aufklärung über die Eigenschaften der Pandemie unterstützt werden. Durch ein derartiges Vorgehen würde die Dynamik von Covid-19 wesentlich wirksamer abgebremst als durch pauschale Restriktionen und politische Symbolpraktiken.

Leider waren diese Argumente zu keinem Zeitpunkt mehrheitsfähig. Statt die dringend nötige Diskussion der bisher gemachten Fehler – man denke nur an die leeren Vorratslager der Infektionshygiene, die anfängliche Hotspot-Situation der Krankenhäuser und das Massensterben in den Altenheimen – zuzulassen, wurden hektische Lockdown-Maßnahmen durchgesetzt. Darüber hinaus wurde jegliche Kurskorrektur blockiert, indem das Scheitern der bisherigen Eindämmungsstrategie auf realpolitische Halbheiten zurückgeführt und in Unkenntnis der spezifischen Eigenschaften der Pandemie eine noch härtere Gangart eingefordert wurde. Man berief sich dabei offen oder implizit auf den erfolgreichen Umgang der Volksrepublik China mit Covid-19. Dabei hatten diejenigen, die so argumentierten, nur die rigorosen Abschottungspraktiken des inneren und äußeren ›Cordon Sanitaire‹ im Blick, nicht aber die damit verbundenen massiven epidemiologischen Interventionen.

Diese waren meines Erachtens erfolgsentscheidend, nicht aber der damit einhergehende Shutdown, der in dieser Krisensituation vor allem die absolute Macht der regierenden Kaderpartei unter Beweis stellen sollte. Die Regierungen einiger fernöstlicher Länder scheinen dieses Doppelcharakter des chinesischen Vorgehens genau wahrgenommen zu haben. Sie haben die spezifische epidemiologische Situation der Pandemie verstanden und im Wesentlichen auf gezielte Präventions- und Schutzmaßnahmen gesetzt. Zumindest in den ersten sechzehn Pandemie-Monaten erwies sich dieser Kurs als erfolgreich. Bis Anfang Mai 2021 starben in der westlichen Pazifikregion deutlich weniger Menschen an Covid-19 als während einer durchschnittlichen Influenza.[1]

Beurteilungskriterien

Spätestens hier stellt sich die Frage, nach welchen Kriterien der Erfolg oder Misserfolg der Konzepte zur Eindämmung von Covid-19 beurteilt werden soll. Wer die Verringerung der Infektionshäufigkeit für vorrangig hält, benötigt Informationen darüber, auf welche Weise sich die Erkrankten vor beziehungsweise nach dem Greifen der pauschalen Maßnahmenpakete infiziert haben. Und wer die Entwicklung der Sterbefälle für den entscheidenden Gradmesser hält, wird vor allem die Mortalitätsstatistik zu Rate ziehen. Eine weitere Frage bezieht sich auf das von den Epidemiologen gefürchtete Phänomen der paradoxen Effekte: Waren die besonders drakonischen Varianten des Lockdowns die unbeabsichtigten Wegbereiter der zweiten Pandemiewelle? Mit allen diesen Problemen wird sich die medizinhistorische Forschung in den kommenden Jahrzehnten intensiv auseinandersetzen. Im Rahmen dieser Studie muss ich mich auf einige Schlaglichter und Hypothesen beschränken.[2]

Zunächst zur Beeinflussung der Infektionszahlen durch den Lockdown. Vor dem Inkrafttreten der Maßnahmenpakete infizierten sich die meisten Personen vor allem in ihrer engsten familiären Umgebung und während ihrer Reisen, die weiteren sozialen Kontakte (öffentlicher Nahverkehr, Veranstaltungen, berufliche Tätigkeit usw.) rangierten an dritter Stelle. Nach der Verlängerung des Lockdowns verschob sich diese Skala noch stärker auf die privaten Haushalte, während die Faktoren

›soziale Kontakte‹ und ›Reisen‹ mäßig bis drastisch zurückgingen. Es fand somit eine Verschiebung der Risiken statt, die zugleich den weiteren Rückgang der schon zuvor deutlich reduzierten Infektionshäufigkeit zur Folge hatte. Aus den späteren Epizentren USA und Lateinamerika liegen vergleichbare Daten noch nicht vor. Einzelberichte deuten jedoch auf erhebliche Unterschiede hin und führen die kontinuierlich anhaltende Infektionshäufigkeit auf den geringer ausgeprägten Selbstschutz und den mangelnden Zugang der Armutsbevölkerung zu den Ressourcen der elementaren Basishygiene zurück.

Letztlich steht und fällt die Legitimität der Maßnahmenpakete des Lockdowns mit dem Nachweis ihrer Auswirkungen auf die Sterbefälle. Sie waren gering, weil sie die Krankenhäuser und Seniorenheime erst dann einbezogen, als sich in ihnen massive Infektionsherde ausgebreitet und unter den betagten und überwiegend schwerkranken Menschen ein Massensterben ausgelöst hatten. Dies traf auch auf solche Länder zu, die wie etwa der schwedische Krisenstab auf die Hygiene-Selbstdisziplin der Bevölkerung setzten, aber die in diesem Fall besonders wichtigen Vorkehrungen zum Schutz der Seniorenheime extrem vernachlässigten. Alle diese Differenzierungen ändern jedoch nichts daran, dass die Lockdown-Pakete der Regierungen der Transatlantikregion ihr immer wieder beschworenes Hauptziel verfehlt haben. Sie waren nicht in der Lage, die vorangegangenen Fehler der epidemiologischen Frühintervention auszugleichen und die Bevölkerung bei ihren infektionshygienischen Eigenaktivitäten zu unterstützen.

Beunruhigend sind drittens die paradoxen Effekte der Lockdowns. Ihr infektionsverzögernder Effekt steht nicht in Abrede. Das bedeutet jedoch nicht, dass alle Komponenten der allgemeinen Maßnahmenpakete diesen dämpfenden Effekt haben. Manche behördlichen Anordnungen verfehlen diese Wirkung, in anderen Fällen waren sogar ausgesprochene Verstärkereffekte zu beobachten. Beispielsweise ließen die Krisenstäbe weltweit die Parks und andere ›grüne Lungen‹ der städtischen Agglomerationen schließen, verboten den Aufenthalt im Freien gänzlich oder für die Nachtstunden und riegelten die Innenstädte ab. Das hatte zur Folge, dass sich die Menschen überwiegend in geschlossenen und häufig wenig belüfteten Räumen aufhielten. Dies geschah – und geschieht bis heute, obwohl längst bekannt war, dass SARS-CoV-2

1 DIE AUSWIRKUNGEN DER LOCKDOWNS

durch ausgeatmete oder abgehustete Schwebeteilchen (Aerosole) übertragen wird, die sich im Freien rasch verflüchtigen oder nach oben steigen. In geschlossenen und schlecht belüfteten Räumen halten die Viren sich dagegen bis zu mehreren Stunden in den Aerosolen und werden mit ihnen inhaliert. In einigen Ländern wurde den Menschen jedoch der Aufenthalt im risikolosen Freien auf vielfältige Weise erschwert. Die ihnen aufgezwungene Internierung in ihren Wohnungen und anderen geschlossenen Räumlichkeiten erhöhte somit das Infektionsrisiko erheblich. Eine Untersuchung zur Klärung der Frage, inwieweit dieser Teil der administrativen Restriktionen die Ausbreitung der Pandemie begünstigte, wurde bis jetzt noch nicht veröffentlicht.

In der südlichen Hemisphäre wurden diese Praktiken häufig mit Polizeistaatsmethoden durchgesetzt. Hier waren die Schließungen der Märkte und öffentlichen Plätze und die Absperrungen der Slum Cities besonders folgenreich: Das Vorgehen der polizeilichen Exekutive begünstigte nicht nur die Entstehung neuer Infektionsherde, sondern lieferte auch die in den informellen Sektoren lebende Armutsbevölkerung dem Hunger aus.[3] Die Entwicklung einer Hungerkatastrophe konnte durch breit gestreute Geldzahlungen und Lebensmittelverteilungen hinausgeschoben werden. Der dadurch erreichte Zeitgewinn verstrich jedoch aufgrund verspäteter oder gänzlich unterbliebener epidemiologischer Interventionen ungenutzt. Erinnert sei beispielsweise an das Seuchenregime des indischen Ministerpräsidenten Narendra Modi, der zunächst Millionen von Wanderarbeitern per Dekret in den großen Agglomerationen festhielt und dann schlagartig in ihre Heimatregionen entließ. Auf diese Weise gelangten die zunächst in den großstädtischen Hotspots zirkulierenden blinden Passagiere in die entlegensten Winkel des Subkontinents und konnten sich dort ungehindert ausbreiten.[4] Ähnliche Entwicklungen waren auch in Bangladesch, im Iran,[5] in Südafrika[6] und anderen Ländern der südlichen Hemisphäre zu beobachten. Aufgrund ihrer ungewollt paradoxen Effekte legten die Maßnahmenpakete des Lockdowns in diesen Weltregionen den Grundstein für die zweite Pandemiewelle.

Neue Modellrechnungen

Ab März 2020 hatten die linearen Modellrechnungen eine Hochkonjunktur durchlaufen, und ihre Worst-Case-Szenarien hatten wesentlich zur Legitimation der Mobilitätsbeschränkungen und des sozio-kulturellen Stillstands beigetragen.[7] Aber nun hatte sich die Beweislast umgekehrt. Nun musste nachgewiesen werden, dass die Lockdowns des Frühjahrs die Katastrophe tatsächlich verhindert und eine erhebliche Eindämmung der Pandemie bewirkt hätten. Dabei agierte die am Londoner Imperial College tätige Arbeitsgruppe des Epidemiologen Neil M. Ferguson erneut als Impulsgeberin. Am 8. Juni 2020 veröffentlichte sie in ›Nature‹ eine Studie über die Effekte der nicht-pharmazeutischen Maßnahmen, die bis zum 4. Mai in elf europäischen Ländern zur Eindämmung von Covid-19 ergriffen worden waren.[8] Zu diesem Zweck erstellte sie eine Modellrechnung, um von der Zahl der registrierten Sterbefälle auf die in den Wochen zuvor erfolgte Ausbreitung der Infektionen zurückschließen zu können. In einem zweiten Schritt korrelierten die Autoren diese Daten länderübergreifend mit den dazu gehörigen Reproduktionszahlen, um sie mit den Zeitskalen der in den betroffenen Ländern ergriffenen Maßnahmen (Schulschließungen, Kontaktbeschränkungen, Ausgangssperren usw.) abgleichen zu können. Das Ergebnis fiel positiv aus: In allen untersuchten Ländern sei es mithilfe der Lockdowns gelungen, die effektive Reproduktionszahl unter 1 zu drücken und das Pandemiegeschehen unter Kontrolle zu bringen.

Methodisch wies die Studie jedoch erstaunliche immanente Defizite auf. Ihre Datenbasis (Mortalitätsziffern) war unzureichend. Es wurden Parameter unterdrückt, die wie beispielsweise die Ausblendung der freiwilligen Selbstschutzmaßnahmen der Bevölkerung zugunsten der behördlichen Restriktionen das Ergebnis schon im Vorfeld verfälschten. Es gab aber auch fundamentale Fehler, die den Gesamtansatz der Untersuchung beeinträchtigten. Das Team bemühte sich nicht um eine Schätzung des Eintrittsdatums der Todesfälle, sondern ging von ihrem Meldedatum bei den Gesundheitsbehörden aus. Das Sterbedatum hatte jedoch mehrere Tage bis Wochen vorher gelegen, sodass die mit den

Zeitskalen der Lockdowns abgeglichenen Verlaufskurven der Virusausbreitung eine erhebliche Zeitverzögerung abbildeten. Damit ist der Versuch des Ferguson-Teams, die Wirksamkeit der Lockdowns nachzuweisen, gescheitert. Das Hauptproblem ist jedoch die legitimationswissenschaftliche Orientierung des Modells selbst, wie mehrere Kritiker bemerkten: Es schloss die Möglichkeit aus, dass sich die Maßnahmenpakete der Regierungen auch als wirkungslos erweisen könnten.

Einen Monat später veröffentlichte eine Arbeitsgruppe des Göttinger Max-Planck-Instituts für Dynamik und Selbstorganisation eine weitere Modellrechnung, die ebenfalls erhebliches Aufsehen erregte. Dabei wollte die Arbeitsgruppe die Frage beantworten, wie sich die während der ersten Pandemiewelle in Deutschland ergriffenen behördlichen Maßnahmen zur Eindämmung der ersten Pandemiewelle ausgewirkt hatten.[9] Auch sie kam zu eindeutig positiven Ergebnissen, die auf den ersten Blick durchaus überzeugend wirkten. Bekanntlich hatte es in Deutschland im März 2020 drei kurz aufeinander folgende behördliche Gegenmaßnahmen gegeben,[10] die am 20. April teilweise wieder aufgehoben worden waren: Ein Verbot von Großveranstaltungen am 8.3., am 16.3. die Schließung der Schulen und Kindertagesstätten, und am 22.3. eine weitreichende Kontaktsperre. Diese drei Wendepunkte führten den Untersuchungsergebnissen zufolge zu einem Rückgang der Ausbreitungsgeschwindigkeit des Erregers um jeweils etwa 40 %. Dabei schwächte sich der exponentielle Anstieg zunächst nur ab. Der entscheidende Durchbruch sei nach dem dritten Wendepunkt erfolgt, denn erst jetzt lag die Rate der Genesenen über derjenigen der Neuinfizierten (Reproduktionszahl <1).

Wie das Team des Imperial College benutzte die Göttinger Arbeitsgruppe die Parameter eines linearen biomathematischen Rechenmodells (SIR), um die Auswirkungen der behördlichen Interventionen auf die Zahl der täglichen Neuinfektionen berechnen zu können. Dabei unterlief auch ihr ein Fehler: Sie modellierte die Infektionsdynamik anhand des Datums der Infektionsmeldung bei den Gesundheitsämtern. Das tatsächliche Infektionsereignis lag in der zweiten Märzhälfte jedoch 13–14 Tage vorher, worauf Mitarbeiter des Robert Koch-Instituts schon im April hingewiesen hatten:[11] Nicht alle Infizierten entwickeln Symptome, nicht alle Erkrankten suchen einen Arzt auf, dort werden keineswegs alle getestet, und nicht alle positiv Getesteten gehen in die Statistik ein. Zwischen diesen Schritten liegt eine Zeitspanne von insgesamt etwa einer Woche, und zusätzlich ist zu berücksichtigen, dass mindestens weitere vier Tage verstreichen, bevor ein Infizierter einen weiteren (oder auch mehrere) Menschen angesteckt hat. In einem als ›Nowcasting‹ bezeichneten Verfahren korrigierte das Robert Koch-Institut seither die Schätzung der Reproduktionszahlen, um dieser Zeitverzögerung gerecht zu werden. Trotz dieser Korrektur hielt die Göttinger Arbeitsgruppe an ihrem Modell fest, als sie der Kurve des Infektionsverlaufs die Zeitachse mit ihren drei Wendepunkten hinzufügte. Dadurch entging ihr, dass die Reproduktionszahl schon vor dem Einsetzen der Gegenmaßnahmen unter 1 gesunken war und auch nach den ›Lockerungen‹ mehrere Monate lang auf diesem niedrigen Niveau verharrte.

Wegen der offenkundigen Diskrepanz zu den Schätzungen des Robert Koch-Instituts setzte die Kritik rasch ein. Später veröffentlichte die Arbeitsgruppe eine ›Technical Note‹, in der sie diesen Fehler korrigierte und damit implizit zugab, dass sich kein Zusammenhang zwischen der Infektionsdynamik und den behördlichen Restriktionen hatte nachweisen lassen. Für den Verlauf der ersten Welle waren andere Faktoren maßgeblich, die sich dem linearen Rechenmodell entzogen.

In den folgenden Monaten wurden weitere Modellrechnungen veröffentlicht, die die Effizienz der ›Lockdowns‹ trotz einiger Abstriche zu bestätigen suchten. Auch sie vermochten wegen ihres problematischen methodischen Ansatzes, der lückenhaften Datengrundlagen und des nicht ausreichend qualifizierten Umgangs mit den Besonderheiten der Virusausbreitung nicht zu überzeugen.[12]

Mit einer gewissen Verzögerung erschienen die ersten empirischen Studien zur Evaluierung der Lockdown-Effekte. Von den biomathematischen Modellrechnungen unterschieden sie sich erheblich: Ihr Umgang mit den Datengrundlagen war systematisch durchdacht. Statt der hierarchisch-linearen Modelle stützten sich die Autorinnen und Autoren zunehmend auf multivariable Regressionsanalysen. Darüber hinaus kombinierten sie das Paket der behördlichen Eingriffe mit weiteren Variablen, deren Einfluss auf die Virusausbreitung von Bedeutung war. Diese alternative Vorgehensweise hatte zur Folge, dass die wirklichen Probleme der Pandemie, nämlich die schweren und tödlichen Krank-

1 DIE AUSWIRKUNGEN DER LOCKDOWNS

heitsverläufe, in den Fokus gerückt wurden. Bis Frühjahr 2021 erschienen mehrere Untersuchungen, die umfassend angelegt waren und die globale bzw. regionale Dynamik der Pandemie mithilfe komparativer Stichproben abzubilden versuchten. Aus der inzwischen recht ansehnlich gewordenen Forschungsliteratur kann ich in diesem Kontext nur einige besonders markante Beiträge herausgreifen.

Eine der ersten empirischen Studien stammte aus dem US-amerikanischen National Bureau of Economic Research.[13] Die Autorengruppe untersuchte die Entwicklung der pandemiebedingten Sterblichkeit in 25 US-Bundesstaaten und weiteren 23 Ländern, in denen mehr als 1.000 Menschen dem Virus zum Opfer gefallen waren, und setzte sie zu den jeweiligen behördlichen Interventionen in Beziehung. Dabei stellte sie fest, dass die Sterblichkeit in allen Ländern und Weltregionen innerhalb der ersten 30 Tage zurückging, sobald mehr als 25 Tote zu beklagen waren. Danach blieb sie entweder konstant oder sank leicht weiter. Auch die länderübergreifende Standardabweichung war rasch rückläufig und verharrte anschließend auf niedrigem Niveau. Dieser Befund traf auf alle Länder und Weltregionen der Stichprobe zu, und zwar unabhängig davon, ob während der ersten Pandemiewelle ›harte‹, ›weiche‹ oder überhaupt keine Lockdown-Maßnahmen ergriffen worden waren. Infolgedessen äußerten die Autorinnen und Autoren erhebliche Zweifel an den Erfolgsversprechen der nicht-pharmazeutischen Interventionen. Sie waren der Auffassung, dass die spontanen Hygieneschutzmaßnahmen der Bevölkerung, die Netzwerkstruktur der menschlichen Interaktionen und die Eigenschaften der Pandemie selbst eine weitaus wichtigere Rolle bei der Eindämmung der ersten Pandemiewelle gespielt hätten.

Diese Überlegungen regten weitere vergleichende Untersuchungen über den Einfluss der Lockdowns und anderer Faktoren auf die Entwicklungsdynamik schwerer bzw. tödlicher Krankheitsverläufe in den besonders betroffenen Weltregionen an. Dabei fungierte eine französische Studiengruppe als Schrittmacherin, indem sie die politischen Interventionen mit vier weiteren Domänen korrelierte, nämlich mit demografischen Faktoren, dem Zustand des öffentlichen Gesundheitswesens, der Wirtschaftsleistung und den Umweltverhältnissen.[14] Dabei bezog sie alle 160 Länder ein, in denen während der ersten acht Monate des Jahrs 2020 mehr als 10 Covid-19-Todesfälle registriert worden waren. Sie kam zum Ergebnis, dass die Lebenserwartung, das Gesundheitsniveau der Bevölkerung, die Wirtschaftsleistung und Umweltfaktoren (Durchschnittstemperaturen, geografische Lage usw.) das Ausmaß der pandemiebedingten Sterblichkeit bestimmten. Dagegen ließ sich wie in der US-amerikanischen Studie keine Korrelation der öffentlichen Interventionen mit der pandemiespezifischen Mortalität nachweisen: unabhängig von den sehr unterschiedlichen Regierungsmaßnahmen verliefen die Infektions- und Sterblichkeitskurven in allen Ländern sehr ähnlich.

Fast zeitgleich meldete sich eine zweite Forschergruppe zu Wort, die weitere Faktoren in ihre Analyse einbezogen hatte. Als komparativen Ausgangspunkt hatte sie diejenigen 50 Länder gewählt, die weltweit am 1. Mai 2020 die höchsten Infektionszahlen auswiesen. Auch ihre Datenbasis war erheblich erweitert, und die von ihr angewandte multivariable Regressionsanalyse gestattete einen noch genaueren Blick auf das Regierungshandeln in den meisten betroffenen Ländern.[15] Auf diese Weise konnten Phänomene quantifiziert werden, die die in den vorliegenden Analysen thematisierten wirklichen Ursachen des Desasters in den Fokus rückten: die völlig unzureichenden Vorkehrungen gegen das Pandemieereignis, den zerrütteten Zustand des öffentlichen Gesundheitswesens und den restriktiven Einsatz der Testverfahren. Einen wesentlichen Einfluss auf den Anteil schwerer und tödlicher Krankheitsverläufe hatten neben diesen länderspezifischen sozioökonomischen Parametern die Altersstruktur und die Lebensweise der Bevölkerung, insbesondere starkes Übergewicht, chronische Massenkrankheiten und Nikotinkonsum. Dagegen ließ sich kein Einfluss der unterschiedlich intensiven Varianten des ›Lockdowns‹ auf die schweren und tödlichen Krankheitsverläufe nachweisen.

Diese Überblicksstudien wurden durch die Untersuchung spezifischer Aspekte ergänzt. Dabei stand häufig die Frage im Vordergrund, welche Auswirkungen die als besonders gravierend empfundenen Ausgangsbeschränkungen auf den bisherigen Pandemieverlauf und die Mortalitätsentwicklung gehabt hatten. Das Ergebnis war durchgängig negativ. Besonders überzeugend war ein Forschungsbericht, der sich auf diejenigen Länder konzentrierte, in denen bis August 2020 mehr als 100 Todesfälle registriert worden waren.[16] Sie konnten keinen Effekt der

1 DIE AUSWIRKUNGEN DER LOCKDOWNS

Ausgangssperren nachweisen. Auch die Verfasser einer weiteren Untersuchung, die von den Daten des European Centre for Disease Control (ECDC) sowie anderer Länder ausgingen und biomathematische Modellierungen mit regressionsanalytischen Verfahren kombinierten, kamen zu diesem Ergebnis.[17] Sogar Analysen, deren Verfasser einigen behördlichen Restriktionen wie Versammlungsbeschränkungen, Schulschließungen usw. einen gewissen Effekt bescheinigten, bewerteten die Ausgangsbeschränkungen als wirkungslos.[18] Last but not least sei auf einen Mitte November 2020 veröffentlichten Forschungsbericht verwiesen, dessen Verfasser die Zeitskalen des deutschen Lockdowns mit den tatsächlichen Wendepunkten der ersten Pandemiewelle abglich.[19] Dabei kombinierte der Wissenschaftler die bislang vorliegenden kritischen Schätzungen mit einem mehrdimensionalen Verfahren der Regressionsanalyse, um die Inkubationszeit und die Latenzzeit zwischen dem Infektionsbeginn und dem Meldezeitpunkt des positiven Testergebnissen exakt berücksichtigen zu können. Nach seinen Erkenntnissen lagen die signifikanten Wendepunkte am 3., 8. und 10. März, ab dem 19.3. bewegte sich die Reproduktionszahl um den Faktor 1. Die Stabilisierung war somit auf kleinere, spezifische Interventionen und die Selbstschutzmaßnahmen der Bevölkerung zurückzuführen, nicht aber auf den erst einige Tage danach verordneten Lockdown.

Diese kritischen Rückblicke auf die erste Welle und die Zwischenetappe der Pandemie vermochten die Verfechter eines harten Lockdowns nicht zu beeindrucken. Ende März 2021 legte eine britische Autorengruppe eine weitere Modellrechnung vor, die sich an den methodischen Vorgaben des Imperial College orientierte.[20] Auch ihre Zielsetzung war identisch: Sie wollte die europäischen Regierungen bei ihrem Vorgehen gegen die sich anbahnende dritte Pandemiewelle beraten, indem sie ihnen eine erste Auswertung der Auswirkungen der Kontakt- und Mobilitätsbeschränkungen während der zweiten Welle präsentierte. Zu diesem Zweck sammelte sie ›subnationale‹ Meldedaten, die 114 Regional- und Kreisbehörden in Deutschland, England, Italien, den Niederlanden, Österreich, Tschechien und der Schweiz über die Entwicklung der Infektionshäufigkeit und der Sterbefälle von Covid-19 ins Internet gestellt hatten. Diesen Datensatz korrelierte sie mit einer Chronologie der nicht-pharmazeutischen Interventionen, die die Behörden in diesen Gebieten in der Zeit von 1. August 2020 bis 9. Januar 2021 angeordnet hatten.[21] Hierfür benutzten die Autoren ein lineares biomathematisches Übertragungsmodell und schätzten die Auswirkung der ihres Erachtens wichtigsten 17 nicht-pharmazeutischen Interventionsschritte auf die Ausbreitungsdynamik (effektive R-Zahl) des Virus. Die Entwicklung der Mortalität blieb hingegen unerörtert. Es ging den Verfassern ersichtlich darum, die Bremswirkung der besonders markanten Restriktionen nachzuweisen: Geschäftsschließungen erbrachten nach ihrer Schätzung eine Reduktion der effektiven R-Zahl um 35 %, die Stilllegung der Gastronomie 12 %, die zusätzliche Schließung der Einzelhandels- und körpernahen Dienstleistungsbetriebe weitere 12 %, und so weiter. Diese einzelnen Maßnahmen summierten sich im Rechenmodell zu einem imposanten Effizienznachweis. Sie bremsten die Infektionsdynamik um 65 % ab, die R-Zahl fiel diesen Schätzungen zufolge von anfänglich durchschnittlich 1,7 auf 0,7.

Das war eine klare Botschaft an die Adresse der ›politischen Entscheidungsträger‹. Um sie zu einem noch härteren Vorgehen in der dritten Welle zu animieren, simulierten die in der Oxford-Idylle tätigen Wissenschaftlerinnen und Wissenschaftler auch gleich noch die Effekte einer Kontaktbeschränkung auf eine Person und der Reduktion der innerfamiliären Begegnungen auf drei Personen.[22] Für die Lockdown-Befürworter kam sie denn auch » zur richtigen Zeit« und wurde als »sehr bedeutsam« eingestuft: »Methodisch kann man das nicht besser machen.«[23]

In dieser – noch nicht evaluierten – Studie finden sich alle methodischen Defizite wieder, die ich am Beispiel des Arbeitspapiers der Ferguson-Gruppe vom Mai 2020 diskutiert habe. Das hierarchisch-lineare Rechenmodell vermochte das komplexe Pandemiegeschehen nicht abzubilden. Durch seine Fokussierung auf die Entwicklung der Infektionshäufigkeit blieben gravierende Probleme, so etwa die schweren und tödlichen Krankheitsverkäufe, ausgeblendet. Genauso unerörtert blieben die gesundheitlichen Kollateralschäden, die die Isolierungsmaßnahmen bewirkten. Gleichzeitig führte die Einbeziehung von Variablen, die mit den behördlichen Eingriffen nichts zu tun hatten, zu einer Überbewertung der Lockdown-Effekte. Diese Fehldeutung wurde noch dadurch verstärkt, dass die Autoren ihrer Korrelationsrechnung nicht die tatsächlichen Infektionszeitpunkte zugrunde legten, sondern die erst

8–11 Tage später erfolgten Meldedaten der Gesundheitsbehörden. Immerhin gaben die Autoren zu, dass fast die Hälfte (34–49 %) der von ihnen errechneten Eindämmungserfolge überhaupt nichts mit diesen behördlichen Eingriffen zu tun hatte. Sie verdankten sich vielmehr den Selbstschutzmaßnahmen der Bevölkerung, den Sicherheitsprotokollen der Infektionshygiene und anderen Effekten.[24]

Schädliche Nebeneffekte

Zu den Auswirkungen der Lockdowns auf den Pandemieverlauf gehören auch die unbeabsichtigten gesundheitlichen Nebeneffekte, die die Mobilitäts- und Kontaktbeschränkungen für breite Bevölkerungskreise mit sich brachten.[25] Vor allem solche soziale Gruppen waren betroffen, die seit längerem mit körperlichen und psychischen Krankheitssyndromen zu kämpfen hatten und auf eine adäquat strukturierte und dauerhaft wirksame medizinisch-therapeutische Betreuung angewiesen waren. Die war jedoch seit dem Beginn der Coronapandemie häufig in Frage gestellt.

Die Beeinträchtigungen kamen nicht von ungefähr. Durch die Deregulierungspolitik der letzten Jahrzehnte wurden die Gesundheitssysteme weltweit ökonomischen Effizienzkriterien unterworfen und verschlankt.[26] Unter Normalbedingungen sind sie in großen Teilen der entwickelten Weltregionen und der Schwellenländer einigermaßen funktionsfähig. Für den Fall von Ausnahmesituationen existieren jedoch auch in diesen ›privilegierten‹ Weltgegenden keine Kapazitätsreserven, sodass auch sie im Fall weltweiter Gesundheitskrisen in Turbulenzen geraten. Als mit Covid-19 eine solche Konstellation eintrat und über ein Jahr lang anhielt, wurden weltweit massive personelle und materielle Umschichtungen zugunsten der Behandlung der Covid-19-Patienten vorgenommen. Und da die Weltöffentlichkeit die strukturbedingte Überlastung der medizinischen Versorgungskapazitäten nur noch am Beispiel der Covid-19-Patienten wahrnahm, verstärkte sich die Wechselwirkung zwischen den Lockdowns und den strukturellen Mängeln der Gesundheitsversorgung.

Die negativen gesundheitlichen Folgen der Lockdowns wurden

rasch sichtbar. In den Entwicklungs- und Schwellenländern Afrikas, Asiens und Lateinamerikas waren sie besonders gravierend.[27] Hier versperrten die Ausgangs- und Reisebeschränkungen und die Umsteuerung des rudimentären Gesundheitswesens Millionen von Kranken den Zugang zu den diagnostischen Einrichtungen, zu Arzneimitteln und zur klinischen Betreuung. Die Folge war ein dramatischer Wiederanstieg der besonders tödlichen Infektionskrankheiten Tuberkulose, Malaria und HIV/AIDS.[28] Jährlich sterben 1,5 Millionen Menschen an Tuberkulose. Die WHO schätzte, dass eine Unterbrechung der Betreuungskette von drei Monaten zusätzlich 400.000 Patientinnen und Patienten das Leben kosten könnte; andere Studien rechneten im Fall einer Wiederherstellung normaler Behandlungsbedingungen innerhalb von zehn Monaten mit zusätzlich 6,3 Millionen Tuberkuloseerkrankungen und 1,4 Millionen Todesopfern. Ähnlich dramatische Entwicklungen wurden auch bei den anderen infektiösen Massenkrankheiten befürchtet, sobald bekannt wurde, dass wie bei der Tuberkulose 80 % der Netzwerke zur Bekämpfung der Malaria und der HIV-Erkrankung unterbrochen waren. In Afrika brach die Verteilung von Moskitonetzen, Insektiziden und Vorbeuge-Medikamenten zusammen, sodass die WHO für 2020 mit 261,6 Millionen Infektionen und 768.000 Todesfällen rechnete. Auch bei der HIV-Infektion wurde ein rasanter Wiederanstieg befürchtet, weil jedem vierten Erkrankten der Zugang zur anti-retroviralen Behandlung verwehrt war und viele Spezialeinrichtungen in Covid-19-Kliniken umgerüstet worden waren.

Es gab aber auch Einschränkungen in der Gesundheitsversorgung, die sich weltweit auswirkten. Dazu gehörten die in den vergangenen Jahrzehnten von den internationalen Großstiftungen vorangetriebenen Impfprogramme zum Schutz der Kleinkinder.[29] Sie wurden während der Pandemiewellen in 70 Ländern monatelang unterbrochen und teilweise auch ganz ausgesetzt. Aufgrund der sozialen Isolationsmaßnahmen erhielten 2020 mehr als 89 Millionen Kinder ihre Schutzimpfungen verspätet oder auch gar nicht. Die Folge war ein rascher Wiederanstieg der infektiösen Kinderkrankheiten, insbesondere von Poliomyelitis und Masern.

Auch in den hochentwickelten Weltgegenden und insbesondere der

1 DIE AUSWIRKUNGEN DER LOCKDOWNS   313

Transatlantikregion manifestierten sich die negativen gesundheitlichen Nebeneffekte der Lockdowns gleich zu Beginn der ersten Pandemiewelle. Sie betrafen jedoch gänzlich andere neuralgische Punkte des Gesundheitswesens, denn hier wurden vor allem die Funktionsketten zur Akut- und Dauerversorgung von Menschen mit nichtinfektiösen Massenkrankheiten beeinträchtigt oder unterbrochen. In den Bereichen der Akutversorgung kam es zu einem auffälligen Rückgang der Notfalleinweisungen von Patienten mit akutem Koronarsyndrom und Schlaganfällen.[30] Bei den akuten Herzerkrankungen wurde er insbesondere in Norditalien, Österreich, Großbritannien und den USA beobachtet und erreichte nach der Einführung der Lockdowns bis zu 40 % weniger als im Vorjahr. Hier lagen die Ursachen am Beginn der medizinischen Interventionskette: Die Patienten (und manchmal auch die Ärzte) missdeuteten die Krankheitssymptome wegen ihrer Ähnlichkeit zu Covid-19 oder scheuten aus Angst vor dem Ansteckungsrisiko den Weg in die Klinik. Da 40 % aller unbehandelten Infarktpatienten sterben und die Mortalität bei verspäteten Einweisungen rasch ansteigt, wurden in mehreren Ländern die in den letzten Jahrzehnten erreichten Erfolge der kardiologischen Frühintervention zunichte gemacht. Ähnliche Rückschläge wurden auch bei der Behandlung von Patienten mit akuten Schlaganfällen beobachtet, denn auch hier sind die Erfolge von einer möglichst rasch einsetzenden klinischen Behandlung abhängig. Bis zu 40 % der Patienten mit leichteren Schlaganfällen und 15 % mit schweren Symptomen gelangten nicht oder mit einer folgenreichen Verspätung in die Behandlungszentren.

Im Bereich der Onkologie war hingegen die gesamte Funktionskette betroffen, wobei die Umsteuerung der personellen, apparativen und klinischen Kapazitäten zugunsten der Pandemiebehandlung eine maßgebliche Rolle spielte.[31] Die öffentliche und private Finanzierung der Krebsforschung wurde weltweit eingeschränkt. Auch die Screening-Verfahren zur Früherkennung wurden heruntergefahren, ein erheblicher Rückgang der Zahl der diagnostizierten Krebserkrankungen war die Folge. Nicht weniger folgenreich war die Einschränkung im therapeutischen Sektor. Während der Pandemiewellen wurden die chirurgischen Eingriffe um mehrere Monate verschoben. Chemotherapie-Serien wurden ausgesetzt und die Fraktionen der Strahlenbehandlung reduziert. Sogar im Palliativbereich kam es zu Einschränkungen, weil das Pflegepersonal teilweise in andere Abteilungen versetzt wurde. Während sich diese Umschichtungen zu Lasten der Nicht-Covid-19-Patienten im Stillen vollzogen, gab es kritische Reflexionen über die Folgen der individuellen und sozialen Isolierung auf die psychisch Labilen und Kranken.[32] Sie waren erheblich. In einigen Ländern stieg die Zahl der an schwerer Depression Erkrankten auf das Fünffache. In einer italienischen Studie, an der in der Zeit von März bis Mai 20.720 Menschen aus der Durchschnittsbevölkerung teilnahmen, berichteten 12,4 % über das Auftreten schwerer depressiver Symptome und 17,6 % über Angststörungen.[33] Studien und Berichte aus anderen Ländern bestätigten diese Befunde und verwiesen ergänzend auf einen dramatischen Anstieg der Sterblichkeit unter den Demenz-Kranken. Die Zahl der Suizidgefährdeten erhöhte sich deutlich. 2020 nahmen sich in Japan 15 % mehr Frauen das Leben als im Vorjahr. Die Zahl der Drogen- und Alkoholtoten stieg in zahlreichen Ländern im Vergleich zu den Vorjahren zwischen 15 und 50 %. An der Peripherie des Weltsystems kam es zu einen markanten Wiederanstieg der wichtigsten infektiösen Massenkrankheiten, während in den hoch entwickelten Zentren psychische Störungen und Krankheitssyndrome zunahmen.

Soweit eine erste Übersicht über die negativen gesundheitlichen Folgen der Lockdowns. Bei der Berechnung der Übersterblichkeit werden zusätzlich zu den direkten Opfern der SARS-CoV-2-Pandemie auch diejenigen Menschen berücksichtigt, die ihr Leben aufgrund der verschlechterten Gesundheitsversorgung verloren haben. Dabei werden die in einer bestimmten Zeitspanne erwarteten Sterbefälle mit der tatsächlich beobachteten Mortalität verglichen.[34] Dies ist aufgrund der schwierigen Datenlage nur für die Transatlantikregion möglich, aber auch diese begrenzten Ergebnisse sind aufschlussreich.[35] Während der ersten Pandemiewelle starben bis Mai 2020 in England und Wales 74 %, in Schottland 68 %, in den Niederlanden 58 %, im Bundesstaat New York 49 %, in Italien 39 % und in Deutschland 5,9 % mehr Menschen als erwartet. Von ihnen waren zwischen 53 % (Niederlande) und 81,6 % (Deutschland) dem Coronavirus zum Opfer gefallen. Eine für die USA insgesamt durchgeführte Schätzung bezifferte die bis zum 1. August 2020 beobachtete Übersterblichkeit auf 20 % und konnte für nur 67 %

1 DIE AUSWIRKUNGEN DER LOCKDOWNS 315

der unerwartet Gestorbenen eine vorangegangene Covid-19-Erkrankung nachweisen. Aufschlussreich ist auch die Entwicklung der Übersterblichkeit während der mehr als doppelt so langen zweiten Welle, die wir am Beispiel Deutschland untersucht haben (vgl. Tabelle 6 in Kapitel III.3). Im Vergleich zur ersten Welle erhöhte sich die Übersterblichkeit erheblich, gleichzeitig ging der Anteil der im Zusammenhang mit Covid-19 Verstorbenen von 81,6 % auf 73,4 % zurück. Dieser Trend dürfte auf die gesamte Transatlantikregion zutreffen. Sicher handelt es sich in allen Fällen um Annäherungswerte, bei denen die unerkannt gebliebenen Covid-19-Opfer genauso wenig berücksichtigt sind wie die fälschlich den Corona-Toten Zugerechneten.[36] Trotzdem machen sie den wachsenden Anteil derjenigen Menschen deutlich, die den negativen Folgen der Lockdowns zum Opfer gefallen sind. In den Entwicklungs- und Schwellenländern ist dieser Anteil wahrscheinlich noch größer.

Es ist noch nicht möglich, die Auswirkungen des ›Großen Lockdowns‹ und seiner späteren Varianten auf die SARS-CoV-2-Pandemie abschließend zu beurteilen. Es lässt sich jedoch schon jetzt sagen, dass sich die in ihn gesetzten Erwartungen nicht erfüllt haben. Sicher hatte er abschwächende Effekte auf die Infektionshäufigkeit während der Höhepunkte der Pandemie, aber hier waren die eigenständigen Schutzvorkehrungen der Bevölkerung und die gezielten Präventionsmaßnahmen der Infektionshygiene wirksamer. Auf die Entwicklung der schweren und tödlichen Krankheitsverläufe hatten die pauschalen Restriktionen hingegen keinen Einfluss, denn der Schutz der besonders gefährdeten sozialen Gruppen wurde erst seit der zweiten Welle in den Maßnahmekatalogen der ›Corona-Kabinette‹ berücksichtigt. Hinzu kamen gravierende gesundheitliche Nebeneffekte: eine wachsende Zahl von Nicht-Covid-Erkrankungen und Sterbefällen, weil wichtige medizinische Funktionsketten unterbrochen wurden. Zu bedenken sind darüber hinaus die psychischen Folgen der sozialen Isolation und der dramatische Wiederanstieg der infektiösen Massenerkrankungen in der südlichen Hemisphäre, der Millionen von Menschenleben gefährdete.

Mittelfristig dürfte die Bilanz der pauschalen Kontakt- und Mobilitätsbeschränkungen somit negativ ausfallen. Sie sollten die zu Beginn der Pandemie sichtbar gewordenen strukturellen Defizite und Engpässe des Gesundheitswesens verschleiern und eine Diskussion über den schnellstmöglichen Aufbau eines belastungsfähigeren öffentlichen Gesundheits- und Pflegesektors gar nicht erst aufkommen lassen. Aus dem Bestreben zur Erhaltung des Status quo resultierte eine fatale Wechselwirkung zwischen politischem Aktionismus und neoliberaler Gesundheitspolitik, die die Bekämpfung der Pandemie in einen Circulus vitiosus hineinführte. Die tieferen Ursachen der Pandemiekrise werde ich im übernächsten Kapitel erörtern.

2. DIE MARGINALISIERUNG ALTERNATIVER KONZEPTE ZUR PANDEMIEBEKÄMPFUNG

Je genauer die empirischen Studien über die Auswirkungen der Lockdowns auf den Verlauf von Covid-19 wurden, desto deutlicher kontrastierten ihre Autoren den Nachweis ihrer weitgehenden Nutzlosigkeit mit Hinweisen auf fehlende spezielle Präventionsmaßnahmen zur Bekämpfung der schweren und tödlichen Krankheitsverläufe. Damit bestätigten sie implizit, was erfahrene Experten des Public Health seit Beginn der ersten Welle eingefordert hatten. Ein typisches Beispiel dafür waren die Thesenpapiere der Arbeitsgruppe um den Bremer Gesundheitswissenschaftler Gerd Gläske, auf die ich mich in der vorliegenden Analyse schon mehrfach bezogen habe. Eine besonders wichtige Stellungnahme veröffentlichte sie am 22. November 2020, als die zweite Pandemiewelle auf einen weiteren Höhepunkt zustrebte – noch rechtzeitig genug, um zu dem seit langem überfälligen Strategiewechsel aufzufordern.[1] Einleitend betonte sie, dass diese zweite Welle nicht mehr ›gebrochen‹ werden konnte, weil die Infektionszahlen mittlerweile kontinuierlich anstiegen. Ein Zurück auf die reduzierte Ausbreitungsgeschwindigkeit der Zwischenetappe sei nicht mehr denkbar; selbst nach der Einführung des neuen Impfstoffs müsse auf absehbare Zeit mit einer kontinuierlichen Ausbreitung des Erregers gerechnet werden.

Infolgedessen sei es nicht hilfreich, weiter auf allgemeine Restriktionen und insbesondere die Kontaktverbote zu setzen. Stattdessen komme es gerade jetzt darauf an, die besonders gefährdeten Bevölkerungsgruppen zu schützen und den allgemeinen Maßnahmen verstärkt spezifische Präventionskonzepte zur Seite zu stellen. Das sei jedoch nur dann möglich, wenn realistische Ziele zur Steuerung der Pandemiedynamik gewählt würden. Wenn es schon nicht gelinge, die die Dunkelziffern ausblendenden Fallmeldungen durch die Ergebnisse repräsentativer Kohortenstichproben zu ersetzen, dann müssten wenigstens weitere Index-Ziffern eingefügt werden, um die irreführende Bezugnahme auf die willkürlich zusammengetragenen Meldedaten zur Infektionshäufigkeit zu beenden.

Die seit dem Frühjahr 2020 erarbeiteten und mehrfach aktualisierten Vorschläge der Arbeitsgruppe für einen Strategiewechsel wurden bis April 2021 durch zahlreiche länderspezifische und lokale Praxisberichte bestätigt. Als besonders wegweisend erwies sich Japan, dessen Gesundheitsbehörden bis zur dritten Dezemberwoche trotz eines Rückschlags im Herbst weitaus niedrigere Infektionszahlen und Sterbefälle dokumentierten als alle anderen hoch entwickelte Nationalökonomien (G-7-Länder).[2] Diese Abweichung war deshalb so bemerkenswert, weil es in Japan keine allgemeinen Restriktionsmaßnahmen gegeben hatte; sie kam aber auch nicht von ungefähr.[3] Im Februar 2020 erkannten die japanischen Epidemiologen bei der Untersuchung des Infektionsherds auf dem Kreuzfahrtschiff ›Diamond Princess‹, dass die SARS-CoV-2-Epidemie nicht eingedämmt werden konnte, weil es nicht möglich war, die symptomlos und nur geringfügig erkrankten Infizierten zu erkennen und zu isolieren. Deshalb entschieden sie sich von Anfang an im Gegensatz zu China für gezielte Präventionsmaßnahmen zum Schutz der besonders Gefährdeten. Zusätzlich starteten sie eine umfassende Informationskampagne, um die Bevölkerung zu freiwilligen Hygiene- und Schutzmaßnahmen zu bewegen. Die Gesundheitsbehörden stellten Anfang März 2020 Taskforces zum Schutz der besonders gefährdeten Menschen in den Altenheimen und Krankenhäusern sowie zur Einkreisung von lokalen Infektionsherden zusammen. Alle, die Krankheitssymptome bemerkten, sollten freiwillig zu Hause bleiben. Darüber hinaus sorgte das Beratergremium der Regierung dafür, dass die neuesten Erkenntnisse über die Eigenschaften und die Ausbreitungsdynamik des Virus breit kommuniziert wurden, um es der Bevölkerung zu ermöglichen, die Wirksamkeit ihrer Selbstschutzmaßnahmen zu verbessern. So wusste die japanische Bevölkerung beispielswese schon im März 2020, dass sich das Coronavirus vorwiegend in kleineren und unbelüfteten Räumen ausbreitet. Infolgedessen erschien es ratsam, Bars, Partys und andere mit engen zwischenmenschlichen Kontakten verbundene Konstellationen in unbelüfteten Orten und Gemeinschaftsunterkünften zu vermeiden. Dagegen waren Theater-, Restaurant- und Kinobesuche weiter möglich, und selbst die Benutzung der überfüllten U-Bahnen war

2 DIE MARGINALISIERUNG ALTERNATIVER KONZEPTE 319

nur mit geringen Risiken verbunden, wenn die Menschen Gesichtsmasken trugen und für eine ausreichende Belüftung gesorgt wurde. Die entscheidende Voraussetzung für diesen ungewöhnlichen ›informed consent‹ zwischen Experten, Gesundheitsbehörden und Bevölkerung war gegenseitiges Vertrauen. Dafür gab es klar benennbare materielle Voraussetzungen, die in den übrigen OECD-Ländern bis zur Unkenntlichkeit deformiert waren: ein hoch entwickelter öffentlicher Gesundheitsdienst, eine funktionsfähige und alle Risiken abdeckende allgemeine Krankenversicherung sowie ein gut dotiertes und ausgestattetes Krankenhauswesen. Inwieweit die in Japan praktizierte Kombination von gezielten Präventionsmaßnahmen und freiwilliger allgemeiner Risikobegrenzung seitens der Bevölkerung auch weiter Bestand hat, wird sich in der Auseinandersetzung mit den aggressiver gewordenen Virusvarianten zeigen.

Darüber hinaus gab es zahlreiche weitere Initiativen auf lokaler Ebene, die sich um praktische Alternativen zu den Lockdown-Protagonisten bemühten. Da öffentliche Hilfestellungen fehlten oder nur mit erheblicher Zeitverzögerung durchgesetzt werden konnten, organisierten die Leitungen, Ärzte, Betriebsvertretungen und das Pflegepersonal tausender Kliniken und Pflegeheime spezielle Maßnahmen zum Schutz ihrer Patienten sowie zur Minimierung des eigenen Ansteckungsrisikos – und dies aus eigener Kompetenz und Initiative. Nach dem Abklingen der ersten Pandemiewelle machten sich auch einige Kommunalverwaltungen diese Erfahrungen zu eigen und bezogen alle Seniorinnen und Senioren in ihre Schutzkonzepte ein. In Deutschland avancierte Tübingen zum Vorzeigemodell.[4] Zur Ergänzung der heimspezifischen Hygiene-, Test- und Schutzmaßnahmen erhielten alle Älteren kostenlos Gesichtsmasken. Sie konnten die Taxis zu ermäßigten Gebühren benutzen, und für sie wurden spezielle Einkaufszeiten reserviert.

Diese Beispiele belegen, dass es seit Pandemiebeginn konzeptionelle und praktische Alternativen zur dominierenden Lockdown-Doktrin gegeben hat. Sie wurden auch durch Untersuchungen untermauert, die – so etwa der Zwischenbericht einer Untersuchungskommission über die Ursachen der Katastrophe in den schwedischen Altenheimen[5] oder die von einem Publizisten zusammengefassten Erkenntnisse einer norditalienischen Ärztegruppe[6] – einen Strategiewechsel anmahnten. Dabei blieben den Autorinnen und Autoren auch die tieferen strukturellen Ursachen nicht verborgen.[7] Bewirkt haben diese Interventionen nur wenig. Die Basishygiene der Altenheime wurde verbessert. Zusätzlich kam es zu einer Ausweitung der Testserien bei Bewohnern, Besuchern und Personal, und auch die pauschalen Besuchsverbote, unter denen die alten Menschen und ihre Angehörigen besonders gelitten hatten, wurden aufgehoben. Auf der strukturellen Ebene geschah jedoch fast nichts. In Deutschland kam es beispielsweise zu einigen Lohnerhöhungen, und eine ›Konzertierte Aktion Pflege‹ versuchte die Regierung auf eine mittelfristige Verbesserung der Ausbildung, Arbeitsbedingungen und Entgelte sowie auf erhebliche Personalaufstockungen einzustimmen.[8] Währenddessen erfasste die zweite Pandemiewelle erneut die Alten- und Pflegeheime mit voller Wucht. Erneut erkrankten vor allem ihre Bewohner und Bewohnerinnen schwer, und in einigen Regionen stammten mehr als die Hälfte der Verstorbenen aus den Altenheimen. Die dort Untergebrachten sind häufig wenig beweglich, das Virus kommt ausschließlich von außen zu ihnen – nur selten als blinde Passagiere der besuchenden Angehörigen, und weitaus häufiger über die unterbezahlten und überlasteten Pflegekräfte, die eine hohe Fluktuationsrate aufweisen. Dieser strukturelle Mangel lässt sich durch häufige Testungen nicht aus der Welt schaffen. Hier können nur einschneidende Reformen weiterhelfen: Die Rekommunalisierung der Alten- und Pflegeheime, neue Modelle zu ihrer weitgehenden Auflösung und eine massive Aufwertung der Pflegearbeit. Diese Perspektive unterstreicht die Dringlichkeit eines gemeinschaftlichen Wiederaufbaus des gesamten Gesundheitswesens, das sich im Verlauf der letzten Jahrzehnte in eine renditeorientierte Gesundheitswirtschaft transformiert hat. Die Pandemie hat die Konsequenzen dieser Fehlentwicklung drastisch bloßgelegt – nicht nur im Pflegebereich.

Auch die Berichterstattung der Medien spielte eine zentrale Rolle. Sie visualisierten die Pandemie von ihren düstersten Seiten: überfüllte Krankenhauskorridore und Intensivabteilungen, verzweifelte Angehörige, ausgelaugte Care Workers – und Massengräber. Der Intensität dieser ›Livestreams‹ aus den Hotspots vermochten sich auch die ›politischen Entscheidungsträger‹ nicht zu entziehen. Vor den laufenden Kameras betonten sie immer wieder, dass sich Derartiges in ihrem Sou-

2 DIE MARGINALISIERUNG ALTERNATIVER KONZEPTE

veränitätsbereich nicht ereignen dürfe. Wie aber sollten sie ein zweites Bergamo, Mulhouse, Qom, Guayaquil oder Manaus vermeiden? Zur Abklärung der dafür erforderlichen spezifischen Präventionsmaßnahmen fehlte es ihnen an Fachwissen. Zudem waren sie auf nichts dergleichen materiell vorbereitet, wie sie rasch feststellten – es mangelte selbst an den elementarsten Hygienevorräten. Infolgedessen verstärkte sich ihre Panik und Hilflosigkeit. Aber sie waren nun in der Pflicht und wurden durch die Medien zu jeder Tageszeit daran erinnert. Die Berichterstattung über Covid-19 avancierte zum dominierenden Medienereignis und zog innerhalb weniger Wochen mit dem Umfang der internationalen Berichterstattung über die Tagesereignisse der beiden Weltkriege gleich.[9]

In dieser kritischen Situation kamen die Experten ins Spiel: besonnene Fachleute des öffentlichen Gesundheitswesens, Epidemiologen und Kliniker, aber auch Spezialisten mit Tunnelblick, die die Welt nur noch aus der Perspektive der von ihnen erforschten Mikroben wahrnehmen. Das Rennen um die Berufung in die zentralen Entscheidungsgremien begann. In Ländern, die seit langem über derartige Institutionen verfügen, hielt sich der Wettlauf in Grenzen. Andernorts kam es zu umfangreichen Neubesetzungen, und manchmal schoben sich Wissenschaftler nach vorn, die es geschafft hatten, sich innerhalb weniger Wochen zu versierten Medien-Intellektuellen zu mausern. Auffallend ist, dass vor allem solche Wissenschaftlerinnen und Wissenschaftler reüssierten, die die Hilflosigkeit und die Paniktendenzen der Politiker nicht etwa dämpften, sondern mit ihrer Expertise eher verstärkten.

Nur in Japan und einigen anderen Ländern der westlichen Pazifikregion wurden die Besonderheiten von Covid-19 richtig begriffen, nicht aber beispielsweise in Deutschland, wo die bei der Analyse des ersten Clusters entdeckten symptomlosen Verläufe tabuisiert wurden, und genauso wenig in Schweden, wo die Experten die dringend gebotenen Vorschläge zum Schutz der besonders Gefährdeten unterließen.

Dieses Dilemma verschärfte sich nochmals während der Herbstwelle der Pandemie. Bis zum Sommer 2020 hatten die Modellrechner der Worst-Case-Szenarien die politische Klasse verunsichert: so zum Beispiel eine Studie des Atlantic Council, deren Autoren die Ansteckung der Hälfte der gesamten Weltbevölkerung und eine Fallsterblichkeit von 1 % (35 Millionen Menschen) voraussagten.¹⁰ Danach begann sich jedoch die Ineffizienz der bislang angewandten Pauschalmaßnahmen in Teilen der Scientific Community herumzusprechen, und auch die gesundheitspolitischen Kollateralschäden der Lockdowns mit ihren Anteilen an der Übersterblichkeit sowie ihren sozioökonomischen Folgen rückten ins Blickfeld.¹¹ Infolgedessen kam es zu einem Schisma, das die Diskussionen beherrschte, die wirklichen Probleme übertünchte und alternative Strategien zurückdrängte. Anfang Oktober 2020 veröffentlichte eine Gruppe von Medizinwissenschaftlern eine Erklärung (›Great Barrington Declaration‹), in der sie auf die gravierenden Nebenwirkungen der Lockdowns hinwies und ein Alternativkonzept vorschlug, das auf den gezielten Schutz der besonders Gefährdeten setzte, während die übrige Bevölkerung unter Beachtung der Basishygiene zu ihrem Alltagsleben zurückkehren sollte.¹² Diese Deklaration wurde von dem in Great Barrington, Massachusetts, ansässigen neoliberalen Institute for Economic Research veröffentlicht und von zahlreichen Medizinwissenschaftlern und Klinikern der Transatlantikregion unterzeichnet. Sie schuf eine Allianz zwischen den Anhängern einer modifizierten ›Herdenimmunität‹ und jenen Sektoren der Wirtschaft, die unter den pauschalen Restriktionen besonders gelitten hatten.

Die Replik kam eineinhalb Wochen später in Gestalt des in *The Lancet* veröffentlichten ›John Snow Memorandum‹.¹³ Die etwa siebzig Erstunterzeichnerinnen und -unterzeichner bestritten die gesundheitlichen und sozioökonomischen Folgen der Restriktionen nicht und konnten auch durchaus verstehen, dass angesichts der durch die zweite Welle ausgelösten Zweifel an ihrer Wirksamkeit das Konzept der ›Herdenimmunität‹ verstärkt Zuspruch erhielt. Aufgrund der konkreten epidemiologischen und klinischen Fakten¹⁴ hätte eine unkontrollierte Ausbreitung innerhalb der jüngeren Altersgruppen jedoch fatale Folgen für das Gesundheitswesen, die Wirtschaft und die Risikogruppen selbst. Zudem würde die ungeklärte Immunitätslage wahrscheinlich zum Wiederauftreten von SARS-CoV-2-Epidemien führen. Folglich sei eine konsequente und umfassend betriebene Eindämmung der Ausbreitungsdynamik alternativlos.

Damit war ein weltweites Schisma der bio- und medizinwissenschaftlichen Community sichtbar geworden, wobei die Zahl der jeweiligen Mitunterzeichner eine deutliche Mehrheit zugunsten des John Snow-Memorandums auswies. Zusätzlich konstituierten sich in den folgenden Monaten unter dem Eindruck der weiter steigenden Fallzahlen und Sterblichkeit in den beiden Amerikas und Europa weitere regionale Initiativen, wobei die Befürworter eines noch härteren pauschalen Restriktionskurses tonangebend waren. Ein typisches Beispiel dafür war Europa. Am 18. Dezember 2020 veröffentlichte *The Lancet* einen von der Bio-Physikerin Viola Priesemann inaugurierten und von 300 Wissenschaftlerinnen und Wissenschaftlern mitunterzeichneten Appell, der zu einer europaweit greifenden und rigorosen Eindämmung der Virusausbreitung aufforderte.[15] Damit war ein unverhohlener wissenschaftlicher Führungsanspruch verbunden: der Politik sollte eine »vision to guide the management of the pandemic« vorgegeben werden. Diese Vision bestand aus drei Zielpunkten: Die Zahl der Neuinfektionen sollte erstens mindestens bis Frühjahr 2021 europaweit auf 1:100.000 und darunter gesenkt werden. Danach sollten zweitens gezielte Hygiene- und Überwachungsprozeduren etabliert werden, um die Infektionszahlen auf diesem niedrigen Niveau zu halten. Daran sollte sich drittens eine »long-term common vision« anschließen, in der Impf-, Überwachungs- und Eliminierungsstrategien miteinander kombiniert würden. Auf diese Weise werde es genauso erfolgreich wie beispielsweise in China und Australien gelingen, Menschenleben zu retten und medizinische Ressourcen zu entlasten. Zusätzlich würden Arbeitsplätze und Unternehmen geschützt, denn durch die Kürze des Lockdowns würden die ökonomischen Folgekosten verringert, und schließlich werde auch das planlose Hin und Her der bisherigen Gegenmaßnahmen hinfällig.

Diese Neuauflage des ›Hammer and Dance‹-Konzepts vom Frühjahr 2020 wirkte auf den ersten Blick stringent und folgerichtig – besonders aus einer europäischen Perspektive. Der nationalstaatliche Wirrwarr würde aufhören, die zermürbende Abfolge der bisherigen Restriktionen würde hinfällig und die innereuropäischen Grenzen könnten offenbleiben, ganz zu schweigen vom Rückgang der Übersterblichkeit und der Entlastung des Gesundheitswesens. Die Zustimmung war enorm, zumal der Appell auch von renommierten wissenschaftlichen Institutionen mitgetragen wurde.[16] Auch Exponentinnen und

Exponenten des sozialistischen Spektrums sprangen auf den Zug auf und erweiterten den Appell mit Forderungen nach einer Einbeziehung der Wirtschaft und einem sozial-ökologischen Umbau des Gesundheitswesens.[17] Mussten aber bei einem derart radikalen Vorgehen nicht die europäischen Außengrenzen komplett geschlossen, umfassende Ausgangssperren verhängt und lückenlose Überwachungssysteme à la China eingeführt werden? Über diese Fragen schwiegen sich die Autorinnen und Autoren aus, wenn man von ihrem positiven Verweis auf China absieht. Zudem propagierten auch sie einen Kampf gegen Windmühlen, weil sie die sich allen Erfassungsmethoden entziehenden Dunkelziffern der symptomlos oder nur mild erkranken Infizierten ausblendeten.

Wie sollte das politische Establishment mit diesen kontroversen Positionen der Experten umgehen? Die Great Barrington- und die John Snow-Kontroverse führten ihnen vor Augen, welche Gräben sich mittlerweile in den Feldern der Wissenschaft und der Wirtschaft auftaten, denn die Exponenten des Big Business, der Finanzwelt und der Großstiftungen waren in beiden Lagern vertreten. Hinzu kamen die offenkundigen Schwachstellen dieser Konzepte selbst: Mit der Perspektive einer weitgehend unkontrollierten Herdenimmunität waren tatsächlich erhebliche Risiken verbunden, während die aus den abstrakten Modellwelten der Biophysik abgeleiteten Zielprojektionen eines rigorosen Lockdowns das epidemiologische Schlüsselproblem der SARS-CoV-2-Pandemie ausklammerten.[18] Der von einigen Gesundheitswissenschaftlern vorgeschlagene dritte Weg jenseits dieser beiden Extreme blieb den politischen Akteuren hingegen unbekannt oder wurde von ihnen nicht verstanden.

Somit gab es für die politisch Verantwortlichen seitens der zerstrittenen Wissenschaft nur eine begrenzte Hilfestellung. Und da ihnen die eigene Urteilskraft für die Initiierung eines ›dritten Wegs‹ fehlte, konnten sie sich letztlich auf keine verbindliche Strategie festlegen. Darüber hinaus mussten die Politiker berücksichtigen, dass zwar die Medien mehrheitlich die ›harte Linie‹ propagierten, sich jedoch große Teile der Wirtschaft aus nachvollziehbarem Eigeninteresse für die modifizierte Variante der Herdenimmunität stark machten. Infolgedessen blieb der politischen Klasse nichts anderes übrig, als zwischen den zerstrittenen

2 DIE MARGINALISIERUNG ALTERNATIVER KONZEPTE

Lagern zu lavieren und ihre Entscheidungen dem ständigen Wechsel der Pandemiedynamik anzupassen. Wenn die Zahl der registrierten Infektionen anstieg, griff sie in den Instrumentenkasten der Hardliner, beim Abebben der Pandemiewelle neigte sich die Waage zugunsten der Exponenten der Herdenimmunität. Dabei war den Regierungen bewusst, dass sie letztlich nur die erfolgreiche Entwicklung kausaler Behandlungsmethoden – Medikamente und Impfstoffe – aus diesem hilflosen Schlingerkurs befreien konnte.

3. Die tieferen Ursachen der Coronakrise

Sechzehn Monate nach Beginn ihrer weltweiten Ausbreitung grassierte die Infektionskrankheit Covid-19 aggressiver denn je und erreichte Ende April 2021 ihren Höhepunkt. Der Eindruck verstärkte sich immer mehr, dass zahlreiche Krisenstäbe den Kampf gegen die Pandemie verloren hatten.
Wie konnte es dazu kommen? Diese Frage habe ich schon in mehreren Kapiteln dieser Studie gestreift, denn die Fehleinschätzungen und Fehlgriffe wurden durch die strukturellen Defizite der Gesundheitssysteme begünstigt. Ich erinnere an das weitgehend renditeorientierte Gesundheitssystem der USA,[1] an die weit fortgeschrittene Abhängigkeit der WHO von freiwilligen Geldgebern und projektorientierten Großstiftungen[2], an die Majorisierung der nationalen Pandemiepläne durch die Pharmaindustrie[3] und an die Ausgrenzung der überwiegenden Mehrheit der Unterklassen des Globalen Südens aus den Strukturen des Public Health.[4] Abschließend werde ich diese Beobachtungen systematisieren. Ich werde die Situation der Gesundheitssysteme der wichtigsten Länder bzw. Ländergruppen miteinander vergleichen, und zwar unter besonderer Berücksichtigung des Zustands des öffentlichen Gesundheitswesens, des Zugangs zu einer sozialen Krankenversicherung, des Krankenhauswesens und der Alten- und Pflegeheime. Diese Bereiche des Public Health sind seit seiner Einführung in den 1880er Jahren zu den entscheidenden Eckpfeilern der Weltgesundheit geworden. Ihre Hauptaufgabe besteht darin, Massenkrankheiten zu verhüten sowie den Gesundheitszustand, die Lebensqualität und die Lebenserwartung der Durchschnittsbevölkerung wesentlich zu verbessern. Das öffentliche Gesundheitswesen agiert im Vorfeld der Erkrankungen. Es versucht, ihren Ausbruch zu vermeiden und ihre Ausbreitung zu begrenzen. Es ist deshalb besonders kostengünstig. Es ist aber gleichzeitig die Voraussetzung für die Fortschritte im Bereich der medizinischen Forschung und der klinischen Behandlung aller ansteckenden wie nicht infektiösen

Krankheiten. Aus dieser Perspektive ist die Covid-19-Pandemie ein Stresstest, der die aktuellen Schwächen und Defizite des Gesundheitswesens bloßlegt.

Die Umbrüche des globalen Gesundheitswesens

Seit Beginn des neuen Millenniums haben sich die Praxisfelder des globalen Gesundheitswesens dramatisch verändert.[5] Die Urbanisierung der Welt hat sich nochmals beschleunigt, die in den vergangenen Epochen damit verbundenen Industrialisierungsprozesse sind in einigen Regionen jedoch ausgeblieben. Dadurch verlor auch die Bevölkerung des globalen Südens ihre letzten Bindungen an ihre traditionellen Lebensweisen und die in ihnen verankerten Strukturen der gegenseitigen Hilfe. Chronisch Kranke und Betagte konnten durch ihre Familienverbände nicht mehr geschützt werden. Sie wurden jedoch nicht wie in den früheren Zyklen der Industrialisierung durch den Aufbau kompensatorischer Systeme der sozialen Sicherung aufgefangen. Nur die aktiven Generationen konnten versuchen, ihrer durch die Abwanderung in die entwickelten Zentren teilhaftig zu werden. Aber auch bei ihnen wirkten sich die prekär gewordenen Lebensstile nachteilig aus. Ungesicherte Arbeitsverhältnisse, ungesunde Ernährung und übermäßiger Tabak-, Alkohol- und Drogenkonsum gefährdeten ihre Gesundheit. Sie teilten damit das Schicksal der prekären Unterschichten der Schwellenländer und der hoch entwickelten Regionen, die ihrerseits im Verlauf der jüngsten ökonomischen Umwälzungen marginalisiert wurden.

Alle diese Umbrüche konfrontierten die Akteure des Gesundheitswesens mit außergewöhnlichen Herausforderungen, zumal sie mit extremer Beschleunigung abliefen. Die primäre Gesundheitsversorgung (Primary Health Care) avancierte weltweit zur wichtigsten Agenda des Public Health.[6] Die Familienhaushalte und Gemeinden der Armutsbevölkerung mussten in eine neue Infrastruktur integriert werden, um gegen die sich rasant ausbreitenden ansteckenden und nichtepidemischen Krankheiten mithilfe von Aufklärungs-, Vorbeugungs- und Behandlungskampagnen vorzugehen. Nur wenn die neuen Unterklassen der Weltgesellschaft nachhaltigen Zugang zu den elementaren Ressourcen des Gesundheitswesens erhielten, konnten ihre durch die sich häufenden Pandemien und nichtepidemischen Massenkrankheiten bedingte Übersterblichkeit erfolgreich bekämpft und ihre Lebenserwartung wesentlich verbessert werden. Zusätzlich kam es darauf an, die gesundheitliche Basisversorgung durch den Aufbau sozialer Krankenversicherungssysteme langfristig zu stabilisieren.

In ihren Rückblicken auf die letzten zwei Jahrzehnte konnte die WHO durchaus auf einige Erfolge hinweisen. Zwischen 2000 und 2016 stiegen die Lebenserwartung und die Aussicht, möglichst lange gesund zu bleiben (healthy life expectancy), weltweit um 8 %, wobei vor allem die deutlich verringerte Kindersterblichkeit ins Gewicht fiel. Der Auf- und Ausbau der Gesundheitsinformationssysteme hatte große Fortschritte gemacht. Auch die öffentlichen und privaten Aufwendungen für das Gesundheitswesen waren deutlich gestiegen. Sie erreichten 2017 ein Jahresvolumen von 7,8 Billionen US-Dollar; das waren 10 % des globalen Bruttoinlandsprodukts und 1.080 US-Dollar pro Kopf der Weltbevölkerung.[7]

Doch dieser pauschale Blick auf die Erfolge ist trügerisch. Die Bevölkerung der Ländergruppen mit den niedrigsten und niedrigen Einkommen[8] partizipierte am wenigsten an der Verbesserung der Lebenserwartung und der Lebensqualität, da sie vor allem von den verfügbaren Haushaltseinkommen abhängig sind. Zudem verhinderte der schleppende Aufbau der gesundheitlichen Primärversorgung, dass die in den Armutsregionen lebenden Unterklassen sich den insgesamt erzielten Fortschritten annäherten. Sie waren nach wie vor zu mindestens einem Drittel vom Zugang zu den elementaren Ressourcen der Basishygiene und Gesundheitsversorgung ausgeschlossen, aber auch sonst hatte sich gerade in diesen Bereichen die weltweite Ungleichheit der sozialen Lebensbedingungen weiter vertieft. Pro Kopf wurden 2017 in den ärmsten Ländern 41, in den Ländern mit niedrigen Einkommen 130, in den Schwellenländern 471 und in den wohlhabenden Ländern 2.937 US-Dollar für Gesundheitsbelange ausgegeben.[9] Davon steuerten die öffentlichen Haushalte in den hier referierten vier Ländergruppen jeweils 10, 60, 277 und 2.021 US-Dollar bei. Diese extreme Disparität wurde bei den zwei ärmsten Ländergruppen durch Entwicklungshilfe und andere Spenden teilweise ausgeglichen, nämlich zu 29 bzw. 12 %. An der erschreckenden Ungleichheit beim Zugang zu den gesundheitspolitischen Basisressourcen änderte sich jedoch nur wenig. Ausgerechnet die ärmsten Bevölkerungsgruppen mussten einen erheblichen Anteil der dabei anfallenden Kosten aus der eigenen Tasche bezahlen: In den ärmsten Ländern waren dies 41 %, in den einkommensschwachen Regionen 39 % und in den Schwellenländern noch immer 32 %.

Es gab viele Faktoren, die den globalen gesundheitspolitischen Fortschritt mit einer erschreckenden Verschärfung des ungleichen Zugangs zu seinen materiellen und funktionellen Ressourcen kombinierten. Eine der wichtigsten Voraussetzungen dafür war die seit den 1990er Jahren extrem beschleunigte Ökonomisierung und Kommerzialisierung des Gesundheitswesens.[10] Seit seiner Entwicklung im Verlauf der zweiten Etappe der industriellen Transformation war es in wichtigen Bereichen – insbesondere der Pharmaindustrie, der Medizintechnik und im privaten Versicherungssektor – eng mit der kapitalistischen Dynamik verzahnt, und die Oberschichten hatten sich einen privilegierten Zugang zu seinen qualifiziertesten Bereichen gesichert. Doch die Entwicklung ging weiter. Das Gesundheitswesen verwandelte sich in eine bevorzugte Anlagesphäre der großen Kapitalvermögensbesitzer und Investmentfonds, die nach sicheren und krisenfreien Anlagesphären außerhalb des klassischen Industriesektors Ausschau hielten. Sie trafen dabei auf die Konkurrenz der Pharma-, Medizintechnik- und Versicherungskonzerne, die ihrerseits bestrebt waren, weitere Segmente des Gesundheitswesens unter ihre Kontrolle zu bringen. Das Motiv, das die Spitzenmanager der beiden rivalisierenden Kapitalgruppen dazu antrieb, war identisch: Sie alle identifizierten das Gesundheitswesen als expandierende Anlagesphäre, die aufgrund der ständig wachsenden öffentlichen Ausgaben antizyklisch wirkte und gegen die wachsende Instabilität der Kapitalmärkte gefeit war. Es war somit weitaus mehr im Spiel als nur kurzsichtiges Renditedenken, und dieser Prozess verlief auch keineswegs einseitig. Der öffentliche Sektor trug ebenfalls aktiv zur Transformation des vormals sozialstaatlich verankerten Gesundheitswesens in einen Schwerpunkt der Kapitalreproduktion bei. Die politischen Akteure favorisierten eine auf modernen Managementmethoden beruhende Effizienzsteigerung, um das in den letzten Jahrzehnten gestiegene Ausgabenvolumen zu stabilisieren. Im Gegenzug waren sie bereit, den Kapitalvermögensbesitzern die Türen zu öffnen und sie an den Steuertransfers und den wachsenden Mitgliedsbeiträgen der pflichtversicherten Unter- und Mittelklassen teilhaben zu lassen. Und so begann eine neue Ära. Die Manager der Pharma-, Medizintechnik- und Versicherungskonzerne gründeten neuartige Klinik-Konglomerate, um sich die Gesundheitsfonds der öffentlichen Hand direkt anzueignen. Sie wetteiferten dabei mit den Großinvestoren des Finanzsektors, insbesondere den Private Equity Funds, die die Liegenschaften des Krankenhaus- und Altenheimwesens aufkauften, Trägergesellschaften etablierten und sich wachsende Anteile der in sie gepumpten öffentlichen Mittel und Versicherungsbeiträge als Rente aneigneten. Dabei operierten die beiden Kapitalgruppen weltweit, ihre Schwerpunkte setzten sie jedoch in den wohlhabenden Weltgegenden des Fernen Ostens und der Transatlantikregion sowie in solchen Schwellenländern, in denen die öffentlichen und privaten Ausgaben für die Gesundheitsbelange stark expandierten. Eine weitere Vertiefung der globalen Disparitäten und Defizite des Gesundheitswesens war die Folge.

Wie wirkten sich diese Transformationsprozesse konkret auf die in den vier Weltregionen so ungleich und unterschiedlich verlaufende gesundheitspolitische Entwicklung aus? Und auf welche Weise brachten sie Defizite hervor, die dann während der Coronapandemie offen zutage traten und sie unkontrollierbar machten? Um diese Fragen zu klären, ist eine differenzierte Sichtweise auf die aktuellen Problemlagen des Gesundheitswesens erforderlich. Ich werde mich dabei auf drei wichtige Teilphänomene konzentrieren, nämlich die Entwicklung des Zugangs zur medizinischen Grundversorgung, den Umbau des Krankenhauswesens und die Krise der Alten- und Behindertenpflege in der Transatlantikregion.

Begrenzte Zugänge zur medizinischen Grundversorgung

In der letzten Dekade haben die Schwellenländer in quantitativer Hinsicht die größten Fortschritte bei der Finanzierung und Konsolidierung des Gesundheitswesens gemacht. Die steuer- und beitragsfinanzierten öffentlichen Ausgaben stiegen beträchtlich, und auch die Global Player der Gesundheitswirtschaft bevorzugten sie als krisensichere Anlagesphäre. Trotzdem konnte sich die Covid-19-Pandemie in einigen führenden Schwellenländern so ungebremst ausweiten, dass sie zu Beginn der zweiten Welle die höchste Infektionshäufigkeit auswiesen und teilweise auch die meisten Sterbefälle zu beklagen hatten. Zusammen mit den USA dominierten Brasilien, Europa, Indien und Südafrika monatelang die weltweite epidemiologische Dynamik.

Südafrika und Indien

Beginnen wir mit Indien und Südafrika. In beiden Ländern wurde vor dem Hintergrund wachsender Gesundheitsbudgets jahrzehntelang um die Einführung einer sozialen Krankenversicherung gerungen, die die Gesundheitsrisiken der armen Bevölkerungsmehrheit abdecken sollte. Dies schien vor allem angesichts der dramatischen Häufung epidemischer Ereignisse dringend geboten, denn ohne soziale Krankenversicherung hängt die primäre Gesundheitsversorgung in der Luft, und ohne gesundheitspolitische Basisstrukturen können Epidemien nicht wirksam bekämpft werden. Davon konnte in dem gesundheitspolitisch vergleichsweise hoch entwickelten Südafrika jedoch keine Rede sein.[11] Für die Oberschichten und die mittelständischen Funktionseliten, etwa ein Drittel der Bevölkerung, stand eine hoch entwickeltes privatärztliches und privatklinisches Versorgungsnetz zur Verfügung, für die Kosten kamen sie entweder bar oder mithilfe von Versicherungspolicen auf. Dazu hatten die in den Townships lebenden Menschen nur im Katastrophenfall Zugang, und der nur bescheiden entwickelte öffentliche Gesundheitssektor kam im Rahmen eines Drei-Klassen-Vergütungssystems für die Hospitalkosten auf. In allen anderen gesundheitlichen Krisensituationen mussten sie entweder direkt zahlen – was häufig den Ruin der Familienhaushalte zur Folge hatte – oder mit schlecht versorgten und ärztlich kaum überwachten öffentlichen Ambulatorien Vorlieb nehmen: Auf 4.021 Klienten des öffentlichen Sektors kam ein Mediziner, über zehnmal mehr als bei den Privatpatienten (330:1). Für diese rudimentäre Basisversorgung der Unterklassen gab die südafrikanische Regierung jährlich pro Kopf 300 Rand (etwa 15 Euro) aus. Etwas besser hatten es nur die Minenarbeiter, die teilweise auf ein betriebsärztliches System zurückgreifen konnten. In den letzten zwei Jahrzehnten fehlte es nicht an

Versuchen, diese extreme gesundheitspolitische Klassenspaltung abzumindern und die öffentlichen Ausgaben zumindest partiell an die privaten Aufwendungen (etwa 1.500 US-Dollar pro Kopf) anzupassen. Gegen den massiven Widerstand der Oberklassen wurde 2018/19 eine National Health Insurance auf den Weg gebracht, die zu Beginn des Jahrs 2020 jedoch noch nicht funktionsfähig war. Die Regierung entschloss sich deshalb, die begüterten Klassen durch einen rigorosen Lockdown zu schützen und alle Township-Bewohner, die ihm nicht Folge leisteten, mit Polizeigewalt zur Räson zu bringen.

In Indien war die Ausgangssituation anders. Seit der Proklamation der Unabhängigkeit hat das Recht auf Gesundheit Verfassungsrang, und es fehlte auch nicht an Versuchen, diesen Anspruch zumindest teilweise in die Wirklichkeit umzusetzen.[12] Erste Ansätze dazu gab es jedoch erst zu Beginn des neuen Millenniums. 2005 startete die Zentralregierung eine National Rural Health Mission und schickte Kadergruppen von Landärzten in die entlegenen Provinzen, die dort in den folgenden Jahren 18.000 Ambulatorien aufbauten. Acht Jahre später wurde dieses System auf die proletarischen Massenquartiere in fast 200 städtischen Agglomerationen ausgedehnt, um dort wie auf dem flachen Land Strukturen der gesundheitlichen Primärversorgung zu schaffen; zugleich sollten die in den Ambulatorien tätigen Allgemeinmediziner Kontakte zu den überwiegend privat betriebenen Facharzt- und Krankenhaussektoren herstellen. Dies waren zwar erste Lichtblicke, sie fielen jedoch angesichts der enormen zu versorgenden Bevölkerungsmassen kaum ins Gewicht. Hinzu kam die extrem mangelhafte Unterstützung durch die übrigen Ressorts der Zentralregierung. Mit seinem Budgetanteil am Gesundheitswesen rangierte Indien bis 2017/18 am untersten Bereich der Schwellenländer, zudem entfielen davon nur 30 % auf den öffentlichen Sektor. Das hatte zur Folge, dass die arme Bevölkerungsmehrheit direkt für ihre Gesundheitskosten aufkommen musste. Wenn Angehörige der Tagelöhnerfamilien ins Krankenhaus mussten oder schwer chronisch erkrankten, bedeutete dies untragbare Kosten für ihre Haushalte. Jährlich fielen – und fallen – aus diesem Grund 50 Millionen Haushalte unter die Armutsgrenze.

Dieser wohl wichtigsten Hypothek der Massenarmut wollte die Regierung seit 2017/18 abhelfen.[13] Sie gründete ›Ayushman Bharat‹, ein hoch ambitioniertes Projekt, das – ausgehend von den rudimentären Vorläufern – den flächendeckenden Aufbau von Gesundheitszentren zur steuerfinanzierten Basisversorgung im Bereich der Prävention, Diagnostik, Labortechnik und medizinischen Behandlung vorsah. Es sollte mit einem nationalen Gesundheitssystem (National Health Protection Scheme) verbunden werden, um den einkommensarmen Schichten den kostenfreien Bezug von Basisdiagnostika und Basismedikamenten zu garantieren und ihnen den Zugang zu den Fachkliniken zu erleichtern. 2019 wurden die Budgetausgaben für das öffentliche Gesundheitswesen erstmalig spürbar angehoben. Aber sie kamen zu spät, um noch vor Beginn der Covid-19 Pandemie wirksam zu werden. Stattdessen wurde mit Polizeigewalt der Lockdown durchgesetzt. Als sich dieses Instrument als Bumerang erwies, suchte die Administration nach Ersatzlösungen. Unter anderem erhielten eine Million Frauen eine Kurzausbildung zu Gesundheitsarbeiterinnen. Sie begannen gegen ein Entgelt von umgerechnet etwa 20 bis 40 Euro monatlich mit der epidemiologischen Beratung und Überwachung der Armutsbevölkerung.[14]

Russland und Brasilien

In Sachen Gesundheitsrechte haben die Russische Föderation und Brasilien eine wichtige Gemeinsamkeit: In ihren in den Jahren 1993 bzw. 1988 in Kraft getretenen Verfassungen haben alle Staatsbürger ein Recht auf Gesundheit. Im Gegensatz zu Südafrika und Indien wurden auch konkrete Schritte zur materiellen Umsetzung in die Wege geleitet. In der Russischen Föderation haben seit 1993 alle Russinnen und Russen wieder wie zu UdSSR-Zeiten Anspruch auf eine kostenfreie Gesundheitsbetreuung, die durch eine für alle Einwohner verbindliche Nationale Krankenversicherung und eine überproportional große Ärzte-, Ambulatorien- und Krankenhausdichte garantiert wird.[15] Doch auch hier klaffen Anspruch und Wirklichkeit weit auseinander. Die aus den öffentlichen Haushalten transferierten Steuerbeträge waren mit einem Pro-Kopf-Volumen von umgerechnet 96 US-Dollar im Jahr 2000 gering und stiegen erst in der Putin-Ära bis 2015 auf knapp über 1.000 US-Dollar; zudem entfielen davon auf den öffentlichen Sektor nur etwa 40 %. Da sich im Gegensatz dazu die gesetzlichen Zwangsbeiträge kaum veränderten, war eine erhebliche Unterfinanzierung die Folge. Das Gesundheitswesen wurde nur notdürftig über Wasser gehalten, technische Innovationen, administrative Reformen oder Neubauten waren nicht möglich. Hinzu kam eine staatsfixierte Grundhaltung, die Lernprozesse und demokratische Initiativen zur Dezentralisierung und Effizienzsteigerung blockierte. Um ihre Reproduktion zu sichern, flüchteten sich viele nachgeordnete Institutionen und Kliniken in private Zusatzangebote. Ohne private Zuzahlungen waren Gesundheitsleistungen nicht mehr zu haben. Es entwickelte sich eine Art gesundheitspolitische Schattenökonomie, die das öffentliche Gesamtsystem destabilisierte. Dies war eine weitere und in vieler Hinsicht einzigartige Variante der gesundheitspolitischen Systemkrise, die eine effiziente und flexible Mobilisierung der an sich hoch entwickelten epidemiologischen Kapazitäten gegen die Ausbreitung der Pandemie unmöglich machte.

Im Vergleich dazu war in Brasilien – abgesehen von den verfassungsrechtlichen Übereinstimmungen – vieles anders.[16] In den frühen 1990er Jahren wurde ein einheitliches Gesundheitssystem (Sistema Único de Saúde – SUS) eingeführt, das die rudimentären Ansätze der Sozialversicherung mit den Einrichtungen des Gesundheitsministeriums zusammenführte. In den folgenden Jahren kam es zu einer starken Dezentralisierung, die gleichzeitig einen verstärkten Einfluss des Privatsektors zur Folge hatte. Die fest beschäftigten Schichten der Unterklassen wurden über ihre Arbeitgeber privat versichert, und die Bundesregierung subventionierte diese Entwicklung indirekt durch Steuernachlässe. Auch der Krankenhaussektor verblieb zu drei Vierteln in Privateigentum. Damit beschränkte sich das Praxisfeld des SUS auf die informell beschäftigte und extrem einkommensschwache Mehrheit der arbeitenden Bevölkerung. Für sie wurden flächendeckend Gesundheitszentren und Kleinkliniken der Primärversorgung eingerichtet, die sie kostenfrei nutzen konnten. Um auch die am stärksten marginalisierten Schichten zu erreichen, wurde das einheitliche Gesundheitssystem durch ein Familiengesundheitsprogramm ergänzt, wobei von einem Allgemeinmediziner geleitete Teams jeweils 900 Familien ambulant betreuten. Die Zentralregierung erstattete die anfallenden Ausgaben der Provinzregierungen und Gemeindeverbände zu einem erheblichen Teil aus Steuermitteln.

Dies waren bemerkenswerte Ansätze zur Etablierung der primären

Gesundheitsversorgung im weitaus größten und bevölkerungsreichsten Land Lateinamerikas. Aber sie erreichten nur einen – zeitweilig erheblichen – Teil der Armutsbevölkerung, zudem erlitten sie in den letzten Jahren massive Rückschläge. Das Familiengesundheitsprogramm fiel der konservativen Wende weitgehend zum Opfer. Den öffentlichen Kleinkrankenhäusern wurden die Mittel derart drastisch beschnitten, dass sie nur noch durch die Einrichtung von Privatabteilungen zu überleben vermochten. Die öffentlichen Aufwendungen für die Belange des SUS waren schon immer sehr mager, 2012 beliefen sie sich beispielsweise auf umgerechnet 14 Milliarden Euro, und die Pro-Kopf-Ausgaben erreichten umgerechnet maximal 90 Euro pro Jahr. In den Jahren vor dem Beginn der Coronakrise wurden sie weiter gekürzt. Als die Covid-19-Pandemie ausbrach, war eine effiziente Infrastruktur zur raschen Umsetzung von Vorkehrungen der Infektionshygiene und der epidemiologischen Überwachung nicht mehr vorhanden. Die Pandemie konnte sich im zweiten Anlauf ungebremst ausweiten.

Der Sonderfall USA

Auch die globale Hegemonialmacht teilte seit dem Übergang zur zweiten Welle das Schicksal der am stärksten betroffenen Schwellenländer. Warum gelang es ihr nicht wie den Ländern des Fernen Ostens, die zweite Welle der Pandemie in Schach zu halten? Auch in diesem Fall handelte es sich nicht in erster Linie um Fehlgriffe der politischen Entscheidungsträger. Vielmehr bestimmten gewichtige strukturelle Mängel die Optionen und Handlungsweisen der Akteure. Die Rede ist von den grundlegenden Defiziten des US-amerikanischen Gesundheitswesens, das breite Gesellschaftsschichten von einer kontinuierlichen gesundheitlichen Basisversorgung ausschließt.[17]

In den USA ist die lohnabhängige Bevölkerung über ihre Arbeitgeber krankenversichert, soweit es sich nicht um ungeschützte illegal Beschäftigte oder Saisonarbeiter handelt. Für die regulär Beschäftigten schließen die Unternehmensleitungen Kollektivverträge mit privaten Krankenversicherungen ab. Dieser Schutz erlischt jedoch sechs Wochen nach der Beendigung des Arbeitsverhältnisses, und deshalb verlieren in Krisenzeiten Millionen von Menschen den Zugang zur regulären medizinischen Versorgung.

1965 wurde im Rahmen des ›Great Society‹-Projekts der Johnson-Administration ›Medicaid‹, ein System der Krankenfürsorge für Arme und Schwerbehinderte, eingeführt. Nach einer Bedürftigkeitsprüfung erhielten die Anspruchsberechtigten Zugang zur gesundheitlichen Basisversorgung. Die dabei anfallenden Kosten werden von den Bundesstaaten aus Steuermitteln aufgebracht, die Bundesregierung unterstützt die Programme durch Zuschüsse bis zu 50 %. Die Zahl der Fürsorgebezieher stieg seit den 1980er Jahren stetig. Medicaid wurde von etwa 60 Millionen Bedürftigen und Behinderten in Anspruch genommen.

Ein Jahr nach der Einführung von Medicaid folgte eine soziale Krankenversicherung für Menschen über 65 Jahre und bestimmte Behindertengruppen (Medicare). Sie wird durch Beitragszahlungen finanziert, deckt aber die ambulanten und stationären Behandlungskosten nur zur Hälfte ab. Die Versicherten mussten deshalb zusätzlich private Versicherungspolicen kaufen, hinzu kamen in den letzten Jahren umfangreiche Zuzahlungen für bestimmte Sonderleistungen. 2018 nahmen 59,9 Millionen US-Bürger Medicare in Anspruch, davon neben den 52 Millionen Seniorinnen und Senioren auch 8 Millionen jüngere Behinderte und Schwerkranke, denen die Privatversicherungen Policen verweigert hatten.

Diese Teilzugänge zu der in den USA äußerst kostspieligen Gesundheitsversorgung wiesen erhebliche Lücken auf und waren sehr krisenanfällig. Obwohl der Anteil der öffentlichen Aufwendungen für das Gesundheitswesen mit bis zu 18,1 % jährlich sehr hoch war, erschien die Einführung einer umfassenden sozialen Krankenversicherung angesichts der dominierenden privatwirtschaftlichen Interessen undenkbar. Es konnte infolgedessen nur versucht werden, einen wesentlichen Teil der ungesicherten Armutsbevölkerung in die gesundheitliche Grundversorgung einzubeziehen. 2010 verabschiedete der Kongress einen von der Obama-Administration erarbeiteten ›Patient Protection and Affordable Care Act‹, der als ›Obama Care‹ in die Geschichte einging. Es handelte sich dabei um ein vielschichtiges Maßnahmenpaket. Alle Haushalte, die unterhalb der offiziellen Armutsgrenze lagen, wurden in die Krankenfürsorge (Medicaid) einbezogen. Zusätzlich erhielten alle Familien, die um das Ein- bis Vierfache darüber lagen, Zuschüsse zum Abschluss einer privaten Krankenversicherung. Um dies zu gewährleisten, wurden alle Privatversicherer zum Angebot einer Kernleistung verpflichtet, die durch vierfach gestaffelte (und durch Zuzahlungen abzudeckende) Zusatzleistungen ergänzt werden konnte. In diesem Kontext mussten auch die Unternehmen ihre Beschäftigten für Zusatzleistungen der untersten Stufe (›Bronze‹) versichern. Die für das Gesamtpaket erforderlichen Mittel wurden durch eine neu eingeführte Steuer auf Zins- und Dividendeneinkommen sowie eine Erhöhung der Einkommensteuer aufgebracht.

Die ›Obamacare‹ wurde auch nach ihrer gesetzlichen Verankerung heftig bekämpft und von einigen konservativ dominierten Bundesstaaten offen boykottiert. Sie verfehlte ihr Ziel, die ärmsten Schichten der US-Gesellschaft zu erreichen, weitgehend; die Zahl der Ungesicherten verringerte sich nur um etwa 10 Millionen. Die Krankenfürsorge der Bundesstaaten (Medicaid) wurde zwar aufgestockt, aber nur einige Millionen Familien der unteren Mittelschicht ließen sich in die ›Obamacare‹ einschreiben. Das Projekt brachte alles in allem keine deutliche Verbesserung der primären Gesundheitsversorgung der US-Bevölkerung. Als sich die Pandemie ausbreitete, musste der Kongress eine Reihe von Gesetzen verabschieden, um ihre sozialen Auswirkungen auf die Unterklassen abzufedern. Es gelang den Koordinierungsinstanzen (Centers for Medicare and Medicaid Services) jedoch nicht, die epidemiologischen Gegenmaßnahmen in der breiten Masse ihrer Leistungsbezieher zu verankern. Nach seiner Einführung im Jahr 1966 hatte Medicaid die durch die Influenzapandemie von 1968–1969 bedingte Kindersterblichkeit im Vergleich zur ›Asiatischen Grippe‹ von 1957/58 deutlich verringert.[18] Zehn Jahre nach ihrer Einführung war die ›Obamacare‹ dagegen derart geschleift, dass sie das Massensterben in den Pflegeheimen und Armutsquartieren nicht abzubremsen vermochte.

Und China?

Im Gegensatz zu den bislang skizzierten Ländern konnte das wichtigste Ursprungsland der Covid-19-Pandemie das Aufflammen einer zweiten Welle verhindern. Seither gehörte es zu jener Ländergruppe, die im Vergleich zu ihrer Bevölkerungsgröße ausgesprochen niedrige Infektionszahlen registrierte und eine geringe Sterblichkeit verzeichnete. Dass dabei vor allem die nach einer Phase des Vertuschens ergriffenen epidemiologischen Maßnahmen eine wesentliche Rolle spielten, wurde ausführlich dargestellt.[19] Die Frage, inwieweit auch die gesundheitspolitischen Strukturen dafür maßgeblich waren, ist dagegen noch offen: Hatten am Vorabend von Covid-19 alle Einwohner des größten und führenden Schwellenlands Zugang zur primären Gesundheitsversorgung?

Im Verlauf der 1990er Jahre war das aus der Mao-Ära überkommene System der Gesundheitsversorgung weitgehend erodiert. Zusätzlich brachte die durch die Schließung zahlreicher Staatsbetriebe hervorgerufene Massenerwerbslosigkeit die gesamte gesundheitspolitische Infrastruktur in eine bedrohliche Schieflage. Die Parteiführung reagierte darauf in drei Schritten, die in umfangreichen regionalen Feldversuchen getestet wurden.[20]

In der ersten Etappe konzentriere sich die politische Führung auf die Einführung einer elementaren Krankenversicherung für alle in die städtischen Haushaltsregister (hukou) eingeschriebenen Lohnabhängigen. Sie wurde 1998 als Pflichtversicherung für alle beruflich aktiven und verrenteten Arbeiter des privaten und öffentlichen Sektors eingeführt. Finanziert wurde sie durch einen achtprozentigen Lohnabzug, für den die Arbeiter zu zwei Dritteln und die Arbeitgeber zu einem Drittel aufzukommen hatten. 2014 waren etwa 283 Millionen erwerbsabhängig Beschäftigte pflichtversichert und zahlten umgerechnet 13 Milliarden US-Dollar in die bei den Stadtverwaltungen eingerichteten Sozialkassen ein; das waren knapp 46 US-Dollar pro Kopf.

2003 starteten die ersten Pilotprojekte zur Ausweitung der sozialen Krankenversicherung auf die Landbevölkerung und das aus ihr rekrutierte Millionenheer der Wanderarbeiter. Sie verliefen erfolgreich und wurden in zahlreichen Distriktverwaltungen eingeführt. In den folgenden Jahren erlebten sie einen rasanten Aufschwung. 2008 waren schon 90 % der Bauern- und Landarbeiterfamilien krankenversichert. Sieben Jahre später zahlten die ländlichen Sozialkassen an ihre inzwischen 760 Millionen Mitglieder umgerechnet 45 Milliarden US-Dollar (etwa 67 US-Dollar pro Kopf) zur Abfederung ihrer Gesundheitskosten aus. Die dafür erforderlichen Beträge wurden von der zentralen Administration und den Lokalverwaltungen zu regional unterschiedlichen Anteilen aufgebracht, wobei vor allem die einkommensarmen Regionen erhebliche Zuschüsse von der Zentralregierung erhielten.

Der dritte Schritt zur Einführung einer universellen Krankenversicherung startete 2007 mit Pilotprojekten zur Einführung einer städtischen medizinischen Grundversicherung, die nun auch die nicht erwerbstätigen Schichten – Kinder, Schüler, Studierende und die nicht registrierten erwerbstätigen Einkommensschwachen – einbezog.[21] Auch diese ›dritte Säule‹ bewährte sich und wurde ab 2010 landesweit eingeführt. Bis 2015 hatten sich 376 Millionen Stadtbewohner eingeschrieben. Es handelt sich dabei um eine auf die Haushalte bezogene freiwillige Krankenversicherung, die ebenfalls bei den Stadtverwaltungen angesiedelt ist und mit Mitgliedsbeiträgen sowie teilweise erheblichen Zuschüssen der Zentralregierung finanziert wird. Die Gelder aus Beijing fließen dabei vor allem in die einkommensarmen West- und Zentralprovinzen sowie gezielt an die besonders armen Haushalte und die Behinderten.

Verglichen mit den stockenden und teilweise regressiven Entwicklungen in den hier untersuchten vier Schwellenländern wirkt der chinesische Weg zur Einführung einer umfassenden sozialen Krankenversicherung wie eine ausgesprochene Erfolgsgeschichte. Gleichwohl sind auch in diesem Fall die Schattenseiten nicht zu übersehen. Auch das chinesische Gesundheitswesen wird zunehmend privatisiert und damit auch teurer, weil die Gesundheitsinteressen der wachsenden Mittelklassen, Funktionseliten und Oberschichten einen gewaltigen Nachfrageboom in den Bereichen Privatpolicen, hochwertige Gesundheitsgüter und klinische Spezialversorgung ausgelöst haben. Dadurch werden die ohnedies schmalen Ressourcen des öffentlichen Sektors zunehmend entwertet. Sie deckten in den letzten Jahren die elementare Grundversorgung nur noch zu etwa zwei Dritteln ab, und die oft nötige Spezialbehandlung ist für sie nach wie vor in der Regel unerreichbar. Als die Coronaepidemie ausbrach, flohen viele infizierte Angehörige der Unterklassen aus den Isolierstationen, weil sie der Zusage einer kostenlosen Behandlung misstrauten und den Ruin ihrer Haushalte befürchteten. Dies waren jedoch eher Randerscheinungen. Die Volksrepublik China gehörte zusammen mit einigen weiteren Schwellenländern des Fernen Ostens zu den wenigen Ausnahmen, in denen die Unterklassen den Zugang zur gesundheitlichen Primärversorgung weitgehend erreicht hatten. Dies war trotz aller grotesken Versäumnisse der ersten

Wochen eine wichtige strukturelle Voraussetzung zur erfolgreichen Bekämpfung von Covid-19.

Der Um- und Rückbau des Krankenhauswesens

Ein weiterer Faktor, der die Covid-19-Pandemie in vielen Weltregionen unkontrollierbar machte, war die weit fortgeschrittene Deregulierung des Krankenhauswesens. Schon immer war der Klinikbereich eine Domäne des Privatsektors gewesen, beispielsweise in den USA und in vielen Ländern der südlichen Hemisphäre. Seit Beginn der 1990er Jahre hielten jedoch auch im Fernen Osten und in Europa die eingangs skizzierten Kliniktrusts Einzug im Krankenhaussektor.²² Sie nutzten dabei die verstärkt in Gang gekommenen kommunalen Ausgründungen des teilweise hoch verschuldeten öffentlichen Krankenhauswesens und kauften sich in sie ein. Dadurch erlangten ihre Erwerbungen einen Versorgungsauftrag und wurden in die Kostenerstattungssysteme der öffentlichen Gesundheitsversorgung eingebunden. Sie expandierten somit unter der Parole der ›Public Private Partnership‹ auf Kosten der öffentlichen Ressourcen, indem sie sich die Bausubstanz und die Einrichtung der Kliniken aneigneten und die laufenden Behandlungskosten vergüten ließen. Dabei wechselten die Geschäftsführungen der kommunalen Krankenhausverbände häufig geschlossen in die Klinikkonzerne über. Beispielsweise mutierte die Geschäftsleitung des Hamburger Landesbetriebs Krankenhäuser in der zweiten Hälfte der 1990er Jahre zum Management der Asklepios Kliniken.²³ Sie wuchsen rasant und stiegen 2018 zum zweitgrößten deutschen Klinikkonzern auf – mit 160 Krankenhäusern, 35.330 Mitarbeitern, 26.650 Betten und einem Umsatz von 3,4 Milliarden Euro, der von 2.266.000 Patienten (davon mehr als 90 % gesetzlich Krankenversicherte) aufgebracht wurde. Marktführer sind inzwischen die Helios Kliniken, eine Tochtergesellschaft des Fresenius-Trusts. Der Konzern besaß 2018 allein in Deutschland 216 Krankenhäuser und Versorgungszentren und machte einen Umsatz von 6 Milliarden Euro.²⁴ Insgesamt befand sich 2018 in Deutschland mehr als die Hälfte des Krankenhauswesens in privater Hand. In Europa waren es durchschnittlich mehr als zwei Drittel, und weltweit etwa 70–75%.²⁵

Die Privatisierung ging mit einer folgenreichen Ökonomisierung des Krankenhauswesens einher. Bislang waren die Kliniken immer auch ein sozialer Ort gewesen, der mit ihren klassischen Ambulatorien auch für Teile der Unterklassen und Unversicherte zugänglich war. Für viele Krankenhäuser war es selbstverständlich gewesen, im Bedarfsfall die sozialen Dienste in die Behandlungsverfahren einzuschalten und ihre Patienten erst zu entlassen, wenn die Nachsorge in die Wege geleitet war. Auf diese sozialen Kontexte waren auch die Vergütungssysteme ausgerichtet. Die Sozialkassen und Gemeindeverbände vergüteten die Krankenhausbehandlungen mit Pflegesätzen, die sich nach der durchschnittlichen Verweildauer der Patienten richteten und die Selbstkosten der Kliniken abdeckten.

Mit diesen sozialstaatlichen Relikten war es bis zu Beginn des neuen Millenniums in den Schwellenländern und in der Transatlantikregion vorbei; die unterentwickelten Länder hatten sie aufgrund ihrer weitgehend fehlenden klinischen Versorgungsstrukturen gar nicht erst kennen gelernt. Die politischen Träger des Gesundheitswesens schafften den Zeitfaktor ab und führten stattdessen sogenannte Fallpauschalen ein. Dabei abstrahierten sie von den konkreten Patienten und ersetzten sie durch international standardisierte Diagnostikgruppen.[26] Für jede dieser Diagnostikgruppen (Atemwegssyndrome, Stoffwechselkrankheiten usw.) wurden Standardsätze gezahlt. Da dadurch die Selbstkostendeckung entfiel, gerieten die Klinikleitungen unter einen hohen Effizienzdruck: Nur durch technologische und personelle Qualitätsverbesserungen konnten die in den Liegezeiten der Patienten enthalten gewesenen Gemeinkosten gedeckt und möglichst auch noch unterschritten werden. Auf diese Weise verschwanden die sozialen Komponenten, und eine Rationalisierungswelle setzte ein. Mit ihr hielten neue Diagnostik- und Behandlungsverfahren Einzug, die ihrerseits Personaleinsparungen und die Einführung neuer leistungsbezogenen Entlohnungsverfahren ermöglichten. Für die Patienten waren die Folgen zwiespältig. Die Behandlungsqualität verbesserte sich auf breiter Ebene und schlug sich in einer verbesserten Lebensqualität und Lebenserwartung nieder. Gleichzeitig verschwanden die sozialen Komponenten. Die Liegezeiten verkürzten sich drastisch und näherten sich in vielen Ländern dem US-Standard von 5–6 Tagen an.[27] Das Personal konnte sich aufgrund der verschärften Arbeitshetze den persönlichen Belangen der Patienten kaum mehr zuwenden, und nach und nach beeinträchtigte der durch die Diagnoseschemata vorgegebene Tunnelblick die nur interdisziplinär zu sichernde Qualitätsverbesserung. Diese Tendenz wurde noch dadurch verstärkt, dass die zunehmende Konkurrenz der privaten Klinikkonzerne die Verlagerung klassischer klinischer Behandlungsverfahren nach außen zur Folge hatte (ambulantes Operieren usw.).

Unter anderen gesundheitsökonomischen Voraussetzungen hätte die Umstrukturierung des Krankenhauswesens durchaus zu einer wesentlichen Verbesserung der medizinischen Versorgung führen können. Diese Chance wurde jedoch durch ihre zunehmende Unterordnung unter die renditeorientierten privaten Kliniktrusts verspielt. Hinzu kam die erklärte Absicht der politischen Entscheidungszentren, die Krankenhauskapazitäten durch die systematische Unterfinanzierung ihrer öffentlichen Trägergesellschaften abzubauen. Vor allem in der Transatlantikregion wurde die Kostensenkung im Krankenhaussektor nachgerade zu einem Mantra der Gesundheitspolitik. Nach zwei Jahrzehnten war mehr als die Hälfte der sozialen und kommunalen Krankenhausträger der Transatlantikregion überschuldet und zu wachsenden Teilen von der Insolvenz bedroht. Vor allem während und nach der Finanzkrise von 2008/2009 setzte ein regelrechtes Krankenhaussterben ein. Unter dem Druck der Austeritätspolitik verringerten einige südeuropäische Länder – darunter Italien und Spanien – die Zahl ihrer Klinikbetten weiter. Zusätzlich forcierten die Kreis-, Stadt- und Distriktverwaltungen den Rationalisierungsprozess nochmals, indem sie nur noch ein einziges – entsprechend groß dimensioniertes und damit für nosokomiale Infektionen besonders anfälliges – Schwerpunktkrankenhaus stehen ließen. Selbst gesundheitspolitisch so hoch entwickelte Länder wie Belgien, Deutschland, Frankreich, Großbritannien und Schweden wurden vom Krankenhaussterben erfasst.[28] In Deutschland, das keineswegs zu den Taktgebern dieser Entwicklung zählte, ging die Zahl der Kliniken und Krankenhausbetten in der Zeit von 1994 bis 2010 von 2.337 bzw. 615.000 auf 2.064 bzw. 500.000 zurück.[29] Bis 2020 verlangsamte sich der Rückgang etwas, jetzt gab es noch 1.938 Krankenhäuser und 490.000 verfügbare Betten. Je 100.000 Einwohner war zwischen 1994 und 2020 ein Rückgang von 755 auf 590 zu verzeichnen, ein Minus von über einem Fünftel (21,8 %). Dieser Kapazitätsabbau fand wohlgemerkt in einer Konstellation der anhaltenden Zuwanderung statt, in der die Bevölkerung um 1,6 Millionen Einwohner wuchs.

Infolgedessen operierte das globale Krankenhauswesen am Vorabend der Coronapandemie am Limit, und zwar in allen Bereichen einschließlich des Sonderbereichs der Intensivbehandlung. Die klinische Behandlung war überstandardisiert und ihrer sozialen Kontexte entkleidet. Das Personal war auf allen Qualifikationsebenen chronisch überlastet. Darüber hinaus hatte die inzwischen überall durchgesetzte betriebswirtschaftliche Managementstruktur eine fortschreitende Anpassung an die im Produktions- und Logistikbereich üblich gewordenen Praktiken des ›Just In Time‹ zur Folge. Die Vorräte an medizinischem Gerät, diagnostischen und therapeutischen Ressourcen sowie Desinfektionsmitteln und Schutzausrüstungen für die Beschäftigten wurden so knapp wie möglich gehalten. Der Primat der Ökonomie war allmächtig und machte alle Vorkehrungen für gesundheitliche Krisen und Katastrophen zu Makulatur.

Dann kam die Pandemie und führte allen, die es sehen wollten, die Konsequenzen dieser fatalen gesundheitspolitischen Weichenstellungen vor Augen. Überall, wo diese Entwicklungen auf die Spitze getrieben worden waren wie in den USA, Italien, Spanien und Frankreich, mussten die hospitalisierten Schwerkranken einen besonders hohen Preis bezahlen. Dagegen kamen solche Länder, in denen die Deregulierung noch im Fluss war, eher glimpflich davon. Deutschland beispielsweise wollte mit seinem klinischen Kapazitätsabbau erst bis 2030 mit Spanien und Italien gleichziehen und die Zahl der Krankenhäuser und Klinikbetten erheblich reduzieren. Noch kurz vor dem Ausbruch von Covid-19 glaubten die politisch Verantwortlichen recht gut im Plan zu liegen, denn 40 % der noch vorhandenen Kliniken waren überschuldet und 12 % der Krankenhausleitungen standen am Rand eine Insolvenzverfahrens.[30] Nach dem Ausbruch von Covid-19 wollte sich niemand mehr öffentlich zu diesen Zielprojektionen bekennen. Die Pandemie erzwang zwar ein Moratorium, aber die Rückbaupläne wurden nicht aufgegeben und im Stillen weiterverfolgt.

Der Zustand des Pflegebereichs für Alte und Behinderte

Die schlimmsten Missstände machte die erste Welle der Pandemie in den Alten- und Pflegeheimen der am weitesten entwickelten Weltregionen – Transatlantik und einige Territorien des Westlichen Pazifik – sichtbar. In der Zeit von März bis Mai 2020 fielen ausgerechnet in den wohlhabendsten Ländern die meisten Menschen dem Virus zum Opfer, und dies unter besonders miserablen und unwürdigen Bedingungen. Es handelte sich um die Bewohnerinnen und Bewohner der Alten- und Pflegeheime. Aber auch ihre professionellen Helferinnen und Helfer, die care workers, waren besonders betroffen – in Kanada genauso wie in den USA, Belgien, Frankreich, Großbritannien, Italien, den Niederlanden, Schweden und Spanien.

Die Alten- und Pflegeheime verfügten zu keinem Zeitpunkt über die elementaren hygienischen Hilfsmittel zum Schutz der Bewohner und ihrer Betreuer. Das extrem unterbezahlte Personal erfüllte alle Voraussetzungen, um den Erreger unkontrolliert in die geschlossenen Institutionen zu transportieren und dort zu verbreiten – befristete Arbeitsverträge und hohe Fluktuationsraten, Unterbringung in Gemeinschaftsunterkünften und ohne vorbeugenden Schutz für sich und die Betreuten durch Testverfahren. Die Folgen waren verheerend. In den hoch entwickelten Ländern stammten 25 bis 80 Prozent der Todesopfer der ersten Pandemiewelle aus den Alten- und Pflegeheimen.[31] Dabei betrug ihr altersspezifischer Anteil an der Gesamtzahl der Infizierten nur zwischen 8 und 13 Prozent, und noch nicht einmal ein Prozent der Bevölkerung lebte in den geschlossenen Institutionen der Alten-, Dementen- und Behindertenversorgung.

Kritische Journalisten und Wissenschaftler haben inzwischen die unmittelbaren Ursachen des Fiaskos aufgearbeitet.[32] In mehreren Ländern – insbesondere Italien, Schweden und Spanien – wurde die Aufnahme schwer erkrankter Altenheimbewohner in die Akutkliniken abgelehnt; manchmal wurden sie auch nach einem positiven Testnachweis dorthin zurückverlegt und einer Morphin-gestützten ›Sterbebegleitung‹ überlassen. Auf diese Weise verschwanden die Opfer der altersspezifischen ›Triage‹ gleichzeitig aus den offiziellen Falldokumentationen.³³ Bekannt wurde diese statistische Verschleierung der ›Triage‹ erst einige Wochen nach dem Höhepunkt des Massensterbens. Eine derartige Entwicklung wurde durch die seit einigen Jahren forcierte Lockerung der behördlichen Aufsicht begünstigt, die insbesondere in Schweden groteske Ausmaße angenommen hatte.³⁴

Der zweite begünstigende Faktor war ökonomischer Art. Seit den 1990er Jahren hatten weltweit operierende Private Equity Funds und Indexfonds die Alten- und Pflegeheime parallel zu den Klinikkomplexen als rentable Anlageobjekte entdeckt. Dabei übernahmen sie jedoch nur die Grundstückswerte und die Inventarien und setzten gemischtwirtschaftliche oder private Pflegeunternehmen als Betreiber ein. Diese duale betriebswirtschaftliche Struktur garantierte ihnen eine krisensichere Monopolrente, während die Pächter aufgrund der vergleichsweise hohen Zinsen zu ständigen Kostensenkungen bei Personal und Pflegedienstleistungen gezwungen waren, wenn sie wenigstens eine marginal tragfähige Rendite erzielen wollten. Während der Coronapandemie brach diese Kalkulation zusammen. Sobald sich die ersten Todesfälle nicht mehr vertuschen ließen, gingen die besonders betroffenen Betreiber bankrott. Gleichzeitig kündigten die Eigentümer die Pachtverträge und verpachteten die Grundstücke an neue ›unverbrannte‹ Betreiber. Vor allem in Kanada und den USA nahm dieses Karussell groteske Ausmaße an,³⁵ und die Investmentgesellschaften verstärkten ihre Bestrebungen um ›Immunität‹ gegenüber der nun anlaufenden Klagewelle seitens der Angehörigen der institutionalisierten Opfer. Gleichzeitig muss jedoch betont werden, dass diese Missstände nur etwa ein Viertel bis ein Drittel der teilstationären und stationären Pflegesysteme betrafen, und dass in einigen Ländern früher gegengesteuert wurde als in anderen.³⁶ Aber die Folgen in diesen, der öffentlichen Kontrolle entglittenen Sektoren waren derart gravierend, dass sie die Bereiche, in denen rechtzeitig hygienische Schutzmaßnahmen ergriffen worden waren, aus der öffentlichen Wahrnehmung verdrängten.

Angesichts dieser ans Mafiöse grenzenden Phänomene sollten jedoch die längerfristigen Ursachen nicht ausgeblendet bleiben, denn sie haben letztlich die Grundvoraussetzungen für diese Fehlentwicklungen geschaffen, die anschließend durch ökonomische Faktoren verstärkt wurden. Seit den 1960er Jahren wurde das seit einem Jahrhundert praktizierte Modell der Institutionalisierung der psychisch Kranken, Pflegebedürftigen, alten und behinderten Menschen in Frage gestellt.[37] Die Ära der Deinstitutionalisierung begann.

Dabei verschränkten sich Elemente der Professionalisierung mit Konzepten der Ausdifferenzierung. Die Pflegeheime für psychisch Behinderte wurden von den Einrichtungen für Menschen mit schweren körperlichen Behinderungen und denjenigen für Sieche und Alte abgetrennt. Parallel dazu setzte eine Ära der Deinstitutionalisierung ein. Den geschlossenen Institutionen wurden teilstationäre Bereiche, betreute Wohngruppen und ambulante Pflegedienste vorgeschaltet. Dadurch verbesserten sich die Lebensmöglichkeiten vieler Pflegebedürftiger. Zugleich erzeugte diese partielle De-Institutionalisierung jedoch einen Gegeneffekt, der sich hinter dem Rücken der Akteure durchsetzte: Die in den geschlossenen Institutionen verbliebenen chronisch Kranken und Behinderten mussten mit einer weitreichenden Verschlechterung ihrer Kommunikations- und Überlebenschancen bezahlen. Dies galt insbesondere für die pflegebedürftigen Gebrechlichen und Dementen der Altenheime, deren Zahl aufgrund des Wandels der Altersstruktur und der Steigerung der Lebenserwartung in den hoch entwickelten Weltregionen überproportional stieg.

Am Ende dieser an ihren paradoxen Ergebnissen gescheiterten Reformperiode kamen dann auch die großen Investmentgesellschaften ins Spiel und unterwarfen die sich ausdehnenden Altenghettos dem Wechselspiel von Monopolrente und Pächterprofit. Nun wurden die Zustände vollends unerträglich, zumal sich jetzt auch die Aufsichtsbehörden zurückzogen und sich die staatlichen Regulatoren auf die Finanzierung der neu entstandenen Pflegewirtschaft durch die Einführung sozialer Pflegeversicherungen beschränkten.[38] Freiwillig wollte in diese Altenasyle niemand mehr gehen, denn in ihnen wurden häufig nicht einmal mehr die minimalen Pflegestandards eingehalten.[39] Das Personal war unterqualifiziert, unterbezahlt und heillos überfordert. Aufgrund der zeitlichen Verdichtung und Vertaktung der Tätigkeitsabläufe konnten die Pflegekräfte keine persönlichen Beziehungen zu den Insassen mehr aufbauen. Die pharmakologische ›Ruhigstellung‹ durch Neuroleptika und Benzodiazepine etablierte sich weltweit als Routinemaßnahme.

Auch die Anwendung von Gewalt gegen die Pflegebedürftigen wurde zu einer alltäglichen Erscheinung, und es kam sogar zu Tötungshandlungen. Hinter den dadurch ausgelösten Skandalen blieb die sich ausbreitende strukturelle Misere jedoch weitgehend verborgen. Dieser stille gesellschaftliche Skandal ist nun durch die Covid-19-Pandemie ins Blickfeld geraten. Das bedeutet jedoch nicht, dass daraus auch die Konsequenzen gezogen werden, zumal die Suche nach tragfähigen Alternativlösungen schwierig ist.[40] Immerhin verhallten die Alarmsignale nicht ganz ungehört. In der Übergangsphase zur zweiten Welle verabschiedeten die Gesundheitsbehörden der meisten betroffenen Länder umfangreiche Maßnahmen zur Verbesserung und Bevorratung der Basishygiene und annullierten die Besuchsverbote, die während der ersten Welle die Sterblichkeit der Heimbewohner aufgrund ihrer desaströsen psychischen Folgen noch weiter erhöht hatten. Alles das steht und fällt jedoch mit der Einführung breit angelegter und periodisch wiederholter Testungen, um den Übertragungen des Erregers durch das Pflegepersonal, die Handwerker und die Besucher vorzubeugen. Dafür stehen inzwischen leicht handhabbare und wenig aufwendige Schnelltests zur Verfügung, deren Ergebnisse innerhalb einer halben Stunde vorliegen.[41] Sie wurden jedoch erst eingeführt, als die zweite Pandemiewelle schon längst begonnen hatte, in Deutschland beispielsweise am 15. Oktober 2020.[42] Die Folge war ein erneuter – wenn auch im Vergleich zum Frühjahr vergleichsweise niedriger – Anstieg schwerer und teilweise tödlich verlaufender Erkrankungen in den Alten- und Pflegeheimen,[43] während sich zahlreiche Pflegekräfte krankmeldeten oder ihre Arbeitsplätze verließen. Angesichts derartiger Versäumnisse befanden sich weiterreichende Initiativen zur Behebung der strukturellen Misere durch die Rekommunalisierung des Pflegesektors und eine umfassende Aufwertung von Care Work außerhalb der Vorstellungskraft der verantwortlichen Akteure.

TEIL VI
DIE FOLGEN DER CORONAKRISE

Bislang konzentrierte sich die Analyse auf die Auswirkungen der Lockdowns auf die Dynamik der Covid-19-Pandemie und die negativen Begleiterscheinungen in der allgemeinen Gesundheitsversorgung. Die behördlichen Eingriffe hatten darüber hinaus Folgen, die sich nicht so schnell wieder verflüchtigen werden. Angstsyndrome und psychische Störungen sind entstanden, die nicht so leicht überwunden werden können. Alle sozialen Schichten und Weltregionen sind mit weitreichenden Veränderungen ihres Alltagslebens konfrontiert. Hinzu kommen dramatische politische, soziale und wirtschaftliche Turbulenzen, die alte Gewissheiten und eingefahrene Mentalitäten in Frage stellen. Diese Phänomene möchte ich im letzten Schwerpunkt dieser Untersuchung skizzieren. Sie bündeln sich zu einer Zäsur, die die globale Krisenkonstellation der Jahre 2007 bis 2009 übertrifft.

1. Ängste, Gerüchte und Panikreaktionen

Die Pandemie mobilisierte Ängste, die tief in den Individuen verwurzelt sind. Da ist die elementare Angst, ›keine Luft mehr zu bekommen‹ und qualvoll ersticken zu müssen. Sie wird allein schon durch den vorrangigen Befall des Atemsystems hervorgerufen und durch das im Komplikationsfall drohende schwere Atemnotsyndrom verschärft. Aus dieser Grundangst leiten sich weitere Befürchtungen ab: Werden wir, wenn wir oder unsere Angehörigen ernsthaft erkranken, angemessene Hilfe bekommen? Oder werden wir unserem Schicksal überlassen, weil die Kliniken überfüllt sind? Und was erwartet uns, wenn wir dort aufgenommen und behandelt werden: Gibt es genug kompetentes Personal, Intensivbetten und Beatmungsmaschinen? So konnte sich die individuelle Grundangst zu einem kollektiven Syndrom ausweiten, das die Medienakteure begierig aufgriffen und omnipräsent machten. Es durchdrang und modellierte immer größere Teile der Umweltwahrnehmung und erzeugte einen unbändigen Hunger nach weiteren Informationen. Dabei stießen die verunsicherten Akteure auf Nachrichten, die ihr Gefühl des Ausgeliefertseins bestätigten. In Wuhan sind Schwerkranke auf der Straße zusammengebrochen und verstorben. Auf den Gängen eines Zentralkrankenhauses in Brooklyn stapelten sich die Leichensäcke. In Bergamo und Madrid wurden die lebensbedrohlich erkrankten Alten und Behinderten in die Pflegeheime zurückgeschickt, und in Stockholm verweigerten die Akutkliniken von vornherein ihre Aufnahme. In Guayaquil mussten militärische Sondereinheiten die Leichen auf den Straßen einsammeln, in Madrid holten sie die Verstorbenen aus den Altenheimen heraus, und in Bergamo transportierten Militärkommandos die Todesopfer mit Bergungsfahrzeugen auf die überlasteten Friedhöfe. In zahlreichen Hotspots wurden Massengräber ausgehoben, zuerst machten Videos aus Ghom die Runde.

Diese angstverstärkenden Bilder zeigten zweifellos ein Stück Realität. Sie potenzierten die angstbesetzten Affekte und schwächten die

Fähigkeit, mit diesen Ereignissen rational umzugehen. Wie wir aus der neurophysiologischen Forschung wissen, sind Emotionen immer an Denkakte gebunden. Je mächtiger sie werden, desto stärker steuern sie die komplexen Erkenntnisvorgänge und schränken die Fähigkeit zur kritischen Gesamtgewichtung ein. Die Covid-19-Pandemie könnte als ›Die Große Angst des Jahrs 2020‹ in die Geschichte eingehen. So wie die ›Große Angst‹ der französischen Dorfgemeinden vor Räuberbanden und einer aristokratischen Verschwörung das Revolutionsjahr 1789 mental unterlegte,[1] so werden spätere Historiker die aus der Angst vor dem Ersticken gespeiste Suche nach den Urhebern ihrer existenziellen Bedrohung und den vermeintlichen Nutznießern der Pandemie aufarbeiten.

Die angstverstärkenden Wahrnehmungen hatten wohlgemerkt einen wahren Kern, es hatte diese katastrophalen Zuspitzungen tatsächlich gegeben. Diese Bilder provozierten bei vielen das Bedürfnis nach sofortiger Abhilfe und setzten affektbesetzte Handlungen frei. Derartige Reaktionen sind uns aus der Seuchengeschichte seit langem bekannt, und angesichts des Fehlens kausaler Behandlungsmöglichkeiten lag weltweit ihre Reaktivierung nahe: der Griff nach vermeintlichen Heilmitteln.[2] Viele davon waren harmlos, so etwa der übermäßige Verzehr von Knoblauch oder Zwiebeln, Kampfer-Halswickel, die Applikation von Heilkräuterpackungen über dem Brustbein oder die von der traditionellen chinesischen Medizin empfohlene Verabreichung von konzentrierter Bärengalle. Andere waren jedoch lebensgefährlich und haben Zehntausende zu ›Kollateralopfern‹ der Pandemie gemacht. Nicht nur aus Südasien und dem Iran häuften sich Nachrichten über schwere Methanolvergiftungen. Eine in Mexiko ansässige evangelikale Sekte vertrieb Chlordioxid, ein hoch giftiges Bleich- und Desinfektionsmittel, zur Vorbeugung; es provozierte das Siechtum tausender Anhänger und Hilfesuchender in Südamerika und den USA.[3]

Angesichts dieser und anderer emotionaler Kurzschlusshandlungen konnte der Rückgriff auf etablierte Präparate der Pharmaindustrie zur Bekämpfung anderer Krankheitserreger nicht ausbleiben.[4] Bekannt wurde vor allem die für Herzkranke fatale Empfehlung, das Antimalariamittel Hydroxychloroquin zur Vorbeugung und Behandlung einzunehmen. Seine Wirkungslosigkeit wurde bald wissenschaftlich nachgewiesen, bei anderen Medikamenten blieb der Effekt umstritten. Hier zeigten sich typische Grauzonen im Übergang zur evidenzbasierten Heilkunde. In diesem Kontext agierten auch zahlreiche Spitzenpolitiker. Manchmal ließen auch sie sich dazu verleiten, die Verbreitung von Chlordioxid zu fördern oder die Injektion weithin verbreiteter Desinfektionsmittel vorzuschlagen.[5]

Manche Handlungen zur affektiven Angstbewältigung erwiesen sich als harmlos. Andere potenzierten das Angstgeschehen, so etwa der selbst gewählte Rückzug der älteren und chronisch kranken Menschen aus ihren gesellschaftlichen Netzwerken. Viele von ihnen verstummten depressiv oder verschanzten sich hinter einer immer stärker ausgreifenden Gesundheitsfurcht (Health Anxiety), während verzweifelnden Lebenspartnern und Kindern der Zugang zu ihren sterbenden Angehörigen verwehrt wurde, weil die Alten- und Pflegeheime geschlossen waren. Erhebliche Traumatisierungen waren die Folge.[6] Doch das war nur die Spitze des Eisbergs. Wohl keine Handlung war in vielen Ländern so folgenreich wie die Entscheidung der Gesundheitsbehörden, ihre Unfähigkeit zur gezielten Infektionsvorbeugung durch die Isolierung der Bewohner der Alten- und Pflegeheime kompensieren zu wollen. Diese angstverstärkenden und depressionsauslösenden Maßnahmen haben den ohnedies schon hohen Anteil der Alten und Pflegebedürftigen an den Pandemieopfern weiter erhöht.

Viele Angehörige der ›Risikogruppen‹ waren noch rüstig genug, um auf die sie umtreibenden Ängste aktiv reagieren zu können. Sie entfernten sich aus der sozialen Enge ihrer Lebenswelten, um der Ansteckungsgefahr zu entgehen. Die Wohlhabenden unter ihnen zogen sich in ihre Ferienwohnungen an den Küsten, auf den Inseln oder in den Bergen zurück. Die weniger Begüterten erinnerten sich an ihre Verwandten auf dem flachen Land. Die Flucht aus den großstädtischen Agglomerationen setzte im Frühjahr 2020 weltweit ein. Am stärksten waren die Metropolen der Transatlantikregion betroffen, insbesondere Paris, New York und London. Dabei überschnitt sich die Furcht vor dem Virus mit dem Ausweichen vor den Quarantänebestimmungen der ›Lockdowns‹. Allein in der Zeit vom 13. bis 20. März 2020 sollen 1,2 Millionen Menschen – 17 % aller Einwohner – den Großraum Paris verlassen haben.[7] Inwieweit dieser Exodus zur Ausbreitung der blinden Passagiere auf die ländlichen Regionen beitrug, wurde bislang nicht untersucht, weil die Gesundheitsbehörden nur die Auslandsrückkehrer im Blick hatten. Bekannt ist jedoch, dass die keineswegs immer willkommenen Städter nun ihrerseits Ängste auslösten und Abwehrmechanismen provozierten. Nur wer sein Fluchtziel als Hauptwohnsitz zu deklarieren vermochte, durfte bleiben.

Letztlich konnte die stille Binnenmigration nicht gebremst werden. Das wichtigste Indiz für ihre Verstetigung war die Tatsache, dass eine hektische Suche nach freistehenden Grundstücken und Eigenheimen einsetzte.[8] In diesem Segment der Immobilienmärkte explodierten weltweit die Preise.

Wie aber erging es denjenigen sozialen Gruppen, denen derartige Vermeidungsreaktionen versagt blieben? Über sie wissen wir noch wenig. Allerdings nahm weltweit die Zahl der an Angststörungen, Depressionen, Zwangshandlungen und Traumafolgen Leidenden zu.[9] Gleichzeitig wuchs die Kluft zwischen dem Behandlungsbedarf und den durch die Kontaktbeschränkungen reduzierten Therapiemöglichkeiten.[10] Besonders gravierend war die Situation der Angehörigen der Heilberufe, insbesondere des Personals der Krankenhäuser und Pflegeheime. Sie waren mit den durch die Pandemie hervorgerufenen Verängstigungsprozessen gleich doppelt konfrontiert – als Behandlungsteams der mit schwerer Atemnot Ringenden und als selbst Betroffene, denn die anfänglich fehlenden Hygiene- und Schutzvorkehrungen standen in Widerspruch zu ihrer täglichen Gefährdung. Die Folgen waren verstörend, wie wir zahlreichen Zeugnissen der mit den Brennpunkten der Pandemie konfrontierten Intensivschwestern, Ärztinnen und Ärzte sowie Krankenpfleger entnehmen können.[11] Zusätzlich gaben sie Untersuchungsteams des Public Health Selbstauskünfte über ihre psychische Lage. Die ersten Berichte darüber erschienen in China.[12] Schon in der Initialphase berichteten 7 Prozent der Befragten über das Auftreten posttraumatischer Symptome. Einige Monate später litt die Hälfte an Depressionen. 45 Prozent litten an Angststörungen unterschiedlicher Intensität sowie 34 Prozent an Schlafstörungen. Im Gefolge der weltweiten Pandemieausbreitung erging es den medizinischen Teams und insbesondere den in der Langzeitpflege Beschäftigten nicht anders.[13] Vor diesem Hintergrund werden auch die Flucht- und Vermeidungsreaktio-

1 ÄNGSTE, GERÜCHTE UND PANIKREAKTIONEN 355

nen verständlich, mit denen die Belegschaften einiger besonders betroffener Institutionen auf die für sie unerträglich gewordene psychische Anspannung reagierten. Für die Betreuten waren die Folgen freilich fatal. Wenn wir an die aufwühlenden Berichte und Fotos aus den Orten des Massensterbens der ersten Welle und ihre affektiven Folgen zurückdenken, sollten wir nicht vergessen, dass sie sich bei einer rechtzeitig umgesetzten speziellen Präventionsstrategie hätten vermeiden lassen.

*

Wo Ängste mobilisiert werden, werden häufig solche Informationen herausgefiltert, die Angst und Schrecken bestätigen und intensivieren. Die Fähigkeit, Nachrichten kritisch zu prüfen und zu werten, geht zunehmend verloren. Damit ist dem Gerücht Tür und Tor geöffnet. Wie wir aus der historischen Forschung wissen, haben Wahrnehmungen in der Regel einen eindeutigen Realitätsbezug. Aber sie verändern sich im Prozess der Weitergabe und entfernen sich immer mehr aus ihren wirklichen Kontexten.[14] So werden aus den Gerüchten angstverstärkende Falschmeldungen und mischen sich mit vorgefassten Meinungen und Vorurteilen.

In den kritischen Phasen einer Pandemie treten derartige Phänomene häufig auf. Während der Influenzakatastrophe 1918/19 kam beispielsweise in den USA das Gerücht auf, die Deutschen hätten das Schmerzmittel Aspirin, auf das der Bayer-Konzern ein Weltpatent besaß, mit dem unbekannten Erreger kontaminiert und verbreitet. Auch deutsche Spione galten weithin als Verursacher der Massenerkrankung, und eine deutschstämmige Krankenschwester sei dabei erwischt worden, wie sie in einem Camp-Hospital die Keime verteilte.[15]

Auch seit der globalen Ausbreitung der SARS-CoV-2-Epidemie entstanden zahlreiche Gerüchte. Ihre Rahmenbedingungen waren völlig anders als hundert Jahre zuvor. Der Erreger war sofort bekannt und genau beschrieben. Auch das Ausbreitungstempo und die Reichweite der Falschmeldungen hatten sich dank der Medien und des Internets außerordentlich beschleunigt. Zudem befanden sich die Großmächte nicht im Kriegszustand, sodass die Ursache nicht einfach einem heimtückischen Feind zugeschrieben werden konnte. Die Wahrnehmungen und die daraus gezogenen falschen Schlüsse waren infolgedessen subtiler, aber wie 1918/19 war die durch das Bedürfnis nach einfachen Erklärungen beschleunigte Vervielfachung der Gerüchte entscheidend. Anfänglich kursierte die Behauptung, dass Virus sei unbeabsichtigt aus einem Biowaffenlabor freigesetzt worden, und zwar entweder in China oder den USA.[16] Es wurde nach kurzer Zeit durch die Erklärung verdrängt, der Großstifter Bill Gates sei der Drahtzieher der Pandemie, denn er habe in den Jahren zuvor Milliardenbeträge in die Entwicklung eines Impfstoffs investiert, die jetzt im Kampf gegen die weitere Ausbreitung des Virus amortisiert würden. Da die Vakzine jedoch entgegen allen Erwartungen noch nicht existierten, entpersonalisierte sich das Gerücht wieder. Bill Gates wurde nun durch einen elitären Geheimbund aus Hochfinanz, Spitzenmanagern und Politik ersetzt: Er habe die Pandemie heraufbeschworen, um mit ihrer Hilfe die von ihm angestrebte ›Neue Weltordnung‹ durchzusetzen.

Je länger die Pandemie andauerte, desto mehr entfernten sich die Falschmeldungen von den ursprünglichen Wahrnehmungen und vermischten sich mit ideologisch präformierten Vorurteilen. Dadurch verloren sie ihren konkreten, für alle Betroffenen nachvollziehbaren und miterlebten Erklärungsbezug. Tatsächlich kursierte auch unter kritisch reflektierenden Wissenschaftlern ursprünglich die Befürchtung, es könnte sich bei SARS-CoV-2 um einen ›Flüchtling‹ handeln, der die Sicherheitsschleusen eines Forschungslabors überwunden hatte.[17] Auch die abstrusen Unterstellungen gegen den Microsoft-Milliardär aus Seattle beruhten auf einem Stück Wirklichkeit, denn Gates hatte tatsächlich die Impfstoffentwicklung, wozu auch die Synthese SARS-ähnlicher Viren gehörte, aktiv gefördert und immer wieder vor dem Ausbruch einer katastrophalen Pandemie gewarnt.[18] In seiner dritten Auslegung hatte das Gerücht nur noch wenig mit der Wirklichkeit gemeinsam. Als möglicher Bezugspunkt für eine Eliten-Inszenierung ließ sich allenfalls noch das World Economic Forum ausmachen, das sich als medienaktives und etwas aufdringliches Sprachrohr des globalen Big Business seit einigen Jahren der Pandemiegefahren annahm und für eine effizienzorientierte Ausweitung der Impfkampagnen stark machte.[19]

Bei der zunehmenden Aufsaugung des klassischen Gerüchts durch die Raster einer ideologisch eingefärbten Welterklärung kamen gesellschaftliche Gruppen ins Spiel, die seit längerem auf echte oder vermeintliche Endzeitkonstellationen hingearbeitet hatten. Einige sind uns in dieser Untersuchung schon im Kontext der Atomkriegsszenarien begegnet;[20] andere sind älteren Datums, und wieder andere entstanden unmittelbar am Vorabend der SARS-CoV-2-Pandemie. An dieser Stelle möchte ich nur auf die drei wichtigsten hinweisen. Da sind erstens die Impfgegner.[21] Sie sind so alt wie die Impfungen selbst, die im frühen 19. Jahrhundert mit den Pockenschutzimpfungen einsetzten. Die Motive ihrer Ablehnung reichen von religiös begründeter Ablehnung über naturheilkundliche Orientierungen bis zu der Annahme, dass durch jedes injizierte Vakzin irreversible Schäden hervorgerufen würden. Bei der vorbeugenden Gegnerschaft gegen die SARS-CoV-2-Impfung gewann diese Befürchtung die Oberhand, und zwar wurden Eingriffe in das Erbgut behauptet,[22] die zudem noch mit der geheimen Implantation von Mikrochips zur Überwachung des Gesundheitsverhaltens in Verbindung gebracht wurden. Die zweite Gruppierung, die sich bei der ideologischen Begründung der Desinformationen hervortat, waren Ende der 1970er Jahre entstanden, als das drohende nukleare Armageddon seinem vorläufig letzten Höhepunkt zustrebte. Die ›Prepper‹ – die Selbstbezeichnung leitet sich von der Pfadfinderparole ›Be Prepared‹ ab – projizierten die offiziell propagierte Einrichtung von Schutzräumen und Überlebensvorräten in die Gegenwart, indem sie diese Aktivitäten mit apokalyptischen Visionen legitimierten.[23] Sie deuteten den Ausbruch der Pandemie als Bestätigung ihrer Visionen und fanden nun weltweit Anhänger, wobei sich eine starke Tendenz zeigte, die Vorkehrungen gegen den Kollaps der öffentlichen Ordnung mit der Bereitschaft zum gewalttätigen Selbstschutz zu verbinden. Auch die dritte Initiative zur identitätsstiftenden Bekräftigung des Angstsyndroms entstand in den USA, und zwar drei Jahre vor dem Ausbruch der Pandemie.[24] In der Gruppe ›QAnon‹ fand die Tendenz zur regressiven Antwort auf die Herausforderungen der Pandemie ihren vorläufigen Höhepunkt. Aus den vagen Heils- und Hiobsbotschaften ihrer anonymen Gründer imaginieren die Anhänger eine satanische Elite, die weltweit Kinder entführe und foltere, um aus ihrem Blut eine verjüngende biochemische Substanz zu gewinnen. Zugleich strebe sie nach der Weltherrschaft und nutze Covid-19 zur Errichtung einer ›Neuen Weltordnung‹. Mit diesem Anschluss an das antisemitische Narrativ des ›Weisen von Zion‹ fand die Instrumentalisierung der durch die Pandemie ausgelösten Angstsyndrome zu ihrer ideologischen Synthese. Auch wenn es ihren Protagonisten nicht gelang, eine breitere Bewegung zu initiieren, verfügten sie über technisch hoch entwickelte Fähigkeiten zur Infiltration der als ›Soziale Netzwerke‹ bezeichneten Kommunikationsportale des Internet. Infolgedessen sind sie für andere Strömungen anschlussfähig, die in ihrem Auftreten und Habitus faschistisch sind. Hier zeigt sich die sozialpsychologische Sprengkraft der ›Großen Angst‹, die die Pandemie ausgelöst hat, in ihrer ganzen Tragweite.

Doch damit nicht genug: An der Instrumentalisierung der ›Großen Angst‹ waren neben den Protagonisten der Pandemie-Gerüchte und ihrer wachsenden Gefolgschaft auch ganz andere soziale Felder beteiligt. Auch die Exponenten des wissenschaftlichen und politischen Establishments waren gegen die durch die blinden Passagiere provozierte Grundangst nicht gefeit, und dies erwies sich für ihre Entscheidungsprozesse häufig als folgenreich. An anderer Stelle habe ich mich kritisch mit den Kassandrarufen zahlreicher Forschungsgruppen und Wissenschaftsjournalisten auseinandergesetzt, die den Zusammenbruch des Gesundheitswesens sowie zig Millionen Todesopfer voraussagten.[25] Meines Erachtens gab es für diese folgenreiche Simplifikation des unberechenbaren und hin und her fluktuierenden Pandemiegeschehens nachvollziehbare Gründe. Die epidemiologische Lage hatte sich seit der Ausbreitung der HIV-Infektion von Jahrzehnt zu Jahrzehnt verschlechtert: Zoonotische Influenzaausbrüche häuften sich, einige Grippepandemien entgleisten (zuletzt 2017/18), gefährliche neue Virusepidemien hielten die Fachwelt in Atem (Ebolafieber 2014, Zikaviren 2017), und nun waren auch noch die Coronaviren dazugekommen (SARS-Pandemie 2002/2003, MERS-Epidemie seit 2012). Da lag die Befürchtung nahe, dass eine katastrophale Pandemie bevorstand, zumal sie in zahlreichen Planspielen vorweggenommen wurde.[26] Tatsächlich kamen dann im Januar 2020 die Hiobsbotschaften aus China und die Meldungen über die rasante weltweite Ausbreitung von SARS-CoV-2, das instinktiv mit seinem weitaus gefährlicheren Vorgänger SARS-CoV-1 gleichgesetzt wurde. Diese Informationen aktivierten auch bei erfahrenen Experten die Angst, sie und ihre Angehörigen würden bald schwer erkranken und könnten angesichts überfüllter Intensivstationen mit ärztlichen Selektionshandlungen (›Triage‹) konfrontiert werden. Sie verloren dadurch die kritische Distanz zum tatsächlichen Geschehen und verwechselten den Erreger von Covid-19 mit einem weitaus gefährlicheren Virus. So steuern Angstsyndrome manchmal auch den methodischen Zugriff und das Handwerkszeug der wissenschaftlichen Erkenntnis und führen zu gravierenden Irrtümern. Indessen hielten sich nicht alle Experten und politischen Entscheidungsträger an dieses Schema. Sie setzten auf das Konzept, das Virus sich mehr oder weniger ungehindert in der Bevölkerung ausbreiten zu lassen, um eine ›Herdenimmunität‹ zu erreichen. Dabei unterschätzten sie jedoch die Aggressivität von SARS-CoV-2 gegenüber chronisch Kranken, Behinderten und alten Menschen, und sie unterließen deshalb gezielte vorbeugende Schutzmaßnahmen für diese tatsächlich Gefährdeten. Am Ende saßen die kritischen Mahner und einige auf Evidenz pochende Exponenten des Public Health zwischen allen Stühlen.

*

Nach alledem konnte es nicht wundernehmen, dass sich die Ängste und sozialen Bedrohungsgefühle mit Endzeitstimmungen vermischten und in einigen Regionen zu Panikreaktionen ausarteten. Die gehobenen Schichten lauschten in ihren einigermaßen sicheren Fluchtburgen Bob Dylans neuen Visionen der Vorhölle und des Untergangs der Menschheit;[27] zusätzlich ließen sich von den Feuilletonisten darüber belehren, dass nun die Wiederaneignung der stoischen Philosophie und insbesondere der altrömischen Lehren eines Seneca angesagt sei.[28] Andere Gesellschaftsschichten wähnten sich weitaus weniger geschützt, um sich einem geläuterten Weltschmerz hingeben zu können. Ihre Reaktionsweisen waren direkter, rabiater und zeitigten fatale Folgen, sobald sie ihre Suche nach den Übertragern der blinden Passagiere auf die fremden anderen projizierten. Dieses Reaktionsmuster ist so alt wie die Pandemiegeschichte. Die Angst vor dem Schwarzen Tod von 1348–1351 provozierte in Zentraleuropa schreckliche Pogrome gegen die der Brunnenvergiftung bezichtigten jüdischen Gemeinden.[29] 1918/19 galten die ›Hunnen‹ (Deutschen) in den Ländern der Entente-Mächte als heimtückische Spreader, und 2003 boykottierten weite Bevölkerungskreise in der Transatlantikregion die Chinatowns, obwohl sich das aus China stammende SARS-CoV-1-Virus nur äußerst sporadisch ausbreitete.[30] Bei Covid-19 war es dann wieder so weit.[31] Erneut verwaisten die Chinatowns. In Kanada und den USA konnten sich Bürger asiatischer Herkunft kaum mehr auf die Straße wagen, und selbst im aufgeklärten Zürich wurden sie belästigt und bespuckt. Es waren jedoch keineswegs nur individuelle Übergriffe gegen Fremde und Minderheiten zu beobachten. Auch regierungsamtliche Krisenstäbe nutzten die Chance zu einer rassistisch eingefärbten Gefahrenabwehr. Obwohl es zu Beginn der zweiten Aprilwoche 2020 in der Slowakei erst 101 positiv getestete Infizierte gab, sperrten Militäreinheiten mehrere Roma-Gemeinden von der Außenwelt ab und beschränkten ihre Umweltkontakte auf eine tägliche LKW-Lieferung mit Nahrungsmitteln und Medikamenten.[32] Zusätzlich testeten sie alle als Roma identifizierten Bürgerinnen und Bürger ›freiwillig‹ auf den Erreger. Begründet wurde dieses Vorgehen mit der hohen Mobilität und den besonders prekären Lebensbedingungen der Roma. Aus epidemiologischer Sicht erschien dies durchaus begründbar, denn im März waren zahlreiche Roma-Wanderarbeiter aus den europäischen Metropolen zurückgekehrt. Dabei handelte es sich jedoch um Verhaltensweisen, die auch auf andere Gruppen der slowakischen Unterklassen zutrafen. Aber nicht sie, sondern nur die behördlich besonders effizient überwachte Roma-Minderheit wurde für diesen ersten Großversuch zur Einführung des Lockdowns ausgewählt, weil sich die slowakische Regierung auf die antiziganistischen Vorurteile einer breiten Bevölkerungsmehrheit stützen konnte.

Die durch die Pandemieangst genährten sozialen Ab- und Ausgrenzungstendenzen machten jedoch vor niemand Halt, und es kam immer wieder zu kollektiven Aggressionshandlungen.[33] Dennoch sollte ihr Ausmaß nicht überschätzt werden. Die durch die Internetportale verbreiteten Desinformationen, Hasspredigen und ideologischen Projektionen hatten sich bis zum Frühjahr 2021 glücklicherweise noch in keine kollektiven Gewaltexzesse übersetzt, für die der Begriff ›Pogrom‹ zutreffend wäre.

2. Der veränderte Alltag

Das Pandemie-Jahr 2020 hat weltweit den Alltag der Menschen verändert. Das geschah von Land zu Land und von Kontinent zu Kontinent auf sehr unterschiedliche Weise. Es gab jedoch einige Gemeinsamkeiten, die universell zu beobachten waren. Im Folgenden möchte ich die wichtigsten Phänomene herausarbeiten.

*

Nach der Abschwächung der Quarantänemaßnahmen und Mobilitätsbeschränkungen wurde ab Mai/Juni 2020 auch dort eine Pflicht zum Tragen von FFP2-Masken eingeführt, wo dies noch nicht geschehen war.[1] Die Gesichtsmaske hat den sozialen Alltag gravierend verändert. Sie erinnert ihre Träger unaufhörlich daran, dass sie eine potenzielle Infektionsquelle darstellen, die andere gefährdet, denn die Viruspartikel verbreiten sich über die in die Umgebung abgegebenen Sekrete ihrer Atemwege. Da es keine Möglichkeit gab, Mund und Nasenlöcher speziell zu filtern, mussten sie die für ihre persönliche Erscheinung besonders markanten Teile ihres Gesichts verhüllen. So wurden sie nicht nur zu Symbolträgern einer generalisierten Hygiene, sie verloren dabei auch ihr Gesicht. Wenn hygienisch Maskierte weinen, können wir dies noch wahrnehmen. Ihr Lachen entgeht uns jedoch weitgehend, und ein Lächeln oder eine Bedauern ausdrückende Mundbewegung, womit sie bislang heikle Episoden der zwischenmenschlichen Interaktion geglättet hatten, bleibt unerkennbar. Auch die Koordination der Mimik mit den vielfältigen anderen kleinen Gesten der nonverbalen Kommunikation ist aufgehoben. Dieser Prozess der Uniformierung der Grundmuster der zwischenmenschlichen Beziehungen ist seit Pandemiebeginn weltweit zu beobachten. Im Fernen Osten hatte er sich unter dem Druck der Luftverschmutzung und der gehäuften epidemischen Ereignisse schon vor einigen Jahrzehnten durchgesetzt. Nun dominiert er auch den Alltag im Globalen Süden und in der Transatlantikregion.

Potenziert wurde diese Uniformierung des zwischenmenschlichen Umgangs durch ein umfassendes Berührungsverbot.[2] Auch hier bewirkten die blinden Passagiere weltweit eine Homogenisierung, die die Begrüßungs- und Abschiedsrituale der westlichen Hemisphäre drastisch veränderte und an die im Fernen Osten üblichen Normen annäherte. Händedruck, Umarmung, Wangenküsschen und Berührung der Schultern sind weitgehend verschwunden. Sie wurden zunehmend durch andere Symbolakte ersetzt, die statt Friedfertigkeit und Zuneigung eher Distanz und Konkurrenz zum Ausdruck bringen: die gefalteten Hände zu Beginn der Judorunde, entgegengereckte Fäuste, aneinander gelegte Fußriste und Ellbogen sowie die nur schwer imitierbaren Verbeugungsvarianten Asiens. Wegen der engen Bewegungskoordination zwischen den Händen und den Öffnungen der Atemwege ist dies genauso naheliegend wie das damit einhergehende Desinfektionsgebot, und wir wundern uns nachträglich, warum derartige Verhaltensänderungen nicht schon viel früher in den sensiblen Bereichen der Basishygiene – Hospitäler und Pflegebereiche – durchgesetzt wurden. Das hat wohl vor allem damit zu tun, dass der Handschlag in manchen Regionen weitaus mehr ist als eine Geste der Friedfertigkeit und des gegenseitigen Respekts. Er dient der Wahrnehmung des Gegenübers, und er bringt mit seinen vielfältigen Varianten – leicht, flüchtig, kräftig – und seiner Kombination mit anderen nonverbalen Äußerungen wie Blickkontakt oder Kopfneigung die Besonderheiten der jeweiligen Begegnung zum Ausdruck. Mit dem Händedruck und den mit ihm verbundenen Gesten des Wiedersehens und des Abschieds verschwindet vielerorts ein elementarer Baustein der sozialen Matrix. Dies hat zu einer tiefen Verunsicherung geführt, und daraus erklärt sich die weitverbreitete Suche nach alternativen und möglichst ›hygienekompatiblen‹ Ritualen der Begegnung und des Abschieds.

Selbstverständlich verschwindet das menschliche Grundbedürfnis nach dem Berühren und Berührtwerden nicht vollends aus dem Alltag. Die Menschen leben ihre erotischen und sexuellen Beziehungen weiter.[3] In den vergangenen Jahrzehnten war es üblich geworden, einige nonverbale Komponenten von Zuneigung und Liebe auch öffentlich zu zeigen. Wer täglich ein von überwiegend jungen Menschen frequentiertes Nahverkehrsmittel benutzte, wurde immer wieder Zeuge scheuer und flüch-

tiger Berührungen, aber auch demonstrativ zur Schau gestellter Zuneigung. Aber zu Zeiten von Corona wagten sie es nicht mehr, im Linienbus die Gesichtsmasken abzunehmen und sich zu küssen. In den sonst noch zugänglichen öffentlichen Räumen, so etwa den Parks, war es ähnlich. Erotik und Sexualität zogen sich in die Wohnungen zurück, und auch die Akteurinnen des Rotlichtmilieus mussten ihre Dienste nach der Schließung der Clubs und Bordelle besuchsweise anbieten.
Dies waren Phänomene, die in vielen Weltregionen auftraten. Die sozialen Kontexte differierten jedoch, denn die intimen Berührungen bleiben im Fall einer heterosexuellen Beziehung nicht immer folgenlos. In den Metropolen des globalen Südens begaben sich die jungen Menschen auf die Suche nach ›lockdown partners‹, und auch in den entwickelten Regionen arrangierten sie, so sie es denn konnten, eine kompensatorische Zweisamkeit. Was sollten junge Menschen, die sich nicht bewegen konnten, keinen Zugang zu ihren Arbeits- und Studienplätzen mehr hatten und mit zunehmender Langeweile konfrontiert waren, auch anderes tun? In den entwickelten Weltregionen konnten die jungen Paare vorsorgen und sich ausreichend mit Verhütungsmitteln eindecken. In der südlichen Hemisphäre war dies trotz aller Anstrengungen des United Nations Population Fund kaum möglich. Die Auswirkungen zeigten sich ein Dreivierteljahr später während der dritten Pandemiewelle.[4]

*

Gehen wir jetzt einen Schritt weiter und werfen einen Blick auf die Veränderungen, die die Bekämpfung der SARS-CoV-2-Pandemie auf der Ebene der familiären und kommunalen Interaktionen mit sich gebracht hat. Besonders markant waren ihre Auswirkungen auf die Hochzeitsfeierlichkeiten.[5] In vielen Kulturen wird den Initiationsriten der Familiengründung ein besonders hoher Platz eingeräumt. Die Vorbereitungen sind aufwendig, und an ihnen sind – vor allem auch finanziell – die sich durch Vermittlung des Brautpaars verbindenden Familien bis weit in die entfernten Verwandtschaftsgrade beteiligt. Hinzu kommen die Freundeskreise, und die wieder häufiger werdende Abfolge religiöser und säkularer Zeremonien macht aus der Hochzeit ein soziales Ereignis, das sich in manchen Kulturen in ein Vorspiel zur Anrufung der guten

Geister (Polterabend), die Hauptzeremonie und die je nach Einkommenslage sehr unterschiedlichen Nachwehen (Hochzeitsreise) aufteilt.

Aus seuchenhygienischer Sicht war eine derart unüberschaubare Abfolge von Nähe, Berührungen, Speisenfolgen, Ansprachen, Tanzeinlagen und Gesängen schlichtweg inakzeptabel. Deshalb wurden Hochzeitsfeierlichkeiten während der allgemeinen Massenquarantäne verboten. Den bis jetzt erreichbaren Berichten zufolge akzeptierte die Mehrheit der Brautpaare und der beteiligten Familien dies und vertagte das Ereignis. Andere widersetzten sich und nahmen erhebliche Sanktionen in Kauf. Die Regel war wohl, dass die Zeremonien beim ersten Augenblick der ›Lockerungen‹ nachgeholt wurden, denn anders können die sich seit der zweiten Pandemiewelle häufenden Meldungen der epidemiologischen Bulletins über vorrangige Herdbildungen bei Familienfeiern nicht erklärt werden. Schließlich spielte sich ein Status quo ein. Da die Quote der Eheschließungen zu stark zurückging, arrangierten die Standesämter eine extrem abgespeckte Variante, die teilweise noch asketischer wirkte als die in den Familien noch keineswegs verblassten Erinnerungen an die ›Kriegstrauungen‹ während des Zweiten Weltkriegs. Das Brautpaar schloss für sich allein vor dem Standesbeamten (und falls nötig einem Dolmetscher) den Bund fürs Leben – ohne Trauzeugen und Eltern, und dies in einer auf die Normen des Familienrechts verkürzten Variante der Zeremonie sowie unter strikter Beachtung der Bestimmungen einer verschärften Basishygiene.

Noch dramatischer und für die Betroffenen besonders schmerzlich waren die Auswirkungen auf die Begräbnisrituale.[6] Sie sind ein besonders erratischer Bestandteil der Weltkulturen, obwohl sich in den letzten Jahrzehnten in der Transatlantikregion ein starker Wandel bemerkbar gemacht hatte. Die steigenden und mit außergewöhnlicher Aufmerksamkeit verfolgten Opferzahlen von Covid-19 haben die hier vorherrschende Ambivalenz von Beharrungsvermögen, Wandel und kultureller Vielfalt bewusst gemacht. Das hat aber auch damit zu tun, dass der Verursacher des Begräbnisses, der Tod, nach einem Jahrhundert des Verbergens hinter Hospitalmauern[7] zumindest teilweise in die Familien zurückgekehrt ist, denn nach den Schreckensnachrichten aus den Altenheimen und Hospitälern ist das Bedürfnis der Menschen gewachsen, dort sterben zu wollen, wo sie gewohnt haben.

In den vergangenen Monaten hat die Pandemie drei extreme Varianten des Alltagskonflikts um die Arten des Begräbnisses sichtbar gemacht. Die erste habe ich schon mehrfach gestreift: die Beisetzung der Todesopfer in Massengräbern. Sie fand in der Regel ohne alle Zeremonien statt; nur dort, wo die Behörden die Verbrennung der Leichen verfügt hatten, konnten die Angehörigen das Abholen und Bestatten der Urne mit einer selbst gestalteten kleinen Zeremonie verbinden. Aber auch in den transatlantischen Infektionsschwerpunkten waren die Bestattungsunternehmen und Friedhöfe zeitweilig überlastet. In diesem Fall mussten die Stadtverwaltungen auf die Armenfriedhöfe ausweichen, wo in der Regel nur einige alte Arbeiterpriester – so etwa in den Pariser Banlieues – die Beisetzung der namenlosen oder von ihren Angehörigen getrennten Toten begleiten. Auch die meisten Bewohner New Yorks hörten bei dieser Gelegenheit erstmalig vom Armenfriedhof auf Hart Island, wo in der Regel nur die unbekannten Toten der Metropole beerdigt werden; während der Schreckenswochen im April 2020 wurden dort täglich etwa 120 Covid-19-Opfer bestattet.[8]

Die zweite Variante ist noch immer für weite Teile der südlichen Hemisphäre typisch. Wenn Menschen, die in den Metropolen beschäftigt waren und noch über traditionelle Bindungen an ihre Familien und Heimatgemeinden verfügten, dem Virus zum Opfer fielen, begann für die Angehörigen und Freunde ein strikt festgelegtes Ritual des Abschieds: Nachtwachen, Verharren vor dem aufgebahrten Leichnam und schließlich die Begleitung seines Transports bis zur familiären Grabstätte in der Heimatgemeinde. Auch diese Zeremonien fielen unter das Verdikt der epidemiologischen Leitlinien – aus dieser Perspektive durchaus zu Recht, denn auf diesem Weg konnten sich die blinden Passagiere besonders rasch von den Metropolen auf das Hinterland ausbreiten. Infolgedessen wurde die seit Jahrhunderten tief eingewurzelte Tradition der Bestattungsfeierlichkeiten blockiert. Widersetzlichkeiten bis hin zu lokalen Revolten konnten nicht ausbleiben, das illegale Unterlaufen des Verbots wurde für den Familienverband zur Ehrensache. Schließlich wurden die Zeremonien mit erheblichen Einschränkungen und unter strengen Hygieneauflagen wieder zugelassen. Die damit verbundenen Kosten konnten sich die armen Familien – in der Regel die Mehrheit – jedoch nicht leisten. So entstand eine weitere Grauzone des kulturellen

Übergangs, die neuartige Mischformen der Koexistenz zwischen dem familiär strukturierten Habitus und epidemiologischem Imperativ hervorbrachte.

Ganz anders war die Situation in den entwickelten Zentren des Weltsystems, insbesondere in der Transatlantikregion. Hier war in den letzten Jahrzehnten mit dem Verstecken des Sterbens hinter den Mauern der Altenheime und Hospitäler eine Trivialisierung des Begräbniswesens einhergegangen, die sich im Gefolge von Covid-19 beschleunigte.[9] Die Begräbnisriten und die anschließende Grabpflege schrumpften auf einen disponiblen Traditionsrest, der zunehmend als Kostenfaktor wahrgenommen wurde. Die Sozialversicherungen nutzten die Gelegenheit und strichen das Sterbegeld, den ehrwürdigen historischen Ausgangspunkt der Sterbekassen der Arbeiterbewegung, ersatzlos. Die katholische Strömung des Christentums zog ihr Verdikt gegen die Einäscherung der Verstorbenen zurück und gab nicht mehr genutzte Kirchenräume zur Aufbewahrung der Urnen frei. Auch die Zeremonien des Abschieds reduzierten sich zunehmend auf den engsten Familienkreis. Das alles öffnete den Weg zu weiteren Einsparungen. Für den kurzen Abschied vor der Einäscherung, die mehr und mehr zur Regel wurde, genügten billige, aus Sägemehl und Sägespänen gefertigte Pressplatten-Särge. Die ohnedies schon verbilligte Pflege des erheblich verkleinerten Urnengrabs wurde durch noch kostengünstigere Varianten – Gruppen-Urnengräber, Seebestattung, Grabstellen in einem zum ›Friedwald‹ deklarierten Forstabschnitt – abgelöst. Diese Trends verstärkte die Coronapandemie deutlich – wenn auch geräuschlos. Zusätzlich fielen die häufig noch üblich gewesenen allgemeinen Trauerfeiern jenseits der direkten Begräbnisriten dem Versammlungsverbot zum Opfer. Im Jahr der großen Pandemie verschwanden viele Menschen unbemerkt aus ihren Freundeskreisen, weil die rudimentär noch vorhandenen Normen des Abschieds dem Verdikt der allgemeinen Seuchenhygiene geopfert wurden.

Wie aber war es um die dritte Ebene des sich wandelnden Alltags bestellt – die Massenkultur? Im Gegensatz zur zwischenmenschlichen und familiär-gemeindlichen Matrix der sozialen Interaktion treffen wir hier auf ein riesiges Spektrum, das weltweit immer mehr standardisiert ist: Discos und Clubs, Freizeit- und Fitnesszentren, Erlebnisparks, Sportstadien, Karnevalsumzüge und Love Parades, Kreuzfahrtschiffe usw. Hier handelte es sich zweifellos um ›Virusschleudern‹, und deshalb galt es als alternativlos, diese Orte zu schließen. Das aber war ein schwieriges Unterfangen, denn es brachte die mentale Balance der Bevölkerungsmehrheit aus dem Gleichgewicht. Infolgedessen avancierte die kommerzialisierte Massenkultur zu einem heiß umkämpften Politikum. Das zeigte sich exemplarisch am Beispiel der Fußballwirtschaft.[10] Während der ersten Pandemiewelle wurde der Berufsfußball fast überall lahmgelegt. Auch die mittelfristig geplanten internationalen Ligen und Turniere gerieten auf den Prüfstand. Da die Sportunternehmen jedoch die Mehrheit ihrer Revenuen aus der Verpachtung der Übertragungsrechte an die Fernsehsender beziehen, durften die Teams der jungen Spieler-Millionäre unter entsprechenden Hygieneauflagen bald wieder gegeneinander antreten – vor leeren Rängen. Für die Fans, die weltweit an den Spieltagen zu Millionen in die Stadien strömen, war dies eine schockierende Erfahrung, zumal bei den TV-Übertragungen die von ihnen erzeugte Geräuschkulisse häufig genauso simuliert wurde wie das von den Stadionsprechern moderierte Gemeinschaftserlebnis. Erhebliche Entfremdungseffekte waren die Folge, und die seit den Hooligan-Exzessen der 1990er Jahre aufgebauten Strukturen zur sozialpsychologischen Regulierung begannen zu bröckeln. In Abstimmung mit der zeitweilig entspannten epidemiologischen Lage wurden schließlich die Fanclubs sorgfältig verlesen, um ihre wichtigsten Gruppen – bis zu 20 % der Stadienkapazitäten – wieder zuzulassen. Nun wurde die Geräuschkulisse wieder real, wenn auch gedämpft durch die rigoros durchgesetzten Abstandsregeln, die Maskenpflicht und ergänzt durch ein generelles Gesangsverbot.[11] Zwischen diesen beiden Varianten changierte die Fußballwirtschaft seit Herbst 2020 in enger Abstimmung mit den Gesundheitsbehörden. Inwieweit die Fanclubs mit diesen Wechselbädern zurechtkamen, war bis zum Frühjahr 2021 noch nicht absehbar.[12]

*

Weltweit setzte der ›Lockdown‹ den Kindern und Jugendlichen am stärksten zu.[13] Vor allem Kleinkinder sind auf Körperkontakte und die emotionale Nähe zu ihren Eltern, Geschwistern und Großeltern sowie zu Gleichaltrigen und Erzieherinnen der Kinderkrippen angewiesen.

Diese affektiven Bindungen wurden weitgehend gekappt und auf die Kernfamilie reduziert. Aber auch hier geschah vieles, was die Kinder schwer verstehen konnten. Die Gesichtsmasken verbargen die Affekte ihrer Bezugspersonen. Vor allem junge Eltern waren häufig überfordert und unter Druck; zudem litten einige – am häufigsten wohl die Alleinerziehenden – unter Sorgen und Ängsten, die sich auf die Kinder übertrugen. Hinzu kam die mit der Schließung der Kindertagesstätten (Kitas) und Schulen einhergehende Einschränkung der Bewegungsfreiheit und der Spielmöglichkeiten mit Gleichaltrigen, die sich auf die in beengten Wohnverhältnissen aufwachsenden Unterschichtskinder besonders massiv auswirkte.

Das alles war gravierend, schmerzhaft und – häufig unnötig. Ab März 2020 häuften sich die wissenschaftlichen Befunde, die für die Kinder und Jugendlichen Entwarnung signalisierten.[14] Im Gegensatz zu den Influenzapandemien verschonte SARS-CoV-2 die Kinder und Jugendlichen weitgehend. Ihre Infektion verlief entweder symptomlos oder mild, selbst schwerkranke Kinder waren nur selten gefährdet. Zudem steckten sie kaum andere an: Die blinden Passagiere erreichten sie in der Regel nicht über die Gleichaltrigen, vielmehr waren die Eltern, Erzieher und Lehrer die Überträger. Trotzdem beharrten die Krisenstäbe monatelang auf strengen Isolierungsmaßnahmen gegenüber den Kindern und Jugendlichen.

Die Kita- und Schulschließungen vertieften psychische Beschädigungen der Kinder, und dies vor allem in den Unterklassen und unteren Mittelschichten. Hier gingen die Eltern bzw. Alleinerziehenden weiter ihrem als ›systemwichtig‹ deklarierten Broterwerb nach oder kämpften mit den Mehrfachbelastungen der Erziehungs- und Hausarbeit, nur für die auf Kurzarbeitentgelt gesetzten Haushalte gab es eine gewisse Entlastung. In der Regel konnten die Eltern den Ausfall der Kinderkrippen und Kitas nicht kompensieren. Noch folgenreicher waren die Auswirkungen der Schulschließungen. Zwar versuchten die Lehrerinnen und Lehrer, den pädagogischen Leerlauf durch die Abgabe von Lernmitteln und die Zustellung von Hausaufgaben zu überbrücken. Allerdings vermochten nur die einigermaßen zeitdisponiblen und der dominierenden Landessprache mächtigen Eltern, Hilfestellung zu geben. Wie aber sollten sich immigrierte Unterschichtseltern verhalten, die weiter ihrem

Broterwerb nachgingen und in deren Haushalt die Sprache des Einwanderungslands noch nicht beherrscht wurde? So vertiefte sich im Jahr der Pandemie die soziale Kluft zwischen den ›bildungsnahen‹ und den ›bildungsfernen‹ Schichten wieder, an deren Überwindung engagierte Pädagogen und deren Verbände seit Jahren so intensiv gearbeitet hatten.

Wenn wir den neuesten Befragungsergebnissen vertrauen können, zählten auch die Jugendlichen und jungen Erwachsenen zu den Leidtragenden des ›Lockdowns‹. Aber sie waren nicht so massiv betroffen wie die Kinder, weil sie die wesentlichen Kontexte der Verhaltensänderungen verstanden.[15] Schon den 14–17-jährigen Teenagern war klar, dass das Virus sie nicht wirklich bedrohte. Sie akzeptierten jedoch mehrheitlich die Restriktionen aus einem Bewusstsein der Verantwortung gegenüber den tatsächlich gefährdeten alten und schwerkranken Menschen. Aber sie und die ihnen nachfolgenden Heranwachsenden litten unter den Einschränkungen der Bewegungsfreiheit, den verringerten Reisemöglichkeiten und der Stilllegung ihrer eigenen Netzwerke. Für sie alle war Corona mehr oder weniger gleichbedeutend mit einem verlorenen Lebensjahr, das ihre existenzielle Suche nach der für sie gültigen Lebensperspektive blockierte.

Diese zweifellos authentischen Auskünfte müssen jedoch schichtenspezifisch akzentuiert werden, denn eine außerhalb der sozialen Zerklüftungen verortete ›Jugend‹ wäre ein realitätsfernes Konstrukt.[16] So zeigt schon ein orientierender Blick auf die Szene der Jugendlichen, dass die Töchter und Söhne der in den Unterklassen und unteren Mittelschichten verorteten Familien besonders betroffen waren. Sie teilten zum einen die materiellen Sorgen ihrer Eltern um Arbeitsplätze und Einkommen, denn die Lehrstellen wurden knapp und die Weiterbildungseinrichtungen waren geschlossen, was in vielen Ländern einen markanten Anstieg der Jugenderwerbslosigkeit zur Folge hatte. Andererseits entfielen die Möglichkeiten, die durch Verzicht und Zukunftsängste verstärkten Frustrationen in den Treffpunkten der jugendlichen Subkultur zu kompensieren: Jugendtreffs, Jugendzentren, Discos, Sportvereine und Fitnesscenter waren geschlossen. Es kam zu affektiven Reaktionen, die zwischen individueller Resignation und Hedonismus schwankten, sich aber auch in spontanen Krawallen entluden. Die Jugendlichen beurteilten ihre persönlichen Zukunftschancen skeptisch, und auch der Blick auf die gesamtgesellschaftliche Perspektive war düster. Hier zeigten sich deutliche Differenzen zu jenen Heranwachsenden, die erst nach dem Moratorium des Studiums in die materiellen Zwänge des Erwerbslebens hineingeraten. Nur den Aufstiegserwartungen der Unterschichtsjugendlichen mit Migrationshintergrund konnten – einer in Österreich durchgeführten Befragung zufolge – die Entsagungen des Corona-Jahrs nichts anhaben.[17]

Ab Mai/Juni 2020 wurden fast überall die Instrumente des ›Lockdowns‹ durch Stufenpläne ersetzt, die flexiblere Reaktionen auf die Pandemiedynamik gewährleisten sollten.[18] Die Kitas wurden teilweise wieder geöffnet. Die Vorschulkinder und ihre Betreuerinnen wurden in Kleingruppen separiert, um infektionsbegünstigende ›Durchmischungen‹ zu vermeiden. Ähnlich wurde auch in den Schulen verfahren, kombiniert mit Schichtunterricht, gestaffelten Pausen und den distanzierenden Mitteln der Basishygiene. Darüber hinaus fassten zahlreiche Behörden und Schulleitungen eine zusätzliche Aufteilung in Präsenzunterricht und digitale ›Heimbeschulung‹ ins Auge. Um die im Fall einer massiven Verschlechterung nach wie vor vorgesehenen Komplettschließungen möglichst hinauszuschieben, setzte sich schließlich ein Hybridkonzept durch, das als ›Halbgruppen-Modell‹ bezeichnet wurde und das gesamte Schulwesen von der Grundschule bis zum Gymnasium betraf.

Besonders ausgefeilt waren weltweit die seuchenhygienischen Zurichtungen des Hochschulwesens nach der begrenzten Wiedereröffnung der Universitäten.[19] Sie hatten eine radikale Veränderung des Lehr- und Forschungsbetriebs zur Folge. Ihre Campusareale waren verwaist. Nur noch ein Bruchteil der Studierenden und Dozenten hielt sich dort auf. Statt ihrer beherrschten Wachleute das Feld: Sie achteten auf die Einhaltung der Maskenpflicht und der Abstandsregeln. Sie waren an den wenigen noch geöffneten Ein- und Ausgängen der Gebäude postiert, prüften die Zugangsberechtigung der Eintretenden und protokollierten ihre Anwesenheitszeiten. Präsenzseminare und -vorlesungen gab es nur noch sehr wenige, und auch hierzu erlangten nur diejenigen Zugang, die sich über einen QR-Code anmelden konnten. Auch die Mensen hatten weitgehend auf Mahlzeiten zum Mitnehmen umgestellt, nur ein kleines Kontingent konnte die Räume unter strengen Hygieneauflagen betreten und sich zum Essen niederlassen. Die Universitäten waren in vielen Ländern zu Exerzierfeldern der neuen hygienischen Ordnung avanciert. In den Monaten zwischen den Pandemiewellen hatten ihre Krisenstäbe die Gelegenheit genutzt und den Lehrbetrieb so weit wie möglich auf Online-Unterricht umgestellt. Als letzter Kommunikationsrest wurden den Studierenden ›Lerninseln‹ zugestanden, besonders überwachte kleine Seminarräume, in denen sie sich – auch dort mit Gesichtsmaske und in gebührendem Abstand – in kleinen Gruppen auf ihre Abschlussprüfungen vorbereiten konnten.

*

Am Ende des Streifzugs durch das sich wandelnde Alltagsleben möchte ich noch auf ein Phänomen eingehen, das sich schon in den Jahren vor Covid-19 angebahnt hatte: die Digitalisierung der zwischenmenschlichen Beziehungen und gesellschaftlichen Interaktionen. Dieses Schlagwort bringt in der Tat eine Entwicklung auf den Begriff, die die Lebenssphäre der Menschen weltweit durchdringt und dabei völlig neue Bezeichnungen hervorgebracht hat: Online-Einkäufe, digitale Zahlungsverfahren, Homeoffice, Homeschooling, Online-Vorträge und Online-Gottesdienste, Livestreams, Online-Konferenzen, medizinische und psychotherapeutische Online-Beratung, digitalisierte Lektüren (E-Books), digitalisierte Archive und Bibliotheken, Online-Behördenkontakte, virtuelle Weihnachtsmärkte usw. Immer neue Online-Tools erobern bislang noch ausgesparte Nischen der realen Lebenswelten. Sie haben alle den gleichen Effekt – sie treten an die Stelle der realen zwischenmenschlichen und sozialen Interaktion und gestalten sie virtuell um.

Im Jahr der Coronapandemie haben sich diese Tendenzen enorm beschleunigt, denn sie blockierten die Übertragung der blinden Passagiere – ein höchst willkommener Nebeneffekt, der die allgemeinen Schutzmaßnahmen ergänzte. Die Experten waren sich deshalb auch schnell darüber einig, dass die rasante globale Ausbreitung von SARS-CoV-2 den bislang auf die nächsten zehn bis zwanzig Jahre terminierten Übergang ins digitale Zeitalter beschleunigt und verdichtet hat.[20]

Was aber geschieht, wenn sich die Menschen nicht mehr wirklich, sondern nur noch virtuell begegnen? Dabei stehen sich Tendenzen der Verarmung und der Bereicherung gegenüber. Die zwischenmenschliche Kommunikation verkümmert, weil sie körperlos geworden und auf zwei Sinneswahrnehmungen, das Sehen und Hören, reduziert ist. Die Menschen können die kleinen nonverbalen Gesten, den Rhythmus und die Melodie der Sprache und die Bewegungskonturen ihres Gegenübers nicht mehr wahrnehmen. Damit reduziert sich ihre Aufmerksamkeit, und auch die Merkfähigkeit leidet. Hinzu kommt die Beeinträchtigung der eigenen Interaktionsmöglichkeiten durch Zugangshürden, technische Pannen und Verzögerungen bei überlasteten oder unzureichenden Übertragungswegen. Auch die komplexen Vorgänge einer Gruppendiskussion sind ausgeblendet oder hierarchischen Abfolgen unterworfen. Das virtuelle Abbild der Interaktion ist deshalb anstrengend und ermüdend.

Dessen ungeachtet eröffnete die Digitalisierung des Alltags auch neue Horizonte, die von den Nutzerinnen und Nutzern positiv beurteilt wurden. Die Interaktionen verarmten, sie beschleunigten und verdichteten sich jedoch gleichzeitig. Akteure konnten miteinander in Kontakt treten und ihre Agenden aushandeln, die aufgrund der großen räumlichen Distanzen nie dazu in der Lage gewesen wären, und dafür nahmen sie die Defizite des Virtuellen in Kauf. Es wäre infolgedessen unangemessen, die beschleunigte Digitalisierung des Alltags nur als virtuelle Krücke zu bezeichnen, die den Menschen unter Ausnutzung des pandemischen Krisenzustands aufgezwungen wurde. Sie akzeptierten sie vielmehr als Option zur technologisch gestützten Aufrechterhaltung ihres gefährdeten Alltags, aber sie übersahen dabei nicht die damit einhergehenden regressiven Tendenzen. Ihre Einstellung war ambivalent, und dies hatte zur Folge, dass sich im Verlauf der zweiten und dritten Pandemiewelle zunehmend Hybridkonzepte durchsetzten.

3. Soziale Folgen und sozialpolitische Interventionen

Als hoch entwickelte Spezies der belebten Natur sind die Menschen vor dem Erreger von Covid-19 gleich. Wenn eine kritische Menge der Viruspartikel an ihren Lungenzellen andockt,[1] werden sie infiziert. Doch dieses Risiko ist sehr ungleich verteilt, und damit kommen gesellschaftlich bedingte Faktoren ins Spiel, die die viel beschworene Gleichheit der Menschen vor SARS-CoV-2 zu einem gefährlichen Trugschluss machen.[2] Menschen, die in überfüllten Wohnungen und Quartieren hausen, können keine physische Distanz zueinander wahren. Die im Gesundheitswesen und im Pflegebereich Tätigen konnten sich während der ersten Pandemiewelle kaum vor der Übertragung schützen. Sie teilten das Schicksal der zu ›essential workers‹ stilisierten Wenigerqualifizierten, die ihre beruflichen Tätigkeiten nicht von zu Hause fortsetzen konnten. Die gesellschaftlich bedingte Ungleichheit des Infektionsrisikos kombinierte sich darüber hinaus mit der Gefahr, dass Unterprivilegierte, Arme und institutionalisierte alte Menschen weitaus häufiger und schwerer erkrankten als Bessersituierte. Die chronischen Krankheiten – Diabetes, Bluthochdruck, Herz-Kreislaufschäden usw. – sind unter ihnen besonders stark verbreitet. Die mit der Pandemie einhergehende ökonomische Krise brachte sie um zig Millionen Jobs und erhöhte ihre Einkommensunsicherheit. Lang dauernde Stressreaktionen und psychische Störungen waren die Folge, und dies schwächte ihr Immunsystem. Alle diese Faktoren verstärkten die ohnedies vorhandenen gesellschaftlichen Asymmetrien. In allen Weltregionen verschärften sich die sozialen Widersprüche – zum Nachteil der Armen, Prekären und großer Teile der Erwerbsabhängigen. Diese Entwicklung wurde von den sozialen Bewegungen, Nichtregierungsorganisationen und Weltinstitutionen (Vereinte Nationen, International Labour Organization und andere) sorgfältig beobachtet. Deshalb ist es sechzehn Monate nach Pandemiebeginn möglich, eine erste Zwischenbilanz zu ziehen und die weitere Entwicklung abzuschätzen.

*

Das wichtigste soziale Phänomen der Coronakrise war die weltweite Ausweitung der extremen Armut, der übrigens – im Gegensatz zur Weltwirtschaftskrise 2008/2009 – ein solider Zuwachs des Reichtums gegenüberstand.[3] Das ist aus historischer Perspektive nichts Neues. Dem ›Schwarzen Tod‹ waren vor allem die unterernährten und ausgebeuteten Bauern des Spätmittelalters zum Opfer gefallen.[4] Während der ›Spanischen Grippe‹ hatten die zusätzlich von Hungerkatastrophen heimgesuchten Kolonialvölker Indiens und Afrikas besonders viele Tote zu beklagen. Sogar die Epidemien der letzten Jahrzehnte hatten die Prekären und Einkommensarmen am härtesten getroffen. Dessen ungeachtet hatten die führenden Weltinstitutionen die Überwindung der extremen Armut bis 2030 zu ihrer wichtigsten Agenda für die kommenden Jahrzehnte erklärt. Zunächst waren auch bemerkenswerte Fortschritte zu verzeichnen gewesen. Dieser Trend hatte sich jedoch seit Mitte der 2010er Jahre verlangsamt, und in allen Messbereichen – minimale Tageseinkommen bis zu 1,90, 3,20 und 5,50 US-Dollar sowie ›multidimensionale Armut‹[5] – gerieten die bescheidenen Erfolge ins Wanken. Kurz vor Beginn der Covid-19-Pandemie litten noch immer 630 Millionen Menschen – 8 % der Weltbevölkerung – unter extremer Armut.

Die zur Bekämpfung der Pandemieausbreitung ergriffenen Maßnahmen brachten jedoch eine deutliche Trendumkehr. Es kam zu einem massiven Abbau der Arbeitsplätze in den formellen Wirtschaftssektoren und den Schattenökonomien gleichzeitig, und dies beraubte insbesondere die arbeitenden Armen der Möglichkeit, ihre schrumpfenden Einkommen wie in den vorherigen Krisen durch die Flucht in selbstständige Arbeiten wie Kleingewerbe, Straßenhandel und Tagelöhnerjobs auszugleichen. Die Weltbank errechnete anhand aktueller Daten und Hochrechnungen, dass für 2020 mit einem Anstieg der extremen Armut[6] zwischen 88 und 115 Millionen Menschen (8,9 bzw. 9,1 % der Weltbevölkerung) zu rechnen war, und dass sich diese Quote sich 2021 auf 9,4 % erhöhen würde.[7]

Tabelle 10:

Die sozialen Folgen von Covid-19 (Stand Frühjahr 2021)

Gebiet	Extreme Armut[a]			Rückgang Arbeitsstunden 2020		Arbeitslosigkeit 2020		Inaktivität 2020		Verluste von Arbeitseinkommen 2020 (%)
	absolut 2018[b]	absolut 2020[c]	%[d]	absolut[e]	%[f]	absolut[g]	%	absolut[h]	%[i]	
Welt	1.898,5	2.033,8–2.479,9	7–30	255	8,8	33	6,5	81	41,1	8,3
Low-income	n. b.	n. b.	n. b.	12	6,7	1,3	5,3	-0,4	35,1	7,9
Lower-middle	n. b.	n. b.	n. b.	110	11,3	11	6,3	35	47,9	12,3
Upper-middle	n. b.	n. b.	n. b.	90	7,3	8	6,7	40	37,1	7,6
High-income	9,0	10,0–10,7	11–19	39	8,3	12	6,8	6	40,0	7,8
Afrika	718,5	744,0–818,0	4–14	29	7,7	1,9	7,2	2,1	38,9	9,4
Amerikas	n. b.	n. b.	n. b.	50	13,7	13	9,6	25	40,0	10,3
- **Lateinamerika**	66,3	72,2–94,8	9–43	39	16,2	4,9	n. b.	23	41,1	n. b.
- **Nordamerika**	n. b.	n. b.	n. b.	13	9,2	8	n. b.	2,1	38,3	n. b.
Arabische Staaten	76,8	84,4–113,2	10–47	5	9,0	1	9,9	0,1	50,0	8,4
Asien-Pazifik	1.005,8	1.098,4–1.408,7	9–40	140	7,9	14	5,2	48	41,6	6,6
Europa und Zentralasien	22,1	24,8–34,5	12–56	30	9,2	2,7	7,4	6	42,8	8,7
- **Europa**	n. b.	n. b.	n. b.	23	9,4	2,5	n. b.	4,3	37,3–47,6[j]	n. b.
- **Zentralasien**	n. b.	n. b.	n. b.	7	12,0	0,2	n. b.	2,1	41,5	n. b.

Quellen: ILO, ILO Monitor: COVID-19 and the world of work. Seventh edition. Updated estimates and analysis, 25.1.2021; ILO, ILOSTAT explorer, Inactivity rate by sex and age, ILO modelled estimates, Nov. 2020 (%) – Annual, online in: https://www.ilo.org/shinyapps/bulkexplorer6/?lang=en&segment=indicator&id=EIP_2WAP_SEX_AGE_RT_A (Stand: 29.04.2021); ILO, ILOSTAT explorer: SDG indicator 8.5.2 – Unemployment rate (%) – Annual, online in: https://www.ilo.org/shinyapps/bulkexplorer51/?lang=en&segment=indicator&id=SDG_0852_SEX_AGE_RT_A#, (Stand: 21.4.2021); Andy Summer u. a.: Estimates of the impact of COVID-19 on global poverty, in: WIDER Working Paper 2020/43 (April 2020).

a) Die Zahlen zur extremen Armut 2018 und 2020 beziehen sich für Afrika auf das subsaharische Afrika, für Lateinamerika auf Lateinamerika und die Karibik, und für die arabischen Staaten auf den Mittleren Osten und Nordafrika. Die Zahlen für Europa und Zentralasien beziehen sich auf Osteuropa und Zentralasien. Die Zahlen für »High Income« beziehen sich hier auf die Einteilung der Weltbank in »Other High Income«-Länder.

b) Millionen Personen, die ein Tageseinkommen von unter 3,20 US-Dollar haben.

c) Wie Anm. b) dieser Tabelle.
d) Prozentuale Zunahme von 2018 zu 2020. Schätzungen unter Annahme einer 5- bis 20-prozentigen Schrumpfung des Einkommens oder Konsums infolge der Covid-19-Pandemie. Das Referenzjahr für Südasien (Zahlen unter »Asien-Pazifik« subsumiert) ist 2015.
e) Äquivalente Anzahl der Vollzeitarbeitsplätze (48 h/Woche) in Millionen.
f) In Relation zu Quartal 4/2019.
g) Zunahme in Relation zu 2019 in Millionen.
h) Zu- bzw. Abnahme in Relation zu 2019 in Millionen.
i) Zahl der Personen im erwerbsfähigen Alter, die nicht zur erwerbstätig oder arbeitslos sind, ausgedrückt in Prozent der
Bevölkerung im erwerbsfähigen Alter.
j) Für das gesamte Europa lagen keine Zahlen vor. Die Inaktivitätsrate in % beträgt für Nordeuropa 37,3, für Osteuropa 41,8, für Südeuropa 47,6 und für Westeuropa 41,4.

Dabei würden allein auf Südasien mindestens 49 und höchstens 57 Millionen entfallen, und im subsaharischen Afrika wären zwischen 26 und 40 Millionen Menschen zusätzlich betroffen. Zusätzlich müsse man in den Schwellenländern von weiteren 72 Millionen Menschen ausgehen, die von extremer Armut betroffen seien. Ein Arbeitsteam der Vereinten Nationen präzisierte diese Bestandsaufnahme, wobei es nicht die Schrumpfung des Bruttoinlandsprodukts, sondern den Rückgang der verfügbaren Haushaltseinkommen und Verbrauchsmöglichkeiten zugrunde legte.[8] Nach seinen Schätzungen konzentrierten sich zwei Drittel des Anstiegs der globalen Massenarmut auf Südasien und das subsaharische Afrika, Südostasien und die Pazifikregion folgten in deutlichem Abstand. Bis Ende 2020 bestätigte die globale Entwicklung diese Befürchtungen. Die verfügbaren Daten wiesen einen Rückgang der verfügbaren Haushaltseinkommen um etwa 10 % aus. Die extremste Variante der Massenarmut – Tageseinkommen bis zu 1,90 US-Dollar ist um mehr als 100 Millionen auf mindestens 870 Millionen Menschen – knapp 11,3 % der Weltbevölkerung – angestiegen.

Was besagen diese Daten und Zahlen für die soziale Wirklichkeit der Coronakrise? Sie beginnen sich mit Leben zu füllen, sobald wir berücksichtigen, aus welchen Schichten und Lebenslagen die Menschen stammen, die im Gefolge der Covid-19-Pandemie extrem verarmt sind. Die überwiegende Mehrheit der schon zuvor von extremer Armut Betroffenen lebt in den ländlichen Regionen der unterentwickelten Länder und

Schwellenländer mit niedrigem Einkommen. Zu ihnen gesellten sich im Lauf des Jahrs 2020 die arbeitenden Armen aus den überfüllten großstädtischen Agglomerationen, allein im subsaharischen Afrika waren es bis zu 40 Millionen und in Südasien bis zu 57 Millionen Menschen.[9] Sie stammten überwiegend aus den informellen Sektoren der Bauwirtschaft, des Dienstleistungsgewerbes und Kleinhandels sowie der arbeitsintensiven Industrieproduktion. Im Vergleich zu den chronisch Armen der ländlichen Regionen sind sie besser ausgebildet und verfügen auch über einen besseren Zugang zur Infrastruktur und zum Gesundheitswesen. Auch die Übergänge zu den in der Transatlantikregion ablaufenden Verarmungsprozessen waren fließend. Hier handelte es sich überwiegend um Kleingewerbetreibende, Straßenhändler, selbstständige Arbeiter der unteren Qualifikationsstufen und Taxifahrer. Aber auch arbeitende Arme, die ihre regulär bezahlten Teilzeit- und Minijobs verloren und in die ›Kurzarbeit‹ geschickt wurden, waren betroffen. Ihre Monatslöhne betrugen durchschnittlich 500 Euro, nun wurden sie auf 330 gekürzt. Zusätzlich verschwanden die Arbeitsstellen in den informellen Sektoren. Sie wurden über Nacht extrem arm und waren wie die übrigen neuen Armen auf karitative Hilfsorganisationen und Suppenküchen angewiesen. Das nahmen sie nicht immer apathisch hin. Ende Oktober 2020 kam es beispielsweise in Turin zu Sozialrevolten in den Armutsquartieren und zu Demonstrationszügen in die wohlhabende Innenstadt, wobei nicht wenige versuchten, ihre geschrumpften Einkommen durch die Plünderung renommierter Geschäftshäuser aufzubessern.[10]

Wo sich die extreme Armut ausbreitet, sind Hungerkatastrophen und beschleunigte Kinderarmut nicht weit – dies war vielleicht die drastischste Folge der Pandemiewellen und der gegen sie gerichteten Bekämpfungsversuche. In den 70 ärmsten Ländern waren nach übereinstimmenden Berichten des UN-Kinderhilfswerks und beteiligter Nichtregierungsorganisationen 45 % aller Kinder vom Zugang zu einer ausreichenden Ernährung, zu elementarer Hygiene und Gesundheitsversorgung und zum Schulunterricht abgeschnitten. Die Kinderarmut stieg weltweit auf 690 Millionen.[11] Aber auch für die Zunahme des Hungers galt Covid-19 als ausgesprochener ›Brandbeschleuniger‹.[12] Die einschlägigen Weltinstitutionen rechneten bis Ende 2020 mit einem Anstieg der Hungernden und vom Hungertod Bedrohten von 80 auf 130

Millionen Menschen, und der Anteil der von Unterernährung Betroffenen wurde auf über 250 Millionen geschätzt.

*

Wie viele Arbeitsplätze gingen durch den Lockdown verloren? Was geschah mit den einkommenslos Gewordenen, und wie entwickelten sich ihre Einkommen? Zur Klärung dieser Fragen stehen ständig aktualisierte Berichte der Weltinstitutionen, insbesondere der Internationalen Arbeitsorganisation und der OECD, zur Verfügung.[13]

Weltweit waren die arbeitenden Klassen von den mit der Pandemiebekämpfung einhergehenden Betriebsschließungen und Kontaktbeschränkungen betroffen, und zwar die sozial Abgesicherten genauso wie die Prekären und in den informellen Sektoren Beschäftigten. Im ersten Quartal 2020 wurden 5,6 % aller Arbeitsstunden gestrichen, und dies entsprach dem Abbau von 160 Millionen Vollzeitstellen bei 48-stündiger Wochenarbeitszeit. Dabei waren die Arbeiterinnen und Arbeiter Chinas und der übrigen Länder der asiatischen Pazifikregion mit 7,3 % bzw. 125 Millionen Arbeitsplätzen besonders betroffen.[14] Im zweiten Quartal verschoben sich die territorialen Schwerpunkte nach Westen und Süden, und der Abbau der Arbeitsstunden und Arbeitsplätze erreichte mit 17,3 % bzw. 495 Millionen Arbeitsplätzen Dimensionen, die an die Große Depression der frühen 1930er Jahre heranreichten. Im dritten Quartal lockerten die meisten Regierungen die Restriktionen und erlaubten teilweise auch die Wiedereröffnung solcher Betriebe, die nicht als ›essenziell‹ bzw. ›systemwichtig‹ deklariert waren. Mit 12,1 % blieb der Rückgang der geleisteten Arbeitsstunden jedoch erheblich, sodass auch jetzt noch 345 Millionen Vollzeitarbeitsplätze vakant blieben; besonders betroffen waren wie im zweiten Quartal Südasien, Lateinamerika und die Karibik, das subsaharische Afrika und einige Länder des europäischen Kontinents. Für das letzte Quartal 2020 wurden unter der Annahme einer sich fortsetzenden Stabilisierung der Lage eine Arbeitsstundenlücke von 8,6 %, das Äquivalent von 245 Millionen Vollzeitjobs, vorausgesagt. Das war zweifellos zu optimistisch, denn unter dem Eindruck der dritten Pandemiewelle dürfte sich die tatsächliche Entwicklung eher der pessimistischen Prognosevariante (18,0 % bzw. 515 Millionen Arbeitsplätze) angenähert haben.[15]

3 SOZIALE FOLGEN UND SOZIALPOLITISCHE INTERVENTIONEN 379

Das war eine massive Verschlechterung der globalen Arbeitsverhältnisse. Sie war völlig abrupt gekommen, hatte alle Weltregionen und Arbeitsmärkte erfasst und übertraf die im Gefolge der Wirtschaftskrise von 2008/2009 entstandene Konstellation um das Zehnfache. Entscheidend war nun, was mit den um ihre Arbeitsmöglichkeiten gebrachten Erwerbsabhängigen geschah. Auf diesem sozialpolitisch brisanten Terrain ereignete sich Außergewöhnliches. Ein erheblicher Teil der aus dem Arbeitsprozess Ausgeschiedenen wurde nicht entlassen. Er behielt seinen Beschäftigtenstatus trotz der partiell oder vollständig unterbrochenen Verausgabung des Arbeitsvermögens. In vielen Fällen wurde die wöchentliche Arbeitszeit heruntergefahren, häufig blieben die Arbeiterinnen und Arbeiter ihrer Beschäftigung vollständig fern. Andere wurden durch die Quarantänemaßnahmen und andere Restriktionen isoliert und verschwanden eine Zeitlang als ›Inaktive‹ aus den Arbeitsverhältnissen. Nur ein kleiner Teil erlitt das klassische Krisenschicksal der abhängig Beschäftigten und tauchte in der Arbeitslosenstatistik auf.

Derartige sozialpolitische Maßnahmen hatte es auch schon früher gegeben, aber sie waren in ihrem Ausmaß neuartig und weltweit verbreitet. In den hochindustrialisierten Ländern Ostasiens und Europas blieb die überwiegende Mehrheit der Beschäftigungsverhältnisse intakt, obwohl die Betroffenen kaum oder überhaupt nicht arbeiteten. In Schwellenländern wie beispielsweise Mexiko, wo strikte Vorbeugemaßnahmen eingeführt wurden, blieb etwa die Hälfte der Arbeitsplätze erhalten, obwohl die Erwerbsabhängigen nicht arbeiteten. In den USA führten die Jobverluste zu einem erheblichen Anstieg der Arbeitslosigkeit und wurden nur zu einem Viertel durch Kurzarbeit abgefedert. Auch in Kanada war es ähnlich, jedoch verschwanden hier viele stillschweigend aus dem Arbeitsmarkt. Diese Option zur ›Inaktivität‹ wurde sicher durch den Rückzug in die ländliche Subsistenzwirtschaft erleichtert. Ganz anders war es dagegen in den Entwicklungs- und Schwellenländern mit niedrigen Einkommen. Hier schied die überwiegende Mehrheit als ›Inaktive‹ aus den zumeist informellen Arbeitsverhältnissen aus, weil sie keinen Zugang mehr zu ihren kleingewerblichen Produktions- und Handelsbetrieben hatte. Quantifizieren lassen sich diese Befunde noch nicht ausreichend, aber die teilweise schon vorliegenden Länderstatistiken vermitteln erste Eindrücke.[16] Dass es sich bei der fälschlich als ›Kurzarbeit‹ bezeichneten arbeitslosen Weiterbeschäftigung um ein Massenphänomen handelte, beweist vor allem die Entkopplung der Arbeitslosenstatistik vom drastischen Abbau der realen Arbeitsprozesse.

Infolgedessen spielte die Arbeitslosigkeit im ersten Jahr der Coronakrise mit Ausnahme der USA nur eine untergeordnete Rolle. Trotzdem sollte ihr Ausmaß nicht unterschätzt werden.[17] Bis Juli 2020 stieg die Arbeitslosigkeit in Lateinamerika und der Karibik um 5 % und erreichte mit 41 Millionen Erwerbslosen einen noch nie zuvor registrierten Höchststand. In Schwellenländern wie der Türkei und Südafrika kletterte die Quote bis Herbst 2020 auf 14 bzw. 30,8 %, und in den noch immer unter der Austeritätspolitik der Eurozone leidenden Ländern Südeuropas näherte sie sich wieder den dramatischen Quoten der letzten Wirtschaftskrise. Das blieben bis Ende 2020 zwar Ausnahmen, aber selbst in den 33 OECD-Mitgliedsländern war im Herbst 2020 ein neuerlicher Anstieg zu verzeichnen. Bis Juni hatte sich die Arbeitslosenquote im Vergleich zu 2019 um 2,7 Punkte auf 8 % erhöht und war anschließend wieder leicht rückläufig. Dies änderte sich jedoch wieder ab Oktober, und nun rechneten die Experten bis Ende 2020 mit einem Anstieg auf annähernd 10 % sowie im Fall einer weiteren Pandemiewelle auf 12 %. Das war im Vergleich zu den einkommensarmen Schwellenländern ein eher bescheidener Zuwachs, der vor allem mit den Rückgängen der Arbeitslosenzahlen in den USA und Kanada sowie dem Aufbau eines umfassenden Systems der Ersatzentgelte für nicht arbeitende Weiterbeschäftigte in den fortgeschrittenen Schwellenländern und den meisten Industrienationen zu tun hatte.

Aus dem Wechselspiel von Arbeitsplatzabbau, arbeitsloser Weiterbeschäftigung und Arbeitslosigkeit erklärt sich auch die Einkommensentwicklung in den Arbeiterhaushalten.[18] Aufgrund der Betriebsschließungen und Kontaktbeschränkungen gingen in den ersten drei Quartalen des Jahrs 2020 Masseneinkommen im Umfang von 3,5 Billionen US-Dollar oder 5,5 % des in derselben Zeitspanne des Vorjahrs erzeugten globalen Bruttoinlandsprodukts verloren.[19] Dieser gigantische Fehlbetrag musste durch die öffentliche Hand zumindest teilweise ersetzt werden, wenn er nicht auf die Arbeiterhaushalte durchschlagen sollte. Dies geschah auf dreierlei Weise: durch Kompensationszahlungen an die weiterbeschäftigten Nichtarbeitenden, durch die Zahlung von Arbeitslosengeld und das Wegsperren eines Teils der informell arbeitenden Armen, die als ›Inaktive‹ aus dem Arbeitsmarkt eliminiert wurden. Den nicht arbeitenden Weiterbeschäftigten wurden von den Arbeitsbehörden weltweit zwischen 60 und 80 % ihrer Einkommensausfälle erstattet, quantitative Angaben waren bis Frühjahr 2021 nicht erreichbar.[20] Diese Beträge waren teilweise großzügiger bemessen als die Arbeitslosengelder und schlossen in den hoch entwickelten Nationalökonomien auch die höher qualifizierten Kategorien der selbstständigen Arbeiter ein.

Es flossen somit erhebliche Entgeltersatzleistungen, aber sie kompensierten die krisenbedingten Einkommensverluste keineswegs vollständig. Die weltweiten Arbeitseinkommen gingen in den ersten drei Quartalen des Jahr 2020 im Vergleich zum Vorjahr um 10,7 % zurück.[21] Sie fielen in den Schwellenländern mit niedrigen Einkommen mit 15,1 % am stärksten, gefolgt von den höher entwickelten Schwellenländern mit 11,4 % und den Industrieländern mit 9 %. Diese Unterschiede verweisen darauf, dass die Kompensation der Einkommensverluste der nichtarbeitenden Weiterbeschäftigten in den meisten OECD-Ländern deutlich höher ausfiel als in der übrigen Welt.

Durch die Pandemiebekämpfung wurden nicht nur die Arbeitsmärkte auseinandergerissen, sondern es kam auch zu Asymmetrien zwischen den sektorspezifischen Beschäftigungsverhältnissen.[22] Zahlreiche Branchen wurden komplett oder weitgehend lahmgelegt, weil sie nur im Kontext persönlicher Kontakte funktionieren. Zu ihnen gehörten der Tourismus, das Beherbergungs- und Hotelgewerbe, die Gastronomie, die Sport-, Unterhaltungs- und Freizeitwirtschaft, aber auch große Teile des Transportwesens (Luftverkehr und Kreuzfahrtschiffe), des Handels und des arbeitsintensiv produzierenden Gewerbes. Diesen Hauptobjekten der Lockdowns standen andere Bereiche der gesellschaftlichen Reproduktion gegenüber, deren Weiterbetrieb im Verlauf der ersten Pandemiewelle für ›systemwichtig‹ erklärt wurde, insbesondere das Gesundheitswesen und der Pflegebereich, die Versorgungs- und Kommunikationsinfrastruktur, die öffentliche Verwaltung und der Lebensmittelsektor. In diesen unterschiedlich behandelten Branchen waren überwiegend Menschen beschäftigt, die über keine unbefristeten und sozial abgesicherten Arbeitsverträge verfügten. Sie hatten infolgedessen die Hauptlast zu tragen. Zugleich gehörten sie zu denjenigen Sektoren der arbeitenden Klassen, die sich am wenigsten wehrten, weil sie seit längerem über keine ins Gewicht fallende gewerkschaftlich-politische Repräsentation zur Wahrung ihrer kollektiven Interessen mehr verfügten.

Die Folgen waren für alle, die in diesen Branchen als selbstständige Arbeiter, Leiharbeiter, befristet Beschäftigte, niedrig Entlohnte und sozial Ungesicherte tätig waren, verheerend. In den ›nicht essenziellen‹ Sektoren wurden sie als Erste nach Hause geschickt, und damit endete auch ihr Beschäftigungsverhältnis. Ihre Haushaltseinkommen sanken überproportional stark. Da sie in der Regel wenig qualifiziert waren, kam für sie eine Übernahme in Telearbeit nicht in Frage. Aber auch für die einem erhöhten Infektionsrisiko ausgesetzten Beschäftigten der ›systemwichtigen‹ Branchen gab es nur symbolische Dankesgesten. Den neu entdeckten ›Helden des Alltags‹ wurden lange Zeit die einfachsten Mittel der Basishygiene vorenthalten. Dazu gehörten nicht nur die Beschäftigten des Gesundheits- und Pflegesektors, sondern auch die Bau- und Landarbeiter, die Arbeiter der Reparatur- und Instandhaltungsbetriebe, die Leih- und Zeitarbeiter des produzierenden Gewerbes, die Bus- und LKW-Fahrer sowie die Kontraktarbeiter der Lebensmittel- und Fleischindustrie. Wenn sie erkrankten, verloren sie ihre Arbeitskontrakte und wurden in ihren Massenunterkünften eingeschlossen.

Besonders hart setzte die Coronakrise den im informellen Sektor Beschäftigten zu. Dabei handelte es sich um ein ausgesprochenes Massenphänomen: Allein von den 1,2 Milliarden ungesichert Beschäftigten der G20-Gruppe wurden 70 % (850 Millionen) schwer von den Folgen der Pandemiebekämpfung getroffen.[23] Durchschnittliche 61 % mussten erhebliche Einkommensverluste hinnehmen, in der Gruppe der Schwellenländer waren es sogar 76 %. Fast 36 % ihrer Haushaltseinkommen fielen unter die relative Armutsgrenze.[24] Für diesen massiven Rückschlag waren drei Faktoren maßgeblich. Erstens dominierten die informellen Arbeitsverhältnisse ausgerechnet in den am härtesten betroffenen Sektoren. In ihnen überwogen zweitens Einmann- oder Mikrobetriebe mit weniger als zehn Beschäftigten, die über keinerlei Krisenreserven verfügten. Drittens hatten die arbeitenden Armen keine oder nur minimale Zugänge zu den Arbeitslosen- und Krankenversicherungen, sodass sie keine Ansprüche auf Kompensationsleistungen geltend machen konnten. Die zweite soziale Gruppe, die weltweit überproportional stark unter den Folgen der Pandemiebekämpfung zu leiden hatte, waren die Jugendlichen – die nachwachsende Generation der 15–24-Jährigen.[25] Für die Annahme, dass sie zu den größten Verlierern der Coronakrise gehören, sprachen gegen Ende des Jahrs 2020 mehrere sozioökonomische Trends. Schon vor Beginn der Krise waren weltweit 76,7 % aller arbeitenden Jugendlichen (328 Millionen) im informellen Sektor beschäftigt, und davon waren 39,8 % als selbstständige Arbeiter registriert. Wenn wir bedenken, dass diese Quote in den Entwicklungsländern (95,4 %) und Schwellenländern mit niedrigen Durchschnittseinkommen (91,4 %) schon deutlich über dem globalen Durchschnitt lag und den Anteil der Erwachsenen um jeweils etwa 8 % übertraf, können wir abschätzen, welche soziale Katastrophe sich hier anbahnte. Zudem waren die jugendlichen Arbeiter weltweit in denjenigen Sektoren beschäftigt, die durch die Krise am schwersten getroffen wurden, nämlich in Kleinhandel und Reparaturgewerbe (74,8 Millionen), in den arbeitsintensiven Segmenten der gewerblichen Produktion (59,2 Millionen), im Unterhaltungs- und Freizeitgewerbe (28,4 Millionen), im Beherbergungsgewerbe (28,1 Millionen) sowie im Transportwesen (21 Millionen). In diesen fünf von der Krise am härtesten getroffenen Branchen waren fast alle Jugendliche informell beschäftigt, d. h. mit schlechten Arbeitsbedingungen, fehlender sozialer Absicherung, extrem niedrigen Entgelten und blockierten Bildungschancen konfrontiert. Es kann deshalb nicht verwundern, dass sich die aktivsten von ihnen trotz der Grenzschließungen dorthin auf Wanderschaft begaben, wo sie sich bessere Überlebensbedingungen erhofften. Dabei gerieten sie jedoch erst recht in eine ausweglose Situation: Sie wurden entweder in Internierungslager gesteckt oder in ihre Herkunftsländer abgeschoben. Was dort auf sie wartete, wissen wir nicht. Vielleicht haben ihnen die Lockerungsmaßnahmen zumindest teilweise eine Rückkehr in die informellen Beschäftigungsverhältnisse ermöglicht. Mit Sicherheit werden sie aber zur Masse derjenigen prekären Jugendlichen gehören, denen auch in den wohlhabenderen Weltregionen der Zugang zu den inner- wie außerbetrieblichen Bildungseinrichtungen erschwert ist, weil sie nicht über die

Hard- und Software verfügen, die für die Teilnahme an den zunehmend digitalisierten Unterrichts- und Trainingsveranstaltungen erforderlich ist.

Und wie erging es den arbeitenden Frauen? Auch hier waren gegen Ende des ersten Pandemiejahrs dank der Feldstudien und statistischen Erhebungen zahlreicher Institutionen einige orientierende Aussagen möglich.[26] Der Trend ist eindeutig: Die Dreifachbelastung der Frauen als Arbeiterinnen, Hauptträgerinnen des Gesundheitswesens und der unbezahlten Haus- und Reproduktionsarbeit hat die Fortschritte, die in den letzten Dekaden bei den Bemühungen um die Gleichstellung der Geschlechter gemacht worden waren, ernsthaft in Frage gestellt. Wie die Jugendlichen waren die arbeitenden Frauen in solchen Sektoren beschäftigt, in denen besonders viele Arbeitsplätze gestrichen wurden: Hotel- und Beherbergungsgewerbe, Gastronomie, kleingewerblicher Einzelhandel und Freizeit- und Unterhaltungsindustrie, aber auch in den arbeitsintensiven Segmenten der gewerblichen Produktion. Hier waren zu Krisenbeginn weltweit 510 Millionen Frauen (40 % aller weiblichen Arbeitskräfte) beschäftigt gewesen. Zudem teilten sie mit den Jugendlichen das Schicksal einer nach wie vor starken Lohndiskriminierung im Vergleich zu den fest angestellten Männern und waren überwiegend als Teilzeitarbeiterinnen, Minijobberinnen oder selbstständige Arbeiterinnen engagiert. Sie verloren infolgedessen als Erste ihre Arbeitsplätze und landeten überproportional häufig in der Arbeitslosigkeit. Diese Entwicklung war in allen Weltregionen zu beobachten. In Kolumbien differierte der Rückgang der Erwerbstätigkeit von April 2019 bis April 2020 zwischen Frauen und Männern um 8,3 % (29,3/21,0 %), in den USA um 3,2 % (16,6/13,4 %) und in Kanada um 2,7 % (16,5/13,8 %).[27] Da sie überdies häufiger als männliche Arbeiter entlassen und vom Bezug der öffentlichen Kompensation der nichtarbeitenden Weiterbeschäftigten ausgeschlossen blieben, sanken auch ihre Einkommen deutlich stärker.

Auch für die überwiegend weiblichen Hausangestellten hatten die Maßnahmen zur Eindämmung der Coronapandemie weitreichende Folgen. 55 Millionen (72,3 %) der niedrig entlohnten familiären Reproduktionsarbeiterinnen verloren bis Juni 2020 ihre Arbeitsplätze. Da sie überwiegend informell beschäftigt waren, hatten sie in der Regel keinen

Zugang zu den sozialen Sicherungssystemen der jeweiligen Nationalökonomien, zumal es sich in den meisten Fällen um Migrantinnen handelte. Für sie war der Verlust ihrer Arbeitsplätze besonders gravierend, weil sie nach ihrer Entlassung mit vielfältigen Reisebeschränkungen konfrontiert waren und nur unter großen Schwierigkeiten in ihre Herkunftsländer zurückkehren konnten.

Im Gegensatz zu den gewerblichen Arbeiterinnen und den Hausangestellten standen die im Gesundheitswesen tätigen Frauen seit dem Höhepunkt der ersten Welle im Rampenlicht der Medien. Das war aufgrund der zu Krisenschwerpunkten der Pandemie gewordenen Hospitäler und Altenheime leicht nachvollziehbar. Durchschnittlich 70 % aller im Gesundheits- und Pflegesektor Beschäftigten sind Frauen, die Quote schwankt zwischen 35 % in Saudi-Arabien und 80 % in Kanada, Russland und Südkorea. Zusätzlich sind sie in den weniger qualifizierten Segmenten überproportional stark vertreten und verdienen deutlich weniger als ihre männlichen Kollegen (29 % weniger in den fortgeschrittenen Entwicklungsländern und 21 % in den hoch entwickelten Nationalökonomien). Im Verlauf der Pandemie waren sie immer häufiger an der Behandlung und Versorgung schwerkranker Covid-19-Patienten beteiligt. Ihre Arbeitsbedingungen waren hart und zudem gefährlich, weil es monatelang an den Ressourcen und Schutzvorkehrungen der Basishygiene mangelte. Darüber hinaus machten die überlangen Arbeitszeiten und der emotionale Stress die Gesundheitsarbeiterinnen besonders infektionsanfällig, und sie mussten vor allem in den weniger entwickelten Weltregionen einen schrecklichen Preis für ihr Engagement bezahlen.[28]

Zusätzlich zu ihren unterbezahlten Berufstätigkeiten erbringen die arbeitenden Frauen gewaltige Mengen an unbezahlter Haus- und Pflegearbeit. Vor dem Ausbruch der Pandemie entfielen drei Viertel dieser Tätigkeiten auf sie, wobei die Bandbreite zwischen 60 % in Kanada und 90 % in Indien schwankte. Die in diesen Daten zum Ausdruck kommende Überbelastung im Vergleich zu den männlichen Lebenspartnern verschlimmerte sich während der ersten Pandemiewelle dramatisch, weil weltweit die Kinderkrippen, Kindertagesstätten und Schulen geschlossen wurden. Auch nach der partiellen Zurücknahme dieser Restriktionen blieb die Zusatzbelastung hoch, insbesondere für alleinerziehende berufstätige Mütter. Die Frauen mussten in diesen Monaten ihre von der Außenwelt abgeschnittenen Kinder nicht nur verstärkt betreuen, sondern sich auch um ihren Schulunterricht kümmern. Hinzu kam die Versorgung erkrankter oder pflegebedürftiger Familienangehöriger, die häufig aus den Altenheimen zurückgeholt wurden. Zwar unterstützten die älteren Kinder und die Partner die Frauen bei diesen gewaltig angewachsenen Haus- und Sorgearbeiten. Aber sie hatten die Hauptlast zu tragen und mussten häufig ihre bezahlte Berufstätigkeit einschränken oder aufgeben, soweit sie nicht ohnehin schon ihre Arbeitsplätze verloren hatten. Das alles führte zu extremen psychischen Belastungen und hatte auch Spannungen in den partnerschaftlichen Beziehungen zur Folge. Weltweit nahm die innerfamiliäre Gewalt zu, und auch in diesen Fällen waren vor allem Frauen die Leidtragenden.[29]

Dies waren gravierende Rückschläge für die Emanzipationsbestrebungen der arbeitenden Frauen. Aber es gab auch deutliche Unterschiede. In den hoch entwickelten Regionen des Weltsystems konnten die Frauen wenigstens für die Zukunft vorsorgen und ihre generativen Funktionen stilllegen.[30] Der Verbrauch von Verhütungsmitteln nahm ab Frühjahr 2020 schlagartig zu, und die Einrichtungen der Reproduktionsmedizin meldeten Leerstände. Sobald die Akteure der politischen Regime den sich anbahnenden Gebärstreik wahrnahmen, versuchten sie mit Geburtsprämien und dem kostenlosen Zugang zur künstlichen Befruchtung gegenzusteuern – so etwa in Singapur und Japan. Aber sie vermochten den Trend nicht zu stoppen. In den ärmeren Weltregionen schlug das Pendel hingegen in die entgegengesetzte Richtung aus. Dort hatten die Frauen keinen oder nur sehr eingeschränkt Zugang zu Verhütungsmitteln, und die durch die Einschließungen bewirkte Steigerung der sexuellen Aktivitäten führte zu zahlreichen ungewollten Schwangerschaften. Insbesondere in den Ländern Südasiens und des subsaharischen Afrikas wurde ab der Jahreswende 2020/21 ein ausgesprochener Babyboom erwartet. Das hatte auch damit zu tun, dass die Töchter der Armutsfamilien wieder deutlich früher verheiratet wurden als in den Jahrzehnten zuvor, um ihre Ernährung zu sichern und das Haushaltseinkommen mithilfe des Brautgelds aufzustocken.

3 SOZIALE FOLGEN UND SOZIALPOLITISCHE INTERVENTIONEN

Die Coronakrise hat die Menschheit völlig unerwartet in eine soziale Krise gestürzt, deren Ausmaß nach dem Beginn des zweiten Pandemiejahrs die gesellschaftlichen Konvulsionen der Weltwirtschaftskrise von 2008/2009 übertraf. Das war vor allem den umfassenden Kontakt- und Mobilitätsbeschränkungen geschuldet, die immer wieder ergriffen wurden, um die Pandemiewellen einzudämmen. Zur Zeit der Weltwirtschaftskrise von 2008/2009 hatten die Regierungen und Weltinstitutionen umfangreiche Sozialprogramme im Umfang von etwa 600 Milliarden US-Dollar aufgelegt, um die Unterklassen vor dem Absturz zu bewahren und den Massenkonsum zu stabilisieren. Unmittelbar danach – 2010/2011 und dann nochmals 2015/2016 – hatten sie jedoch eine Kehrtwende zur Austeritätspolitik vollzogen und waren zu den Deregulierungs- und Privatisierungsprogrammen der letzten Jahrzehnte zurückgekehrt. Die Demontage sozial gesicherter und auskömmlicher Arbeitsplätze ging weiter, und weltweit vergrößerte sich der Anteil der informellen, prekären und unterbezahlten Beschäftigten auf über zwei Drittel. In der beschleunigten Ungleichverteilung des gesellschaftlichen Reichtums spiegelte sich die Polarisierung der neuen Klassengesellschaft: Die reichen und wohlhabenden Oberschichten (20 %) verfügten vor dem Ausbruch der Pandemie über 69 % der Einkommen, während sich die arbeitenden 80 % mit 31 % begnügen mussten.[31] Mit dieser Umverteilung von unten nach oben verschlechterten sich für die breite Mehrheit der arbeitenden Bevölkerung die Möglichkeiten zur Absicherung ihrer Existenz gegen Arbeitslosigkeit, Krankheit, Invalidität und Alter. Besonders gravierend waren die Hürden beim Zugang zum deregulierten Gesundheitswesen.[32] Ausgerechnet die arbeiten Armen waren verstärkt darauf angewiesen, für ihre Behandlungskosten bar aufzukommen, weil sie sich private Krankenversicherungen nicht leisten konnten. Für die Haushalte informell Arbeitender oder prekär Beschäftigter wuchs sich eine mittelschwere Erkrankung zu einer sozialen Katastrophe aus, und viele rutschten in die Armut ab.

Die SARS-CoV-2-Pandemie stellte die Gesundheits- und Sozialsysteme durch ihr plötzliches Auftreten und ihre rasante Ausbreitung vor gewaltige Herausforderungen. Um die seitherige Entwicklung zu verstehen, dürfen wir jedoch die konkrete Ausgangssituation nicht ausklammern. Aufgrund der Austeritätspolitik der Vorjahre war das öffentliche

Gesundheitswesen bereit stark skelettiert.³³ Eine offene Diskussion über die strukturellen Kontexte der sich anbahnenden Misere fand nicht statt. Die Krisenstäbe traten die Flucht nach vorn an und entdeckten die Sozialpolitik wieder. Seit dem Höhepunkt der ersten Pandemiewelle und der Stilllegung des gesellschaftlichen Lebens avancierte sie zu einem integralen Bestandteil des nationalen und internationalen Krisenmanagements.³⁴ Innerhalb weniger Monate wurden über 1.000 soziale Hilfsprogramme gestartet. Bis September 2020 waren es 1.407 und bis Jahresende kamen weitere 300 dazu. Auch die mobilisierten Summen waren bemerkenswert. Bis Juli 2020 erreichten sie ein Volumen von mehreren Billionen US-Dollar.³⁵ Die dabei angewandten Verfahren und die damit verbundenen Zielstellungen waren äußerst komplex. Es handelte sich um einmalige Direktzahlungen und Zuschüsse, um neuartige oder erweiterte Sozialhilfeprogramme, um Mietstundungen und Kreditnachlässe, um Lohnersatzleistungen zur Aufrechterhaltung der Arbeitsplätze und um verbesserte oder neu eingeführte Arbeitslosenbezüge. Aus diesen kaum überschaubaren sozialen Unterstützungsprogrammen kann ich nur einige markante Beispiele herausgreifen.

Besonders augenfällig waren die einmaligen Geldüberweisungen. Sie wurden in 94 Ländern getätigt und wirkten wie ein Vorgriff auf das seit längerem diskutierte bedingungslose Grundeinkommen: Eine pauschale Nothilfe an alle Staatsangehörige, die über eine feste Wohnadresse verfügten. Die Beträge variierten zwischen umgerechnet 75 US-Dollar in den Entwicklungsländern und 1.200 US-Dollar in den industrialisierten Zentren, so etwa den USA. Auch die Bezeichnungen waren phantasievoll gewählt und sollten Zuversicht ausstrahlen oder das reaktionsschnelle Engagement der Regierungen unter Beweis stellen: ›Social Amelioration Program‹ (Philippinen), ›Stimulus Check‹ (USA), ›Ehsaas Emergency Cash Program‹ (Pakistan), ›Ingreso Mínimo Vital‹ (Spanien), ›Ingreso Solidario‹ (Kolumbien) usw.

Einen weiteren Schwerpunkt bildeten neu entwickelte oder erweiterte Sozialhilfeprogramme. Auf diesem Terrain geschah in einigen Ländern Erstaunliches. Beispielsweise beendete die konservative brasilianische Regierung die Demontage des ›Bolsa Familia‹-Programms ihrer Vorgängerin zur Unterstützung extrem armer Haushalte: Sie vereinfachte den Zugang, verkürzte die Wartelisten auf ein Drittel und schoss

213 Milliarden Real (umgerechnet 39 Milliarden US-Dollar – etwa 2 % des Bruttoinlandsprodukts) zu, sodass sie anfänglich 14,29 Millionen Haushalte und zuletzt 67 Millionen Menschen mit 600 Real monatlich unter die Arme greifen konnte.[36] Die Regierung Usbekistans mobilisierte den Nationalen Krisenfonds und startete zeitlich befristete Sozialhilfeprogramme für Familienhaushalte unter der Armutsgrenze; bis Ende 2020 wurden die Transferbeträge erhöht, die Bezugsdauer verlängert und die Zugangsbedingungen erleichtert. Auch in Somalia kam es erstmalig zu direkten Hilfszahlungen für 1,3 Millionen arme und besonders gefährdete Haushalte; dabei wurde das Arbeits- und Sozialministerium vom Welternährungsprogramm und dem UN-Kinderhilfswerk unterstützt. Ähnliche soziale Notfallprogramme wurden mit internationaler Unterstützung in anderen Ländern gestartet, die von der Krise besonders betroffen waren, so etwa im Irak, in Costa Rica, auf den Cap Verden, in Namibia und Mozambique. Sie waren in der Regel auf drei Monate befristet, wurden jedoch überwiegend bis Ende 2020 verlängert.

Andere Regierungen verbesserten dagegen die schon bestehenden Sozialprogramme. China verdoppelte in der Zeit von März bis Juni 2020 die den Armen gewährten Zahlungen zum Ausgleich der Preissteigerungen und erhöhte die Grundbeträge des nationalen Sozialhilfesystems, das zugleich auf alle Covid-19-Patienten ausgedehnt wurde. Zahlreiche Entwicklungs- und Schwellenländer erhöhten die seit langem bereitgestellten Zuschüsse zur Beschaffung von Grundnahrungsmitteln um ein Drittel und verlängerten die Bezugsdauer. Zusätzlich lockerten die Sozialbürokratien zahlreicher Länder die Bedingungen, an die sie bislang den Bezug von Unterstützungszahlungen geknüpft hatten. Typisch dafür sind die Philippinen. Dort waren die Transferzahlungen an arme Familien vom Schulbesuch der Kinder, Gesundheitskontrollen und anderen Vorleistungen abhängig. Sie wurden nun befristet ausgesetzt; zusätzlich wurden die monatlichen Bezüge durch eine Nothilfe im Umfang von umgerechnet 72–132 US-Dollar aufgestockt.

Den dritten Ansatzpunkt bildeten die Kompensationsleistungen der öffentlichen Haushalte für die heruntergefahrenen Arbeitsstunden. Die meisten Regierungen der weiterentwickelten Schwellenländer und der Industrienationen verhinderten den Absturz der Mehrheit der sozial abgesicherten Lohabhängigen in die Arbeitslosigkeit durch die Einführung von Lohnersatzleistungen, die mit der Fortdauer des Arbeitsvertrags kombiniert waren (›Kurzarbeit‹). Über die dabei transferierten Geldbeträge, die zwischen 60 und 80 % der vorherigen Nettoverdienste ausglichen, waren bis Frühjahr 2021 noch keine ausreichenden Daten verfügbar. Es handelte sich jedenfalls um riesige Summen. Zur Zeit der Lockdowns (Mitte März bis Ende Mai sowie ab Spätherbst 2020) waren in einigen Nationalökonomien bis zu 60 % des gesamten Arbeitskräftepotenzials in ›job retention schemes‹ geparkt, so etwa im Mai 2020 55 % in Frankreich, 47 % in Italien, 30 % in Großbritannien und Deutschland sowie 20–25 % in Spanien, der Türkei und Australien.[37] Damit ließen es zahlreiche Regierungen jedoch nicht bewenden. Sie stellten sich vielmehr den neuen Herausforderungen und lockerten die restriktiven Vorgaben der Arbeitslosenversicherung. Es kam zu zahlreichen zeitlich befristeten Korrekturen, wobei vor allem die Transferleistungen erhöht und die Bezugsdauern verlängert wurden. Hier machten vor allem die USA Schlagzeilen.[38] Im März 2020 stockte der Kongress die laufenden Zahlungen der Bundesstaaten um 600 US-Dollar pro Woche auf und verlängerte die Bezugsdauer anschließend mehrfach. Ihren vorläufigen Abschluss fanden die Sozialprogramme schließlich im ›American Rescue Plan Act‹ vom März 2021, durch den weitere 1,9 Billionen US-Dollar zur Aufstockung des Arbeitslosengelds, der Einmalzahlungen an die Familienhaushalte und zur Unterstützung der Kommunalverbände und Stadtverwaltungen bereitgestellt wurden.[39]

Weitere Nationalökonomien folgten diesem Beispiel und differenzierten es gleichzeitig weiter aus, wobei vor allem die partielle Ausweitung der Bezugsberechtigung auf Prekäre und informelle Arbeiter Bedeutung erlangte. Bis September 2020 stockten 130 Länder ihre Arbeitslosenbudgets auf. Die australische Regierung bezog befristet Beschäftigte, selbstständige Arbeiter und prekäre Gesundheitsarbeiter, die an Covid-19 Erkrankte versorgten, in ihr ›Job Seeker‹-Programm ein. Ähnlich erweiterte und bis Ende 2020 bzw. Frühjahr 2021 befristete Bezugsrechte für bislang sozial ungesichert Beschäftigte gab es auch in Großbritannien, Dänemark, Italien und Frankreich. Andere Länder zogen es vor, ihre selbstständigen Arbeiter (›Soloselbstständige‹) und Mikrounternehmen mithilfe von Zuschüssen und Sonderkrediten separat über Wasser zu halten, so etwa Deutschland und die USA, wo für diese

Zwecke ein eigenständiges ›Paycheck Protection Program‹ für nicht rückzahlbare Darlehen im Umfang von 350 Milliarden US-Dollar aufgelegt wurde. In den meisten Entwicklungs- und Schwellenländern war die Arbeitslosenversicherung dagegen Neuland oder befand sich noch in den ersten Anfängen. Hier eröffnete sich für die Regierungen ein weites Experimentierfeld zur befristeten Absicherung der in den formellen Sektoren beschäftigten Arbeiter. Indonesien führe eine ›Pre-Employment Card‹ ein, die die zeitlich befristeten Geldüberweisungen von der Teilnahme an digitalen Weiterbildungskursen abhängig machte. Für die 1,3 Millionen formell Beschäftigten Thailands wurde eine Arbeitslosenversicherung eingerichtet, die für die Jahre 2020 und 2021 bei einer Laufzeit von maximal 200 Tagen Zahlungen im Umfang von 70 % des Nettolohns vorsah. Im Vergleich dazu mussten sich die regulär beschäftigten Arbeiterinnen und Arbeiter Südafrikas mit weitaus geringeren Leistungen begnügen. Im Fall ihrer Entlassung konnten sie eine auf maximal drei Monate begrenzte Unterstützungsleistung beanspruchen, die sich am offiziellen Mindestlohn (umgerechnet 200 US-Dollar monatlich) orientierte. Ähnliche Regelungen wurden bis Frühjahr 2021 in etwa 25 weiteren Entwicklungs- und Schwellenländern auf den Weg gebracht.

Zweifellos war dieser sozialpolitische Aktivismus beeindruckend. Gleichwohl wies er erhebliche Mängel auf, und zwar auch in den führenden Nationalökonomien. Beispielsweise erweckte der im März 2020 in den USA eingeführte ›Coronavirus Aid, Relief, and Economic Security Act‹ (CARES Act) den Eindruck einer Gesetzgebung, die so etwas wie eine sozialstaatliche Wende einzuleiten schien.[40] Auf die damit verbundene Einmalzahlung an alle registrierten Erwachsenen (300 Milliarden US-Dollar), die Alimentierung der notleidenden Mikrounternehmen und die Aufstockung der Arbeitslosenversicherung (260 Milliarden US-Dollar) wurde schon hingewiesen. Es gab indessen noch weitere kostspielige Flankierungsmaßnahmen zur Senkung und Stundung der individuellen Einkommensteuern, Moratorien für Mietzahlungen, Sonderzuwendungen an Studierende und Verbesserungen in der Rentenversicherung. Selbstverständlich wurden im Rahmen dieses 2,2 Billionen-Pakets auch die Großunternehmen großzügig bedacht. Aber der Gesamtansatz vernachlässigte die Unterklassen und unteren Mittelschichten keineswegs. Trotzdem befanden sich bis Ende des Jahrs 2020

Millionen US-Amerikaner am Rand des sozialen Absturzes. 13 Millionen Erwerbslose warteten auf die Verlängerung der Arbeitslosenzahlungen, die Ende Dezember ausliefen. 11 Millionen bezogen ihre Lebensmittel von gemeinnützigen Tafeln. Acht Millionen waren zusätzlich in die Armut abgerutscht, und schon im September konnten sechs Millionen Haushalte ihre Mietkosten nicht mehr aufbringen. Hier brachte der ›Biden-Stimulus‹ vom März 2021 erneut befristet Abhilfe.

Die USA waren kein Einzelfall. Der sozialpolitische Aktivismus vieler Regierungen erwies sich jedoch bald als Strohfeuer und schloss zahlreiche Gruppen der Unterklassen aus den Hilfsprogrammen aus.[41] Dies war keineswegs immer beabsichtigt. Aber der bürokratische Jargon und die komplizierten Prozeduren schreckten Millionen Bedürftige ab und schlossen die physisch und mental Behinderten, immerhin 15 % der globalen Armutsbevölkerung, aus. Auch die Steuernachlässe gingen an der Masse der arbeitenden Armen vorbei, denn sie gehörten nicht zu den Steuerzahlern. Alle, die nicht registriert waren und über keine Wohnadresse verfügten, blieben in ihren Notunterkünften und Schlafstellen unerreichbar. Darüber hinaus wurden in vielen Sozialprogrammen die Papierlosen und informellen Arbeiter explizit ausgeschlossen, so etwa im CARES-Programm der USA, aber auch in Spanien und Japan. Auch junge Erwachsene unter 25 Jahren waren häufig nicht antragsberechtigt, und die mit den Entgeltleistungen verbundenen Verpflichtungen zur Registrierung und zur Teilnahme an digitalen Schulungsprogrammen wirkten abschreckend.

Es gab aber noch weitere Hindernisse für viele Hilfsbedürftige. Dazu gehörte erstens, dass auch die Sozialverwaltungen der Entwicklungsländer auf Online-Betrieb umgeschaltet hatten. Sie wickelten also ihre Operationen über digitalisierte Erfassungssysteme und Internetportale ab. In den besonders betroffenen Weltregionen – Südasien, subsaharisches Afrika und in Teilen Lateinamerikas – verfügte jedoch erst knapp die Hälfte der armen Haushalte über einen Internetzugang, in Bolivien, Paraguay und Peru waren es sogar nur 3–5 %. Zweitens waren die Transferleistungen häufig viel zu niedrig angesetzt und lagen unter dem physischen Existenzminimum, wobei die Sozialbürokratien Chiles, Pakistans und Südafrikas mit schlechtem Beispiel vorangingen. Gravierend war drittens die zeitliche Befristung. Als die Hilfsprogramme im Frühjahr

2020 eingeführt wurden, rechneten die Regierungen mit einer raschen Eindämmung der Pandemie. Sie betrachteten ihre Aktivitäten als reine Überbrückungsmaßnahmen und begrenzten sie in der Regel auf drei Monate. Bis Frühjahr 2021 mussten die Transferleistungen mehrfach verlängert werden, und dies führte nicht selten zu erheblichen Einschränkungen.

Die hier zusammengetragenen Fallbeispiele erwecken den Eindruck, als ob die politischen Entscheidungszentren in diese sozialpolitischen Maßnahmen zur Abfederung der Lockdowns hineingestolpert wären. Wann und wie sie aus dieser unverhofft entstandenen ›sozialreformerischen‹ Handlungsebene wieder herauskommen, war im Frühjahr 2021 unklar. Die internationalen Akteure – allen voran die Internationale Arbeitsorganisation, die Vereinten Nationen und die Weltbank – drängten zu einer Weiterentwicklung der Stützungsprogramme in die Richtung einer umfassenden neuen Sozialstaatlichkeit. Ob es tatsächlich zu einem solchen Paradigmenwechsel kommt, ist ungewiss. Wir befinden uns in einer Übergangssituation, in der die sozialen Auseinandersetzungen und globalen Kräfteverhältnisse über die weitere Entwicklung entscheiden werden.

4. Die Politik im Ausnahmezustand

Nach einer kurzen Phase des Vertuschens oder Verharmlosens haben die meisten politischen Entscheidungszentren weltweit weitreichende Maßnahmen zur Bekämpfung der Pandemie ergriffen. In zahlreichen Ländern wurden nicht nur die akut Erkrankten isoliert und behandelt, sondern auch die positiv Getesteten interniert. Kontaktpersonen erhielten Hausarrest und wurden elektronisch überwacht. Reiserückkehrer mussten sich testen lassen und in Quarantäne begeben. Zeitweilig wurde Millionen von Menschen das Verlassen ihrer Wohnungen untersagt. Wenn sie sich Lebensmittel und Medikamente beschaffen oder ihre als ›systemwichtig‹ eingestuften Arbeitsplätze aufsuchen wollten, benötigten sie dafür physische oder elektronische Passagierscheine. Besuchskontakte und Reisen wurden verboten und selbst an hohen Festtagen auf ein Minimum beschränkt. Hinzu kam die partielle bis vollständige Lahmlegung des Bildungswesens, des kulturellen Lebens und öffentlich-politischer Manifestationen aller Art. Wesentliche persönliche, soziale und politische Rechte waren plötzlich ausgehebelt, um ein einziges Grundrecht gegen die grassierende Pandemie zu schützen – das Recht auf Gesundheit.

Mit dieser angeblich alternativlosen Zwangslage rechtfertigten die Staatschefs und Regierungen weltweit die Aushebelung elementarer Grund- und Menschenrechte. Thomas Hobbes' ›Leviathan‹ war wiedergekehrt und überformte die politischen Systeme in allen ihren Varianten.[1] Die Wege, in denen sich dieser Umschlag vollzog, waren je nach der Ausgangssituation der Regime sehr unterschiedlich.[2] In einigen Fällen spielte er sich reibungslos innerhalb weniger Tage ab. So war es in der Volksrepublik China: Das Zentralkomitee der Kommunistischen Partei ernannte eine Führungsgruppe und bildete gemeinsam mit dem Staatsrat einen Zentralen Sonderausschuss, der innerhalb weniger Tage eine bis in die einzelnen Kommunen reichende regionale Kommandostruktur aufbaute. Die Allmacht Leviathans war schon so weit präfiguriert, dass sie nur noch auf die durch das neu aufgetretene Virus bedrohte Volksgesundheit justiert werden musste. Auch in anderen Ländern Ost- und Südostasiens war eine ähnlich reibungslose Ausgestaltung der autoritären Staatsgewalt zu beobachten. Sie wurde jedoch in Taiwan, Vietnam und Südkorea mithilfe des Big Data-Systems etwas diskreter gehandhabt. Einige Wochen später wurden die Systeme zur elektronischen Kontrolle der Bewegungsfreiheit und der Privatsphäre in ein formell proklamiertes Regime der Seuchenhygiene integriert, wobei das taiwanesische ›National Health Command Center‹ die Rolle eines Taktgebers einnahm.

Dies blieben jedoch eher Ausnahmen. In den übrigen Weltregionen musste die Preisgabe der Grund- und Freiheitsrechte der Individuen zum Schutz der Volksgesundheit in aller Form vollzogen und legitimiert werden. Dafür gab es drei Möglichkeiten.[3] Die erste und einfachste bestand im Rückgriff auf die in den Verfassungen verankerte Proklamation des Ausnahmezustands durch die Regierungen oder Staatsoberhäupter. Dem französischen Präsidenten genügten eine entsprechende Verfassungsklausel und ein darauf bezogenes Gesetz über den Ausnahmezustand, wobei er die Pandemie zur Rechtfertigung der weitreichenden Exekutivbefugnisse in einer Fernsehansprache mit dem Kriegszustand gleichsetzte.[4] Einige Tage später übernahm der Ministerrat seine Befugnisse und verabschiedete in enger Anlehnung an das Ausnahmegesetz von 1955 ein Gesetz über den gesundheitlichen Ausnahmezustand (›état d'urgence sanitaire‹). Auch die Regierungen Boliviens, Chiles, Ecuadors, Perus, Ungarns und mehrerer afrikanischer Länder rekurrierten auf den in den Verfassungen vorgesehenen Ausnahmezustand, proklamierten gesundheitspolitische Notstandsgesetze und mobilisierten ihre Sicherheitsapparate. Teilweise, aber nicht immer, gingen der Etablierung der Notstandsregimes parlamentarische Sondersitzungen voraus, wobei die Abgeordneten ihre gesetzgeberischen Funktionen und ihre Kontrollaufgaben in aller Form an die Exekutive abtraten. Repräsentativ für diese Entwicklung war vor allem die Schweiz.[5] Hier übertrug die Bundesversammlung alle Staatsfunktionen auf die Zentralgewalt – den Bundesrat. Der proklamierte umgehend das ›Notrecht‹, was neben der Beseitigung der Bürgerrechte die – wenn auch befristete – Aufhebung des viel gepriesenen schweizerischen Föderalismus zur Folge hatte.

In einer zweiten Ländergruppe verlief die Suspendierung der repräsentativ-demokratisch verfassten politischen Systeme komplizierter; sie zeitigte jedoch letztlich ein analoges Ergebnis. Ein typisches Beispiel dafür war Deutschland.[6] Auch die Berliner Regierung hätte auf eine seit 1968 in der Verfassung verankerte Notstandsklausel zurückgreifen und unter Berufung auf die akute gesundheitliche Gefährdung der Bevölkerung elementare Grundrechte außer Kraft setzen sowie der Exekutivgewalt weitreichende Verordnungsvollmachten geben können. Sie schlug jedoch diese politisch-historisch brisante Option aus. Stattdessen wählte sie einen weniger spektakulären Weg durch die seuchenhygienische Hintertür. Zunächst schuf sie Fakten und bereitete ein erstes Maßnahmenpaket zur Pandemiebekämpfung vor. Wenige Tage später beschaffte sie sich dafür eine nachträgliche parlamentarische Zustimmung mithilfe eines ›Gesetzes zum Schutz der Bevölkerung bei einer epidemischen Lage von nationaler Bedeutung‹ (Bevölkerungsschutzgesetz), das die im Infektionsschutzgesetz festgeschriebenen Verordnungskompetenzen des Gesundheitsministeriums zu einer Art Generalvollmacht ausweitete. Im Mai 2020 folgte ein zweites Bevölkerungsschutzgesetz. In ihm wurden vor allem die finanziellen Folgen der Corona-Notverordnungen geregelt. Schließlich akklamierte der Bundestag im November im Eilverfahren eine dritte Gesetzesvorlage, die die Verordnungsvollmachten nun detailliert in einem Zusatzparagraphen des Infektionsschutzgesetzes auflistete. Damit nahm die Regierung der Kritik an der seuchenhygienischen Generalvollmacht den Wind aus den Segeln. Die Eingriffe und Restriktionen unterstellten nun wichtige Bereiche des gesellschaftlichen Lebens dem Diktat der Pandemiebekämpfung; im April 2021 kam es zu einer weiteren Verschärfung im Rahmen einer vierten Gesetzesnovelle.[7] Die vom Publizisten Heribert Prantl als ›Verzwergung‹ bezeichnete Selbstentmachtung des Parlaments öffnete der Exekutive Tür und Tor.[8]

Eine dritte Ländergruppe verzichtete auf die Mobilisierung der Ausnahmegesetzgebung. Ihre Regierungen begnügten sich nach der auch von ihnen festgestellten epidemischen Notlage mit der Berufung von Expertengremien, die sie und die Gesundheitsbehörden bei ihren Entscheidungsprozessen berieten. Infolgedessen waren den Befugnissen zur Suspendierung der Freiheitsrechte enge Grenzen gesetzt. Die Regierungen mussten sich auf die Propagierung seuchenhygienischer Vorsichtsmaßnahmen konzentrieren und an die Eigenverantwortung ihrer Bürgerinnen und Bürger appellieren. Dieser Linie folgten so unterschiedliche Länder wie Brasilien, Japan, Mexiko, Schweden und die USA. Es geschah wohl nicht so sehr aufgrund verfassungsrechtlicher Grundsätze, sondern eher aus Furcht vor den sozialen und wirtschaftlichen Folgen, die die unspezifizierten Kontaktbeschränkungen mit sich brachten. Entsprechend kontrovers verliefen die Debatten in dieser Ländergruppe. Dort, wo die stattdessen praktizierten spezifischen Präventionsmaßnahmen auch ohne Lockdown zur Eindämmung der Pandemie führten wie beispielsweise in Japan,[9] flauten sie bald ab. In anderen Ländern wurden dagegen gezielte Maßnahmen zum Schutz der besonders gefährdeten Gesellschaftsgruppen unterlassen, so etwa in Schweden.[10] Hier löste das Sterben in den Altenheimen heftige Kontroversen aus. Auch in Brasilien und den USA gerieten die Zentralregierungen unter Kritik, weil die von ihnen favorisierte Politik des doppelten Nichttuns (kein Lockdown und Unterlassen gezielter Gegenmaßnahmen) vollends in die Sackgasse führte.[11] Diese Entwicklung war insbesondere in Brasilien und den USA zu beobachten. Hier ergriffen zahlreiche Bundesstaaten, Provinzregierungen und Kommunalverwaltungen die Initiative und schränkten die Freiheitsrechte drakonisch ein, ohne die damit verbundenen politischen und verfassungsrechtlichen Konsequenzen zu berücksichtigen.

Letzten Endes schlug jedoch weltweit die Stunde der Exekutive – mit oder ohne Verhängung des Ausnahmezustands.[12] Sie wurde aktiv, sobald sie auf größere individuelle oder kollektive Widersetzlichkeiten gegen ihre Anordnungen und Verbote stieß. Das dabei angewandte Repertoire war breit gefächert. Es reichte von der freundlichen Ermahnung des Streifendiensts der Ordnungsbehörde, die Gesichtsmaske hochzuziehen, über den Einsatz von Wasserwerfern zur Auflösung verbotener Protestdemonstrationen bis hin zu Stockhieben und Massenverhaftungen, um die Abriegelung eines Quartiers oder einer Slum City durchzusetzen. Auf diese Weise wurde der Ausnahmezustand allmählich zu einer alltäglichen Erfahrung. Man wusste, was man im Fall des Zuwiderhandelns zu gewärtigen hatte, und musste immer wieder zwischen Hinnahme sowie offener oder subversiver Regelverletzung unterscheiden.

Es gab aber auch Konstellationen, die derartige Attitüden des Eigensinns unmöglich machten. So war es beispielsweise in China, wo die Einschließung, Überwachung und Mobilitätskontrolle der Menschen in ihren neu gebauten Massenquartieren und Großsiedlungen schon lange vor Corona technisch und städtebaulich realisiert war.[13] Hier waren die letzten Spielräume individueller oder sozialer Subversivität verschwunden: Wer seine Wohnung nur noch bei einem auf Grün geschalteten QR-Code seines Mobiltelefons verlassen kann und ohne diesen Nachweis von allen Verkehrsmitteln, Geschäften und öffentlichen Einrichtungen ausgesperrt bleibt, hat die letzten Spielräume eines selbstgestalteten Lebens an Leviathan verloren.

*

Dieses Szenario betraf hunderte Millionen Menschen, aus globaler Perspektive war es jedoch – noch – ein Sonderfall. Wenn repräsentative Demokratien unversehens in ein zeitlich befristetes Notstandsregime umschalten, müssen die dafür Verantwortlichen diesen weitreichenden politischen Schritt gegenüber ihrem Wahlvolk rechtfertigen. Denn der Ausnahmezustand, allemal der ›epidemiologische‹, kann nur funktionieren, wenn er von einer breiten Mehrheit der Bevölkerung als folgerichtig und notwendig akzeptiert wird. Dass diese Akzeptanz in allen ihren Abstufungen auch gewisse Spielräume für geringfügige Abweichungen einschließt, ist Teil des Gesellschaftsvertrags.

Infolgedessen beeinflusste die ›Akzeptanzfrage‹ das Krisenmanagement der meisten politischen Entscheidungszentren erheblich. Das Stimmungsbarometer ›Akzeptanz‹ wurde entsprechend sorgfältig und regelmäßig abgelesen, die Resultate waren jedoch nur selten öffentlich zugänglich. Die bislang beste, weil umfassendste und statistisch ausgewiesene Studie legte das Nationale Wirtschaftsforschungszentrum der USA[14] im Oktober 2020 vor. Sie basierte auf den Auskünften von mehr als 370.000 Menschen, die in 15 Ländern – Australien, China, Deutschland, Frankreich, Großbritannien, Indien, Italien, Japan, Kanada, den Niederlanden, Schweden, Singapur, Spanien, Südkorea und USA– repräsentativ nach ihrer Haltung zur Einschränkung der Freiheits- und Grundrechte durch ihre Regierungen befragt wurden.[15] Demzufolge war eine breite Mehrheit – 80 % – grundsätzlich bereit, ihre in der Internationalen Menschenrechtskonvention fixierten zivilen und politischen Rechte unter dem Eindruck der Pandemiekrise einschränken zu lassen. Dabei zeigten sich jedoch erhebliche Unterschiede in den betroffenen Ländern und bezüglich der sozialen Zusammensetzung. Bei einem nationalen Vergleich unterschieden sich China und die USA stark: 23 % aller US-Amerikaner lehnten einen ›trade off‹ entschieden ab, in China waren es dagegen nur 5 %, und die übrigen Länder bewegten sich in der Mitte der Skala. Ein weiterer wesentlicher Faktor war die jeweilige Wahrnehmung der unmittelbaren Gefährdung und des Risikos eines schweren Krankheitsverlaufs. Hier neigten die sich als gefährdet Verstehenden am ehesten zu einem Verzicht auf ihre Grundrechte, während die jungen Heranwachsenden und die von Arbeitslosigkeit Bedrohten am wenigsten konzessionsbereit waren. Auch bei der Spezifikation der zur Disposition gestellten Menschen- und Bürgerrechte gab es deutliche Unterschiede. Zur Preisgabe ihrer Privatsphäre waren die Wenigsten bereit, während sie an ihren politischen Rechten nicht so strikt festhielten. Darüber hinaus nahm bei allen Interviewten die Konzessionsbereitschaft gegenüber den Ausnahmebestimmungen im Verlauf der Pandemie deutlich ab. Gegenläufig dazu zeigten sie sich am ehesten konzessionsbereit, wenn sie mit der herrschenden Doktrin konfrontiert wurden, wonach die Bekämpfung der Pandemie durch einen umfassenden Lockdown als alternativlos hingestellt wurde.

Dieser Befund war ernüchternd, es handelte sich jedoch keineswegs um einen Freibrief an die Befürworter des Ausnahmezustands. Immerhin ließ sich ein Fünftel auch unter dem Druck einer ›alternativlos‹ daherkommenden ›epidemiologischen Maßnahme‹ nicht von der Auffassung abbringen, dass ihre persönlichen Freiheitsrechte ein hart erkämpftes und unverzichtbares Gut seien. Zudem war bemerkenswert, dass ausgerechnet die tatsächlich Gefährdeten und deshalb am ehesten konsensbereiten über 65-Jährigen eine Verstetigung des Ausnahmezustands über die ständig verlängerten Befristungen hinaus befürchteten. Zudem muss bedacht werden, dass auch die Bereitschaft zur befristeten Preisgabe der Grundrechte auf einer falschen Prämisse beruhte, nämlich der Suggestion einer alternativlosen allgemeinen Eindämmungsstrategie – über mögliche Alternativen wurde nicht gesprochen. Praktisch allen Befragten einschließlich der Zustimmungsverweigerer ermangelte es an der erforderlichen Fachkompetenz, um den Spieß umdrehen und die Experten der NBER-Forschungsgruppe auf alternative Optionen verweisen zu können.

Damit ist das entscheidende Dilemma der 20 %-Minderheit benannt, die ihre individuellen, zivilen und politischen Rechte als sakrosankt erachtete. Ihre Verweigerungshaltung wirkte angesichts der immer eindeutig nachgewiesenen Aggressivität des Virus und der steigenden Mortalitätsraten realitätsfremd, zumal es sich nur um einen zeitlich befristeten Verzicht zu handeln schien. Aus diesem Dilemma der scheinbaren Alternativlosigkeit erklärt sich meines Erachtens die Suggestionskraft der Endzeitstimmungen und Gerüchtekonstellationen.[16] Es erklärt aber auch die Bereitschaft zur Suche nach Sündenböcken: Die SARS-CoV-2-Pandemie wird als Instrument der chinesischen biologischen Kriegführung gebrandmarkt oder hat ihren Ursprung in einem chinesischen Gentechnik-Labor.[17] Umgekehrt sind selbst chinesische Dissidenten dem neuen chinesischen Nationalismus verfallen und leiten aus der halbherzigen Anpassung des Westens an den chinesischen Weg der Pandemiebekämpfung den Beweis für die Überlegenheit des Reichs der Mitte ab.[18]

Der außerhalb dieser bipolaren Feindbilder angesiedelte politische Protest konnte nicht auf derart einfache Schuldzuweisungen zurückgreifen. Statt sich die seit dem Höhepunkt der ersten Pandemiewelle erarbeiteten gesundheitspolitischen Alternativkonzepte anzueignen, bediente er sich jedoch wirklichkeitsfremder Argumentationsmuster.[19] Er hielt auch dann noch am Paradigma der Harmlosigkeit des Virus fest, als die Schwere der Pandemie epidemiologisch und klinisch-medizinisch längst erwiesen war. Auch die Ablehnung der seuchenhygienischen Basisvorkehrungen diskreditierte den Protest. Gleichwohl erhielt er im deutschsprachigen Europa erheblichen Zulauf. Er formierte sich zu einer ›Querdenken‹-Bewegung, die die Instanzen der repräsentativen Demokratie – Regierungen, Parlamente, Verwaltungen und Medien – unter den Generalverdacht stellte, die Gefährlichkeit der Pandemie maßlos zu übertreiben, um die zivilen und politischen Grundrechte auszuhebeln, den Protest zu marginalisieren und jegliche Kritik zu unterbinden.[20] Mit diesem Erklärungsmuster war eine gemeinsame Plattform geschaffen, die ein heterogenes gesellschaftliches Spektrum zusammenbrachte. Es wies die typischen Merkmale einer anti-institutionellen

Massenbewegung auf, die ursprünglich eher von links kam und zunehmend nach rechts tendierte: Bei den letzten Bundestagswahlen hatten 23 % bzw. 18 % der deutschen Aktivistinnen und Aktivisten die Grünen bzw. die Linkspartei gewählt, ein halbes Jahr nach Kampagnenbeginn äußerten deutlich weniger eine derartige Absicht.

Ein Blick auf die sozialen Triebkräfte der ›Querdenken‹-Bewegung macht deutlich, dass der Übergang des repräsentativ-demokratischen Systems zum Ausnahmezustand der Lockdowns tatsächlich eine politische Legitimitätskrise ausgelöst hat. Die herausragenden Exponenten der überwiegend digital operierenden ›Querdenken‹-Netzwerke entstammen überwiegend den Funktionseliten; diese Dissidenten sind als Ärzte, Rechtsanwälte, Kulturschaffende, Publizisten und mittelständische Unternehmer tätig. Sie sind mehrheitlich davon überzeugt, dass die Dynamik der Pandemie den Übergang zum autoritären Krisenregime nicht rechtfertige, ohne präzise Alternativen aufzeigen zu können. Bei einigen geht es wohl auch um materielle Interessen, und hier dominieren vor allem diejenigen, die von den sozialen Stützungsmaßnahmen ausgeschlossen blieben und um ihre Existenz fürchten: Künstler und Kulturschaffende sowie Unternehmer aus der Transport-, Hotel- und Gastronomiebranche.

In Südeuropa und anderen Weltregionen entwickelten die politischen Protestbewegungen andere Inhalte und folgten auch einer ganz anderen Dynamik. Hier standen die durch den Ausnahmezustand hervorgerufenen sozialen Nöte der Unterklassen im Zentrum. Es gab aber auch Verbindungen zwischen den spontanen Armutsrevolten und den innenpolitischen Konflikten, die den ansonsten recht düsteren Corona-Herbst des Jahrs 2020 aufhellten. In Chile wurde die endgültige Abkehr von den langen Schatten der Pinochet-Diktatur durch ein Referendum für eine neue Verfassung besiegelt, und in Bolivien errang die Linke bei den Parlamentswahlen die Mehrheit.[21] Es blieb jedoch unklar, ob diese politischen Umbrüche auch einen raschen und soliden Wiederaufbau des öffentlichen Gesundheitswesens mit sich bringen.

*

Auch einige Repräsentanten der Intellektuellenszene haderten mit dem über die Zivilgesellschaft hereingebrochenen Ausnahmezustand. Sie meldeten sich kritisch zu Wort, sobald sie ihre Orientierung wiedergefunden hatten. Dabei bildeten sich zwei Argumentationslinien. Eine erste Gruppe konzentrierte sich auf die Kritik des autoritären Regierungsstils, der sich im Kontext der Notverordnungen breitmachte. Sie thematisieren spezifische Aspekte des Ausnahmezustands; die Frage, inwieweit die Maßnahmenpakete überhaupt zur Eindämmung der Pandemie beitrugen, blieb hingegen unerörtert. In Frankreich rieb sich die Kritik der linken Intellektuellen am Gebaren des zentralen Krisenstabs, der sich im Élysée-Palast eingerichtet hatte und im Kriegsmodus agierte.[22] Im Vergleich dazu wirkten die Wortmeldungen einiger deutscher Intellektueller verhaltener. Der Jurist Norman Paech nahm die schleichende Aushöhlung des Grundgesetzes aufs Korn, und der Publizist Heribert Prantl monierte in seinen Kommentaren die damit einhergehende Selbstentmachtung des Parlaments.[23] Dagegen diagnostizierte der Sozialwissenschaftler Joachim Hirsch eine Intensivierung der seit Jahrzehnten zu beobachtenden Formierung eines autoritären ›Sicherheitsstaats‹: Im Gegensatz zu früher werde die Verfassung jetzt kommentarlos und quasi en passant außer Kraft gesetzt; zusätzlich hätten die digitalen Überwachungstechniken einen Sprung bewirkt.[24] Das waren jedoch nur Einzelstimmen. Eine deutliche Mehrheit votierte unter der Parole ›Zero Covid‹ für eine mit Solidaritätsfloskeln bemäntelte Verschärfung der autoritären Maßnahmen.[25]

Turbulenzen waren auf dem Feld der politischen Theorie zu beobachten. Dabei gab der italienische Philosoph Giorgio Agamben den Takt vor.[26] Zu Beginn der ersten Pandemiewelle veröffentlichte er eine Stellungnahme, die europaweit Aufsehen erregte. Unter Verweis auf ein Gutachten des Nationalen Forschungsrats Italiens behauptete er, bei Covid-19 handle es sich um eine erfundene Epidemie, da sich das tatsächliche Geschehen in nichts von der saisonal auftretenden Influenza unterscheide. Es handle sich somit um eine gezielte Panikmache der Behörden und Medien, die einen umfassenden Ausnahmezustand ansteuerten. Hinter den Beschränkungen der Bewegungsfreiheit und der normalen Lebens- und Arbeitsbedingungen stehe der alte Traum der Tyrannen von einem verängstigten, gefügigen und uneingeschränkt manipulierbaren Volk.

In den folgenden Monaten vertiefte Agamben in zahlreichen Erklärungen, Artikeln und Interviews seine Kritik. Er stellte eine reziproke Beziehung zwischen den Panikkonzepten der ›politischen Souveräne‹ und einem seit Jahren verstärkten ›Angstzustand‹ der Individuen her, der von sich aus zu kollektiven Panikreaktionen neige und eine zunehmende Bereitschaft zur Preisgabe aller persönlichen, sozialen und politischen Rechte zugunsten des ›nackten Überlebens‹ zum Ausdruck bringe. Damit gehe eine Aufwertung der Medizin zu einer religiösen Kulthandlung einher, die vom gesamten Leben Besitz ergriffen habe. Diesen gewandelten Lebenswelten hätten sich die Regierungen nur zu bereitwillig angepasst. Sie hätten die Epidemiestürme der vergangenen Jahrzehnte dazu benutzt, um eine Art internationalen ›Gesundheitsterror‹ zu etablieren. Selbst die Wirtschaft sei von ihnen in das neue Paradigma der ›Biosicherheit‹ einbezogen worden. Zu diesem Zweck werde nun auch die neueste Epidemie instrumentalisiert: Fallzahlen und Sterbeziffern würden aus ihren erklärenden Kontexten gelöst, um extremes Regierungshandeln mit einer sich ständig potenzierenden Gesundheitsgefährdung legitimieren zu können. So werde zusätzlich zur Bewegungsfreiheit und zum Versammlungs- und Demonstrationsrecht das elementare Menschenrecht auf wahrheitsgemäße Information beseitigt, um den Ausnahmezustand in den Normalzustand zu überführen. Damit aber schlage die Stunde der staatsrechtlichen Legitimationsbeschaffer. Es sei kein Zufall, dass jetzt Juristen auf Carl Schmitt, den intellektuellen Wegbereiter des deutschen Faschismus, zurückgriffen, um den Managern des Corona-Notstands bei der Inszenierung des Übergangs in die Diktatur behilflich zu sein. Vordergründig gehe es um das zeitlich befristete Ziel, eine ›kommissarische Diktatur‹ zum Schutz des verfassungsmäßigen Rechts auf Gesundheit zu errichten. Das aber sei, so Agamben, nur der Anfang. Letzten Endes strebe der außerhalb des Rechts gestellte ›Souverän‹ danach, den epidemiologischen Notstand zur dauerhaften Unterwerfung der Untertanen zu nutzen und auch im Westen aus der befristeten Normalität des Ausnahmezustands eine neue Ordnung, nämlich eine ›souveräne Diktatur‹, hervorzubringen.

*

Zweifellos machten die meisten Regierungen bei ihren Aktivitäten zur Eindämmung der Pandemie keine gute Figur. Wenn sie in periodischen

Abständen den Ausnahmezustand verhängten und die Bürgerrechte beschnitten, so geschah dies jedoch nicht in der Absicht, das politische System dauerhaft autoritär umzugestalten. Die ständig wechselnden Dekrete über verschärfte oder gelockerte Ausgangssperren, Kontaktbeschränkungen, Schulschließungen und Veranstaltungsverbote sollten eher den Eindruck vermitteln, dass die Repräsentanten der politischen Macht die Lage im Griff hätten. Das war jedoch keineswegs der Fall. Die Pandemie konnte über eineinhalb Jahre lang nicht eingedämmt werden, und die sich manifestierende Ineffizienz der Maßnahmen stellte ihre Positionen, Funktionen und zunehmend auch ihre Legitimation in Frage, da sie die Bevölkerung nicht wirkungsvoll zu schützen vermochten. Hinter dem Aktionismus der Regierungen und Behörden versteckte sich auch ein gerütteltes Maß an Hilflosigkeit, Inkompetenz, Unsicherheit und Abhängigkeit von den dominierenden Interessengruppen. In einer derartigen Situation konnte es den politischen Akteuren nur noch darum gehen, unter keinen Umständen Schwäche zu zeigen. Wer sich über längere Zeit in einer derartigen Konstellation bewegte, hatte kein Gespür mehr für das wirklich dringlich Erforderliche. Damit dieser ziellose Opportunismus nicht auffiel, versteckte er sich hinter unzähligen Dekreten, Erlassen, Verboten und Strafandrohungen.

Aus historischer Perspektive ist diese eigenartige Struktur des Krisenmanagements keineswegs neu. Dies zeigt schon ein orientierender Blick auf die Pestepidemien des Alten Europa vom 14. bis 18. Jahrhundert.[27] Zweifellos war damals die Lage der Obrigkeiten weitaus prekärer: Wer sich mit dem Pestbazillus infizierte, erkrankte immer schwer und starb in der Regel. Die Experten waren zwar nicht so zerstritten wie heute, aber der Erreger und seine Übertragungswege waren unbekannt. Die Theologen, Mediziner und Astrologen vertraten gemeinsam die Irrlehre der giftigen galenischen Ausdünstungen, die keine therapeutischen Konsequenzen hatte. Angesichts des auch nach dem ›Schwarzen Tod‹ von 1347–1361 periodisch wiederkehrenden Massensterbens sahen die Obrigkeiten die Legitimation ihrer Herrschaft immer wieder infrage gestellt. Um diesen Zustand der Hilf- und Ratlosigkeit zu verdecken, entwickelten sie einen überbordenden Aktionismus. Anfänglich verharmlosten oder vertuschten sie das Auftreten der ersten Pestfälle und unterbanden die wichtigsten spontanen Schutzmaßnahmen der Bevölkerung, die trotz der Unkenntnis der Infektionswege aus zutreffenden Beobachtungen ergriffen worden waren, insbesondere die Flucht in die ländliche Abgeschiedenheit. Danach verboten sie Trauerzüge und das Tragen von Trauerkleidung, um das Ausmaß des Sterbens zu verschleiern. Parallel dazu folgte eine Flut von Erlassen, Anordnungen, Verboten und Strafandrohungen, die das Alltagsleben bis in die letzten Details regulierten. Dabei passten sich die Stadtregierungen, Landesherren und Souveräne nach und nach der Dynamik der Epidemie an, mit der die Bevölkerung selbst die Katastrophe einzudämmen suchte, und übertrugen ihre Umsetzung der Ärzteschaft und Verwaltung: So etwa die Isolierung der Kranken, die Anlage von Massengräbern außerhalb der Stadtmauern, die Vertreibung von Bettlern und Landstreichern, die Abriegelung der Städte und die Unterbindung des Wegschaffens oder Heranbringens persönlicher Habseligkeiten. In diesem Wechselspiel von unten und oben bildete sich schließlich heraus, was wir heute als ›nicht-pharmazeutische Interventionen‹ bezeichnen, und damals wie heute hatten die kleinen Schikanen des obrigkeitlichen Aktionismus Alibifunktion: Sie sollten die tiefe Legitimationskrise der Herrschaft verkleistern, keinerlei Schwäche zeigen und den Eindruck erwecken, dass sie alles im Griff habe. Darüber hinaus sollten ihre Verbote und Sanktionsdrohungen von den Unterlassungen ablenken, weil sie die Geschäftsinteressen des Patriziats und der Fernhandelskaufleute beeinträchtigt hätten. Obwohl die Ausbreitungswege der Pest längst erkannt waren, hielt der Große Rat Venedigs die Routen des Fernhandels offen und stellte den Schiffsverkehr mit der Levante nicht ein. Parallel dazu startete ein neu eingesetzter Sanitätsausschuss eine wahre Erlassflut, und die besonders betroffenen städtischem Armutsschichten wurden mit generösen Vergünstigungen in die Hospitäler auf den der Stadt vorgelagerten Inseln gelockt, wo sie dem ›Schwarzen Tod‹ zusammen mit den infizierten Matrosen vollends ausgeliefert waren.

Auf diesen verworrenen Wegen entstand die Seuchenhygiene mit allen ihren Licht- und Schattenseiten. In der Ära des Absolutismus entwickelte sie sich zu einem System der totalen Kontrolle weiter, dessen Regularien mit der Proklamation des Pestzustands schlagartig in Kraft traten: die Abriegelung der Städte und Einschließung der Einwohner in ihren Behausungen, die Isolierung der Kranken und die Quarantäne ihrer Kontaktpersonen, die Barrieren und Behelfsmauern zum Schutz des Hinterlands sowie die Zu- und Ausgangssperren für ganze Regionen und Provinzen, für die sich der Begriff ›Cordon sanitaire‹ einbürgerte. Zu diesem pauschalen Ensemble der ›nicht-pharmazeutischen Interventionen‹ ist die Gegenwart wieder zurückgekehrt. Wir sind Zeugen einer säkularen Regression geworden, bei deren Umsetzung die Regierungen über weitaus genauere und feinere Machtinstrumente verfügen als damals. Angesichts der Errungenschaften der modernen Hygiene, Epidemiologie, Mikrobenforschung und Gesundheitswissenschaft war diese Entwicklung unnötig.

5. Ökonomische Paradoxien der Coronakrise

Die Lange Stagnation und der Krisenbeginn 2018/19

Zehn Jahre nach der Weltwirtschafts- und Finanzkrise von 2007–2009 steuerte die globale Ökonomie auf eine neue Rezession zu.[1] Die Wirtschaftsleistung sank weltweit von 3,6 % im Vorjahr auf 2,9 % im Jahr 2019. Diese Entwicklung war in den fortgeschrittenen Nationalökonomien (2,2 zu 1,7 %) genauso zu beobachten wie in den Schwellenländern, wo selbst der bisherige globale Wachstumsmotor China von 6,6 % auf 6,1 % zurückfiel, während sich andere aufstrebende Nationalökonomien wie Indien, Mexiko, Saudi-Arabien und Südafrika einem Nullwachstum näherten. Noch stärker waren die Einbrüche im Welthandel (Güter und Dienstleistungen). Hier verzeichneten die ökonomischen Weltinstitutionen einen Rückgang von 3,7 % (2018) auf 1,0 %, wofür neben endogenen Faktoren wie etwa dem Ende der Kostensenkungen im Logistiksektor vor allem der seit 2018 eskalierende Handelskrieg zwischen den USA und China verantwortlich gemacht wurde. Besonders dramatisch war jedoch die Entwicklung auf den Erdölmärkten. Hier wurde mit einem Minus von 11,3 % im Vergleich zu 2018 ein ausgesprochener Preisverfall registriert, der nur begrenzt mit dem begonnenen Umstieg auf erneuerbare Energien erklärt werden konnte. Alle diese Indikatoren wiesen – dem Zweckoptimismus des International Monetary Fund (IMF) zum Trotz – auf einen sich anbahnenden globalen Abschwung hin.

Angesichts dieser sich eintrübenden Großwetterlage konnte es nicht ausbleiben, dass der industrielle Kern der Weltökonomie zu schrumpfen begann.[2] In einigen Industrieländern, beispielsweise in Deutschland, begann die Rezession des gewerblichen Sektors schon im 3. Quartal 2018 und setzte sich bis zum Beginn der Coronakrise fort. Das war eine Kontraktion in sechs aufeinanderfolgenden Quartalen und damit deutlich länger als nach dem Kriseneinbruch von 2008/2009. In mehreren

Industrie- und Schwellenländern schrumpfte die Produktion des verarbeitenden industriellen Sektors 2018/19 um 4 bis 5 %, wobei vor allem die Automobilindustrie betroffen war. Aber dieses Warnzeichen wurde öffentlich kaum wahrgenommen, weil es durch positive Gegentendenzen im Bau- und Immobiliensektor sowie im Dienstleistungsbereich verdeckt wurde. Der Zweckoptimismus dominierte fast uneingeschränkt. Er schuf die Voraussetzungen für die weit verbreitete Annahme, dass SARS-CoV-2 die Wirtschaftskrise des Jahrs 2020 ausgelöst hätte. Dies ist nicht zutreffend. Der Krisenzyklus hatte schon vorher begonnen. Er beendete ein Jahrzehnt der globalen ökonomischen Stagnation, die auf die Weltwirtschaftskrise von 2008/2009 gefolgt war. Dann aber kam SARS-CoV-2 als exogener Faktor und Akzelerator.

Der Kollaps Chinas und die globale Kettenreaktion Februar–März 2020

Der ökonomische Kollaps begann dort, wo der erste größere Infektionsherd lokalisiert worden war: Ab dem 23. Januar 2020 in Wuhan und in der Industrieprovinz Hubei. Er war die Konsequenz der Ausgangssperren, der Lahmlegung der Transportsysteme, Gewerbebetriebe und des Einzelhandels. Dieser hygiene-ökonomische ›Cordon sanitaire‹ wurde im Februar auf die meisten chinesischen Provinzen ausgedehnt und ab März je nach Epidemielage wieder schrittweise gelockert.

Die makroökonomischen Daten reflektierten diese Entwicklung mit einer gewissen Verzögerung.[3] Schon während der SARS-Epidemie von 2002/2003 hatte sich das chinesische Wirtschaftswachstum deutlich abgeschwächt. Jetzt aber kam es zu einer massiven Kontraktion, deren Ausmaß alle – auch die westlichen – Experten überraschte. Nach den Angaben der zentralen chinesischen Statistikbehörde schrumpfte die Wertschöpfung in der Zeit von Januar bis März 2020 im Vergleich zum Vorjahresquartal, das noch ein Wachstum von 6 % ausgewiesen hatte, um 6,8 %. Die Industrieproduktion ging um 10,2 % zurück, das Baugewerbe um 17,5 %. Die festen Anlageinvestitionen wurden um 16,1 % zurückgefahren. Auch die übrigen Indices zeigten nach unten. So schrumpften die Handelsumsätze um 19 %, während sich das disponible Pro-Kopf-Einkommen um 3,9 % verringerte. Noch im März belief sich der Rückgang des Konsumgüterumsatzes auf 15,8 %. Einen derart massiven Einbruch hatte es in China seit 1976 nicht mehr gegeben, und es war der weitaus größte seit dem Beginn der vierteljährlichen Erfassung des realen Bruttoinlandsprodukts im Jahr 1992.

Damit war aber auch der wichtigste Stabilisator des stagnierenden globalen Zyklus ausgefallen. Die Nummer zwei der Weltwirtschaft fungierte seit Jahrzehnten als das wichtigste Scharnier der weltumspannenden Güterketten.[4] Die chinesische Industrie belieferte alle Schlüsselsektoren weltweit mit Vorprodukten und Komponenten, die in ihren großen Containerhäfen umgeschlagen und ›just in time‹ an die jeweiligen Unternehmen weitertransportiert wurden. Seit Anfang Februar 2020 wurden die über China hinausreichenden Folgen spürbar – zunächst regional und einige Wochen später weltweit. Zuerst mussten die japanischen und südkoreanischen Automobilkonzerne die Produktion herunterfahren, weil die in China produzierten Komponenten ausblieben. Bis Mitte März schalteten auch die Manager der transkontinentalen Produktionsstandorte auf Kurzarbeit um und legten die Fabrikation zeitweilig still, zumal nun auch die eigenen Regierungen mit der Pandemie konfrontiert waren und mehr oder weniger weitreichende Restriktionen verfügten.

Auch in den meisten anderen Industriesektoren manifestierte sich die enorme Krisenanfälligkeit aufgrund ihrer Vernetzung in den globalen Güterketten, die die sich weltweit ausbreitende Pandemie schonungslos bloßlegte. Nun musste der Preis dafür gezahlt werden, dass die Unternehmensleitungen die Komponentenfertigung an die jeweils kostengünstigsten Standorte verlegten, anschließend mithilfe der ›Just-in-Time‹-Logistik zusammenführten und weltweit vermarkteten. Selbst in so sensiblen Bereichen wie der Hygiene- und Pharmaindustrie wurde der Ausfall des Knotenpunkts China nach wenigen Wochen spürbar, nachdem er sich zuvor in Südost- und Südasien bemerkbar gemacht hatte. In China und den umliegenden Industrieregionen wurden vor Pandemiebeginn nicht nur 80 % aller Generika-Medikamente erzeugt, sondern auch fast drei Viertel der Gesichtsmasken, medizinischen Handschuhe sowie der Schutzkleidung und Ausrüstungen für den Grundbedarf der Basishygiene. Die dadurch hervorgerufene und allen

Pandemieplänen hohnlachende Mangelsituation war eine direkte Folge der extremen Krisenanfälligkeit der globalen Güterketten.

Nicht weniger gravierend waren die Auswirkungen des chinesischen Shutdowns für den Welthandel.[5] Zwar schrumpfte das Importvolumen der chinesischen Industrie nur moderat, aber in einigen Sparten waren die Konsequenzen erheblich. Die Einfuhr von Eisenerz stürzte regelrecht ab, während sich die Nachfrage nach Industriemetallen rasch wieder stabilisierte. Als besonders folgenreich erwies sich hingegen die Drosselung der Erdölimporte: Sie beschleunigte nicht nur den schon im Vorjahr begonnenen Preissturz, sondern brachte die erdölimportierenden Länder vollends aus dem Gleichgewicht. In der Regel hat ein Exportrückgang um 10 % eine Schrumpfung des BIP um 1,2 % zur Folge. Wegen der begrenzten Lagerkapazitäten war ein Gegensteuern durch Produktionsdrosselungen kaum möglich, und ein ruinöser Preiskampf zwischen Russland und Saudi-Arabien verstärkte die Abwärtstendenz.

Gleichwohl wäre es verfehlt, den zeitweiligen Kollaps der Weltwirtschaft ausschließlich auf den chinesischen Shutdown und seine Auswirkungen auf die globalen Güterketten zurückführen zu wollen. Eine genauso große Rolle spielten die Blockaden der Gütertransporte und des Reiseverkehrs, die zeitgleich einsetzten und den Kollaps des Transportsektors sowie der Tourismuswirtschaft zur Folge hatten. Anfänglich stand dabei die Abschottung vom chinesischen Epizentrum der Pandemie im Vordergrund. Darauf folgten bald andere Weltregionen und Länder, auf die das Virus übergegriffen hatte. Schon im Verlauf des Februars schrumpfte die Kapazitätsauslastung der Welthäfen, Fluggesellschaften und Flughäfen sowie der Tourismuszentren erheblich.

Im ersten Quartal 2020 spiegelten sich die durch den chinesischen Lockdown beschleunigten Einbrüche der Realwirtschaft in den makroökonomischen Daten der großen Nationalökonomien (mit Ausnahme Chinas) noch uneinheitlich wider.[6] Gegenüber dem Vorjahresquartal schrumpfte das BIP Japans, Großbritanniens, der Eurozone, Deutschlands und Brasiliens um 2,0 bzw. 1,6, 3,2, 2,3 und 0,3 Prozentpunkte. Diesem Trend standen zahlreiche Volkswirtschaften gegenüber, die noch ein bescheidenes Wachstum verzeichneten. Zu ihnen gehörten die USA (0,3 %), Russland (1,6 %), Australien (1,4%), Indien (3,1 %), Indonesien (3,0%) und Mexiko (1,4 %). Eine bedeutende Ausnahme war Italien, das zweite große Epizentrum der Pandemie nachdem Ausbruch in China, dessen Wirtschaftsleistung schon im ersten Quartal 2020 um 5,4 % schrumpfte. So waren China und Italien die Schrittmacher, denen bald die gesamte Weltökonomie folgen sollte.

Die Finanzmärkte als Akzelerator: Die Corona-Panik im März 2020 und ihre Eindämmung durch die Zentralbanken

Parallel zu den Weltinstitutionen beobachteten die global engagierten Kapitalvermögensbesitzer die Entwicklungen in China und ihre möglichen Auswirkungen auf die Weltwirtschaft mit Argusaugen. Sie verfügten über hervorragende interne Informationen, aber auch die von ihnen konsultierte Fachpresse war hellwach. So berichtete *The Economist* schon am 25. Januar über die Wuhan-Krise.[7] Eine Woche später folgte eine erste ausführlichen Analyse des Lockdowns und der zu erwartenden weltwirtschaftlichen Auswirkungen, und in der Ausgabe vom 8. Februar bezweifelten die Redakteure des Fachmagazins, dass China aufgrund des prekären Zustands seines Gesundheitswesens den Ausbruch eindämmen könne.[8]

Seit der zweiten Februarwoche waren sich die Investoren darüber im Klaren, dass der Shutdown der chinesischen Wirtschaft erhebliche Folgen für die sich ohnedies einer Rezession nähernden Weltökonomie haben würde. Aus dieser Einschätzung zogen sie umgehend Konsequenzen. Eine allgemeine Kapitalflucht setzte ein. Sie war deshalb so bedrohlich, weil sie alle Segmente des Weltfinanzsystems erfasste. Alle Wertpapiersorten erlitten gewaltige Preisverluste. Ihnen stand ein rasanter Anstieg der Risikoaufschläge für alle Anlageklassen gegenüber, der die Abwärtsspirale zusätzlich beschleunigte.[9] Daraufhin zogen die Nichtbanken-Institute (Hedgefonds, Equity Funds, Vermögensverwaltungen und Pensionskassen) erhebliche Teile ihrer Anlagen aus den Schwellenländern ab, allein im März 2020 knapp 100 Milliarden US-Dollar. Da sie gleichzeitig auch den fragilen Segmenten der Warenmärkte, insbesondere den Erdölmärkten, den Rücken kehrten, setzte in der Peripherie des Weltsystems eine Abwertungswelle der nationalen Währungen ein und destabilisierte die öffentlichen Haushalte. Aber auch die Zentren waren im Gegensatz zur Krise von 2008/2009 keine sicheren Häfen mehr. Aufgrund der rasant steigenden Risikoaufschläge (›spreads‹) wurden auch die Anlagen für Unternehmensobligationen und Staatsanleihen über Nacht zum Verlustgeschäft und lösten hektische Verkaufsorders aus. Allein im März 2020 zogen die Manager der US-amerikanischen Geldmarktfonds 160 Milliarden US-Dollar, etwa 15 % ihres Anlagebestands, zurück und destabilisierten im Zusammenspiel mit den übrigen Nichtbanken die mittel- und langfristigen Bundesanleihen (›treasuries‹), die bislang als besonders sicher gegolten hatten.

In dieser kritischen Situation traten die Zentralbankgremien auf die Notbremse. Um die sich anbahnende Stampede der Kapitalvermögensbesitzer aufzuhalten, mussten die ›lenders of last resort‹ schweres Geschütz auffahren.[10] Zu allererst mobilisierten sie die seit langem bewährten Instrumente, um den Geldkreislauf, die Kredite und die öffentlichen Budgets zu stabilisieren: Sie beließen den Leitzins unbefristet auf der Nulllinie oder setzten ihn in den Schwellenländern deutlich herunter. Parallel dazu sorgten sie für die Stabilisierung und Verbilligung des Interbankenkredits und animierten die Bankvorstände, den im Gefolge der letzten Weltfinanzkrise eingeschlagenen Kurs der Eigenkapitalerhöhung wieder aufzugeben. In einem zweiten Schritt reaktivierten oder übernahmen sie die in den letzten Jahren wieder eingeschränkten Aufkäufe von Unternehmens- und Staatsanleihen bei den Geschäftsbanken: Nun folgte auch das US-amerikanische Federal Reserve System dem Vorbild der Europäischen und japanischen Zentralbank und startete ein groß angelegtes Programm zum Erwerb von Unternehmensobligationen, während die Notenbanken zahlreicher Schwellenländer erstmalig mit dem Aufkauf der Staatsanleihen ihrer jeweiligen Regierungen begannen. Doch damit nicht genug: Die Furcht vor einer weltweiten und unkontrollierbar werdenden Beschleunigung der von China ausgehenden Lockdown-Krise war derart gewaltig, dass sie den Handwerkskasten ihrer antizyklischen Geld- und Finanzpolitik um zusätzliche Instrumente erweiterten. Sie entwickelten neue Verfahren, die es ihnen ermöglichten, Kredite und verlorene Zuschüsse direkt in die gefährdeten Branchen zu pumpen, wobei sie vor allem die kleinen und mittleren Unternehmen bedachten.

Im Rahmen dieser Untersuchung konnte ich die Operationen der führenden Zentralbanken zur Eindämmung der Panik auf den Finanzmärkten und zur Ausschaltung ihrer krisenhaften Akzeleratoreffekte nur in groben Umrissen skizzieren. Sie waren in ihrem Tempo, in der Geschlossenheit des koordinierten Vorgehens und in ihrem Ausmaß historisch einmalig. Und sie waren auch durchaus erfolgreich, wie zahlreiche Einzelstudien belegen. Das Sonderprogramm der Federal Reserve zum Aufkauf von Unternehmensanleihen hatte beispielsweise zur Folge, dass die Risikoaufschläge für Unternehmensanleihen zehn Tage nach der Ankündigung um 70 Prozentpunkte zurückgingen; darüber hinaus konnten zahlreiche Unternehmen, die kurz vor der Insolvenz standen, im letzten Augenblick gerettet werden.[11] Ähnlich erfolgreich waren die Operationen der Federal Reserve zur Stabilisierung der Aktienmärkte der Wall Street.[12] In der Zeit vom 24. März bis 17. April holte der S&P 500-Index wieder um 29 % auf und erreichte damit den Marktwert, der im August 2019 registriert worden war. In den folgenden Monaten ging es sogar weiter aufwärts, und die Aktienbörsen der Welt standen der Wall Street in nichts nach. Dieser Trend signalisierte eine bemerkenswerte Entkopplung von der Realwirtschaft. Das war keineswegs im Sinn der Zentralbankgremien und ihrer Experten. Ihnen war sehr wohl bewusst, dass sie als ›lenders of last resort‹ auch jetzt den Krisenzyklus nur indirekt beeinflussen konnten. Zudem standen dem Zeitgewinn, den sie mit der Übersättigung des Finanzsektors für die realwirtschaftlichen Interventionen der öffentlichen Haushalte erzielt hatten, wachsende Risiken gegenüber.

Der ›Große Lockdown‹ – Der Kollaps der Weltökonomie

Während die Zentralbanken die Akzeleratoreffekte der Finanzpanik auf die sich eintrübende Weltwirtschaft erfolgreich blockierten, griffen die von China und Südeuropa ausgehenden Shutdowns auf die Weltwirtschaft über. Da auch bei ihnen die anfänglich spezifischen Eindämmungsversuche scheiterten, orientierten sie sich ab Anfang März zunehmend am radikalen chinesischen Shutdown. Dabei gingen sie sehr unterschiedlich vor. Einige Regierungen – so etwa Australien, Neuseeland und Peru – fuhren auch den Wirtschaftssektor weitgehend herunter. Andere – dies war die Mehrheit – verschärften den Lockdown schrittweise, sparten aber die für ›systemrelevant‹ erklärten Produktions- und Verteilungssektoren von den Aussperrungen, Büro- und Schulschließungen sowie den Mobilitätsbeschränkungen aus. Eine Minderheit – so etwa Japan – beließ es entweder bei Appellen zum Selbstschutz sowie kurzfristigen lokalen Einschränkungen und ließ die Wirtschaft unbehelligt. Das Gesamtergebnis war trotz dieser Unterschiede ein weltumspannender ›Großer Lockdown‹[13] Der dadurch mobilisierte exogene Faktor zur Krisenbeschleunigung war derart gewaltig, dass er auch regional eng vernetzte Nationalökonomien wie Schweden, die sich deutlich zurückhielten, weitgehend einbezog. Im Folgenden sollen nun die Trigger-Effekte des Großen Lockdowns vom März/April und seiner Nachwehen ab Herbst 2020 etwas genauer unter die Lupe genommen werden.

Zunächst verstärkten sich die von China ausgehenden Krisenimpulse.[14] Da nun auch die Regierungen, die mit den sekundären Epizentren der Pandemie konfrontiert waren, die Grenzen schlossen, wurden die regionalen Wertschöpfungsketten für Güter und Dienstleistungen ebenfalls unterbrochen. Der Außenhandel schrumpfte markant, und die Unternehmensleitungen schränkten zusätzlich die Rohwarenimporte ein. Das hatte einen rasanten Verfall der Rohstoffpreise zur Folge. Die Talfahrt der Erdölpreise beschleunigte sich; bis April 2020 wurde ein Preisverfall um 65 % verzeichnet, sodass die Kosten für ein Barrel zeitweilig auf unter 20 US-Dollar einbrachen. Auch die Erdgaspreise gaben um 38 % nach, während sich die Durchschnittspreise für Basis- und Industriemetalle um 15 % reduzierten. Diese Preisstürze hatten gravierende Folgen. Die Revenuen der erdölproduzierenden Länder schrumpften abrupt und führten vor allem bei denjenigen, die ihre Exporte noch nicht ausreichend diversifiziert hatten, zu schweren Budgetkrisen. Ein Großteil der nordamerikanischen Fracking- und Schieferöl-Unternehmen meldete Gläubigerschutz an. Auch die Erdöltrusts verzeichneten hohe Verluste und gingen dazu über, das bei der Erdölförderung gewonnene Erdgas abzufackeln. Die Organisation erdölproduzierender Länder (OPEC) drohte auseinanderzubrechen und war erst im April in der Lage, einen Stufenplan zur Produktionsdrosselung zu verabschieden, nachdem die Lagerkapazitäten der Hauptexporteure erschöpft waren.

Bei den Metallpreisen hielt sich der Schaden hingegen in Grenzen, weil die chinesische Industrie, die Hauptabnehmerin, die Produktion im März wieder schrittweise hochfuhr, sodass vor allem die Preise für Eisenerz und Kupfer anzogen. Bedenklich war dagegen der Anstieg einiger Lebensmittelpreise, wobei vor allem die für die südliche Hemisphäre wichtigen Grundnahrungsmittel betroffen waren. Auch das war eine direkte Folge der Lockdowns. In Thailand zogen die Großhandelspreise für Reis zeitweilig um ein Viertel an.

Parallel zur Kontraktion des Welthandels kam es zu einem noch nie dagewesenen Einbruch der Mobilität im transkontinentalen, regionalen und nationalen Maßstab. Er erfasste alle Sektoren des Personentransports – Fluglinien, Schiene und Straße. Dies hatte einerseits direkte Rückwirkungen auf den Energiesektor, da nun über die Hälfte der Flüssigtreibstoffe nicht mehr verbraucht wurde. Auch der Tourismus und die von ihm getragenen Dienstleistungssektoren kamen weitgehend zum Erliegen. Wie der Welthandel und die Rohwarenmärkte erreichten die Kurven der Mobilitätsbeschränkungen in der zweiten Märzhälfte und der ersten Aprilwoche die Talsohle, um anschließend langsam und ab Mai 2020 wieder kräftig anzuziehen.

Ein besonders herausragendes Phänomen war die rasante geografische Ausbreitung, die weltweit zum Großen Lockdown führte. Dabei spielten nicht nur die von den Regierungen verhängten Restriktionen, sondern auch die ihnen vorausgegangenen Selbstschutzmaßnahmen der Bevölkerung eine wesentliche Rolle. Vor allem die unteren und mittleren Gesellschaftsklassen schränkten noch vor dem Anstieg der Erwerbslosigkeit und Kurzarbeit ihren Konsum erheblich ein, sodass auch die Nachfrageseite der Volkswirtschaften in die Krise geriet. Von den Auswirkungen waren die Schwellenländer und Industriestaaten gleichermaßen betroffen, wobei einige Nationalökonomien als ausgesprochene Schrittmacher fungierten. Zur ersten Gruppe gehörten außer China vor allem Chile, Ecuador, Indien, der Iran, Malaysia, Peru und Thailand, zur zweiten vor allem Australien, Deutschland, Italien und Japan. Dabei wurde rasch der Zusammenhang zwischen der jeweiligen Schwere der Lockdowns und dem Ausmaß der Krisenfolgen erkennbar. An der Spitze der linearen ›Schadenskala‹ rangierten Länder wie China, Italien, Indien, Peru, die Philippinen, Israel und Frankreich, die geringsten ökonomischen Schäden wurden in den Wirtschaftsstatistiken von Taiwan, Japan, Schweden und Südkorea verzeichnet.[15]

In den makroökomischen Daten spiegelten sich diese Tendenzen nur ungenau wider, weil sich die Lockdown-bedingten Abstürze vom März und April auf die ersten beiden Quartale verteilten. Gleichwohl ergaben sich für das zweite Quartal im Vergleich zum Vorquartal markante Einbrüche.[16] In den fortgeschrittenen Nationalökonomien fielen sie besonders drastisch aus. Auch einige Schwellenländer mussten im zweiten Quartal 2020 gewaltige Rückschläge verbuchen. Die globale Krise hatte zur Großen Depression von 1930–1932 aufgeschlossen und selbst die Weltwirtschafts- und Finanzkrise von 2008/2009 weit hinter sich gelassen. Die Weltinstitutionen sahen sich infolgedessen gezwungen, ihre globalen BIP-Schätzungen für 2020 und 2021 nach unten zu revidieren.[17] Noch deutlicher fielen die Berichtigungen beim Blick auf den Welthandel aus.[18] Es war kaum möglich, die gewaltigen Export- und Importschwankungen zwischen den Industrie- und Schwellenländern zu dokumentieren. Es wurden Volatilitäten beobachtet, wie es sie seit der Großen Depression von 1930–1932 nicht mehr gegeben hatte.

Auch in den folgenden Quartalen bestimmte die wechselnde Intensität der Mobilitäts- und Kontaktbeschränkungen den Verlauf des konjunkturellen Zyklus. Zuerst lockerte China die Restriktionen schrittweise und fuhr ab April 2020 die Produktion wieder hoch. Die übrigen großen Nationalökonomien folgten in einem etwa vierwöchigen Abstand. Als sich ab September/Oktober die zweite Pandemiewelle in Europa, den USA und in Lateinamerika ausbreitete, verfügten die von ihr betroffenen Regierungen erneut erhebliche Einschränkungen. Sie reagierten jetzt aber flexibler, orientierten sich mit neu eingeführten Richtwerten an der Ausbreitungsdynamik und sparten die wirtschaftlichen Aktivitäten weitgehend aus. In der Zeit vom Mai/Juni bis September/Oktober erholten sich die meisten Nationalökonomien kräftig von den Schocks der ersten beiden Quartale. Im Herbst/Winter 2020/2021 kam es zu einer neuerlichen Abschwächung, die jedoch alles in allem recht moderat verlief. Die Hoffnungen auf einen raschen Wiederaufschwung hatten sich jedoch wieder zerschlagen. Auch die weltwirtschaftlichen Rahmendaten verweisen auf eine deutlich verlangsamte

Erholung oder gar Depressionsphase, wofür angloamerikanische Experten den Begriff ›90-Prozent-Ökonomie‹ einführten. Vor diesem konjunkturellen Hintergrund absolvierte die Realwirtschaft eine ausgesprochene Berg- und Talfahrt. Zunächst ging es aufwärts, in den Monaten Mai bis Juli setzte eine rasche Erholung ein. Verantwortlich dafür war der rasche Anstieg des privaten Massenkonsums. Weltweit wurde gegenüber dem zweiten Quartal ein Anstieg zwischen 10 und 12 % verzeichnet, während sich die Sparquote normalisierte.

Als zweiter stimulierender Faktor reüssierte der starke Wiederanstieg des Welthandelsvolumens und der Rohstoffpreise, was wiederum die rasche Erholung des transkontinentalen und regionalen Cargo-Transports begünstigte. Er ging vor allem von China und den USA aus und hatte im dritten Quartal Exportsteigerungen zwischen 16 und 19 % zur Folge, die damit jedoch noch immer zwischen 4 und 5 Prozentpunkte unter dem letzten Vorkrisenquartal (4. Quartal 2019) lagen. Infolgedessen zog auch die globale Industrieproduktion wieder an und erreichte im dritten Quartal Auslastungsquoten zwischen 80 und 85 %, wobei der Automobilsektor und der Maschinenbau jedoch deutlich hinterherhinkten. Infolgedessen beschleunigte sich auch der Lagerabbau und die Bruttoanlage- und Ausrüstungsgüterinvestitionen zogen wieder leicht an.

Indessen wies die Erholungsphase auch unübersehbare Schattenseiten auf. Die internationalen Fluglinien wurden nur zu etwa der Hälfte gebucht, und das globale Hotelgewerbe verzeichnete weiterhin Einbrüche zwischen 20 und 30 %. Auch die übrige Tourismuswirtschaft und der nicht unternehmensnahe Dienstleistungssektor gingen in eine ausgesprochene Depressionsphase über. Das hatte zur Folge, dass sich die Weltregionen und Nationalökonomien je nach dem Gewicht der eher depressionsfördernden Variablen (geringe Industriekapazitäten gegen übergewichtige Tourismus- und Dienstleistungsbereiche) sehr unterschiedlich erholten. Infolgedessen mussten auch der Internationale Währungsfonds und die Weltbank ihre im Juni leicht aufgebesserten Prognosen wieder nach unten begradigen: Der IMF schätzte im Oktober 2020 die globale Wirtschaftsleistung für 2020 nunmehr auf -4,4 und für das Folgejahr auf +4,4 %; die Weltbank rechnete hingegen in Januar 2021 mit -4,3 bzw. +4,0.[19] Bei diesen Daten muss darüber hinaus berücksichtigt werden, dass sie allenfalls 60 % der Weltökonomie erfassten. Die von der Krise besonders geschüttelte Schattenökonomie ging in die Übersichten nicht ein.[20] Zwar waren die informell Beschäftigten in die sozialen Rettungspakete einbezogen.[21] Wir können jedoch davon ausgehen, dass davon schwerpunktmäßig nur die selbstständigen Arbeiterinnen und Arbeiter, nicht aber die Mikrounternehmen erreicht wurden. Quantifizieren lässt sich diese Annahme nicht.

Im vierten Quartal 2020 ging die Erholungsphase erneut in den Krisenmodus über. Da sich die zweite bzw. dritte Pandemiewelle zunehmend verstetigte, wurden die Mobilitäts- und Kontaktbeschränkungen erneut verschärft. Besonders betroffen waren erneut die USA und Europa. Obwohl der Wirtschaftssektor nur indirekt betroffen war, kam es wieder zu Stockungen in den Lieferketten. Die industrielle Erholung verlangsamte sich, im Maschinenbau und in der Autoindustrie kam sie fast zum Stillstand. In vielen Ländern stieg die Zahl der Unternehmensinsolvenzen. Auch der Massenkonsum war rückläufig. Damit waren praktisch alle Sektoren gefährdet, die den Wiederaufschwung im dritten Quartal getragen hatten. In mehreren Weltregionen und Ländern wurde ab Spätherbst 2020 mit einem leichten Rückgang der Wirtschaftsleistung im vierten Quartal 2020 und im ersten Quartal 2021 gerechnet.[22]

Der entscheidende endogene Faktor, der den Verlauf dieser Berg- und Talfahrt von der ökonomischen Seite beeinflusste, war China. Dies war neben der zunehmenden Entkopplung der Real- und Finanzwirtschaft das zweite Paradox des Pandemiejahrs 2020: Diejenige Nationalökonomie, die den ›Großen Lockdown‹ vorexerziert hatte, sorgte als erste auch wieder für die Einschränkung seiner weltweiten Folgen. Schon im zweiten Quartal 2020 hatte die chinesische Nationalökonomie wieder ein Plus von 3,2 Prozentpunkten aufzuweisen, das sich in der Zeit von Juli bis September auf 4,9 % steigerte und im Schlussquartal sogar wieder 6,5 erreichte.[23] Diese rasche Erholung der zweitgrößten Volkswirtschaft kam nicht von ungefähr. Im zweiten Quartal sorgte die Zentralregierung mit einem kurzfristigen Infrastrukturprogramm für den ersten Wiederauftrieb, nachdem die Zentralbank die Industrieunternehmen mit den erforderlichen Kreditgarantien und Liquiditätshilfen ausgestattet hatte. Daraufhin richteten die Industrieunternehmen den Wiederaufbau der Wertschöpfungsketten an der fortschreitenden Lockerung der behördlichen Restriktionen aus. Gleichzeitig orientierten sie sich geschickt an den wichtigsten Nachfragekomponenten des Welthandels: Sie schalteten auf die Massenproduktion von Gesichtsmasken, Schutzkleidungen und sonstigen Hygieneartikeln um und belieferten die ins Homeoffice gegangenen Schichten der globalen Unterklassen mit preisgünstiger Computer-Hardware. Infolgedessen nahmen auch die übrigen Industriesektoren Fahrt auf. Dabei kam es in den Kernbereichen zu aufschlussreichen Verschiebungen, so etwa durch die gleichzeitige Einfuhr von Eisenerzen und Stahlprodukten, was den Beginn einer wesentlichen weltwirtschaftlichen Positionsverbesserung anzeigte. Die Erholung schlug um die Jahreswende mit einer Steigerung des industriellen Outputs um 7,3 % zum Aufschwung um. Davon profitierten auch die unternehmensnahen Dienstleistungssektoren, und auch die Tourismuswirtschaft verzeichnete im Gefolge des nationalen Oktoberurlaubs (›Goldene Woche‹) einen Rekordzuwachs an Inlandsreisen.

Gleichwohl war auch in China nicht alles Gold, was glänzte. Das durchschnittliche Pro-Kopf-Einkommen wuchs 2020 nur um 2,1 %; es war allerdings auf dem Land mit 3,8 % höher als in der Stadt. Der Zuwachs des Massenkonsums hielt sich deshalb in Grenzen. Nach der Jahreswende trübte er sich zudem erneut ein, weil in der Provinz Hubei und anderen Regionen neue Infektionsherde auftraten, woraufhin die Behörden mit einer Zwangsquarantäne von bis zu 22 Millionen Menschen und neuerlichen Produktionsunterbrechungen antworteten.

Trotzdem wuchs die chinesische Nationalökonomie 2020 um 2,3 %. Für China selbst war dies nur eine bescheidene Erholung nach der dramatischen Talfahrt des ersten Quartals. Für die Weltökonomie war sie jedoch angesichts der negativen Salden in der EU (über -7 %) und den USA (-3,6 %) sowie der Weltwirtschaft insgesamt in Höhe von etwa -4 % gegenüber dem Vorjahr von großer Bedeutung. Die chinesischen Importe beflügelten die rohwarenexportierenden Regionen und die ausfuhrintensiven Industriezentren gleichermaßen. Quantifizierbare Daten lagen bis Frühjahr 2021 noch nicht vor, aber allein Brasilien und andere Schwellenländer meldeten eine Steigerung ihrer Chinaexporte um ein Drittel. Auch die hochindustrialisierten Länder der Kernzone

Tabelle 11:

Die Bilanzsummen der führenden Zentralbanken, öffentliche Stimulierungspakete und die staatliche Verschuldung in der Coronakrise 2020/21

Gebiet	Bilanzsumme der sechs führenden Zentralbanken		Stimuli		Staatsschulden 2020 % des BIP	Haushaltsdefizit % des BIP	Auslandsschulden % des BIP
	absolut[a)]	% des BIP 2020	absolut[b)]	% des BIP 2020			
Welt	–	–	n. b.	n. b.	n. b.	-10,8	n. b.
USA	7.709,6	36,8	5.838	27,9	127,1[c)]	-15,8	102
Euro-Zone	9.114,2	70,6	1.361[d)]	10,5[e)]	96,9	-7,6	n. b.
-Deutschland	–	–	1.476	38,8	68,9	-4,2	165
-Frankreich	–	–	605	23,3	113,5	-9,9	230
-Italien	–	–	825	43,77	155,6	-9,5	141
-Spanien	–	–	281	22,0	117,1	-11,5	170
Japan	6.570,9	130,1	2.230	44,2	256,2	-12,6	235
Großbritannien	1.183,9	43,7	877	32,4	103,7	-13,4	345
Kanada	–	–	307	18,7	117,8[f)]	-10,7	143
Australien	–	–	243	17,9	63,1[g)]	n. b.	130
Schwellenländer	–	–	n. b.	n. b.	n. b.	-9,8	n. b.
-Brasilien	–	–	214	14,9	98,9[h)]	-13,4	38
-China	5.917,7	40,2	904	6,1	66,8	-11,4	19
-Indien	–	–	228	8,4	89,6	-12,3	19
-Mexiko	–	–	20	1,9	60,6	-4,6	43
-Russland	–	–	85	5,8	19,3	-4,1	32
-Saudi-Arabien	–	–	21	3,0[i)]	32,4	-11,1	31
-Südafrika	–	–	30	9,9	77,1	-12,2	57
Entwicklungsländer	–	–	n. b.	n. b.	n. b.	-5,5	n. b.
-Bangladesch	–	–	4,8	1,5	38,9	n. b.	12
-Nigeria	–	–	1,4	0,3[j)]	35,1[k)]	-5,8	2
Gesamt	30.496,3	–	–	–	–	–	–

Quellen: https://www.tagesgeldvergleich.net; https://tradingeconomics.com; IMF, Fiscal Monitor. A Fair Shot, April 2021, Methodological and Statistical Appendix, Washington D.C. 2021; IMF, Fiscal Monitor Database of Country Fiscal Measures in Response to the COVID-19 Pandemic, April 2021, online in: https://www.imf.org/en/Topics/imf-and-covid19/~/media/FilesTopics/COVID/FM-Database/SM21/Fiscal-Monitor-Database-April-20201-v3.ashx (Stand: 6.5.2021); Wikipedia, List of countries by external debt (Stand: 29.04.2020).

a) In Milliarden US-Dollar. Zahlen für die Bank of England: 31.3.2021, Bank of Japan: März 2021, Europäische Zentralbank: 23.4.2021, Federal Reserve Bank: 21.4.2021, People's Bank of China: März 2021. Umrechnung der jeweiligen Währungen zu den jeweiligen Stichtagen: 1 USD = 0,8328 EUR, 109,1980 JPY, 6,4664 CNY, 0,7189 GBP.

der Europäischen Union hatten Steigerungsquoten ihres China-Exports zwischen 10 und 14 % zu verzeichnen.

Kreditausweitung und Fiskalpakete

Der wesentliche exogene Faktor, der zusätzlich zur Pandemie den Verlauf der Coronakrise steuerte, waren die mit dem Lockdown gekoppelten wirtschaftspolitischen Aktivitäten der Regierungen zur Begrenzung seiner zerstörerischen Effekte. Sie waren in ihrem Tempo, Ausmaß und Instrumentarium so ungewöhnlich und historisch einmalig wie die Zentralbankinterventionen, die den öffentlichen Sektor mit ihrer Niedrigzinspolitik und ihren eigenen finanzpolitischen Operationen abschirmten. Ihr Gesamtvolumen erreichte bis Oktober 2020 einen Umfang von 11,7 Billionen US-Dollar und überschritt bis März 2021 allein in den in Tabelle 11 aufgeführten Ländern und der EU die 15 Billionen-Grenze – das sind etwa 18 % der weltweiten Wirtschaftsleistung in diesem Jahr.[24] Die Hälfte dieses gigantischen Betrags entfiel auf die Stimulierungsprogramme vom April, Juli und November/Dezember 2020 sowie die in fast der gleichen Höhe geschrumpften Staatseinnahmen. Die zweite Hälfte bestand hingegen aus direkten Liquiditätshilfen wie Anleihen, Garantieübernahmen, verlorenen Zuschüssen und Kapitalbeteiligungen der öffentlichen Hände. Der Umfang und die Zusammen-

b) In Milliarden US-Dollar, Stand 17.3.2021. Die Zahlen enthalten ›Above the line measures‹ und ›Liquidity Support‹.
c) Für den Vergleich zwischen den Volkswirtschaften wurden die Bruttoschuldenstände um die ungedeckten Pensionsverpflichtungen bereinigt.
d) Zahl der Europäischen Union.
e) Wie Anm. d) dieser Tabelle.
f) Wie Anm. c) dieser Tabelle.
g) Wie Anm. c) dieser Tabelle.
h) »Bruttoverschuldung« bezieht sich auf den nichtfinanziellen öffentlichen Sektor, ohne Eletrobras und Petrobras und einschließlich der Staatsschulden in der Bilanz der Zentralbank.
i) BIP geschätzt.
j) Wie Anm. i) dieser Tabelle.
k) Die Verschuldung umfasst Überziehungskredite der Zentralbank von Nigeria und Verbindlichkeiten der Asset Management Corporation of Nigeria.

setzung der zugunsten der Stützungsmaßnahmen in Kauf genommenen Budgetdefizite variierten jeweils nach dem Entwicklungsstand der Nationalökonomien und ihrer fiskalpolitischen Handlungsspielräume. Weltweit wurden die Haushaltsdefizite für 2020 und 2021 auf -13,7 bzw. -7,6 % geschätzt.[25] Am höchsten waren sie in den fortgeschrittenen Industrieländern, wo sie den Hochrechnungen zufolge auf -14,4 bzw. -6,9 % veranschlagt wurden. Das hatte damit zu tun, dass die im Anschluss an China verhängten Lockdowns in der Regel hier länger dauerten und entsprechend größere Stimulierungspakete erforderlich machten. Die Zentralbankgarantien deckten alle Risiken ab und dämmten das Inflationsrisiko ein. Demgegenüber konnten die fiskalpolitischen Instanzen der Schwellenländer nur begrenzt nachziehen und mussten ihre Budgetdefizite mit -10,7 bzw. -9,2 besser auf die Haushaltsjahre 2020/21 verteilen. Besonders schlecht gestellt waren die Entwicklungsländer, bei denen die Pandemie später einsetzte, sich aber bis Ende 2020 weitaus massiver auswirkte und teilweise auch mit drastischen Lockdowns beantwortet wurde. Gerade in diesen Weltregionen waren jedoch die Budgetdefizite mit -5,2 % (2020) bzw. -5,1 % in der Vorausschätzung für 2021 deutlich niedriger. In dieser ungleichen Verteilung der Kompensationsmöglichkeiten kamen der fehlende Rückhalt durch die Zentralbanken und der äußerst begrenzte Spielraum der Regierungen der Entwicklungsländer drastisch zum Ausdruck.

Dagegen übertrafen die fiskalpolitischen Operationen der hochindustrialisierten Länder alles bisher Dagewesene und lagen gegen Ende 2020 sogar knapp über dem Volumen des ›Deficit Spending‹ zur Finanzierung des Zweiten Weltkriegs.[26] An erster Stelle rangierten dabei die USA und die Europäische Union, dicht gefolgt von den übrigen Nationalökonomien der G7-Staaten insbesondere Kanada und Japan.[27] In den USA erreichten die im Rahmen des CARES Act[28] seit Ende März 2020 mobilisierten und mehrfach aufgestockten öffentlichen Mittel ein Volumen von 5 Billionen US-Dollar. Neben den schon skizzierten Transfers an die Privathaushalte und Erwerbslosen wurden allein für die kleinen und mittleren Unternehmen Zuschüsse im Umfang von 700 Milliarden US-Dollar bereitgestellt, weitere 500 Milliarden gingen als Darlehen, Steuernachlässe und Liquiditätshilfen an die Großunternehmen. Ähnlich massiv waren die fiskalpolitischen Stützungsoperationen der EU-

Kommission, die die an sich schon erheblichen Stimulierungsprogramme der Mitgliedsländer flankierten. Dabei kombinierte auch die EU-Kommission ihre seit längerem praktizierten Interventionsschritte mit neuartigen direkten Transfers. Zu den ›klassischen‹ Transaktionen gehörten Sonderfonds in Umfang von 240 bzw. 100 Milliarden Euro, die der Europäische Stabilitätsmechanismus (ESM) und die EU-Kommission den Ländern der Eurozone bzw. der Gesamt-EU als zinsgünstige Kredite zur Verfügung stellten. In einem dritten Paket, das bis zu 700 Milliarden Euro umfasste und als ›Next Generation EU‹-Fonds dekla-

Tabelle 12:

Die Weltwirtschaft in der Coronakrise 2020/21 (Stand Frühjahr 2021)

Gebiet	BIP 2019 (Mrd. US-$)	BIP 2020 (Mrd. US-$)	BIP 2020 (% zum Vorjahr)	Leistungsbilanz 2019 (% des BIP)	Leistungsbilanz 2020 (% des BIP)	Verbraucherpreise (% zum Vorjahr)	Zinssätze öffentl. 10-Jahres-Anleihen
Welt	87.345	84.538	-3,2	0,5	0,4	n. b.	n. b.
USA	21.433	20.933	-2,3	-2,2	-3,1	2,1	1,6
Euro-Zone	13.365	12.917	-3,4	2,3	2,3	1,2	-0,3
-Deutschland	3.862	3.803	-1,5	7,1	7,1	1,7	-0,3
-Frankreich	2.717	2.599	-4,3	-0,7	-2,3	1,1	0
-Italien	2.005	1.885	-6,0	3,0	3,6	0,7	0,8
-Spanien	1.393	1.278	-8,3	2,1	0,7	0,8	0,4
Japan	5.149	5.049	-1,9	3,7	3,3	0,2	0
UK	2.833	2.711	-4,3	-3,1	-3,9	1,7	0,9
Kanada	1.741	1.643	-5,6	-2,1	-1,9	2,1	1,5
Australien	1.392	1.359	-2,4	0,7	2,5	2,0	1,6
-Brasilien	1.877	1.434	-23,6	-2,7	-0,9	6,7	9,6
-China	14.340	14.723	2,7	1,0	2,0	1,6	3,0 [a]
-Indien	2.870	2.709	-5,6	-0,9	1,0	5,2	6,0
-Mexiko	1.268	1.076	-15,1	n. b.	n. b.	3,8	6,3
-Russland	1.689	1.474	-12,7	3,8	2,2	4,6	7,2
-Saudi-Arabien	793	701 [b]	-11,6	4,8	-2,1	2,5	n. b.
-Südafrika	351	302	-14,0	-3,0	2,2	3,7	9,2
-Bangladesch	302	329	8,9	-1,7	-1,5	n. b.	n. b.
-Nigeria	448	429 [c]	-4,2	-3,8	-3,7	n. b.	n. b.

Quellen: IMF, World Economic Outlook: Managing Divergent Recoveries. April 2021, Washington, D.C. 2021; IMF, World Economic Outlook: database: April 2021, online in: https://www.imf.org/en/Publications/WEO/weo-database/2021/April/download-entire-database (Stand: 29.4.2021); The Economist, 17.4.2021; UN, United Nations Statistics Division – National.
a) 5-year yield.
b) Geschätzt.
c) Geschätzt.

riert war, wurden den EU-Ländern direkte Hilfszahlungen in Aussicht gestellt, die mit zinsgünstigen Krediten kombiniert waren.

Die hier skizzierten fiskalpolitischen Operationen sind wegen ihres Tempos und Umfangs herausragende Ereignisse der Wirtschaftsgeschichte, zumal sie in Friedenszeiten stattfanden. Noch aufregender ist ein etwas genauerer Blick auf die innere Struktur dieser Transaktionen. Vielfach wurden neuartige Wege beschritten, die den Rahmen der keynesianischen Stimulierungsmethoden sprengten. Den Vorrang hatten jetzt nicht mehr indirekt wirkende ›Multiplikatoren‹, sondern direkte Kaufkraftübertragungen an die von den Lockdowns besonders betroffenen Unternehmen, Privathaushalte und Selbstständigen. Beim Blick auf die dabei entwickelten Mechanismen wird eine weitere Paradoxie der Coronakrise erkennbar: Dieselben Regierungen, die die sozioökomischen Aktivitäten blockierten und anschließend wieder lockerten oder verschärften, beschritten gleichzeitig neuartige Wege, um den vollständigen Kollaps der wirtschaftlichen Aktivitäten abzuwenden und die Schäden zu lindern. Auf diese Weise wurden die Exekutivgewalten gleichzeitig zu Wohltätern. Sie kombinierten die sozialpolitischen Stützungsoperationen mit ökonomischen Hilfspaketen, wobei sie möglichst alle Akteure des wirtschaftlichen Felds bedachten.

Dass derart weit gestreute und ausdifferenzierte Unterstützungspakete ihre Wirkung nicht verfehlten, steht außer Zweifel und stimmt mit der Alltagserfahrung weitgehend überein. Da die Lockdowns in den hochentwickelten Weltregionen und führenden Schwellenländern wichtige Bereiche des wirtschaftlichen Lebens lahmlegten, konnten ihre Folgen nur abgemildert werden, wenn bei den Gegenmaßnahmen alle ökonomisch aktiven Gesellschaftsklassen bedacht und die Produktions- und Nachfrageseite gleichermaßen berücksichtig wurden. Die Weltinstitutionen und nationalen Forschungsinstitute haben den Finanzministerien und den sie stützenden Zentralbanken denn auch ein positives Zeugnis ausgestellt. So bestand beispielsweise Konsens darüber, dass die rasche Erholung der US-Ökonomie ohne das mehrfach erweiterte und aktualisierte CARES-Projekt nicht möglich gewesen wäre.[29] Sogar die Regierungen der Schwellen- und Entwicklungsländer sollen aus ihren weitaus stärker beschränkten Ressourcen das Beste gemacht haben.[30]

Die Krisenverluste und der ›Wert des Lebens‹

Im Wechselspiel von Krisenbeschleunigung und Krisenbekämpfung haben sich extreme Gegensätze herausgebildet. Die mittelfristigen Auswirkungen der durch die Coronakrise bewirkten ökonomischen Verwerfungen und Gewichtsverlagerungen ließen sich im Frühjahr 2021 noch nicht abschätzen. Den Berechnungen des IMF zufolge ist die globale Wirtschaftsleistung (nominales BIP) 2020 im Vergleich zum Vorjahr um 3,2 % zurückgegangen.[31] Dabei war der Anteil der hoch entwickelten Weltregionen am höchsten. Im Vergleich dazu war der Anteil der Schwellen- und Entwicklungsländer deutlich geringer, was vor allem auf den Wirtschaftsmotor China zurückzuführen war. Aber auch hier verzeichneten einige Nationalökonomien erhebliche Einbrüche. Weitere Daten über die Entwicklung der Leistungsbilanzen, Verbraucherpreise und Zinssätze können der folgenden Tabelle entnommen werden.

Mit den zu erwartenden Einbrüchen der Wirtschaftsleistung hatten sich internationale wie nationale Forschungsgruppen seit dem Beginn der globalen Ausbreitung der Pandemie und der pauschalen staatlichen Eindämmungsversuche auseinandergesetzt. Eine Arbeitsgruppe von Bloomberg Economics schätzte schon Anfang März 2020 die globalen Wertschöpfungsverluste in ihrem Worst-Case-Szenario auf 2,7 Billionen US-Dollar, womit sie dem tatsächlichen Ergebnis der anschließenden Berg- und Talfahrt recht nahekam.[32] Auch die einen Monat später veröffentlichten Prognosen eines Teams des Münchner Ifo-Instituts über die Kontraktion der Wirtschaftsleistung in Deutschland und der EU waren durchaus aussagekräftig, auch wenn sie sich bei der Gewichtung der zu erwartenden Anteile der untersuchten Nationalökonomien – Deutschland als Hauptverlierer – von ihren problematischen Prämissen in die Irre führen ließen:[33] Nicht das überindustrialisierte Deutschland, dessen zu erwartende gesamtwirtschaftliche Verluste sie für den Fall eines einmonatigen ›Shutdown‹ durchaus realistisch einschätzten (180–202 Milliarden Euro bzw. zwischen 5,1–5,7 % des BIP), war der

Hauptverlierer, sondern die südeuropäischen Peripherieländer mit ihrem überproportional hohen Anteil am Dienstleistungs- und Tourismussektor.

Indessen gerieten die Ökonomen immer dann aufs Glatteis der Spekulationen und ethischer Grenzüberschreitungen, sobald sie ihre volkswirtschaftlichen Verlustrechnungen zu Kosten-Nutzen-Analysen ausweiteten. In diesem Fall versuchten sie, die Lockdown-Kosten mit dem Wert der dadurch angeblich geretteten Menschenleben gegenzurechnen. Besonders problematisch gingen dabei einige angloamerikanische Ökonomen vor. Sie legten den durchschnittlichen Wert eines Pandemieopfers auf 7 Millionen US-Dollar fest. In den folgenden Monaten wurden diese Schätzungen im Auftrag mehrerer Regierungen weiter ausdifferenziert, sie blieben jedoch unter Verschluss. Aufschlussreich war immerhin ein Auftragsgutachten des schweizerischen Bundesrats, das aus zweiter Hand bekannt wurde.[34] Es kam zu einer ausgeglichenen Bilanz, wobei es die geschätzten monatlichen Pauschalverluste gegen die hypothetisch vermiedenen Opferzahlen verrechnete. Dabei gingen die Gutachter genauso wie ihre angloamerikanischen Kollegen von befremdlichen Erfolgsprämissen aus. Sie versuchten jedoch, ihre Ergebnisse besser aussehen zu lassen, indem sie den Pandemieopfern ein überdurchschnittlich hohes Lebensalter und eine zusätzlich durch ihre Asylierung verkürzte Lebenserwartung attestierten. So kamen sie auf einen deutlich niedriger bemessenen ökonomischen ›Lebenswert‹ und konnten den schweizerischen Lockdowns gerade noch eine schwarze Null vor der Erfolgs- und Verlustrechnung bescheinigen.

Schließlich stellt sich die Frage, inwieweit die massiven gesamtwirtschaftlichen Wertschöpfungsverluste auch zu echten Kapitalvernichtungen geführt haben. Hier sind gesicherte Analysen und Hochrechnungen noch Mangelware. Während sich die geschätzten Wertschöpfungsverluste unter Berücksichtigung der Gegenmaßnahmen pauschal im Verhältnis von 60–65 %, 25–30 % und 10–15 % auf die öffentlichen Haushalte, Unternehmen und Erwerbsabhängigen verteilen, werden die von den Lockdowns besonders betroffenen Branchen und Unternehmen die Hauptleidtragenden sein: die Tourismuswirtschaft, die internationalen Fluglinien, Flughafengesellschaften und Luftfahrtkonzerne, der Einzelhandel, das Hotelgewerbe, die Gastronomie und die personennahen Dienstleistungen.[35] Sie waren zu Beginn des Jahrs 2021 zu 35–40 % von Konkursen bedroht. Darunter befanden sich weltweit auch erste Adressen, deren Bankrott trotz massiver Stützungsaktionen befürchtet wurde, so etwa die Tourismuskonzerne HNA und TUI, die Lufthansa und ihre Tochtergesellschaften sowie mehrere Kaufhauskonzerne und Messeveranstalter. Darüber hinaus standen Millionen Kleinunternehmen und Selbstständige des Handels- und Servicesektors vor der Insolvenz. In allen diesen Bereichen des Wirtschaftslebens waren die Verluste derart gravierend, dass sie die Kapitalbasis schädigten und die Weiterexistenz der Unternehmen trotz aller öffentlichen Stützungsaktionen in Frage stellten.

Noch schwieriger war die Lage in den Schwellen- und Entwicklungsländern, wo sich drei Viertel aller ökonomischen Aktivitäten in der öffentlich nicht erfassten und regulierten Schatten- oder Untergrundökonomie abspielen.[36] Gerade in diesem Bereich wirkten sich die harten Lockdown-Bestimmungen vieler politischer Regime besonders fatal aus. Vor allem im subsaharischen Afrika, in Zentralasien und Lateinamerika waren Millionen Mikrounternehmen schlagartig von ihren Produktions- und Vermarktungsmöglichkeiten abgeschnitten. Da sie auch nach dem Einsetzen der Hilfsmaßnahmen über keine Reserven verfügten, waren die Ersparnisse in den Familien rasch aufgezehrt. Über das Ausmaß der daraufhin in Gang gekommenen Vernichtung zahlloser nicht registrierter Mikrobetriebe wissen wir noch nichts, und auch die Frage, welche Wege die ruinierten Familienverbände einschlugen, um dem Rückfall in die extreme Armut zu entgehen, wird sich erst in einigen Jahren beantworten lassen. Möglicherweise ist die Untergrundökonomie trotz dieser Rückschläge nicht geschrumpft. Es gibt Forschungsberichte, aus denen hervorgeht, dass sich der informelle Sektor gerade in Pandemiezeiten erheblich ausdehnte.[37]

Die Lockdowns als Beschleuniger der Innovationsprozesse

Die für die Erholung und den Wiederaufschwung entscheidenden Anschubkräfte hatten sich schon in der vorausgegangenen Stagnationsperiode zu formieren begonnen und kamen im Verlauf der Coronakrise zum Durchbruch. Sie sind mittlerweile zu Alltagsthemen avanciert und in drei Schlagworten präsent: Roboter, Digitalisierung und Künstliche Intelligenz. Mit ihnen haben wir die Schlüsselkomponenten einer technologischen Innovation vor uns, die seit langem als entscheidender endogener Faktor des ökonomischen Widerauschwungs beurteilt werden. Wie sind diese drei Komponenten einzuschätzen, und wie werden sie in ihrem Zusammenspiel das Feld der ökonomischen Akteure verändern?[38]

Zunächst zur Automatisierung der industriellen Produktion. Den Robotern können die Coronaviren nichts anhaben. Da die Industriemanager ihre Produktionsarbeiter nicht wie die Angestellten ins Homeoffice schicken konnten, lag es für sie nahe, noch umfassender als bisher Roboter in der Fertigung einzusetzen. Dadurch ließen sich der Abstand zwischen den Arbeitsgruppen vergrößern und allfällige Unterbrechungen oder gar Stillstände durch Quarantänemaßnahmen vermeiden. Umfragen ergaben, dass zwei Drittel der Industrieunternehmen mit Standorten in den Industriestaaten und den großen Schwellenländern ihre Investitionen in Roboter und sonstige Automatisierungsverfahren verdoppeln. Dadurch können sie sich auch schneller und flexibler an plötzliche Nachfragesteigerungen anpassen, wie dies nach dem Lockdown vom März/April 2020 der Fall war. Dabei erwies sich die Automobilindustrie einmal mehr als Schlüsselsektor, die Robotisierung und Automatisierung der Produktionslinien griff aber auch verstärkt auf den Maschinenbau, die Elektro- und Computerindustrie, den Lebensmittelsektor und die Textilindustrie über. Darüber hinaus hielt sie auch bei den Einzelhandels- und Zustellerkonzernen Einzug: Sie beschleunigten die Automatisierung ihrer Verteilerzentren, um den Hygieneanforderungen zu genügen und den Nachfrageboom im Bereich des Online-Geschäfts (E-Commerce) zu bewältigen. Hinzu kamen weitere Vorteile, die den Innovationsschub beschleunigten, so etwa der Aufbau alternativer Zulieferketten in der jeweiligen Weltregion und die Zurücknahme von Produktionslinien aus den bisherigen Niedriglohnländern, in denen sich die Arbeitsentgelte inzwischen verdreifacht hatten. Das alles gab den Herstellern von Robotern und Automatisierungsverfahren gewaltigen Auftrieb. Ein knappes Dutzend Unternehmen kontrolliert den Weltmarkt für diese Investitionsgüter,[39] deren Absatz vor Krisenbeginn stagniert hatte. Nun rechnen sie mit einem jahrelangen Investitionsboom. Die Zahl der weltweit installierten Industrieroboter wird sich deutlich erhöhen. Von den derzeit 2,7 Millionen Industrierobotern stehen aktuell 800.000 in chinesischen Fabriken, 355.000 sind in Japan, 300.000 in den USA und 220.000 in Deutschland installiert.

Auch der aktuell zu beobachtende Digitalisierungsschub der Wirtschaft war eine Antwort der Unternehmensleitungen auf den Großen Lockdown und die seither immer wieder vorgebrachten Forderungen nach einer möglichst weitreichenden Verlagerung der Arbeitsplätze in die Wohnungen der Beschäftigten. Die meisten Großunternehmen sind den zu erwartenden behördlichen Auflagen zuvorgekommen und haben immer mehr Büroangestellte nach Hause geschickt. Zuerst führten sie in den dafür geeigneten Abteilungen ein Rotationsverfahren ein, wodurch sich die jeweilige Büropräsenz auf etwa ein Drittel der Belegschaft reduzierte. Parallel dazu investierten viele Unternehmensvorstände in aufwendige Informations- und Kommunikationstechnologien, um die weiter voranschreitende Dezentralisierung der höherqualifizierten Tätigkeitsbereiche audiovisuell so miteinander zu vernetzen, dass die Linienvorgesetzten die Übersicht behielten. Nach wenigen Monaten erreichten zahlreiche Großunternehmen des Finanz-, Versorgungs- und Verwaltungssektors eine Homeofficequote von 80–85 %. Selbstverständlich mussten auch jetzt einige Beschäftigtengruppen präsent bleiben, so etwa die Informatiker zur Instandhaltung der teilweise global operierenden Kommunikationsnetze oder die technischen Angestellten in den Kraftwerken der Stromversorger. Die meisten Experten gehen davon aus, dass die durch die Pandemie zusätzlich angeschobene Dezentralisierung der der unmittelbaren Produktion vor- und nachgelagerten Segmente der Wirtschaftstätigkeit auch nach der Zurücknahme der behördlichen Auflagen andauern wird.

Nun müssen diese gewaltigen Umwälzungen in den Sektoren Entwicklung, Produktion, Personalplanung, Marketing und Unternehmensfinanzierung laufend aufeinander abgestimmt werden. Diese Aufgaben sind außerordentlich komplex geworden und können mit den eingespielten Verfahren der Unternehmensorganisation nicht mehr bewältigt werden. An diesem Punkt kam die dritte Komponente des Innovationsschubs, die Künstliche Intelligenz (KI), ins Spiel. An den kritischen Schnittpunkten werden zunehmend Roboter-Assistenten eingesetzt, um alle Aufgaben zu delegieren, die auf der Basis KI-gestützter Algorithmen erledigt werden können. Doch hier manifestieren sich auch deutliche Grenzen zwischen den Wirtschaftsakteuren und den neuen Maschinensystemen. Hinzu kommt eine unverkennbare Tendenz zur totalen Überwachung, die vor allem in China und Singapur weit fortgeschritten ist.

Hypotheken auf die Zukunft? Zentralbankbilanzen und globale Verschuldung

Auch wenn sie nicht allen Wirtschaftsakteuren unter die Arme griffen, waren die Programme zur Abfederung der Lockdown-Effekte insgesamt durchaus erfolgreich. Es handelte sich dabei um eine staatliche Lockdown-Versicherung, ohne dass jemand zuvor Prämien dafür bezahlt hätte. Je nach Nationalökonomie wurden zwei Drittel bis drei Viertel aller entstandenen ökonomischen Schäden abgedeckt; für den Rest mussten die Unternehmer, Selbstständigen und Lohnabhängigen selbst aufkommen. Innerhalb weniger Monate erreichten die finanz- und fiskalpolitischen Hilfspakete ein Volumen, das die während des Zweiten Weltkriegs getätigten Staatsausgaben knapp überschritt.[40]

Für die beiden Hauptakteure der Krisenintervention, die Zentralbanken und die öffentlichen Haushalte, waren die Folgen dramatisch. Schon seit der globalen Finanzkrise von 2008/2009 hatten die führenden Zentralbanken ihre Bilanzen in einem nie gekannten Ausmaß aufgebläht, indem sie Unternehmens- und Staatsanleihen aufkauften. Bis zum Frühjahr 2021 erreichten ihre Bilanzsummen astronomische Dimensionen. Bei den sechs größten Notenbanken der Welt wurden Anstiege verzeichnet, die zwischen 16 % und 76 % des jeweiligen nationalen Bruttoinlandsprodukts erreichten.[41] Bei der Federal Reserve der USA schlug bis Ende Dezember 2020 ein Anstieg um knapp 3,19 Billionen US-Dollar auf 7,36 Billionen zu Buch. Die Europäische Zentralbank verzeichnete eine Aufblähung der Bilanzsumme um 2,31 Billionen Euro auf 7,01 Billionen. Mit Ausnahme der Bank of England waren die Zuwächse der übrigen führenden Zentralbanken weniger ausgeprägt. Diese Entwicklung war einmalig, und ihre mittelfristigen Folgen sind nicht absehbar. Hätten sich die Notenbankvorstände nicht so weit vorgewagt, dann wäre es den Regierungen nicht möglich gewesen, eine derart umfassende ›Lockdown-Versicherung‹ aus dem Boden zu stampfen.

Die von den Regierungen in Gang gesetzte Geld- und Kreditexpansion führte zu einem extremen Anstieg der Budgetdefizite und der damit verbundenen Schuldenlast.[42] Auch hier hatte es seit dem Ende der Großen Rezession einen ›Vorlauf‹ gegeben, der trotz der in einigen Weltregionen betriebenen Budgetrestriktionen noch keineswegs zur Normalisierung geführt hatte. Bis Ende 2019 war die Verschuldung der nicht im Finanzsektor tätigen Unternehmen und der Privathaushalte auf 144 % der globalen Wirtschaftsleistung gestiegen; in den Schwellen- und Entwicklungsländern waren es 123 %, und in den Nationalökonomien der G20-Staaten entfielen auf sie 139 % gegenüber einer öffentlichen Verschuldung im Umfang von 90 % der Wirtschaftsleistung (Gesamtverschuldung = 239 %).[43] Entgegen der öffentlichen Wahrnehmung war der Privatsektor somit der Haupttreiber, der Anteil des öffentlichen Sektors an der Gesamtverschuldung war deutlich niedriger und betrug in den Schwellen- und Entwicklungsländern nur etwa ein Drittel (53 %) der Gesamtverschuldung von insgesamt 176 % des BIP.

Diese Relation dürfte sich auch im Jahr der Coronakrise kaum verändert haben. Erstmalig näherte sich die Verschuldung der öffentlichen Haushalte gegenüber ihren Zentralbanken und einer Minderheit privater Anleihekäufer der 100 %-Marke der globalen Wirtschaftsleistung; die hochindustrialisierten Nationalökonomien und die G20-Staaten lagen deutlich darüber, gefolgt von den Schwellenländern in erheblichem Abstand (vgl. Tabelle 11). Der rasante Anstieg der Staatsverschuldung war somit in erster Linie auf die Regierungen der hochentwickelten Regionen und Länder zurückzuführen (Anstieg um 12 % des BIP), die Schwellenländer folgten mit 9 %, und auch hier rangierten die unterentwickelten Weltregionen mit 5,2 % in deutlichem Abstand. Innerhalb dieser Klassifikationsgruppen gab es erhebliche Unterschiede von Land zu Land. Die größten Zuwächse im Vergleich zu 2019 verzeichneten die USA, deren Verschuldung von 108,2 % auf 127,1 % der jährlichen Wirtschaftsleistung anstieg, sowie Japan (von 238,7 % auf 256,2 %), während die Zuwächse in China (von 56,5 zu 66,8 %) und Deutschland (von 59,6 auf 68,9 %) von signifikant niedrigeren Verschuldungsquoten ausgingen. Gleichwohl handelte es sich auch hier um gewaltige Beträge. Die Gesamtverschuldung der Europäischen Union (ohne Großbritannien) erreichte Ende 2020 einen Ist-Stand von 12,036 Billionen Euro, der deutsche Anteil belief sich dabei auf 2,345 Billionen.

Würden wir uns nur an den in diesen Zahlen zum Ausdruck kommenden astronomischen Schuldenbergen orientieren, dann läge der Schluss nahe, dass vor allem den hochindustrialisierten Ländern schwere Zeiten bevorstehen. Diese Annahme ist irrig. Die Regime der ›Advanced Economies‹ können im Anschluss an China mit einer Erholung rechnen, die eine mittelfristig geplante Amortisation der Schulden erleichtert. Zudem können sie sich auf die uneingeschränkte Unterstützung durch die Zentralbanken verlassen: Die Leitzinsen werden trotz steigender Inflationsraten weiter niedrig gehalten; solange die Relation zwischen Zinssatz und Wachstumsrate kleiner als eins ist, verursacht die Staatsverschuldung keine fiskalischen Kosten. Probleme können nur dann aufkommen, wenn sich die – vor allem in der Kernzone der EU einflussreichen – Protagonisten einer rasch wieder greifenden ›Schuldenbremse‹ durchsetzen sollten. Ihnen stehen jedoch die Exponenten der ›Modern Monetary Theory‹ gegenüber, die auf die Währungssouveränität der Großmächte verweisen und die öffentliche Verschuldung für ein nachrangiges Problem halten.[44]

Mit derart komfortablen Bedingungen können die meisten Regime der Schwellen- und Entwicklungsländer nicht rechnen. Ihre Zentralbanken können die Leitzinsen aus vielfältigen strukturellen Gründen nicht gegen Null fahren, und sie werden über längere Zeit nicht auf wichtige Revenuequellen (Tourismus, Überweisungen der Migrationsarbeiter usw.) und stabile Exportpreise setzen können. Zudem waren sie schon vor der Coronakrise stark verschuldet. Infolgedessen konzentriert sich das Verschuldungsproblem schon jetzt auf den Globalen Süden. Die für diese Gruppe der Nationalökonomien besonders gefährlichen Kredite in Fremdwährungen beliefen sich gegen Ende des Jahrs 2020 auf 730 Milliarden US-Dollar. Schon im Verlauf des Krisenjahrs wurden sechs Länder zahlungsunfähig, darunter Argentinien, Libanon und Sambia.

Ein kritischer Ausblick im historischen Vergleich

Das Auf und Ab der Coronakrise lud wie selten zuvor zu Voraussagen über die weitere ökonomische Entwicklung ein. Sie waren je nach dem Zeitpunkt ihrer Veröffentlichung pessimistisch, verhalten zuversichtlich oder auch euphorisch gestimmt, und zwar nicht selten bei ein und derselben Autorengruppe. Selbst so angesehene Institutionen wie der Internationale Währungsfonds mussten die Kerndaten ihrer quartalsweise veröffentlichten ›Forecasts‹ immer wieder nach oben oder unten korrigieren.[45] Trotz dieser offenkundigen Widersprüche und Unsicherheiten ließen sich bis Frühjahr 2021 einige Trends gegeneinander abwägen, die in den vorherigen Abschnitten schon angedeutet wurden und den Jahren 2021/22 sowie dem kommenden Jahrzehnt ihren Stempel aufdrücken werden. Dabei stehen einigen Treibern und Multiplikatoren des Wiederaufschwungs deutlich retardierende Momente und ausgesprochene Risikofaktoren gegenüber.[46]

Die Treiber eines raschen Wiederaufschwungs sind vor allem der industrielle Sektor und die Rohstoffmärkte. Zusätzliche Indikatoren begünstigen diese Entwicklung, so etwa die sich seit dem Ende der Trump-Ära abschwächenden Handelskonflikte, die anhaltende fiskalpolitische Stabilisierung des Industriesektors und die technologischen Umwälzungen in der Energie- und Automobilbranche. Hinzu kommen weitere Entwicklungstendenzen, die sich stabilisierend auf die Weltwirtschaft auswirken, so etwa die durch die führenden Zentralbanken garantierte Stabilisierung der Wechselkurse der großen Weltwährungen.

Den Variablen der Treiber und Stabilisatoren stehen indessen einige Risikofaktoren gegenüber, die die zyklische Entwicklung unsicher machen. An erster Stelle ist hier auf die Möglichkeit weiterer Lockdowns hinzuweisen: Zwar dürfte die auf Hochtouren gebrachte Impfkampagne die SARS-CoV-2-Pandemie bis Frühjahr 2022 allmählich eindämmen. Es ist jedoch nicht auszuschließen, dass die Impfstoffe ihre Wirksamkeit gegenüber neu auftretenden Virusmutanten zunehmend verlieren, und dies dürfte neuerliche Kontakt- und Mobilitätsbeschränkungen zur Folge haben. Mittelfristig kann auch die unsichere Amortisationsperspektive der gigantisch gewachsenen Verschuldung der Unternehmen, Privathaushalte und öffentlichen Budgets den Erholungsprozess verzögern. Zwar stehen die Voraussetzungen zu einer mehr oder weniger schmerzlosen Tilgungsperiode von 10 bis 20 Jahren nicht schlecht, aber schon jetzt mehren sich in der Euro-Zone die Stimmen, die nicht nur eine Rückkehr der öffentlichen Verschuldung zur Maastricht-Regel (Neuverschulung bis maximal 3 % des BIP) das Wort reden, sondern auch eine weit darunter anzusetzende ›Schuldenbremse‹ fordern. Das ist unter makroökonomischen Gesichtspunkten zwar kontraproduktiv, weil bei Nullzinsen und unter Beachtung bestimmten Voraussetzungen keine fiskalpolitischen Kosten entstehen;[47] trotzdem kann – insbesondere bei steigenden Infektionszahlen – eine Rückkehr zur Austeritätspolitik mit ihren fatalen Auswirkungen auf den Erholungsprozess nicht ausgeschlossen werden.

Weitaus kritischer ist die Situation dagegen an der Peripherie des Weltsystems. Obwohl sich die Regierungen der Schwellen- und Entwicklungsländer bei der Schuldenaufnahme vergleichsweise zurückhielten, droht ihnen eine schwere Finanz- und Schuldenkrise, die das Ausmaß der 1980er Jahre erreichen könnte. Die Risikoaufschläge auf ihre Staatsanleihen stiegen zeitweilig auf bis zu 30 %, und über die Hälfte der involvierten Regierungen kämpfte mit Zahlungsschwierigkeiten. Besonders problematisch war die Entwicklung in Peru, Brasilien, Thailand, Südafrika und der Türkei, zumal riesige Fremdwährungsanleihen zur Tilgung anstehen. Zwar empfahlen die G20-Regierungen schon im April 2020 ein Rückzahlungsmoratorium, und auch die internationalen Gläubigersyndikate signalisierten bis zu einer gewissen Grenze Umschuldungsbereitschaft. Aus der Welt schaffen lassen sich die Probleme dadurch gleichwohl nicht, und für die begonnene Dekade zeichnen sich deutliche Stagnationstendenzen ab.

Der bei weitem größte Risikofaktor sind jedoch die weltweiten Aktienmärkte. Sie haben sich unter der Kuratel der Zentralbanken massiv von der Realwirtschaft abgekoppelt und bis zur Jahreswende 2020/21 Blasen gebildet, die in ihrem Umfang den Entwicklungen vor 1929 bzw. 2007 in nichts nachstehen. Alle ernstzunehmenden Berater schlugen zu Beginn des Jahrs 2021 Alarm und verwiesen auf die Gefahr eines drohenden Absturzes: Das Kurs-Gewinn-Verhältnis hat Rekordhöhen erreicht, und auch die Börsenkapitalisierung der Unternehmen liegt um ein Vielfaches über der tatsächlichen Wirtschaftsleistung.[48] Die Kapitalvermögensbesitzer missachteten diese und weitere untrügliche Indikatoren. Sie starrten auf die weiter steigenden Renditen und vertrauten auf die Leitungsgremien der Zentralbanken, die sie wie im Fall eines neuerlichen Absturzes wie im März–April 2020 schon retten würden. Dass die Zentralbanken dies im Wissen um die gesamtwirtschaftlichen Folgen erneut versuchen würden, bezweifelte kaum jemand. Nur stellte sich die Frage, ob ihnen dies angesichts ihrer gewaltig aufgeblähten Bilanzsummen, der ununterbrochen fortgesetzten Anleihekäufe und der seit dem Frühjahr 2021 wieder ansteigenden Inflationsraten auch gelingen würde.

Derart gegensätzliche Indikatoren mahnen zur Vorsicht. Sie machen es schwierig, eine einigermaßen ausgewiesene Prognose zu versuchen. Der Optimismus der führenden Weltinstitutionen erschien jedenfalls voreilig, und auch ihre quantifizierenden Szenarien vermochten nicht zu überzeugen.

Trotz dieser unklaren kurz- bis mittelfristigen Perspektive hatten auch die in weitere Ferne gerichteten Visionen Hochkonjunktur. Dabei manifestierten sich extreme Gegensätze, deren Bandbreite von naiver Systemaffirmation bis zu ebenso naiver Revolutionserwartung reichte. Die Kommentatoren einiger neoliberaler Medien führten die rasche Impfstoffentwicklung, den für sie einzigen »Hoffnungsschimmer in dieser Pandemie«, auf den »offenen Wettbewerb« und den »innovativen Unternehmergeist« zurück und erteilten den mittlerweile aufgekommenen Zweifeln an der marktradikalen Renditeorientierung eine harsche Absage.[49] Sozialistische Autoren verwiesen dagegen auf den universellen und für alle gleich bedrohlichen Charakter der Pandemie, der sich jedoch auf die Klassen, Ethnien und Nationalitäten sehr ungleich auswirke und die revolutionäre Agenda zur Überwindung aller Formen von Ungleichheit dringlicher denn je erscheinen lasse.[50]

Zwischen diesen beiden Polen positionierten sich die eher reformorientierten Zukunftsvisionen. Sie zeichneten sich in der Regel durch eine solide Bodenhaftung aus und wurden den Paradoxien der Pandemie besser gerecht. Gleichwohl manifestierten sich auch hier sehr heterogene Interessenlagen. Die politische Linke und die Post-Keynesianer nahmen die abrupte Kehrtwende zur Staatsintervention befriedigt zur Kenntnis und forderten, sie durch die Verstaatlichung der Schlüsselindustrien zu verstetigen.[51] Eine Gruppe von Wirtschaftswissenschaftlern machte auch konkrete Vorschläge und forderte die Europäische Zentralbank auf, einen Großteil der massiv aufgelaufenen Staatsschulden zu streichen.[52] Der global orientierte Flügel – allen voran die Hilfsorganisation Oxfam – votierte hingegen für die Einführung eines Globalfonds für soziale Sicherheit.[53] Derartige Positionsbezüge lagen durchaus im Trend und stellten die dominierende Stellung der ›Global Governance‹ der Großinvestoren und Spitzenmanager infrage. Ihren Vordenkern wurde dies auch zunehmend bewusst. Sie erkannten, dass die Coronakrise tatsächlich das Ende des Shareholder-Kapitalismus eingeleitet hatte. Um ihre Suprematie gegenüber dem erstarkenden Post-Keynesianismus zu behaupten, lancierte Klaus Schwab, der Gründer und Moderator des World Economic Forum, eine neue Parole: den ›Stakeholder-Kapitalismus‹.[54] Künftig sollten alle, die unter den wachsamen Blicken der Kapitalvermögensbesitzer zum Unternehmenswachstum beitrugen, an den Ergebnissen teilhaben. Neben den Interessen der Investoren, Aktionäre und Manager müssten auch die der Beschäftigten durch verbesserte Arbeitsbedingungen und Löhne gewahrt werden; aber auch die lokalen Gemeinwesen, die globalen Interaktionen und nicht zuletzt die dringlich gewordenen Umweltbelange seien angemessen zu berücksichtigen. Das alles mache eine Abkehr vom engstirnigen Renditedenken und einen Neustart zu nachhaltigen Verfahren der wirtschaftlichen Erfolgsrechnung dringlich. Denn nur so lasse sich die schon in Gang gekommene Pendelbewegung »hin zu einem vollständigen Protektionismus und anderen Lose-Lose-Wirtschaftsstrategien« noch aufhalten.[55]

Das waren sehr heterogene Ausblicke auf das Jahrzehnt nach Covid-19. Die dabei entwickelten Perspektiven waren selektiv und interessengeleitet. Valide Aussagen ließen sich aus ihnen nicht ableiten. Trotzdem sollten wir die Akten noch nicht vorzeitig schließen und uns mit der Ungewissheit über die politischen und ökonomischen Eigenschaften des Post-Corona-Zyklus zufriedengeben. Es existieren durchaus einige Anhaltspunkte zur Abschätzung des Strukturwandels in den nächsten Jahrzehnten, die wir mit dem derzeitigen wirtschaftshistorischen Wissen über die Folgen der großen Pandemien bewerten können. Auch dabei müssen wir bedenken, dass die demografischen Auswirkungen je nach der Schwere der Pandemie recht unterschiedlich waren. Zudem sind die Überlegungen über die langfristigen Folgen der Pestepidemie des 6., 14. und 17. Jahrhunderts vor allem dann problematisch, wenn sie direkte Bezüge zur mittel- und langfristigen Post-Covid-19-Perspektive herstellen. Trotzdem sind einige Projektionen auf die aktuelle Konstellation hilfreich.[56] Zu ihnen gehört erstens der Befund, dass die Pandemiekrisen nie eigenständige Wendepunkte der Wirtschaftsgeschichte markierten, sondern immer nur schon vorher entstandene Entwicklungstendenzen verstärkten. Zweitens standen am Ende aller schweren Pandemien längere Depressionsphasen mit teilweise erheblichen Rückgängen der Wirtschaftsleistung. Drittens hielt sich die durch die Pandemiekrise verursachte Kapitalvernichtung im Gegensatz zu den Kriegs- und Nachkriegsökonomien in engen Grenzen, denn die Pandemie und die Eindämmungsmaßnahmen führten nur zu befristeten Restriktionen der wirtschaftlichen Aktivitäten und zur Umverteilung der Vermögen der Gestorbenen. Viertens erreichten die nichtpharmazeutischen Eindämmungsmaßnahmen während der SARS-CoV-2-Pandemie ein Ausmaß, das alle aus der Pandemiegeschichte der Neuzeit bekannten Dimensionen weit übertraf. Charakteristisch war fünftens, dass sich in der an die Pandemiekrise anschließenden Stagnationsphase ein neuer Innovationsschub herausbildete, der sich nach einiger Zeit breit durchsetzte und den nächsten Investitionszyklus in Gang brachte. Neuere Studien über die ökonomischen Folgen der ›Spanischen Grippe‹ von 1918–1920 haben diese mittelfristigen Effekte bestätigt. Die Stagnationsperiode der 1920er Jahre war unabhängig von den Auswirkungen des Ersten Weltkriegs zu erheblichen Teilen eine Folge der Influenzapandemie, ebenso der damit einhergehende Protektionismus.[57] Gleichzeitig verstärkten sich die Impulse zur technologischen Innovation: Ausgerechnet in denjenigen US-amerikanischen Großstädten, in denen die längsten und härtesten Lockdowns praktiziert wurden, meldeten die Ingenieure und Wissenschaftler in den folgenden Jahren die meisten Patente an.[58]

Zusammenfassung und Ausblick

Die SARS-CoV-2-Pandemie ist der vorläufige Höhepunkt einer globalen Ausbreitung neu aufgetretener Infektionskrankheiten, die schon vor einigen Jahrzehnten begonnen hat. Dass immer neue Krankheitserreger – und insbesondere Viren – die Artenschwelle überschreiten und in den Menschen eindringen, ist das Ergebnis der fortschreitenden Zurückdämmung der natürlichen Bio- und Ökosysteme, der damit einhergehenden Expansion des Agrobusiness und der Massentierhaltung.

Covid-19 ist eine schwere Pandemie. Bis zum Abklingen der dritten Welle im Mai 2021 infizierten sich schätzungsweise 910 Millionen Menschen, 4,1 Millionen starben an den Folgen ihrer Erkrankung. Schon zu diesem Zeitpunkt forderte Covid-19 weitaus mehr Opfer als die schweren Influenzapandemien der zweiten Hälfte des 20. und frühen 21. Jahrhunderts. Ihre Dynamik versetzte große Teile der Weltbevölkerung in Angst und Schrecken und veränderte ihren Alltag.

Statt parallel zu den gesundheitspolitischen Akutmaßnahmen einen Strategiewechsel zur Beseitigung der pandemietreibenden Ursachen einzuleiten, konzentrierten sich die Regierungen ausschließlich auf die Eindämmung und Kontrolle der Pandemiefolgen. Die bipolar angelegten Gegenmaßnahmen (Lockdown und Lockdown-Versicherung) sollten vor allem die demografischen und sozioökonomischen Folgen egrenzen. Dadurch eröffneten sich neue Geschäftsfelder, die der Biotechnik zum Durchbruch verhelfen und sie zum neuen Leitsektor der Gesundheitswirtschaft transformieren. Im Wettlauf um neue Impfstoffe und Medikamente kam eine Entwicklung zum Abschluss, die sich seit einigen Jahrzehnten angebahnt hatte. Ein neuartiger biotechnisch-pharmazeutischer Komplex ist im Entstehen, der an die Seite des militärisch-industriellen Komplexes tritt.

Diese Entwicklung ist in einen umfassenden Innovationschub eingebettet, dem die Coronakrise ebenfalls zum Durchbruch verholfen hat. Neben der Bio- und Medizintechnik liefern die neuen Informations- und Kommunikationssysteme (Digitalisierung), die Robotik, die Nanotechnik und die Künstliche Intelligenz die technikwissenschaftlichen Grundlagen für diesen Umbruch.

Die globalen Güterketten werden umgebaut. Sie werden mehrgleisig organisiert, um krisenbedingte Ausfälle rasch kompensieren zu können. Zusätzlich kommt es zu regionalen Schwerpunktbildungen, sobald die komparativen Kosten der Automatisierung sinken und die Rücknahme von Fertigungskomponenten aus den Niedriglohnländern ermöglichen (Near- and Reshoring). Diejenigen Schwellenländer, denen die Integration in wichtige Schnittstellen der Güter- und Dienstleistungsketten gelingt, werden von diesen Entwicklungen profitieren. Die Mehrheit der Schwellen- und Entwicklungsländer wird an dieser Reorganisation jedoch nicht teilhaben. Infolgedessen wird die Rekonstruktion der Weltwirtschaft sehr ungleich verlaufen, zumal der Peripherie eine Schulden- und Finanzkrise erheblichen Ausmaßes bevorsteht.

Die staatlichen Regulationssysteme sind integraler Bestandteil dieser Entwicklungstendenzen. Die Politik hat ihre Fähigkeit bewiesen, die durch ihre Lockdown-Praktiken bewirkten sozialen Folgen und den Absturz der Wirtschaft durch rasche und umfangreiche finanz- und fiskalpolitische Stimulierungsmaßnahmen aufzuhalten und weitgehend zu kompensieren.

Wann – und ob – die Weltökonomie in einen dauerhaften Aufschwung umschlagen wird, ist unklar. Ihre Perspektive wird durch eine Systemkrise überschattet, deren Komponenten – gehäuft auftretende Pandemien, anhaltende Naturzerstörung, Klimakatastrophe und Kommerzialisierung der öffentlichen Gemeingüter – kaum jemand mehr in Abrede stellt. Ein Strategiewechsel ist dringend erforderlich. In den sozialen Kämpfen der nächsten Jahre wird darüber entschieden, ob sich eine solche Wende durchsetzen lässt.

ANMERKUNGEN

Einleitung

1 Der folgende Abschnitt basiert auf einer kritischen Synopse von Michael Drancourt / Didier Raoult, Past Plague, in: Didier Raoult / Michael Drancourt (Hg.), Paleomicrobiology, Berlin / Heidelberg 2008, S. 145–159; Rosemary Horrox, The Black Death, Manchester 1994; Klaus Bergdolt, Der Schwarze Tod in Europa, München 1994; Philip Ziegler, The Black Death, Wolfeboro Falls 1991; Robert Pollitzer, Plague, Genf: World Health Organization 1954.
2 Nord-, Zentral- und Südamerika blieben ausgespart.
3 Nach heutiger Auffassung wären die Belagerten auch dann nicht von der Pest verschont geblieben, wenn die Mongolen auf diese drastische Aktion verzichtet hätten. Für die mit den Belagerern gekommenen infizierten Ratten stellten die Verteidigungswälle kein Hindernis dar.
4 Der Bakteriologe Alexandre Yersin entdeckte den nach ihm benannten Erreger Yersinia pestis 1894 während einer Pestepidemie in Hongkong.
5 Diese These war lange umstritten. Inzwischen hat die Untersuchung von RNA-Resten aus dem Lungengewebe damals Verstorbener ergeben, dass das Genom des Virus mit dem Genom der später mehrfach aufgetretenen Schweinegrippe eng verwandt war. Damit ist die konkurrierende Ursprungshypothese (Provinz Kanton in China) obsolet. Der neuartige Subtyp des Influenzavirus entstand wahrscheinlich durch die Rekombination eines bei den Waldvögeln vorkommenden Stamms im Hausschwein – porcines Influenza-Virus A (H1N1). Vgl. S. J. Gamblin u. a., The Structure and Receptor Binding Properties of the 1918 Influenza Hemagglutinin, in: Science 303 (19.3.2004), S. 1838–1842.
6 Vgl. zum Folgenden K. G. Nicholson u. a., Textbook of Influenza, Oxford 1998; A. W. Crosby, America's Forgotten Pandemic. The Influenza of 1918, Cambridge UP 1989; W. I. B. Beveridge, Influenza. The Last Great Plague, London 1997; A. W. Crosby, Epidemic and Peace, 1918, Westford, CT, 1976; C. W. Potter, A history of Influenza, in: Journal of Applied Microbiology 15 (2001), S. 572–579.
7 Vgl. den Überblick bei K.G. Nicholson u. a., A Textbook of Influenza, Oxford 1998; Bruno Lina, History of Influenza Pandemics, in: Raoult / Drancourt, Paleomicrobiology, S. 199–211.
8 Niall P. A. S. Johnson / Juergen Mueller, Updating the Accounts: Global Mortality of the 1919–1920 »Spanish« Influenza Pandemic, in: Bulletin of the History of Medicine 76 (2002), S. 105–115.

Teil I – Ein vorausgesagtes Ereignis

1. Zwei Coronapandemien als Menetekel: SARS und MERS

1 Vgl. zum Folgenden Institute of Medicine (US). Forum on Microbial Threats u. a. (Hg.), Learning from SARS: Preparing for the Next Disease Outbreak. Workshop Summary, Washington, D.C. 2004; Yanzhong Huang, The SARS Epidemic and its Aftermath in China: A Political Perspective, National Academy of Science (USA), Washington, D.C. 2004.

2 Es handelte sich um ein umhülltes und einsträngiges RNA-Virus aus der Unterfamilie der Betacoronaviren, das vier Proteine codierte.

2 Der Aufbau von Frühwarnsystemen

1 So etwa durch das ebenfalls von der Fledermaus übertragene Ebolavirus in Westafrika. Zu denken ist aber auch an die schweren Influenzapandemien der letzten Jahrzehnte.

2 Swine Acute Diarrhoea Syndrome.

3 Vgl. Lang Gong u. a., A New Bat-HKU2-like Coronavirus in Swine, China, 2017, in: Emerging Infectious Diseases 23 (2017) Nr. 9, https://doi.org/10.3201/eid2309.170915.

4 Vgl. zum Folgenden www.who.int/csr/sars/en/WHOConsensus.pdf; SARS-Epidemie im Jahr 2003: Ein Rückblick auf die Aktivitäten des RKI (Teil I), in: Epidemiologisches Bulletin (20. Februar 2004) Nr. 8, S. 61–65.

5 Vgl. zum Folgenden Historical Perspectives – History of CDC, in: Centers for Disease Control and Prevention, Morbidity and Mortality Weekly Report 45 (26.6.1996) Nr. 25, S. 526–532; ergänzend Archiv der Stiftung für Sozialgeschichte des 20. Jahrhunderts (im Folgenden SfS-Archiv), Bestand III.79 (Coronakrise), Nr. 2.

6 Die Gründe für die Etablierung des ECDC lagen tiefer. Es wurde von führenden Politikern als wichtiger Impuls zur Vertiefung des europäischen Integrationsprozesses verstanden. Dabei konnten sie auf einen informellen Vorläufer zurückgreifen, der schon in den 1990er Jahren entstanden war. Vgl. Scott L. Greer, The European Centre for Disease Prevention and Control: Hub or Hollow Core?, in: Journal of Health Politics, Policy and Law 37 (2012) Nr. 6, https://doi.org/10.1215/03616878-1813817; Thibaud Deruelle, Bricolage or Entrepreneurship? Lessons from the Creation of the European Centre for Disease Prevention and Control, in: European Policy Analysis 2 (März 2017) Nr. 2, https://doi.org/10.18278/epa.2.2.4.

7 Vgl. World Health Organization, International Health Regulations (2005), 2. Auflage Genf 2008.

8 Vgl. auf den Portalen der WHO, des ECDC und des RKI die Menüpunkte zu MERS-CoV; ergänzend Holly Ann Williams u. a., CDC's Early Response to a Novel Viral Disease, Middle East Respiratory Syndrome Coronavirus (MERS-CoV), September 2012–May 2014, in: Public Health Reports 130 (Juli 2015) Nr. 4, S. 307–317.

9 Public Health England entstand 2013 im Kontext der Reorganisation des National Health Service, die Partnerinstitutionen in Wales, Schottland und Nordirland behielten dabei ihre Selbstständigkeit. In der französischen Agence nationale de santé publique wurden 2014/15 mehrere Vorläuferinstitutionen zusammengefasst.

3 Die medizinische Forschung: Erfolge und ungelöste Probleme

1 Vgl. zum Folgenden Wendong Li u. a., Bats are Natural Reservoirs of SARS-like Coronaviruses, in: Science 310 (28.10.2005) Nr. 5748, S. 676-679; Jie Cui u. a., Evolutionary Relationships between Bat Coronaviruses and Their Hosts, in: Emerging Infectious Diseases 13 (2007) Nr. 10, S. 1526–1532; Xing-Yi Ge u. a., Isolation and characterization of a bat SARS-like Coronavirus that uses the ACE2 receptor, in: Nature 503 (2013), S. 535–538, https://doi.org/10.1038/nature12711. Weitere Forschungsberichte zur geographischen Ausbreitung in: SfS-Archiv, III.79, Nr. 3.

2 Yi Fan u. a., Batviruses in China, in: Viruses 11 (2019) Nr. 3., https://doi.org/10.3390/v11030210.

3 Vgl. zum Folgenden Volker Thiel, Synthetic viruses – Anything new? In: PLOS Pathogens 14 (Oktober 2018) Nr. 10: e1007019, S. 1–5, https://doi.org/10.1371/journal.ppat.1007019; weitere Forschungsberichte, in: SfS-Archiv, III.79, Nr. 4.

4 Yount Boyd u. a., Reverse genetics with a full-length infectious cDNA of severe acute respiratory syndrome coronavirus, in: Proceedings of the National Academy of Sciences, USA, 100 (2003), S. 12995–13000.

5 Hyun Chul Song u. a., Synthesis and Characterization of a Native, Oligometric Form of Recombinant Severe Acute Respiratory Syndrome Coronavirus Spike Glycoprotein, in: Journal of Virology 78 (Oktober 2004) Nr. 19, S.10328–10335.

6 Michelle M. Becker u. a., Synthetic Recombinant Bat SARS-like coronavirus is infectious in cultured cells and in mice, in: Proceedings of the National Academy of Sciences USA 105 (2008) Nr. 50, S. 19944-19949.

7 Monoklonale Antikörper sind immunologisch wirksame Proteine, die im Gegensatz zu den natürlichen (polyklonalen) Antiköpern aus einem einzige B-Lymphozyten gezüchtet werden und gegen spezifische Antigene gerichtet sind.

8 Die wichtigsten Teilnehmer des Forschungsverbunds waren: (1) University of North Carolina: Department of Epidemiology, Department of Microbiology and Immunology, Department of Cell Biology and Physiology, (2) Key Laboratory of Special Pathogens and Biosafety des Wuhan Institute of Virology, (3) Bellinzona: Institute for Research in Biomedicine, Institute of Microbiology, (4) Harvard Medical School: Department of Medicine, Department of Cancer Immunology and AIDS.

9 Vineet D. Menachery u. a., A SARS-like cluster of circulating bat coronaviruses shows potential for human emergence, in: Nature Medicine 21 (2015) Nr. 12, S. 1508–1513; Ders. u. a., SARS-like WIV1-CoV poised for human emergence, in: Proceedings of The National Academy of Sciences USA 113 (2016) Nr. 11, S. 3048–3053.

10 »The identification of WIV1-CoV and its capacity to use ACE2 orthologs offers a warning for possible reemergence and provides an opportunity to prepare for a future CoV outbreak«, zit. nach: Menachery u. a., SARS-like WIV1-VoV poised for human emergence (wie Anmerkung 9 dieses Kapitels), S. 3048.

11 Vgl. zum Folgenden die Forschungspapiere ›Impfstoffentwicklung gegen SARS-CoV-1 und MERS‹ in: SfS-Archiv, III.70, Nr. 5.

12 Nämlich die T-Zellen (T-Lymphozyten) des Immunsystems. Vgl. L. J. Saif, Review: Animal Coronavirus Vaccines: Lessons for SARS, in: Developments in Biologicals (Basel) 119 (2004), S. 129–140.

13 Shibo Jang u. a., SARS Vaccine Development, in: Emerging Infectious Diseases 11 (2005) Nr. 7, S. 1016–1020. Die Gefährlichkeit der inaktivierten SARS-Virus-Impfstoffe wurde in zahlreichen Folgestudien bestätigt, vgl. u. a. Yasuko Tsunetsugu-Yokota u. a., Formalin-treated UV-Inactivated SARS Coronavirus Vaccine Retains its Immunogenicity and Promotes Th2-type Immune Responses, in: Japanese Journal of Infectious Diseases 60 (2007) Nr. 2–3, S. 106–112.

14 Vgl. L J Saif, Review: Animal Coronavirus Vaccines: Lessons for SARS, in: Developments in Biologicals 119 (2004), S. 129-140; Emrah Ruh, Review Article: Recent Developments in SARS Vaccine Studies, in: Microbiyoloji Bulteni, 44 (2010) Nr. 3, S. 505-517.

15 Vgl. die wichtigsten Forschungsberichte in: SfS-Archiv, III.79, Nr. 6.

16 Sagar U. Kapadia u. a., Long-Term Protection from SARS Coronavirus Infection Conferred by a Single Immunization with an Attenuated VSV-Based Vaccine, in: Virology 340 (2005) Nr. 2, S. 174–182.

17 Nicolas Escriou u. a., Protection from SARS Coronavirus Conferred by Live Measles Vaccine Expressing the Spike Glycoprotein, in: Virology 452–453 (März 2014), S. 32–41.

18 Clifton McPherson u. a., Development of a SARS Coronavirus Vaccine from Recombinant Spike Protein Plus Delta Inulin Adjuvant, in: Sunil Thomas (Hg.), Vaccine Design. Methods and Protocols: Volume 1: Vaccines for Human Diseases, New York u. a. 2016, S. 269-284.

19 2 Impfstoffe gegen MERS in Phase 1 sicher, in: aerzteblatt.de, 21.4.2020.

20 DZIF [Deutsches Zentrum für Infektionsforschung], Promising MERS coronavirus vaccine trial on humans – useful insights for vaccine development against SARS-CoV-2, 21.4.2020.

21 Vgl. dazu die Übersicht zur Impfstoffentwicklung gegen SARS-CoV-2 in Kapitel III.2.

4 Die globalen Großstiftungen und ihr Anspruch auf ›Public Private Partnership‹ bei der Pandemiebekämpfung

1 Bill Gates, The next outbreak? We are not ready, TED Talk 2015, YouTube Video. 3.4.2014. https://www.youtube.com/watch?v=6Af6b_wyiwI. Vgl. zur aktuellen Rezeption Sven Hoti, Bill Gates' Warnung blieb ungehört, in: Tages-Anzeiger, 22.3.2020; Claus Hulverscheidt / Kristina Ludwig, Zwischen Gut und Böse, in: Süddeutsche Zeitung Nr. 124, 30./31.5.2020, S. 21.
2 Dazu gehören vor allem die Boehringer Ingelheim Cares Foundation, die Carnegie Corporation of New York, die Clinton Foundation, die Mastercard Foundation, das Open Philanthropy Project und die Rockefeller Foundation.
3 Vgl. vor allem E. Richard Brown, Rockefeller Medicine Men: Medicine and Capitalism in America Berkley 1979; John Farley, To Cast Out Diseases: A History of the International Health Division of the Rockefeller Foundation (1913–1951), Oxford University Press 2004; Steven Palmer, Launching Global Health: The Caribbean Odyssey of the Rockefeller Foundation, Ann Arbor 2010; Inderjet Pamar, Foundations of the American Century: The Ford, Carnegie, and Rockefeller Foundations in the Rise of American Power, New York 2012.
4 Sie kofinanzierte u. a. die Kaiser-Wilhelm-Institute für Anthropologie, menschliche Erblehre und Eugenik, für Hirnforschung und für Psychiatrie mit erheblichen Beträgen.
5 Vgl. Ludger Weß, Die Träume der Genetik. Gentechnische Utopien von sozialem Fortschritt, Nördlingen 1989; Karl Heinz Roth, Schöner neuer Mensch. Der Paradigmenwechsel der klassischen Genetik und seine Auswirkungen auf die Bevölkerungsbiologie des »Dritten Reichs«, in: Heidrun Kaupen-Haas (Hg.), Der Griff nach der Bevölkerung, Nördlingen 1986, S. 11-63.
6 Max Theiler / W. G. Downs, The Arthropod-Borne Viruses of Vertebrates. An Account of the Rockefeller Foundation Virus Program, 1951–1970, New Haven / London 1973.
7 Gates traf sich mehrfach mit David Rockefeller, dem zeitgenössischen Trustee der Rockefeller Foundation, und wurde von ihm in die Geschichte der Rockefeller Foundation eingeführt. Rockefeller Brothers Fund, 2005 Annual Report, 1.1.2006.
8 Vgl. Andreas Richter / Thomas Wachter (Hg.), Handbuch des internationalen Stiftungsrechts, beck-online, Kap. USA; Bundesverband Deutscher Stiftungen, Mission Investing: Ein Blick auf Stiftungen in den USA, online seit 1.5.2018.
9 Vgl. die laufende Berichterstattung auf den Webseiten der CDC Foundation und der Foundation for the National Institutes of Health.
10 Michael Kinsley / Connor Clarke (Hg.), Creative Capitalism: A conversation with Bill Gates, Warren Buffett and other economic leaders, New York 2009; The birth of philanthropic capitalism, in: The Economist, 23.2.2006; Foundation FAQ, Bill & Melinda Gates Foundation; Bill & Melinda Gates Foundation, History, https://gatesfoundation.org/Who-We-Are/General-Information/History; Wikipedia (USA), Bill & Melinda Gates Foundation.

11 U.S. Securities and Exchange Commission, Bill & Melinda Gates Foundation Trust Form 13 F Information. Laufend aktualisiert zu finden auf der Archivwebseite https://sec.gov.

12 Global Development Division, Global Health Division, United States Division, Global Policy and Advocacy Division und Global Growth & Opportunity Division.

13 Vgl. hierzu und zum Folgenden Bill & Melinda Gates Foundation, IATI Registry, 16.8.2016, https://iatiregistry.org/publisher/bmgf.

14 Vgl. Wikipdia (USA), PATH (Global health organization) sowie die Jahresberichte auf der PATH-Webseite (http://www.path.prg/annual-report). Zur Finanzierung durch die BMGF vgl. Bill & Melinda Gates Foundation, IATI Registry. Die folgenden Zahlenangaben im Text ebenda.

15 461,1 Mio. US-Dollar gingen über den United States Fund for UNICEF, 277,6 Mio. US-Dollar wurden direkt an die UNICEF Headquarters überwiesen. Vgl. Bill & Melinda Gates Foundation, IATI Registry.

16 BT Slingsby / Kiyoshi Kurokawa, The Global Health Innovative Technology (GHIT) Fund. Financing medical innovations for neglected populations, in: The Lancet Global Health 1 (2013) Nr. 4, S. 184–195; Daniel Poppy, GHIT Fund Marks Japanese Government Interest in Exporting Tech for Global Health, in: PharmAsia News, 11.7.2013; Wikipedia (USA), Global Health Innovative Technology Fund (GHIT).

17 Bill & Melinda Gates Foundation, IATI Registry; Wikipedia (USA), GAVI, S. 1 f.

18 Katerini T. Storeng, The GAVI Alliance and the ›Gates approach‹ to health system strengthening, in: Global Public Health 9 (2014) Nr. 8, S. 865–879; Feng-Jen Tsai u. a., Perspective and investments in health system strengthening of GAVI, the Vaccine Alliance: a content analysis of health system strengthening-specific funding, in: International Health 8 (2016) Nr. 4, S. 246–252.

19 Vgl. dazu die Berichte und Presseerklärungen auf den Webseiten von Doctors Without Borders – USA, 2010–2015, und von Médecins Sans Frontières, 2011–2016.

20 Vgl. hierzu und zum Folgenden Honoré Mimche u. a., Resource Allocation Strategies to Increase the Efficiency and Sustainability of GAVI's Health System Strengthening Grants, in: The Pediatric Infectious Disease Journal 37 (2018) Nr. 5, S. 407–412; Médecins Sans Frontières (MSF) International, Presseerklärung vom 20.1.2015, 27.1.2015; Sarah Boseley, Pharmaceutical Companies told to slash price of pneumococcal disease vaccine, in: The Guardian, 20.1.2015; Doctors Without Borders – USA, Presseerklärungen vom 3.1.2019, 26.8.2019.

21 Auch die Erreger des Ebolafiebers werden von den Fledermäusen und Flughunden auf den Menschen übertragen.

22 Vgl. hierzu und zum Folgenden Stanley A. Plotkin u. a., Establishing a Global Vaccine-Development Fund, in: New England Journal of Medicine 373 (2015) Nr. 4, S. 297-300; John-Arne Røttingen u. a., New Vaccines Against Epidemic Infectious Diseases, in: ebenda, 376 (2017) Nr. 7, S. 610–613.

5 Potemkinsche Dörfer?

1 Jakob Simmank, Der heimliche WHO-Chef heißt Bill Gates, in: Zeit Online, 4.4.2017.
2 Bill & Melinda Gates Foundation, IATI-Registry, 16.8.2016, und seitherige Aktualisierungen.
3 Vgl. zum Folgenden Yves Beigbeder, Die Weltgesundheitsorganisation im Wandel, in: Vereinte Nationen. Zeitschrift für die Vereinten Nationen und ihre Sonderorganisationen 60 (2012) Nr. 5, S. 195-201; Helmut Volger (Hg.), Lexikon der Vereinten Nationen, München 2002, S. 654–660; Wissenschaftliche Dienste des Deutschen Bundestags, Sachstand Weltgesundheitsorganisation (WHO), Berlin 2019.
4 In beiden Fällen wurden die WHO-Mitgliedsstaaten aufgefordert, große Bestände der von den Pharmakonzernen Hoffmann La Roche und GlaxoSmithKline (GSK) auf den Markt gebrachten antiviralen Medikamente ›Tamiflu‹ und ›Relenza‹ einzulagern. Vgl. Anhörung der Verantwortlichen im Europarat – Schweinegrippe – ein großer Bluff?, https://tsarchive.wordpress.com/2010/01/26/schweinegrippe730/.
5 WHO, Influenza Pandemic Plan. The Role of the WHO and Guidelines for National and Regional Planning, Genf, April 1999.
6 R. Fock u. a., Management und Kontrolle einer Influenzapandemie. Konzeptionelle Überlegungen für einen deutschen Pandemieplan, in: Bundesgesundheitsblatt – Gesundheitsforschung – Gesundheitsschutz 44 (2001), S. 969-980.
7 Gesetz zur Verhütung und Bekämpfung von Infektionskrankheiten beim Menschen (Infektionsschutzgesetz – IfSG) vom 20. Juli 2000, in: BGBl 2000 I, S. 1045 ff.
8 Robert Koch-Institut, Nationaler Pandemieplan, Teil I, Berlin, Dezember 2004, Teil II und III Berlin, März 2005. Der Plan wurde mehrfach aktualisiert, zuletzt am 2.3.2017. Nach dem Ausbruch der Covid-19-Pandemie veröffentlichte das RKI im März 2020 einen ›Erweiterten Pandemieplan‹, dazu noch weiter unten. Die folgenden Belege sind der Fassung vom 2.3.2017 entnommen.
9 Ebenda, Tab. 4.1 bis 4.4, S. 26–29.
10 Ebenda, Kap. 6 und 7, S. 35 ff., 39 ff.
11 Ebenda, Kap.7, S. 39 ff.
12 Vgl. ebenda, Kap. 6, S. 35 ff.
13 Die von diesen Unternehmen angebotenen Impfstoffe gegen die bis heute bekannten Subtypen des Influenza-Virus A und B werden in Deutschland vom Paul-Ehrlich-Institut laufend geprüft und zertifiziert. Den Zuschlag für die jeweilige saisonale Kampagne erteilt dann die Ständige Impfstoffkommission (STIKO) des RKI. Vgl. die Liste der jeweils zugelassenen Präparate auf der Webseite des Paul-Ehrlich-Instituts, das als Bundesinstitut für Impfstoffe hoheitliche Funktionen wahrnimmt.
14 Schutzkommission beim Bundesminister des Innern, Arbeitsgruppe Biologische Gefahren, Zwischenbericht: Schutz der Bevölkerung vor neu auftretenden Influenza-Viren, 25.9.2006.

15 Aviäre Influenza A (H5N1) – Asia.
16 Neue Influenza A (H1N1).
17 Schutzkommission beim Bundesminister des Innern, Stellungnahme der Schutzkommission zum aktuellen Ausbruch der »Schweinegrippe«, 22.5.2009.
18 Tom Jefferson u. a., Neuraminidase inhibitors for preventing and treating influenza in healthy adults and children, in: British Medical Journal 4 (2014); Tamiflu® und Relenza® – ein Skandal?, in: Deutsche ApothekerZeitung, 2014, Nr. 16, S. 32.
19 Vgl. Bundesamt für Gesundheit (BAG), Influenza-Pandemieplan Schweiz – Strategien und Maßnahmen zur Vorbereitung auf eine Influenza-Pandemie, Bern 2004. Der Plan wurde laufend aktualisiert. Die bislang letzte (fünfte) Ausgabe erschien im Januar 2018.

6 Vom Atomkriegsszenario zur Pandemie-Übung

1 Schutzkommission beim Bundesminister des Innern, Zwischenbericht 2006, S. 17. Das folgende Zitat ebenda.
2 Ebenda, S. 18f.
3 Vgl. hierzu und zum Folgenden Dietrich Läpke, Von FALLEX über WINTEX zu LÜKEX, in: Bundesamt für Bevölkerungsschutz und Katastrophenhilfe, 50 Jahre Zivil- und Bevölkerungsschutz in Deutschland, o. O. 2008, S. 60-69; Bundesamt für Bevölkerungsschutz und Katastrophenhilfe, LÜKEX-Historie – von Terror bis Stromausfall, o. D. SfS-Archiv, III.79, Forschungsapparat – Druckschriften.
4 Dagegen sollten die Bundesregierung und die Spitzen der Bundesbehörden in die USA evakuiert werden. Die von einem ›Gemeinsamen Ausschuss‹ durchgespielten WINTEX-Szenarien werden bis heute geheim gehalten. Die im Jahr 1988 abgelaufene Schutzfrist der Akten wurde bis 2023 verlängert. Vgl. Akten zu Evakuierungsplänen der Bundesregierung bleiben gesperrt, 4.4.2017. www.blick-aktuell. de; Geheimhaltung um »Orlando«-Komplex verlängert, 20.3.2017. www.ausweichsitz.de
5 Vgl. Waldemar Schreckenberger, Der Regierungsbunker, Bonn 2007. Schreckenberger nahm an den WINTEX-Übungen 1985, 1987 und 1989 als ›Bundeskanzler Üb.‹ teil. Vgl. »Bundeskanzler üb« ist tot, 8.8.2017. www.ausweichsitz.de
6 Typisch dafür ist beispielsweise die Entwicklung in Deutschland. Vgl. Bundesamt für Bevölkerungsschutz und Katastrophenhilfe (Hg.), 50 Jahre Bevölkerungsschutz in Deutschland, o. O. (Bonn) 2008.
7 Vgl. Dieter Franke, »Ein Haus im Wandel der Zeit«, ebenda, S. 10-30; Klaus-Henning Rosen, Wechselnde Bedrohungslagen, ebenda, S. 31-37.
8 Vgl. hierzu und zum Folgenden Dietrich Läpke, Von FALLEX über WINTEX zu LÜKEX, ebenda, S. 60-69.
9 Vgl. zum Folgenden: Bundesministerium des Innern (BMI) / Bundesministerium für Gesundheit (BMG), »LÜKEX 2007«. Kurzfassung des Auswertungsberichtes der dritten länderübergreifenden Krisenmanagementübung, o. O. und J. (Berlin 2008).
10 Julia Bernewasser, Welche Schwächen die Pandemie-Übung 2007 offenlegte, in:

ANMERKUNGEN 449

Tagesspiegel (Berlin), 1.4.2020; Wolfgang Wagner, LÜKEX 2007. Pharmazeutisches Notfallmanagement. Deutsche Gesellschaft für Katastrophenmedizin, Arbeitsgemeinschaft Notfall- und Katastrophenpharmazie, Bericht vom 19.11.2007; Lennart Pfahler, Verschlusssache Lükex 07 – Was bei Deutschlands letzter Pandemie-Übung passierte, in: Die Welt, 30.3.2020.

11 Nur auf die nötige Verbesserung des »Ressourcenmanagements« wurde andeutungsweise hingewiesen. Vgl. BMI / BMG, Kurzfassung des Auswertungsberichtes der dritten länderübergreifenden Krisenmanagementübung »LÜKEX 2007«, S. 5 ff. Vgl. auch zum Folgenden ebenda.

12 BMI / BMG, Kurzfassung des Auswertungsberichtes, S. 8

13 Ebenda, S. 7.

14 Gesetz zur Änderung des Zivilschutzgesetzes (Zivilschutzgesetzänderungsgesetz) vom 2. April 2009, BGBl. 2009 I, S. 693 ff.

15 Vgl. hierzu und zum Folgenden Risikoanalyse Bevölkerungsschutz Bund, Pandemie durch Virus »MODI-SARS«, Stand 10.12.2012. Veröffentlicht als Anlage 4 in: Unterrichtung der Bundesregierung. Bericht zur Risikoanalyse im Bevölkerungsschutz 2012. Deutscher Bundestag, 17. Wahlperiode. Drucksache 17/12051 vom 3.1.2013.

16 Nämlich auf 1,6.

17 Es handelt sich dabei um das SIR-Modell (Susceptible-Infected-Removed-Modell). Vgl. zu den Einzelheiten Kapitel IV.3.

18 Vgl. hierzu und zum Folgenden Deutscher Bundestag, Risikoanalyse Bevölkerungsschutz Bund. Pandemie durch Virus »MODI-SARS«, S. 64.

19 Ebenda, S. 64.

20 An der Erarbeitung des Drehbuchs und der anschließenden Inszenierung waren neben dem RKI und dem BBK die folgenden Zentralbehörden beteiligt: Bundesamt für Bauwesen und Raumordnung, Bundesamt für Sicherheit in der Informationstechnik, Bundesanstalt für Landwirtschaft und Ernährung, Bundesanstalt Technisches Hilfswerk, Bundesnetzagentur, Paul-Ehrlich-Institut und Streitkräfteunterstützungskommando der Bundeswehr.

21 Tabelle »Sektor Gesundheit« S. 73.

22 Der Begriff ›Triage‹ wurde wegen seiner ominösen Bedeutung in der Risikoanalyse nicht verwendet, in seiner inhaltlichen Bedeutung jedoch uneingeschränkt gerechtfertigt und angewandt.

23 Ebenda, S. 65.

24 Zum Folgenden ebenda, S. 68 ff.

25 Lediglich die Abhängigkeit der Wirtschaft von den internationalen Lieferketten wurde bei der Diskussion der Folgeschäden erwähnt.

26 Bundesministerium des Innern, Konzept Zivile Verteidigung, 24.8.2016, S. 26 ff., 48 ff. SfS-Archiv, III.79, Forschungsapparat – Druckschriften.

27 Diese Planungen wurden jahrelang auf die lange Bank geschoben und erst nach dem Ausbruch der Covid-19-Pandemie forciert. Vgl. Bundesamt für Bevölkerungsschutz und Katastrophenhilfe (Hg.), Handbuch Krankenhausalarm- und -einsatzplanung (KAEP). Teilveröffentlichung anlässlich der COVID-19-Pandemie, Bonn, April 2020.

28 Vgl. dazu die Ausführungen im Kapitel V.2.
29 Vgl. zum Folgenden Dee Garrison, Bracing for Armageddon: Why Civil Defense Never Worked, Oxford University Press 2006; David F. Krugler, This is Only a Test: How Washington, D.C. Prepared for Nuclear War, New York 2006; Edward Zuckerman, The Day After World War III, New York 1984.
30 National Security Resources Board, United States Civil Defense, Washington, D.C. 1950.
31 Vgl. Jennifer Leaning / Langley Keyes (Hg.), The Counterfeit ark: Crisis Relocation for Nuclear War, Cambridge, MA 1983.
32 M. Pamela Bumsted, Nuclear Winter: The Anthropology of Human Survival. 84th Annual Meeting of the American Anthropological Association, Washington, D.C., 6.12.1985; Fred Solomon / Robert Q. Marston (Hg.), The Medical Implications of Nuclear War, Washington, D.C., 1986.
33 Vgl. Philipp Sarasin, Anthrax: Bioterror as Fact and Fantasy, Cambridge, MA: Harvard University Press 2006.
34 Mark Sauter, Homeland Security: A complete guide to understanding, preventing and surviving Terrorism, New York 2005.
35 Vgl. zum Folgenden The Lancet (Hg.), Editorial: Reviving the US CDC, in: The Lancet 395 (2020) Nr. 10236, S. 1521; Kate Masters, Why Did the CDC Stop Researching Gun Violence, in: The Atlantic, 5.4.2016.
36 Es handelt sich dabei um den Epidemic Intelligence Service (EIS) der CDC, ein national wie international aktives Frühwarnsystem zur Aufdeckung neu auftretender Infektionsherde. Seine internationalen Aktivitäten wurden von der Bush-Administration massiv eingeschränkt.
37 Seit den 1970er Jahren sind in den USA Monster-Szenarien weit verbreitet, die als ›zombie apokalypse‹ bezeichnet werden. In einer 2011 veröffentlichten Broschüre und einem Filmstreifen benutzten die Manager der CDC ein solches Szenario: Durch ein Virus infizierte menschliche Untote begaben sich auf die Jagd nach Menschenfleisch, das ihnen als Nahrung diente. Auf diese Weise wollten die CDC die Bevölkerung – selbstverständlich unter Dementierung des Wahrheitsgehalts der Story – zu Schutzmaßnahmen gegen die mit den Katastrophenlagen verbundenen Gesundheitsrisiken motivieren.
38 2001 simulierte das Center unter dem Label ›Dark Winter‹ einen mit Pocken ausgeführten bio-terroristischen Angriff auf die USA, 2005 folgte eine ›table-top‹-Übung zur Bekämpfung eines Pockenangriffs auf die Transatlantikregion (›Atlantic Storm‹).
39 Vgl. zum Folgenden Center for Health Security: Clade X, A Pandemic Exercise; ergänzend die Berichte in den Center News vom 16.11.2017, 16.4.2018 und 15.5.2018 auf der Website des CHS; Center for Health Security: Clade X, A Pandemic Exercise, Clade X Players. Ebenda.
40 Vgl. zum Folgenden Kirsten Salyer, Live Simulation Exercise to Prepare Public and Private Leaders for Pandemic Responses, Genf: World Economic Forum, 15.10.2019; Center for Health Security, EVENT 201, Event 201 Videos (auf der Webseite des CHS).
41 Nämlich George Gao und Chikwe Ihekweazu.

42 Center for Health Security, EVENT 201. Scenario, 18.10.2019 (auf der Webseite des CHS).
43 Johns Hopkins Bloomberg School of Public Health, Center for Health Security: The Johns Hopkins Center for Health Security, World Economic Forum, and Bill & Melinda Gates Foundation Call for Public Private Cooperation for Pandemic Preparedness and Response, in: Center News, 17.1.2020.

7 Das große Rätsel: Warum unterblieben die Vorsorgemaßnahmen?

1 Albrecht Ritschl, Von Herdenimmunität und Lockdown, in: Süddeutsche Zeitung, Nr. 80 vom 3.4.2020, S. 16.

Teil II – Die Covid-19-Pandemie

1 Beginn und regionale Ausbreitung

1 Vgl. zum Folgenden Xiang Yu / Na Li, Understanding the beginning of pandemic: China's response to the emergence of COVID-19, in: Journal of Infection and Public Health 14 (2021) Nr. 3, S. 347-352; ergänzend die kritischen Presse- und Medienberichte in: SfS-Archiv, III.79, Nr. 113.
2 Vgl. dazu Kapitel I.1.
3 World Health Organization (im Folgenden WHO), Report of the WHO-China Joint Mission on Coronavirus Disease 2019 (COVID-19), 16–24 February 2020, Genf 2020, S. 4 f.
4 Vgl. zur Erklärung dieser Vorgänge die Ausführungen in Teil III dieser Untersuchung.
5 WHO Coronavirus Disease (COVID-19) Situation Report, 23.1.20. Die gesondert ausgewiesenen unspezifizierten Fälle sollten möglicherweise das extreme Übergewicht des regionalen Clusters Wuhan-Hubei statistisch ›abmildern‹.
6 WHO Situation Reports, 22.1.–24.1.2020.
7 Vgl. zum Folgenden die Forschungsberichte in: SfS-Archiv, III.79, Nr. 10.
8 Vgl. zu den Einzelheiten Kapitel IV.3.
9 Giovanni Apolone u. a, Unexpected detection of SARS-CoV-2 antibodies in the prepandemic period in Italy, in: Tumori Journal (11.11.2020), https://doi.org/10.1177/0300891620974755.
10 Diese aggressivere Variante des ursprünglichen Virus wird in der Forschung inzwischen als Mutation D614G bezeichnet.
11 Im Folgenden wird die Kenntnis einiger fachlicher Kontexte vorausgesetzt, die in Teil III erörtert werden.
12 Dies war auch die Hauptthese einer Expertenkommission, die sich im Januar–Februar 2021 in Wuhan aufgehalten hatte, um die Ursprünge der Pandemie aufzuklären. Sie korrigierte dabei einige Einschätzungen zur lokalen Entstehung und

empfahl eine Ausdehnung der Suche nach prä-pandemischen Infektionen auf andere Länder. Sie bezog jedoch die neuen Untersuchungsergebnisse aus Italien nicht ein und legte keine neuen Hypothesen zur präpandemischen Phase vor. Vgl. WHO-convened Global Study of Origins of SARS-CoV-2: China Part. Joint WHO-China Study, 14 January–10 February 2021.

13 Und zwar auch dann, wenn man für den Besuch des exotischen Wildtiermarkts Huanan einen erheblichen ›Tourismusfaktor‹ berücksichtigt.

14 Vgl. beispielsweise Joseph T. Wu u. a., Nowcasting and forecasting the potential domestic and international spread of the 2019-nCoV outbreak originating in Wuhan, China: a modelling study, in: The Lancet 395 (31.1.2020) Nr. 10225, S. 689–697.

15 Vgl. hierzu und zum Folgenden Wikipedia, COVID-19 Pandemic in Thailand, 2.7.2020; ergänzend SfS-Archiv, III.79, Nr. 11.

16 Wikipedia, COVID-19 Pandemic in Japan, 2.7.2020; ergänzend SfS-Archiv, III.79, Nr. 12.

17 Vgl. Amy Dighe u. a., Response to COVID-19 in South Korea and implications for lifting stringent interventions, MRC Centre for Global Infectious Disease Analysis, Report 25, 29.5.2020, https://doi.org/10.25561/79388; ergänzend SfS-Archiv, III.79, Nr.13.

18 Vgl. Wikipedia, 2020 coronavirus pandemic in Taiwan, 23.4.2020; ergänzend SfS-Archiv, III.79, Nr. 14.

19 Vgl. Wikpedia, COVID-19 Pandemic in Singapore, 2.4.2020; ergänzend SfS-Archiv, III.79, Nr. 15.

20 Hannah Beech, New Singapore cases hint at a global risk, in: New York Times (im Folgenden NYT), 22.4.2020, S. 4.

21 Vgl. Hannah Beech / Chau Doan, Zero Cases. Then Flood, in; NYT, 31.7.2020, S. 1, 4; ergänzend SfS-Archiv, III.79, Nr. 16.

22 Vgl. Wikipedia, COVID-19 pandemic in the Philippines, 23.4.2020; SfS-Archiv, III.79, Nr.18.

23 Vgl. Wikipedia, 2020 coronavirus pandemic in Indonesia, 23.4.2020; ergänzend SfS-Archiv, III.79, Nr. 19.

2 Ein Virus auf Weltreise (Januar–April 2020)

1 Vgl. hierzu und zum Folgenden die Covid-19 Situation Reports der WHO vom 23.1., 31.1., 5.2. und 15.2.2020.

2 Covid-19 Situation Reports der WHO, 31.1., 5.2. und 15.2.2020.

3 Danach gab es zwar weitere Repatriierungen von Ausländern aus der Provinz Hubei, aber die Rückkehrer wurden in ihren Heimatländern unter Quarantäne gestellt. Die Infizierten unter ihnen tauchten anschließend in den Statistiken dieser Länder auf, setzten dort aber keine Infektionsketten in Gang.

4 Der Verdacht wurde drei Tage später durch den positiven Testnachweis bestätigt. Vgl. hierzu und zum Folgenden SfS-Archiv, III.79, Nr.20.

5 Diese Varianten entstehen bei den Coronaviren durch Mutationen, die bei der Ge-

nom-Sequenzierung und dem Vergleich mit dem in Wuhan nachgewiesenen und dokumentierten Ursprungsgenom lokalisiert werden können. Die Zahl der dabei festgestellten Mutationen lässt Rückschlüsse auf die Infektionsketten zu, denn sie sind an zahlreiche Mensch-zu-Mensch-Passagen gebunden. Vgl. dazu das Kapitel III.1 dieser Untersuchung weiter unten.

6 Präpandemische Einzelfälle gab es jedoch auch in Frankreich schon Ende Dezember 2019. Vgl. A. Deslandes u. a., SARS-CoV-2 was already spreading in France in late December 2019, in: International Journal of Antimicrobial Agents 20 (2020) Nr. 55:106006; vgl. ergänzend SfS-Archiv, III.79, Nr. 21.

7 Vgl. hierzu und zum Folgenden Robert Koch-Institut (im Folgenden RKI), Täglicher Lagebericht zur Coronavirus-Krankheit 2019 (COVID-19), 4.3.2020 ff.; ergänzend SfS-Archiv, III.79, Nr. 22.

8 Vgl. Wikipedia, 2020 coronavirus pandemic in Spain, 24.4.2020; ergänzend SfS-Archiv, III.79, Nr. 25.

9 Siehe dazu ausführlich das nächste Kapitel.

10 Vgl. SfS-Archiv, III.79. Nr. 126.

11 Wikipedia, 2020 coronavirus pandemic in Sweden, 23.4.2020; weitere Berichte in: SfS-Archiv, III.79, Nr. 26.

12 Wikipedia, 2020 coronavirus pandemic in the United Kingdom, 23.4.2020; ergänzend SfS-Archiv, III.79, Nr. 27.

13 Weitere Informationen über die in den wichtigsten europäischen Ländern stark differierende Relation zwischen registrierten Infektionsfällen und Sterblichkeit können den in Kapitel III.4 abgedruckten Tabellen 1 und 2 entnommen werden.

14 WHO Situation Report, 19.3.2020. Dabei muss allerdings berücksichtigt werden, dass die WHO auch die Türkei und Israel als Teil der ›European‹ Region behandelt. Bei einer strikten Behandlung des Regionalbegriffs ›Europa‹ würde der am 19.3. erstmals zutage getretene Wechsel des Epizentrums noch deutlicher ausfallen.

15 Nach einer anderen Lesart war schon am 15. Januar eine infizierte Chinesin aus Wuhan eingereist; das daraufhin entstandene Cluster konnte jedoch eingedämmt werden. Vgl. zum Folgenden die Berichte und Übersichten der in Atlanta (Georgia) ansässigen Centers for Disease Control and Prevention (CDC); ergänzend SfS-Archiv, III.79, Nr. 29.

16 Dagegen gingen von den Großgruppen der Senioren nur selten Infektionen aus, weil sie nach ihrer Evakuierung von den Kreuzfahrtschiffen in Quarantäne kamen.

17 WHO, Coronavirus disease (Covid-19) Situation Report, 31.1.2020, Tabelle 1.

18 Sergio Bologna, Bericht aus der Lombardei. Postiert in der Menüspalte ›Kritische Beiträge‹ der Webseite https://coronakrise-europa.net.

19 Wikipedia, COVID-19 pandemic in India, 31.7.2020; ergänzend SfS-Archiv, III.79, Nr. 30.

20 Vgl. die Erklärung im Glossar.

21 Wikipedia, COVID-19 pandemic in Bangladesh, 20.6.2020; ergänzend SfS-Archiv, III.79, Nr. 31.

22 Wikipedia, COVID-19 pandemic in Iran, 9.5.2020; ergänzend SfS-Archiv, III.79, Nr. 32.

23 Wikipedia, 2020 coronavirus pandemic in Egypt, 23.4.2020; ergänzend SfS-Archiv, III.79, Nr. 33.
24 WHO, Coronavirus (COVID-19) Disease Situation Report, 19.3.2020.
25 Wikipedia, COVID-19 pandemic in Nigeria, 16.7.2020; ergänzend SfS-Archiv, III.79, Nr. 34.
26 Wikipedia, 2020 coronavirus pandemic in South Africa, 29.4.2020; ergänzend SfS-Archiv, III.79, Nr. 35.
27 Thomas A. Mellan u. a., Estimating COVID-19 cases and reproduction number in Brazil, MRC Centre for Global Infectious Disease Analysis, Report 21, 8.5.2020, https://doi.org/10.25561/78872; weitere Matetialien in: SfS-Archiv, III.79, Nr. 36.
28 José María León Carrera / Anatoly Kurmaniev, Grim portent in Ecuador, in: NYT, 13.4.2020, S. 4; weitere Materialien in: SfS-Archiv, III.79, Nr. 37.
29 WHO, Coronavirus (COVID-19) Situation Report, 6.5.2020.
30 Vgl. United Nations – Department of Economic and Social Affairs, Population Divison: World Population Prospects – The 2017 Revision, New York 2017; ergänzend Eurostat, Online-Datenbank, Demographische Veränderung, Population.

3 Epizentren in der Neuen Welt und das weltweite Wiederaufflackern der Pandemie (Mai–August 2020)

1 Vgl. zum Folgenden die CDC-Wochenberichte (Coronavirus Disease 2019 (COVID-19) Situation Summary), April–Juli 2020; ergänzend SfS-Archiv, III.79, Nr. 29.
2 17.–23. Mai, im CDC Wochenbericht am 28.5.2020 aktualisiert.
3 Die USA sind mit etwa 332 Millionen Einwohnern der drittgrößte Nationalstaat der Erde.
4 Die Auswertung der CDC-Statistiken für die Zeit von April bis Mitte Juli brachte folgende Ergebnisse: 45–54 Jahre 5 %, 55–64 Jahre 12,1 %, 65–74 Jahre 20,8 %, 75–84 Jahre 26,4 % und 85 und älter 33,1 %.
5 WHO Situation Report vom 15.7.2020, Rubrik Americas, S. 8.
6 Vgl. besonders Kapitel IV.4, V.1 und V.3.
7 Vgl. zum Folgenden Pan American Health Organization (PAHO), Covid-19 Situation Reports, Nr. 5, 27.4.2020 bis Nr. 7, 29.7.2020. Abrufbar auf der Website der PAHO; ergänzend SfS-Archiv, III.79, Nr. 40.
8 Vgl. zum Folgenden SfS-Archiv, III.79, Nr. 36, 37, 41, 42, 43, 44, 45 und 46 (Argentinien, Bolivien, Brasilien, Chile, Ecuador, Kolumbien, Mexiko und Peru).
9 Vgl. dazu die Erläuterungen zu den Tabellen 1, 2 und 4 a/b im Kapitel III.4.
10 Die Zahlen sind aus Gründen der Übersichtlichkeit nach den üblichen Grundsätzen auf- bzw. abgerundet, um die stillschweigende Multiplikation mit den Dunkelziffern zu erleichtern.
11 WHO, Coronavirus Disease (COVID-19) Situation Report Nr. 184, 22.7.2020, Statistische Übersicht S. 6.
12 Vgl. Thomas A. Mellan u. a., Estimating COVID-19 cases and reproduction number in Brazil, MRC Centre for Global Infectious Disease Analysis, Report 21, 8.5.2020, https://doi.org/10.25561/78872.

13 Vgl. zum Folgenden Johns Hopkins University: Cases and mortality by country, 30.6.2020.
14 Vgl. ebenda.
15 Vgl: WHO, Viet Nam COVID-19 Situation Report Nr. 1, 19.7.2020 bis Nr. 6, 27.8.2020.
16 Fabian Kretschmer, Hongkong befindet sich im freien Fall, in: Neue Zürcher Zeitung (NZZ), 31.7.2020, S. 10; weitere Materialien in: SfS-Archiv, III.79, Nr. 48.
17 Vgl. Wikipedia, COVID-19 pandemic in Australia, 17.7.2020; ergänzend SfS-Archiv, III.79, Nr. 49.
18 Vgl. WHO, Coronavirus Disease (COVID-19) Situation Report, Nr. 149, 17.6.2020 und Nr. 193, 31.7.2020.
19 Vgl. WHO Regional Office for Africa, COVID-19 External Situation Reports, Nr. 17–22, Juni–Juli 2020; ergänzend SfS-Archiv, III.79, Nr. 50, 51, 52, 53.
20 WHO, Coronavirus Disease (COVID-19) Situation Report, Nr. 149, 17.6.2020. Hierbei muss jedoch berücksichtigt werden, dass die WHO auch die Nahost-Länder Israel und Türkei Europa zuordnet.
21 Vgl. zum Folgenden European Centre for Disease Prevention and Control (ECDC), COVID-19 Surveillance Reports, Week 20, 2020–Week 30, 2020; ergänzend SfS-Archiv, III.79, Nr. 54.
22 Peter Birke, Die Fleischindustrie in der Coronakrise: Eine Studie zu Migration, Arbeit und multipler Prekarität, in: Sozial.Geschichte Online 29 (2021), S. 41–87; ergänzend SfS-Archiv, III.79, Nr. 55.
23 Vgl. zum Folgenden ECDC, COVID-19 country overviews, 18.–31. Kalenderwoche 2020; WHO Regional Office Europe, COVID-19 weekly surveillance report, Week 18/2020–30/2020.
24 WHO Regional Office Europe, COVID-19 weekly surveillance report, Week 30/2020 (20–28.6.2020).
25 Vgl. zum Folgenden WHO Regional Office for the Eastern Mediterranean, COVID-19 Situation Reports, Nr. 16–21, Juni–Juli 2020.
26 Vgl. WHO, Coronavirus Disease (COVID-19) Situation Reports, Nr. 149 vom 17.6.2020 bis Nr. 197 vom 4.8.2020.
27 WHO, Coronavirus Dashboard, Iran; ergänzend SfS-Archiv, III.79, Nr. 32.
28 WHO, Coronavirus Dashboard, Saudi Arabia; ergänzend SfS-Archiv, III.79, Nr. 57.
29 WHO, Coronavirus Disease (COVID-19) Situation Report Nr. 197, 4.8.2020, Tabelle Eastern Mediterranean.
30 WHO Regional Office for the Eastern Mediterranean, COVID-19 situation Reports, Nr. 22–28, August–September 2020; ergänzend SfS-Archiv, III.79, Nr.58–62. Ich beschränke mich im Folgenden auf die Fallbeispiele Irak und Katar.
31 WHO, Coronavirus Disease (COVID-19) Situation Report Nr. 197 vom 4.8.2020, Tabelle Eastern Mediterranean. Die extrem niedrige Fallsterblichkeit in Katar wird von vielen Experten angezweifelt. Sie erklärt sich jedoch zumindest teilweise aus dem jugendlichen Alter und dem guten Gesundheitszustand der ausländischen Wanderarbeiter. Auch die überdurchschnittlich hochqualifizierte Krankenhausversorgung ist zu berücksichtigen.

32 WHO, Coronavirus Dashboard, Türkei; Wikipedia, COVID-19 pandemic in Turkey, 20.7.2020; ergänzend SfS-Archiv, III.79, Nr. 63.
33 Wikipedia, COVID-19 pandemic in Israel, 4.7.2020; WHO, Coronavirus Dashboard, Israel; ergänzend SfS-Archiv, III.79, Nr. 64.
34 Und zwar von 19.121 am 17.6.2020 auf 73.012 am 4.8.2020; die Fallsterblichkeit kumulierte sich in derselben Zeitspanne von 302 auf 541. WHO, Coronavirus Disease (COVID-19) Situation Reports Nr. 149 vom 17.6.2020 und Nr. 197 vom 4.8.2020.
35 Wikipedia, COVID-19 pandemic in the State of Palestine, 31.7.2020; ergänzend SfS-Archiv, III.79, Nr. 65.
36 Und zwar von 3.095 am 2.7.2020 auf 16.024 am 4.8.2020; die kumulierten Sterbefälle betrugen für dieselbe Zeitspanne 11 bzw. 87. WHO, Coronavirus Disease (COVID-19) Situation Reports Nr. 164 vom 2.7.2020 und Nr. 197 vom 4.8.2020.
37 WHO, Coronavirus Disease (COVID-19) Situation Report Nr. 107, 6.5.2020.
38 Nasir Ilyas u. a., COVID-19 Pandemic in Pakistan, in: International Journal of Transnational Medical Research and Public Health 4 (2020) Nr. 1, S. 37–49.
39 Vgl. zum Folgenden WHO South East Asia – India, India Situation Report, Nr. 17 vom 24.5.2020 bis Nr. 27 vom 2.8.2020.
40 Zusammengestellt nach ebenda.
41 WHO India, Novel Coronavirus Disease (COVID-19) Situation Update Report Nr. 26, 26.7.2020, S. 1; Andreas Babst / Lena Stallmach, Herdenimmunität im Armenviertel, in: NZZ, 3.8.2020, S. 3.
42 Vgl. WHO, Coronavirus Dashboard, Pakistan, Bangladesh; ergänzend SfS-Archiv, III.79, Nr. 66 und 67.
43 WHO, Coronavirus Disease (COVID-19) Situation Report Nr. 197 vom 4.8.2020.

4 Die zweite Welle ab September 2020 und die Entwicklung bis Anfang Mai 2021

1 WHO, Coronavirus disease (COVID-19). Weekly Epidemiological Update, 20.9.2020. Die folgenden Daten und Angaben orientieren sich an diesen Wochenberichten; ergänzend SfS-Archiv, III.79, Nr. 68.
2 Ebenda, Update vom 4.10.2020.
3 Ebenda.
4 Ebenda, Update vom 18.10.2020.
5 Insbesondere die USA, Brasilien, Argentinien, Mexiko und Kolumbien.
6 Vgl. zum Folgenden WHO, COVID-19 Weekly Updates für die 44. bis 53. Kalenderwoche; ergänzend SfS-Archiv, III.79, Nr. 69 und 70.
7 Zu weiteren Einzelheiten der zweiten Pandemiewelle vgl. WHO, COVID-19 Weekly Epidemiological Updates für die 48. bis 53. Kalenderwoche des Jahrs 2020.
8 Vgl. ebenda, Updates für die 1.–4. Kalenderwoche 2021.
9 Kurzfristig tauchten auch weitere Nationalstaaten auf, vor allem Spanien, Italien, die Türkei und einmal auch Deutschland.

10 In der zweiten Kalenderwoche belief sie sich auf knapp 2,2 %.
11 Vgl. WHO, COVID-19 Weekly Epidemiological Updates für die 5.–8. Kalenderwoche 2021.
12 Vgl.zum Folgenden WHO, Coronavirus Dashboard, Brazil, USA, Colombia; ergänzend SfS-Archiv, III.79, Nr. 72.
13 Vgl. zum Folgenden WHO, COVID-19 Weekly Epidemiological Update, 8.–17. Kalenderwoche (28.2.2021 bis 2.5.2021).
14 Vgl. hierzu und zum Folgenden WHO, COVID-19 Weekly Epidemiological Update, 4.4.2021, 11.4.2021, 18.4.2021 und 25.4.2021.
15 Vgl. The pandemic in India: Covid catastrophe, in: The Economist, 24.4.2021, S. 8; ergänzend SfS-Archiv, III.79, Nr. 73.

Teil III – Die Eigenschaften der Pandemie

1 Das Virus erobert den Menschen

1 Die folgende Darstellung basiert auf der neuesten epidemiologischen, biomedizinischen und virologischen Forschungsliteratur. Sie ist am leichtesten abrufbar auf dem Internetportal PubMed der US-amerikanischen National Library of Medicine und Google Scholar. Ausdrucke davon befinden sich in: SfS-Archiv, III.79, Forschungsapparat – Aufsätze / Arbeitspapiere sowie im themenspezifisch erschlossenen Sammlungsgut.
2 Vgl. Edward C. Holmes u. a., Spike protein sequences of Cambodian, Thailand Japanese bat sarbecoviruses provide insights into the natural evolution of the Receptor Binding Domain and S1/S2 cleavage site, o. D, 9 S. Abgerufen am 16.3.2021 auf der Webseite von virological.org.
3 Angiotensin-Converting Enzyme Typ 2. Es ist im Rahmen der Blutdruckregulation für die Engerstellung der Blutgefäße zuständig.
4 Vgl. WHO-convened Global Study of Origins of SARS-CoV-2: China Part. Joint WHO-China Study 14 January–10 February 2021, Joint Report, S. 82 ff., 94 ff., 112 ff.
5 Vgl. Kristian G. Andersen u. a., The proximal origin of SARS-CoV-2, in: Nature Medicine 26 (2020), Nr. 4, S. 450–452, https://doi.org/10.1038/s41591-020-0820-9.
6 Vgl. zum Folgenden WHO-convened Global Study of Origins of SARS-CoV-2: China Part, S. 118 ff.; ergänzend SfS-Archiv, III.79, Nr. 4.
7 Vgl. dazu die ausführliche Darstellung in Kapitel I.3.
8 Vgl. Vgl. WHO-convened Global Study of Origins of SARS-CoV-2: China Part, S. 111 ff.
9 Vgl. Robert M. Beyer u. a., Shifts in global bat diversity suggest a possible role of climate change in the emergence of SARS-CoV-1 and SARS-CoV-2, in: Science of The Total Environment 767 (2021), 145413, S. 1–5, https://doi.org/10.1016/j.scitotenv.2021.145413; ergänzend SfS-Archiv, III.79, Nr. 76, 80.
10 Vgl. hierzu und zum Folgenden die wichtigste Forschungsliteratur in: SfS-

Archiv, III.79, Nr. 79 (Übertragung), Nr. 82 (Infektiosität) und Nr. 83 (Pathogenität).

11 Vgl. Huang-Hao Chang u. a., COVID-19 Prevention and Air Pollution in the Absence of a Lockdown, in: National Bureau of Economic Research, Cambridge, MA, (im Folgenden NBER) Working Paper 27604, Juli 2020; ergänzend SfS-Archiv, III.79, Nr. 84.

12 Eran Bendavid u. a., COVID-19 Antibody Seroprevalence in Santa Clara County, California, in: medRxiv preprint, 17.4.2020, https://doi.org/10.1101/2020.04.14.20062463.

13 Vgl. zum Folgenden Robert Koch-Institut, SARS-CoV-2. Steckbrief zur Coronavirus-Krankheit-2019 (COVID-19), Stand 3.4.2020 (seither mehrere Updates); SfS-Archiv, III.79, Nr. 85.

14 WHO, COVID-19 Weekly Epidemiological Report, 1.11.2020, Special Focus: An age and gender analysis of COVID-19.

15 Vgl. WHO. COVID-19 Weekly Epidemiological Update, 31.1.2021, Special Focus: COVID-19 and Health Workers.

16 Vgl. zum Folgenden Ahmed Yaqinuddin, Cross-immunity between respiratory coronaviruses may limit COVID-19 fatalities, in Medical Hypotheses 144 (November 2020), 110049, S. 1–3, https://doi.10.1016/j.mehy.2020110049; weitere Berichte in: SfS-Archiv, III.79, Nr. 87.

17 Ondrej Hrusak u. a., Flash survey on severe acute respiratory syndrome coronavirus-2 infections in paediatric patients on anticancer treatment, in: European Journal of Cancer 132 (2020), S. 11–16, https://doi.org/10.1016/j.ejca.2020.03.021.

18 WHO, COVID-19 Weekly Epidemiological Update vom 17.1.2921, Special Focus: children, COVID-19, and transmission in schools.

19 Vgl. United Nations, Department of Economic and Social Affairs, Population Division, World Economic Prospects 2019, New York 2019; ergänzend SfS-Archiv, III.79, Nr. 88.

20 Vgl. zum Folgenden WHO, COVID-19 Weekly Epidemiological Updates vom 10.1.2021 ff., jeweils mit Special Focus: SARS-CoV-2 Variants of Concern; ergänzend SfS-Archiv, III.79, Nr. 89 und 90.

21 Vgl. Andrew Rambaut u. a., A dynamic nomenclature proposal for SARS-CoV-2 lineages to assist genome epidemiology, in: Nature Microbiology 5 (2020) Nr. 11, S. 1403–1407, https://doi.org/10.1038/s41564-020-0770-5; Jobin John Jacob u. a., Evolutionary tracking of SARS-CoV-2 genetic variants highlights intricate balance of stabilizing and destabilizing mutations, in: bioRxiv, 22.12.2020, https://doi.org/10.1101/2020.12.22.423920.

2 Krankheitsverläufe und medizinische Behandlung

1 Die folgenden Passagen sind eine Zusammenfassung der Fachliteratur aus: SfS-Archiv, III.79, Nr. 96 und 97 (Diagnostik), 92 (Medizinische Behandlung), 93 (Genesene), 93 (Langzeitfolgen) und 95 (Todesursachen).

2 Vgl. Christian Heinrich u. a., Corona-Nachweis: Die Testverfahren im Überblick, in: Apotheken-Umschau, 5.11.2020; ergänzend SfS-Archiv, III.79, Nr. 96.

3 Möglicherweise sind diese aus der internationalen Literatur gewonnenen Zahlen stark überhöht, weil in zahlreichen Ländern – so etwa China und Südostasien – alle positiv getesteten Infizierten, die Krankheitssymptome wie beispielsweise Fieber aufweisen, zum ausschließlichen Zweck der Isolierung hospitalisiert werden (›fever clinics‹).

4 In Extremfällen auch auf 40–50 Tage.

5 Dabei sind die Parameter C-Reaktives Protein (CRP), Interleukin-6, Blutfarbstoff (Hb), Differentialblutbild, D-Dimere, LDH und Creatinkinase besonders wichtig.

6 Deutsche Gesellschaft für Pneumologie und Beatmungsmedizin, Positionspapier zur praktischen Umsetzung der apparativen Differenzialtherapie der akuten respiratorischen Insuffizienz bei COVID-19, 16.4.2020.

7 R. Bals / C. Vogelmeier, Lunge und Atmung, in: Walter Siegenthaler / Hubert E. Blum (Hg.), Klinische Pathophysiologie, 9. Aufl. Stuttgart / New York 2006, Abschnitt 27, S. 751ff.

8 Die weitere Darstellung orientiert sich an der deutschen Leitlinie: Stefan Kluge u. a., S2k-Leitlinie – Empfehlungen zur stationären Therapie von Patienten mit COVID-19, Stand 23.11.2020, publiziert bei AWMF online – Portal der wissenschaftlichen Medizin; ergänzend SfS-Archiv, III.79, Nr. 92.

9 Vgl. zum Folgenden WHO, »Solidarity« clinical trial for COVID-19 treatments (laufend aktualisiert); ergänzend SfS-Archiv, III.79, Nr. 170.

10 Es handelte sich um das zur Behandlung von Angst- und Zwangsstörungen zugelassene Medikament Fluvoxamin. Diese Substanz hemmt die Wiederaufnahme des Neurotransmitters Serotonin im Gehirn. Zusätzlich stimuliert sie in den Körperzellen einen speziellen Rezeptor, der die Produktion wichtiger Signalmoleküle (Zytokine) anregt. Auf diesen Nebeneffekt setzte die an der Washington University School of Medicine in St. Louis, Missouri, tätige Forschergruppe.

11 Vgl. COVID-19: Remdesivir und Interferon bleiben in WHO-Studie ohne Wirkung, in: aerzteblatt.de, 18.10.2020.

12 Hersteller nennt Preise für Remdesivir in den USA, in: aerzteblatt.de, 30.6.2020.

13 Vgl. Andrew Hill u. a., Minimum costs to manufacture new treatments for COVID-19, in: Journal of Virus Eradication 6 (2020) Nr. 2, S. 61–69, https://doi.org/10.1016/S2055-6640(20)30018-2.

14 Peter Horby u. a., Dexamethasone in Hospitalized Patients with Covid-19, in: The New England Journal of Medicine 384 (2021) Nr. 8, S. 693-704, https://doi.org/10.1056/NEJMoa2021436.

15 Vgl. COVID-19: Erste Antikörperbehandlung erhält Notfallzulassung in den USA, in: aerzteblatt.de, 10.11.2020; ergänzend SfS-Archiv, III.79, Nr. 100.

16 Carolin Edler u. a., Dying with SARS-CoV-2 infection – an autopsy study of the first consecutive 80 cases in Hamburg, Germany, in: International Journal of Legal Medicine 134 (2020) S. 1275–1284, https://doi.org/10.1007/s00414-020-02317-w.; Erik K. F. Kommoss u. a., Pathologie der schweren COVID-19 bedingten Lungenschädigung, in: Deutsches Ärzteblatt 117 (2020), S. 500–596; ergänzend SfS-Archiv, III.79, Nr. 95.

17 Vgl. hierzu und zum Folgenden Kluge u.a., S2k-Leitlinie – Empfehlungen zur stationären Therapie von Patienten mit Covid-19, S. 9 ff.
18 Vgl. hierzu und zum Folgenden SfS-Archiv, III.79, Nr. 86, 93 und 94.
19 Vgl. Janine Makaronidis u. a., Seroprevalence of SARS-CoV-2 antibodies in people with an acute loss in their sense of smell and/or taste in a community-based population in London, UK: An observational cohort study, in: PLOS Medicine 17 (2020) Nr. 10, e1003358, S. 1–14; weitere Berichte in: SfS-Archiv, III.79, Nr. 102.
20 Vgl. zum Folgenden Daniela Calina u. a., Towards effective COVID-19 vaccines: Updates, prospectives and challenges (review), in: International Journal of Molecular Medcine 46 (Juli 2020) Nr. 1, S. 3–16; Simran Preet Kaur / Vandana Gupta, COVID-19 Vaccine: A comprehensive status report, in: Virus Research 288 (2020) 198114; Shanay Rab u. a., An update on the global vaccine development for coronavirus, in: Diabetes and Metabolic Syndrome 14 (November-Dezember 2020) Nr. 6, S. 2053–2055, https://doi.org/10.1016/j.dsx.2020.10.023; ergänzend SfS-Archiv, III.79, Nr. 103 (3 Bände).
21 Vgl. Kapitel I.3.
22 Bis vor wenigen Jahren dienten bebrütete Eier (Hühnerembryonen) als Nährmedium für die Virusvermehrung und Viruspassage. Diese Aufgabe haben mittlerweile Bioreaktoren übernommen, und das Verfahren wurde dadurch wesentlich sicherer und verkürzt. In einem optimal mit Nährmedien und Zellkulturen ausgestatteten Bioreaktor der üblichen Größe können heute innerhalb von zwei bis drei Wochen 8–10 Millionen Impfdosen hergestellt werden. Außerdem wurden die immer wieder neu angesetzten Zellkulturen von standardisierten und kontinuierlich entwickelten Zellkulturlinien (Vero Cell-System) abgelöst, was die Virusvermehrung nochmals beschleunigte und sicherer machte.
23 Vgl. Brunda Ganneru u. a., Evaluation of Safety and Immunogenicity of an Adjuvanted, TH-1 Skewed, Whole Virion 1 Inactivated SARS-CoV-2 Vaccine – BBV152, in: bioRxiv, 12.9.2020, https://doi.org/10.1101/2020.09.09.285445; ergänzend SfS-Archiv, III.79, Nr. 104.
24 Vgl. Cuba's Soberana 02 SARS-CoV-2 vaccine candidate moves to phase III trials, in: BioWorld,12.3.2021; ergänzend SfS-Archiv, III.79, Nr. 105.
25 Vgl. zu den methodischen Grundlagen U.S. National Institutes of Health, Recombinant DNA Research, in: Federal Register 61 (1996) Nr. 131, S.35774–35777; ergänzend zur aktuellen Entwicklung viraler Vektorimpfstoffe SfS-Archiv, III.79, Nr. 106.
26 Vgl. Damian Garde / Jonathan Saltzman, The story of mRNA: How a once-dismissed idea became a leading technology in the Covid vaccine race, in: STAT, 10.11.2020; abrufbar auf der Website https://www.statnews.com; ergänzend SfS-Archiv, III.79, Nr. 107.
27 Vgl. Simran Piet Kaur / Vandana Gupta, COVID-19 Vaccine: A comprehensive status report, in: Virus Research 288 (15.10.2020), 198114, https://doi.org/10.1016/j.virusres.2020.198114.
28 Vgl. den Leitartikel des British Medical Journal: Will Covid-19 vaccines save lives? Current trials aren't designed to tell us, in: British Medical Journal 371 (21.10.2020), m4037, https://doi.org/10.1136/bmj.m4037.

29 Vgl. beispielsweise Noa Dagan u. a., BNT162b2 mRNA Covid-19 Vaccine in a Nationwide Mass Vaccination Setting, online seit: 24.2.2021, in: New England Journal of Medicine 384 (April 2021) Nr. 15, S. 141–1423, https://doi.org/10.10 56/NEJMoa2101765.

30 Vgl. Rachael H. Dodd u. a., Concerns and motivations about COVID-19 vaccination, in: The Lancet 21 (Ferbuar 2021) Nr. 2, S. 161–163, https://doi.org/ 10.1016/ S1473-3099(20)30926-9; Ronald N. Kostoff u. a., COVID-19 vaccine safety, in: International Journal of Molecular Medicine 46 (November 2020) Nr. 5, S. 1599–1602, https://doi.org/10.3992/jmm.2020.4733; ergänzend SfS-Archiv, III.79, Nr. 109.

31 Dieser ›Sonderweg‹ ist darauf zurückzuführen, dass die Oxford-Gruppe an einem modifizierten Schimpansenvirus festhielt, das sie schon 2013/14 bei ihren Arbeiten zur Entwicklung eines Impfstoffs gegen das MERS-Virus gezüchtet hatte.

32 Vgl. hierzu und zum Folgenden Obstacle course: The race between vaccines and variants is heating up, in: The Economist, 13.2.2021, S. 15–17; weitere Berichte in: SfS-Archiv, III.79, Nr. 110.

3 Infizierte – Genesene – Verstorbene:
Ein kritischer Blick auf die Statistik

1 Vgl. zum Verständnis des dabei befolgten methodischen Ansatzes Matthias Schrappe u. a., Thesenpapier zur Pandemie durch SARS-CoV-2/Covid 19, Bremen 5.4.2020, S. 9 ff. (Epidemiologische Aspekte); Dies., Thesenpapier 2.0, Bremen, 3.5.2020, S. 13 ff. (Epidemiologie); Dies., Thesenpapier 3.0, Köln u. a., 28.6.2020, S. 11 ff. (Epidemie und Teststrategien); Dies., Thesenpapier 4.0, Köln u. a., 30.8.2020, S. 17 ff. (Epidemiologie und Teststrategien); ergänzend SfS-Archiv, III.79, Nr. 111.

2 Zusammengestellt nach: SfS-Archiv, III.79, Nr. 112. Vgl. auch die Notiz zu ›Dunkelziffer‹ im Glossar.

3 Vgl. Täglicher Lagebericht des RKI zur Coronavirus-Krankheit-2019 (COVID-19) vom 30.3.2020, 13.5.2020 und 16.2.2021.

4 Berücksichtigt werden dabei Infizierte mit bekanntem Erkrankungsbeginn, die nicht hospitalisiert werden mussten oder bereits aus dem Krankenhaus entlassen und nicht verstorben waren. Zu erwägen wäre jedoch, die teilweise um Monate verlängerte Genesungszeit der längerfristig Geschädigten zu berücksichtigen.

5 Beispielsweise zur Gesamtzahl aller Getesteten in der jeweiligen Bevölkerung.

6 Nämlich durch Abzug der im Zusammenhang mit Covid-19 Verstorbenen und unter Berücksichtigung des Zeitverzugs zwischen Infektion und Genesung.

7 Vgl. WHO, Coronavirus disease 2019 (COVID-19) Situation Report Nr. 115, 14.5.2020.

8 Vgl. Täglicher Lagebericht des RKI zur Coronavirus-Krankheit-2019 (COVID-19), 14.5.2020.

9 Wei-jie Guan u. a., Clinical Characteristics of Coronavirus Disease 2019 in China, in: The New England Journal of Medicine 382 (2020) Nr. 18, S. 1708–1720, https://doi.org/10.1056/NEJMoa2002032.

10 Zur Gruppe der chronisch Kranken gehören auch Menschen mit starken Gesundheitsrisiken wie Übergewichtige und Raucher.
11 Richard Carmona u. a., Failing Another National Stress Test on Health Disparities, in: Journal of the American Medical Association (im Folgenden JAMA) 323 (19.5.2020) Nr. 19, S. 1905 f.
12 Carolin Edler u. a., Dying with SARS-CoV-2-Infection – an autopsy study of the first consecutive cases in Hamburg, in: International Journal of Legal Medicine 134 (Juni 2020) Nr. 4, S. 1275–1284.
13 Und zwar fallweise im Rahmen einer konventionellen Obduktion, einer mikroinvasiven Autopsie oder eines postmortalen Thorax-CT.
14 Jana Werner, UKE-Studie: Daran sind Hamburgs Corona-Tote gestorben, in: Die Welt online, 19.2.2021; Studie belegt Todesursache Covid, in: Weser-Kurier, 19.2.2021, S. 1.
15 Sergio Bologna, Bericht aus der Lombardei, April 2020. Aufzurufen in der Menüspalte ›Beiträge‹ von https://coronakrise-europa-net.
16 Erstaunlicherweise gehört Deutschland bis Januar 2021 – mit Ausnahme der Bundesländer Hessen und Berlin – diesem Statistikforum nicht an. Die Daten zur Übersterblichkeit 2021 wurden dann nachträglich zur Verfügung gestellt.
17 Roland Herzog, Die Toten der Pandemie, Mai 2020. Online zugänglich in der Rubrik ›Beiträge‹ der Webseite https://coronakrise-europa.net.
18 Vgl. Tabelle 2 und 4 in Kapitel III.4.
19 Im Januar 2021 wurde beispielsweise fast die gesamte Bevölkerung der Slowakei getestet (5,5 Millionen Menschen). Dabei stellte sich heraus, dass 50.000 Personen (0,9 %) akut infiziert waren.
20 Eran Bendavid u. a., COVID-19 Antibody Seroprevalence in Santa Clara County, California, in: medRxiv preprint (27.04.2020), https://doi.org/10.1101/2020.04.14.20062463.
21 Hendrik Streeck u. a., Infection fatality rate of SARS-CoV-2 in a super-spreading event in Germany, in: Nature Communications 11 (17.11.2020) Nr. 1, Artikel Nr. 5298, S. 1–12, https://doi.org/10.1038/s41467-020-19509-y.

4 Das Ausmaß und die Eigenschaften der Pandemie

1 Vgl.: Kapitel II.2 und IV.3
2 Vgl. zu den Details die Ausführungen in vorherigem Kap. III.3.
3 Matina Stevis-Gridneff u. a., Older patients left to die, in: NYT, 10.8.2020, S. 1, 4.
4 Vgl. hierzu und zum Folgenden WHO, Coronavirus disease (COVID-19) Situation Reports Nr. 204 vom 11.8.2020 – Nr. 208 vom 15.8.2020.
5 Vgl. SfS-Archiv, III.79, Nr. 145.
6 Andreas Babst / Lena Stallmach, Herdenimmunität im Armenviertel, in: NZZ, 3.8.2020, S. 3.
7 Vgl. Philip Setel, Measuring excess mortality gives a clearer picture of the pandemic's true burden, in: STAT, 3.8.2020.
8 Es handelt sich um die sechs Weltregionen Afrika, Amerikas, Europa, Südostasien,

Östliches Mittelmeer und Westpazifik. Beispielsweise subsumiert die WHO Israel und die Türkei unter die Region Europa. Zur Optimierung des Überblicks habe ich in dieser Tabelle auch Deutschland berücksichtigt, obwohl sie nicht zu den extrem betroffenen Nationalstaaten gehören.

9 WHO – Weltweite Zahl der Pandemie-Toten wohl deutlich höher als bekannt. Reuters Nachrichten, 21.5.2021. Vgl. auch The covid-19 pandemic: Counting the dead, in: The Economist, 15.5.2021, S. 17-19.

10 Vgl. zu den Einzelheiten Kapitel IV.3.

11 Die erste Pandemiewelle dauerte 9 Kalenderwochen (12.–20. KW 2020), die zweite 22 (38. KW 2020 bis 6. KW 2021).

12 In beiden Fällen handelt es sich um RNA-Viren, deren Genom einsträngig angeordnet ist. Der Aufbau der Protein-Komponenten und damit der spezifischen Angriffspunkte an menschlichen Zellen ist jedoch unterschiedlich. Darüber hinaus ist das Genom der Influenza-Viren im Gegensatz zu den Corona-Viren segmentiert, sodass sich leicht neue Subtypen bilden können.

13 N. J. Cox / K. Subbarao, Global Epidemiology of Influenza: Past and Present, in: Annual Review of Medicine 51 (2000), S. 407-421; Edwin D. Klinbourne, Influenza Pandemics of the 20th Century, in: Emerging Infectous Diseases 12 (2006) Nr. 1, S. 9–14; Ders., Influenza, New York 1987.

14 Dies zeigt sich besonders deutlich in solchen Kontinenten, die geografisch beiden Hemisphären angehören. Vgl. beispielsweise Bradford D. Gessner u. a., Seasonal influenza epidemiology on sub-Saharan Africa: a systematic review, in: The Lancet Infectious Diseases 11 (März 2011) Nr. 3, S. 223–235, https://doi.org/10.1016 S14 73-3099(11)70008-1; Barnaby Edward Young / M. Chen, Influenza in temperate and tropical Asia: a review of epidemiology and vaccinology, in: Human vaccines & Immunotherapeutics 16 (Februar 2020) Nr. 7, S. 1659–1667; https://doi.org/ 10.1080/21645515.2019.1703455.

15 Vgl. You Li u. a., Global patterns of monthly activity of influenza virus, respiratory syncytial virus, parainfluenza virus, and metapneumovirus: a systematic analysis, in: The Lancet Global Health 17 (August 2019) Nr. 8, S. e1031–e1045, https:// doi.org/10.1016/S2214–109X(19)30264-5

16 Vgl. vor allem Kapitel I.5.

17 Robert J. Barro, Non-Pharmaceutical Interventions and Mortality in U.S. Cities During the Great Influenza Pandemic, 1918-1919, in: NBER Working Paper 27049, April 2020, https://doi.org/10.3386/w27049.

18 Unter Berücksichtigung der Dunkelziffern der Infektionshäufigkeit und Sterbefälle. Die für die Schätzung benutzten offiziellen Zahlen befinden sich in: WHO COVID-19 Weekly Epidemiological Update, 25.4.2021.

19 Vgl. hierzu und zum Folgenden Täglicher Lagebericht des RKI zur Coronavirus-Krankheit-2019 (COVID-19), 30.4.2021.

20 Im Folgenden vergleiche ich nur die jeweils offiziellen Zahlen der WHO-Mortalitätsstatistik zu Covid-19 mit ihren Daten zur Influenza, da keine vergleichbaren Dunkelziffern vorliegen.

Teil IV – Die Gegenmaßnahmen

1 China: Vom Vertuschen zum autokratischen Durchgreifen

1 Vgl. Kapitel I.2.
2 Vgl. zum Folgenden Report of the WHO-China Joint Mission on Coronavirus Disease 2019 (COVID-19), 16-24 February 2020, Genf 2020; SfS-Archiv, III.79, Nr. 113.
3 Vgl, zum Folgenden Keith Bradsher / Chris Buckley, China shows restraint in battling latest wave, in: NYT, 23.6.2020, S. 1 und 4; Matthias Müller, Peking stemmt sich gegen die zweite Welle, in: NZZ, 25.6.2020, S. 21; ergänzend SfS-Archiv, III.79, Nr. 113.

2 Die Gegenmaßnahmen in Ost- und Südostasien

1 Dies geschah interessanterweise auch nach dem Ausbruch der Covid-19-Pandemie nicht, zumindest nicht bis Ende Juni 2020. Die chinesische Führung war auch jetzt nicht in der Lage, gegen diesen in den traditionellen Strukturen ihrer Gesellschaft tief verwurzelten Habitus entschieden vorzugehen. Vgl. Steven Lee Myers, Keeping animals off the menu, in: NYT, 9.6.2020, S. 1 und 4.
2 Vgl. zum Folgenden C. Jason Wang u. a., Response to COVID-19 in Taiwan: Big Data Analytics, New Technology, and Proactive Testing, in: JAMA 323 (2020), Nr. 14, S.1341–1342, https://doi.org/10.1001/jama.2020.3151; ergänzend SfS-Archiv, III.79, Nr. 114.
3 Chen Chi-Mai, ab Januar 2019 Vize-Premierminister Taiwans.
4 Chen Chi-Mai u. a., Containing COVID-19 Among 627,386 Persons in Contact with the Diamond Princess Ship Passengers Who Disembarked in Taiwan: Big Data Analytics, in: Journal of Medical Internet Research 22 (2020) Nr. 5, e19540, S. 1–9.
5 Zusammengefasst nach SfS-Archiv, III.79, Nr. 17 (Malaysia), 18 (Philippinen), 15 (Singapur) und 11 (Thailand).

3 Lockdowns in Europa

1 Vgl. zum Folgenden Matt Apuzzo u. a., Warnings the world missed, in: New York Times, 29.6.2020, S. 1 und 4; Merle M. Böhmer u. a., Investigation of COVID-19 outbreak in Germany resulting from a single travel-associated primary case: a case series, in: The Lancet Infectious Diseases,20 (2020) Nr. 8, S. 920–928, https://doi.org/10.1016/S1473-3099(20)30314-5; SfS-Archiv, III.79, Nr. 115.
2 Vgl. Angela Giuffrida, Ground Zero: Why the virus struck so hard in Lombardy, in: The Guardian Weekly, 5.6.2020, S. 16–17; Sergio Bologna, Bericht aus der Lom-

bardei, Mai 2020, abrufbar unter der Menüspalte ›Beiträge‹ der Website https://co ronakrise-europa.net; SfS-Archiv, III.79, Nr. 116.

3 Zu den nach dem Abebben der ersten Welle zusammengetragenen Beweisen einer frühen Schwerpunktbildung der Pandemie in der Lombardei vgl. oben Kapitel II.1.

4 Vgl. zum Folgenden SfS-Archiv, III.79, Nr. 117 (Cluster: Ischgl – Tirol).

5 Early Warning and Response System (EWRS), eine Kommunikationsplattform des European Centre for Disease Prevention and Control (ECDC). Sie soll eine möglichst schnelle und wirksame Antwort der EU auf unerwartete Epidemie-Ereignisse gewährleisten. Auch die Nicht-EU-Mitglieder Island, Norwegen und Liechtenstein sind an das EWRS angeschlossen.

6 Vgl. zum Folgenden SfS-Archiv, III.79, Nr. 118 (Dänemark), 22 (Deutschland), 23 (Finnland), 21 (Frankreich), 27 (Großbritannien), 20 (Italien), 119 (Niederlande), 120 (Norwegen), 121 (Österreich), 122 (Polen), 24 (Russland), 26 (Schweden), 123 (Schweiz) und 25 (Spanien).

7 National Health Organisation (NHO), das öffentliche Gesundheitssystem Großbritanniens. U. a. wurden Teststationen eingerichtet, bei denen die PKW-Fahrer ihre Fahrzeuge nicht verlassen mussten.

8 Nämlich die Basler Fasnacht am 28. Februar.

9 SIR = Susceptible – Infected – Recovered; SEIR = Susceptible – Exposed – Infectious – Recovered. Die im Folgenden referierten Schätzungen basieren auf einem dieser beiden biomathematischen Rechenmodelle, teilweise werden sie auch miteinander kombiniert oder durch einige zusätzliche Parameter und Differenzialgleichungen ergänzt. Auf ihre methodischen Defizite kann ich im Rahmen dieser Studie nicht eingehen. Vgl. zur Struktur und Funktionsweise der Modelle Nicholas F. Britton, Essential Mathematical Biology, Berlin u.a. 2003; Matt J. Keeling / Pejman Rohani, Modelling Infectious Disease in Humans and Animals, Princeton University Press 2008.

10 Neil M. Ferguson u. a., Impact of non-pharmaceutical interventions (NPIs) to reduce COVID-19 mortality and healthcare demand, Imperial College COVID-19 Response Team, Report Nr. 9, 16.3.2020, https://doi.org/10.25561/77482.

11 Wegen der unterschiedlichen Altersstruktur der beiden Länder fiel die geschätzte Gesamtzahl der Todesfälle in Großbritannien relativ zur Bevölkerungsgröße etwas höher aus. Wegen der unterschiedlichen Größe der beiden Länder würde auch die Pandemiekurve in den USA etwas breiter verlaufen als in Großbritannien.

12 Auftraggeber der Studie waren das WHO Collaborating Centre for Infectious Disease Modelling, das am britischen Medical Research Council angesiedelte Centre for Global Infectious Disease Analysis und das Abdul Latif Jameel Institute for Disease and Emergency Analytics.

13 Tomás Pueyo, Coronavirus: The Hammer and the Dance. What the Next 18 Months Can Look Like, if Leaders Buy Us Time, 19.3.2020. Abrufbar auf der Plattform: https://medium.com/@tomaspueyo/coronavirus-the-hammer-and-the-dance-be9337092b56

14 Verena Kreilinger / Christian Zeller, Corona-Pandemie – eine historische Wende. Gesundheitswesen gesellschaftlich aneignen, Produktion kurzzeitig und geplant runterfahren! 20.3.2020. Abrufbar auf der Plattform http://www.oeko soz.org.

15 Matthias an der Heiden / Udo Buchholz, Modellierung von Beispielszenarien der SARS-CoV-2-Epidemie in Deutschland, Berlin: Robert Koch-Institut, 20.3.2020, https://doi.org/10.25646/6571.2.
16 Wie wir COVID-19 unter Kontrolle bekommen. VS-Nur für den Dienstgebrauch, o. D. (ca. 23./24.3.2020), Abrufbar auf der Menüspalte ›Materialien‹ der Webseite https://coronakrise-europa.net.
17 Ebenda, S. 13. Mit 1919 ist die Influenza-Pandemie von 1918–1920, mit 1929 der Beginn der Großen Depression der 1930er Jahre gemeint.
18 Vgl. dazu ebenda, S. 13: »Um die gewünschte Schockwirkung zu erzielen, müssen die konkreten Auswirkungen einer Durchseuchung auf die menschliche Gesellschaft verdeutlicht werden: 1) Viele Schwerkranke werden von ihren Angehörigen ins Krankenhaus gebracht, aber abgewiesen, und sterben qualvoll um Luft ringend zu Hause. Das Ersticken oder nicht genug Luft kriegen ist für jeden Menschen eine Urangst. Die Situation, in der man nichts tun kann, um in Lebensgefahr schwebenden Angehörigen zu helfen, ebenfalls. Die Bilder aus Italien sind verstörend.«
19 Patrick GT Walker u. a., The Global Impact of COVID-19 and Strategies for Mitigation and Suppression. Imperial College COVID-19 Response Team, Report Nr. 12, 26.3.2020. Abrufbar auf der Website des Imperial College.
20 Vgl. zum Folgenden SfS-Archiv, III.79, Nr. 118 (Dänemark), 22 (Deutschland), 23 (Finnland), 21 (Frankreich), 27 (Großbritannien), 20 (Italien), 119 (Niederlande), 120 (Norwegen), 121 (Österreich), 122 (Polen), 24 (Russland), 26 (Schweden), 123 (Schweiz) und 25 (Spanien).
21 Vgl. beispielsweise Robert Koch-Institut, Ergänzung zum Nationalen Pandemieplan – COVID 19 – neuartige Coronaviruserkrankung. Version 1.0, 4.3.2020. Abrufbar auf der Website des RKI.
22 In Deutschland geschah dies beispielsweise am 27.3.2020 durch die Verabschiedung eines ›Gesetzes zum Schutz der Bevölkerung bei einer epidemischen Lage von nationaler Tragweite‹. Vgl. Bundestags-Drucksache 19/1811 vom 24.3.2020.
23 Vor dem 8. März hatten nur Finnland (27.1.), Großbritannien (20.2.), Russland (20.2.) und Dänemark (1.3.) Einreiseverbote für China und die übrigen bis dahin bekannten Risikogebiete erlassen.
24 In Spanien wurden zunächst nur die Flugverbindungen nach Italien gesperrt.
25 Vgl. zum Folgenden SfS-Archiv, III.79, Nr. 22 (Deutschland), 27 (Großbritannien), 26 (Schweden) und 123 (Schweiz).
26 Vgl. Paul E. M Fine u. a., »Herd Immunity«: a rough guide, in: Clinical Infectious Diseases 52 (2011), Nr. 7, S. 911-916.
27 Eine wesentliche Rolle spielten parallel dazu die oben skizzierten Katastrophenszenarien des Imperial College.
28 Vgl. Bundesministerium des Innern, Auswertungsbericht des Referats KM 4, [Oberregierungsrat Stephan Kohn]: Coronakrise 2020 aus Sicht des Schutzes kritischer Infrastrukturen, Version 2.0.1, 7.5.2020, SfS-Archiv, III.79, Nr. 125.
29 Vgl. vor allem John P. A. Ioannidis, A fiasco in the making? As the coronavirus pandemic takes hold, we are making decisions without reliable data, 17.3.2020; »Solchen Wissenschaftlern würde ich gerne Kamera und Mikrofon entziehen« – Gesundheitsstatistiker Gerd Bosbach zur Corona-Debatte, 26.3.2020; Matthias

Schrappe u. a., Thesenpapier zur Pandemie durch SARS-CoV-2/COVID-19. Datenbasis verbessern – Prävention gezielt weiterentwickeln – Bürgerrechte wahren, Bremen 5.4.2020; Dies., Die Pandemie durch SARS-CoV-2/COVID 19, Thesenpapier 2.0, Bremen, 3.5.2020. Alle Papiere sind auf der Menüspalte ›Beiträge‹ der Website https://coronakrise-europa.net abrufbar.

30 Bundesministerium des Innern, Auswertungsbericht des Referats KM 4, S. 46 f.

31 Robert Koch-Institut, Prävention und Management von COVID-19 in Alten- und Pflegeeinrichtungen und Einrichtungen für Menschen mit Beeinträchtigungen und Behinderungen, V.05, 30.4.2020.

32 Ute Müller, Eine Klagewelle rollt auf Spaniens Behörden zu. Allein in und um Madrid sind laut offiziellen Angaben 6000 Bewohner von Altersheimen an Covid-19 gestorben, in: NZZ, 11.5.2020, S. 5; weitere Berichte in: SfS-Archiv, III.79, Nr. 25.

33 Der schwedische Epidemiologe Anders Tegnell war irrtümlich davon ausgegangen, dass die weit fortgeschrittene Segregation der Alten und Pflegebedürftigen aus ihren familiären Zusammenhängen und ihre Unterbringung in geschlossenen Einrichtungen einen automatischen Infektionsschutz zur Folge haben würde. Zur gesundheitspolitischen Sanktionierung des schwedischen ›Lockdown light‹ in der Pandemiebekämpfung vgl. SfS-Archiv, III.79, Nr. 26.

34 Eine wichtige Ausnahme bildeten die Russische Föderation, Serbien und einige weitere Staaten des Westbalkans.

4 Das Pandemie-Management in den USA

1 Vgl. zum Folgenden Edward Luce, Inside Trump's coronavirus meltdown, in: Financial Times Magazine, 14.5.2020; 100,000 and counting. America's response to covid-19 reflects its strenghts and weaknesses, in: The Economist, 30.5.2020, S. 13–16. Weitere Materialien in: SfS-Archiv, III.79, Nr. 127.

2 An der letzten Pandemieübung vor Covid-19 nahmen in der Zeit von Januar bis August 2019 unter dem Stichwort ›Crimson Contagion‹ zahlreiche Bundesbehörden, Kommunalverwaltungen, Unternehmen und zwölf Bundesstaaten teil, um die Bekämpfung einer schweren Influenzapandemie zu üben.

3 Vgl. Kapitel II.2, USA-Abschnitt.

4 Nämlich Jerome Adams (Surgeon General of the United States), Alex Azar (Secretary des Department of Health and Human Services – HHS), Deborah Birx (vor ihrer Ernennung zur Koordinatorin der Task Force United States Global AIDS Coordinator), Francis Collins (Direktor der National Institutes of Health – NIH), Thomas J. Engels (Leiter der Health Resources and Services Administration), Anthony Fauci (Direktor des National Institute of Allergy and Infectious Diseases), Stephen Hahn (Leiter der Food and Drug Administration – FDA), Robert R. Redfield (Direktor der Centers for Disease Control and Prevention – CDC) und Seema Verma (Direktorin der Centers for Medicare and Medicaid Services).

5 Der ›Defense Production Act‹ erlaubt es den Bundesbehörden, Privatunternehmen zur Produktion und Lieferung bestimmter Güter in einem fixierten Umfang und zu staatlich festgesetzten Preisen zu veranlassen.

6 Robert Kadlec, Assistant Health Secretary for Preparedness and Response, wurde zum Sonderbeauftragten zur Beschaffung der medizinischen Ausrüstungen ernannt.
7 Andrew Jacobs, U.S. is short of protective gear again, as cases soar, in: New York Times, 10.7.2020, S. 1 und 4.
8 Vgl. Neil M. Ferguson u. a., Impact of non-pharmaceutical interventions (NPIs) to reduce COVID-19 mortality and healthcare demand, Imperial College COVID-19 Response Team, Report Nr. 9, 16.3.2020, https://doi.org/10.25561/77482.
9 Vgl. Kapitel II.3.
10 Elizabeth Cooney, In another COVID-19 disparity, Black and Hispanic Americans are dying at younger ages than white Americans, in: STAT, 10. Juli 2020.
11 Ein Beispiel für viele andere: John M. Barry, The U.S. must act quickly to stop the pandemic, in: New York Times, 16.7.2020, S. 11.
12 Marie-Astrid Langer, Kalifornien erlebt den Albtraum, in: NZZ, 13.7.2020, S. 3.
13 Helen Branswell, CDC broadens guidance on Americans facing risks of severe Covid-19, in: STAT, 25.6.2020.
14 Andrew Joseph, Safer reopening will require millions more Covid-19 tests per day. One solution: ›pool testing‹, in: STAT, 26.6.2020.
15 Nicholas Florko / Eric Boodman, How HHS's new hospital data reporting system will actually affect the U.S. Covid-19 response, in: STAT, 16.7.2020; Marie-Astrid Langer, Trump sabotiert seine eigenen Experten, in: NZZ, 18.7.2020, S. 3.

5 Eindämmungsversuche in Lateinamerika

1 Die Pan American Health Organization (PAHO) firmiert seit 1949 gleichzeitig als Regionalbüro ›Americas‹ der WHO und hat seit 1961 ihren Sitz in Washington, D.C.
2 Vgl. hierzu und zum Folgenden PAHO/WHO Covid-19 Response, Reports, Nr. 1, 31.3.2020 bis Nr. 17, 20.7.2020; ergänzend SfS-Archiv, III.79, Nr. 40 (Lateinamerika), 41 (Argentinien), 42 (Bolivien), 36 (Brasilien), 43 (Chile), (37) Ecuador, 44 (Kolumbien), 45 (Mexiko), 46 (Peru) und 129 (Uruguay).
3 Hugo López-Gatell Ramirez, Epidemiologe und stellvertretender Gesundheitsminister.
4 Vgl. Kapitel II.3.
5 Nach dem derzeitigen Wissensstand wurde dieses Verfahren erstmalig von der Stadtverwaltung der kolumbianischen Provinzhauptstadt Medellín eingeführt.
6 Vgl. hierzu und zum Folgenden SfS-Archiv, III.79, Nr. 45.
7 Vgl. ebenda, Nr. 36.
8 Mandetta ist Kinderorthopäde und konservativer Politiker. Er hatte als Kongressabgeordneter die Gesundheitspolitik der von der Arbeiterpartei geführten Regierung bekämpft und ihre Entmachtung mit vorangetrieben. Mandetta wurde von Präsident Bolsonaro im November 2018 zum Gesundheitsminister ernannt.
9 Es handelte sich um Armeegeneral Walter Souza Braga Netto. Vgl. Stephen Eisenhammer / Gabriel Stargardter, Special Report: Bolsonaro brought in his generals

to fight Coronavirus. Brazil is losing the battle. Reuters: São Paolo / Rio de Janeiro, 26.5.2020.

10 Nelson Teich ist Onkologe und Ökonom. Er wirkte nach seiner klinischen Fachausbildung als gesundheitspolitischer Regierungsberater und Unternehmer. Als er das Gesundheitsministerium übernahm, stellte sich die Aufgabe, zwischen der Pandemiebekämpfung und dem Schutz der wirtschaftlichen Interessen eine ausgewogene Balance zu finden.

11 Es handelte sich um Eduardo Pazuello, einen Divisionsgeneral ohne medizinische Ausbildung. Pazuello hatte vor seiner Ernennung zum kommissarischen Gesundheitsminister das Kommando über die 12. Militärregion Brasiliens in Manaus (Amazonas) inne.

6 Der zweite Lockdown ab Herbst 2020 und der Beginn der Impfkampagne

1 Vgl. Wikipedia, COVID-19 Pandemic in the Republic of Ireland, Abschnitte Timeline and Impacts. Abgerufen 29.4.2021.
2 Vgl. SfS-Archiv, III.79, Nr. 64.
3 Vgl. ebenda, Nr. 27.
4 Vgl. ebenda, Nr. 21.
5 Vgl. ebenda, Nr. 123.
6 Vgl. ebenda, Nr. 22.
7 Vgl. ebenda, Nr. 49.
8 Vgl. ebenda, Nr. 19.
9 Vgl. ebenda, Nr. 131 und 9.
10 Vgl. Stephanie Lahrtz u.a. So dämmen Massentests SARS-CoV-2 ein, in: NZZ, 3.3.2021, S. 22. Weitere Berichte und Forschungspapiere in: SfS-Archiv, III.79, Nr. 96.
11 Zusammengestellt nach den Berichten und Forschungspapieren in. SfS-Archiv, III.79, Nr. 133.
12 Vgl. zum Folgenden SfS-Archiv, III.79, Nr. 134.
13 WHO, In the COVID-19 vaccine race, we either win togeher or we lose together, Genf, 10.2.2021; ergänzend SfS-Archiv, III.79, Nr. 134.
14 Vgl. zum Folgenden James Krellenstein u. a., The world is desperate for more Covid vaccines, in: NYT, Nr. 14.1.2021, S 9; Kathrin Büchenbacher, Die Impfdiplomatie Chinas und Russlands: Der Westen verliert den Wettsstreit, in: NZZ, 13.2.2021, S. 13; weitere Berichte in: SfS-Archiv, III.79, Nr. 135.
15 Medicine and Healthcare Products Regulatory Agency (MHRA).
16 Vgl. SfS-Archiv, III.79, Nr. 135.
17 Vgl. China, Russland und Indien impfen die Welt, in: NZZ, 8.3.2021, S.6; weitere Berichte in: SfS-Archiv, III.79, Nr. 135.
18 Vgl. Frédéric Pierru u. a., Das Impfprivileg, in: Le Monde Diplomatique (deutsche Ausgabe), März 2021, S. 1, 6.

19 Vgl. zum Folgenden WHO, Vaccines and Immunization, Databases und Country profiles (laufend aktualisiert); ergänzend SfS-Archiv, III.79, Nr. 137.
20 Covid-19 vaccines: Rich countries have ordered more vaccines than they need. Poor ones with relatively old population face dire shortages, in: The Economist, 13.2.2021, S. 77.
21 Vgl. WHO, Immunization, Vaccines and Biologicals. Data, statistics and graphs, Immunization Schedules; ergänzend SfS-Archiv, III.79, Nr. 138.
22 Vgl. Mitra Taj u. a., ›VIP Vaccination‹ infuriates Latin America, in: NYT, 26.2.2021, S.3; weitere Berichte in: SfS-Archiv, III.79, Nr. 139.

7 Wie kam es zum ›Großen Lockdown‹? Eine Zwischenbilanz

1 Vgl. zum Folgenden Kapitel VI.1; ergänzend SfS-Archiv, III.79, Nr. 140.
2 Beispielsweise ging in Deutschland die Reproduktionszahl ab dem 18./19. März drastisch zurück, die Lockdown-Pakete wurden aber erst am 22./23. März in Kraft gesetzt. Ähnlich war die Entwicklung auch in anderen europäischen Staaten, jedoch gab es auch Ausnahmen (Italien und Spanien). Vgl. SfS-Archiv, III.79, Nr. 141.
3 Vgl. den soziografischen Überblick von Nicholas W. Papageorge u. a., Socio-demographic factors associated with self-protecting behavior during the Covid-19 pandemic, in: Journal of Population Economics 34 (2021) Nr. 2, S. 691–738.
4 Vgl. beispielsweise Youpei Yan u. a., Measuring voluntary and policy-induced social distancing behavior during the COVID-19 pandemic, 6.5.2020, https://doi.org/10.1101%2F2020.05.01.20087874; Google, COVID-19 Community Mobility Report. https:/www.google.com/covid19/mobility?hl=en, abgerufen am 13.1.2021.
5 Vgl. zum Folgenden SfS-Archiv, III.79, Nr. 74.
6 Vgl. Kapitel IV.3, erster Abschnitt.
7 Vgl. hierzu Simon Hehli / Tomas Gafafer, Corona Bringt die Spitäler in Bedrängnis, in; NZZ. 9.4.2020, S. 21; ergänzend SfS-Archiv, III.79, Nr. 143.
8 Vgl. SfS-Archiviv, III.79, Nr.126.
9 Vgl. dazu die Schätzung der Übersterblichkeit und des Anteils der Bewohner der Altenheime in Europa in Tabelle 3.
10 Care homes: No place like home, in: The Economist, 25.7.2020, S. 46–48.
11 Mit Ausnahme Thailands und der Philippinen.
12 Hier waren vor allem die in dieser Untersuchung mehrfach referierten Positionspapiere und Ad Hoc-Stellungnahmen einer Gruppe von Gesundheitswissenschaftlern und Medizinern wegweisend, die in Zusammenarbeit mit dem Forschungszentrum Ungleichheit und Sozialpolitik (Socium) der Universität Bremen publiziert wurden.Sie sind abrufbar unter https://www.socium.uni-bremen.de.

Teil V – Die Lockdowns:
Effekte – Alternativkonzepte – Hintergründe

1 Die Auswirkungen der Lockdowns auf den Verlauf der Pandemie

1 Vgl. Tabelle 9.
2 Vgl. zum Folgenden SfS-Archiv, III.79. Nr. 146, 147, 148 und 149.
3 Vgl. Kapitel II.3 und II.4.
4 Vgl. SfS-Archiv, III.79. Nr. 30.
5 Vgl. ebenda, Nr. 32.
6 Ebenda, Nr. 35.
7 Vgl. Kapitel. IV.3.
8 Seth Flaxman u. a., Estimating the effects of non-pharmaceutical interventions on COVID-19 in Europe, in: Nature 584 (2020), S. 257–261 (veröffentlicht am 8.6.2020).
9 Jonas Dehning u. a., Inferring change points in the spread of COVID-19 reveals the effectiveness of interventions, in: Science 369 (10.7.2020) Nr. 6500, S. 1–9.
10 Vgl. Kapitel I.2 dieser Untersuchung; ergänzend zur folgenden kritischen Überblick Christof Kuhbandner, Warum die Wirksamkeit des Lockdowns wissenschaftlich nicht bewiesen ist, in: Telepolis, 18.12.2020.
11 Matthias an der Heiden / Osamah Hamouda, Schätzung der aktuellen Entwicklung der SARS-CoV-2-Epidemie in Deutschland – Nowcasting, in: Epidemiologisches Bulletin Nr. 17/2020, Online ab 15.4.2020.
12 Vgl. beispielsweise Barbara Nussbaumer-Streit u. a., Quarantine alone or in combination with other public health measures to control COVID-19: a rapid review, in: The Cochrane Database of systematic Reviews 4 (14.9.2020) Nr. 4, Artikelnr. CD013574, https://doi.org/10.1002/14651858.CD013574.
13 Andrew Atkeson u. a., Four Stylized Facts about COVID-19, in: NBER Working Paper 27719, August 2020.
14 Quentin De Larochelambert u. a., COVID-19 Mortality: A Matter of Vulnerability Among Nations Facing Limited Margins of Adaptation, in: Frontiers in Public Health 8 (2020), Artikelnr. 604339, https://doi.org/10.3389/fpubh.2020.604339.
15 Rabail Chaudhri u. a., A country level analysis measuring the impact of government actions, country preparedness and socioeconomic factors on COVID-19 mortality and related health outcomes, in: EClinicalMedicine 25 (August 2020), 100464.
16 Dabei korrelierten die Autoren die aus den Datenbanken erschlossenen Varianzen und Zeitreihen des Pandemieverlaufs mithilfe mehrdimensionaler Regressionsanalysen mit den in diesen Ländern dokumentierten Mobilitätsprofilen. Vgl. Ricardo F. Savaris u. a., Stay-at-home policy is a case of exception fallacy. An internet-based ecological study, in: Scientific Reports 11 (5.3.2021) Nr. 5313, https://doi.org/10.1038/s41598-021-84092-1.
17 Paul Raymond Hunter u. a., Impact of non-pharmaceutical interventions against

COVID-19 in Europe: a quasi-experimental study, in: medRxiv, Juli 2020, https://doi.org/10.1101/2020.05.01.20088260
18 Jan M. Brauner u. a., Inferring the effectiveness of government interventions against COVID-19, in: Science 371 (2021) Nr. 6531, eabd9338, S.1–8, https://doi.org/10.1126/science.abd9338.
19 Thomas Wieland, A phenomenological approach to assessing the effectiveness of COVID-19 related nonpharmaceutical interventions in Germany, in: Safety Science 131 (November 2020), 104924, https://doi.org/10.1016/j.ssci.2020.104924.
20 Mrinank Sharma u. a., Understanding the effectiveness of government interventions in Europe's second wave of COVID-19, in: medRxiv, 25.3.2021, https://doi.org/10.1101/2021.03.25.21254330.
21 Bei der Standardisierung der dabei erhobenen Lockdown-Daten orientiert sie sich an einer seit Pandemiebeginn in Oxford installierten Datenbank, dem ›Oxford COVID-19 Government Response Tracker‹.
22 Mrinank Sharma u. a., Understanding the effectiveness of government interventions, S. 7.
23 Karl Lauterbach, Kommentar zur Oxford-Studie: https://twitter.com/karl_lauterbach/status/1376528457279098883?lang=de. Abgerufen am 19.4.2021.
24 Mrinank Sharma u.a., Understanding the effectiveness of government interventions, S.6.
25 Vgl. zum Folgenden Kieran F. Dochertty u. a., Deaths from Covid-19: Who are the forgotten victims? in: MedRxiv, 1.9.2020. https://doi.org/10.1101/2020.04.21.200/73114. Weitere Berichte in: SfS-Archiv.III.79, Nr. 147 und 148.
26 Vgl. dazu ausführlich das folgende Kapitel V.2.
27 Vgl. zum Folgenden WHO, List of Blueprint priority diseases, Genf 2020; WHO, World Tuberculosis Day 2020, Genf 2020; Alimuddin Zumla u. a., COVID-19 and tuberculosis – threats and opportunities, Editorial, o. D., https://doi.org/10.5588/ijtld.20.0387; [ohne Verfasser] Editorial, Tuberculosis and malaria in the age of COVID-19, in: The Lancet Infectious Diseases 21 (2021) Nr. 1, 1.1.2021; Apoorva Mandavilli, In Covid's wake, TB rebounds, in: NYT, 6.8.2020, S. 1 und 5.
28 Vgl. Editorial: Tuberculosis and Malaria in the age of COVID-19, in: The Lancet Infectious Diseases 21 (2021) Nr. 1; weitere Berichte in: SfS-Archiv.III.79, Nr. 153.
29 Vgl. Carsten Krüger u. a., SARS-CoV-2: Kollateralschäden der Pandemie, in: Deutsches Ärzteblatt 118 (2021), Nr. 3, S. A-91/B-79; Joan Stephenson, Sharp Drop in Routine Vaccination for US Children Amid COVID-19 Pandemic, in: JAMA Health Forum 1 (12.5.2020) Nr. 5, e: 200608.
30 Vgl. Versorgung von Menschen mit Herzerkrankungen: Reduziert während der Pandemie, in: Deutsches Ärzteblatt 118 (2021) Nr. 26, S. A 1305 f.; weitere Berichte in: SfS-Archiv.III.79, Nr. 147.
31 Vgl. zum Folgenden Versorgung von Krebspatienten: Corona-Effekte in der Onkologie, in: Deutsches Ärzteblatt 117 (Dezember 2020) Nr. 46, S. A 2234–2241, A 6 f.; A. Sud u. a., Collateral damage: the impact on outcomes from cancer surgery of the COVID-19 pandemic, in: Annals of Oncology 31 (August 2020) Nr. 8, S. 1065–1074; Talha Khan Burki, Cuts in cancer research funding due to COVID-19,

in: The Lancet Oncology 22 (17.12.2020) Nr. 1, E6, https://doi.org/10.1016/S1470-2045(20)30749-X.

32 Vgl. zum Folgenden SfS-Archiv, III.79, Nr. 149.

33 Andrea Fiorillo u. a., Effects of the lockdown on the mental health of the general population during the COVID-19 pandemic in Italy: Results from the COMET collaborative network, in: European Psychiatry 63 (2020) Nr. 1:e87, S. 1–11, https://doi.org/101192/j,eur.psy.20020.89.

34 Vgl. zu den Einzelheiten Kapitel III.3.

35 Vgl. zum Folgenden Kieran F. Docherty u. a., Excess deaths during the Covid-19 pandemic. An international comparison, in: medRxiv (13.5.2020), https://doi.org/10.1101/2020.04.21.20073114; Steven H. Woolf u. a., Excess Deaths From COVID-19 and Other Causes, March-July 2020. Research Letter, in: JAMA 324 (20.10.2020) Nr. 15, S. 1562–1564, https://doi.org/10.1001/jama.2020.19545; ergänzend SfS-Archiv, III.79, Nr. 150.

36 Ihr Anteil lag den in Deutschland durchgeführten Autopsieserien zufolge zwischen 81 und 84 % aller im Zusammenhang mit Covid-19 registrierten Sterbefälle.

2 Die Marginalisierung alternativer Konzepte zur Pandemiebekämpfung

1 Matthias Schrappe u. a., Die Pandemie durch SARS-CoV-2/COVID-19. Thesenpapier 6: Zur Notwendigkeit eines Strategiewechsels, Bremen u. a. 22.11.2020.

2 Nämlich insgesamt 195.880 Infizierte und 2.883 Verstorbene, was einer eine kumulierten Fallsterblichkeit von 2,3 pro 100.000 entspricht. Vgl. WHO, COVID-19 Weekly Epidemiological Update, 20.12.2020, Tabelle ›Western Pacific‹ S. 18.

3 Vgl. zum Folgenden Covid-19 in Japan: 3C epiphany, in: The Economist, 12.12.2020, S. 45 f.; ergänzend SfS-Archiv, III.79, Nr. 12.

4 Vgl. Wie Tübingen seine Alten vor Corona schützt. Deutsche Welle online, 15.12.2020; weitere Berichte in: SfS-Archiv.III.79, Nr. 152.

5 Zwischenbericht der schwedischen Coronakommission vom 15.12.2020 (nur auf Schwedisch), abrufbar auf der Website https://coronakommissionen.com; Jens Mattern, Covid-19-Todesfälle: Untersuchungsausschuss setzt Schwedens Regierung unter Druck, abrufbar auf der Plattform ›Telepolis‹ seit 18.12.2020.

6 Il sistema della pandemia, Interview mit Francesca Nava, 17.11.2020. Seit 1.12.2020 in deutscher Übersetzung (Das System der Pandemie) auf der Menüspalte ›Beiträge‹ der Webseite https://coronakrise-europa.net.

7 Vgl. dazu das folgende Kapitel V.3.

8 Konzertierte Aktion Pflege, Erster Bericht zum Stand der Umsetzung der Vereinbarungen der Arbeitsgruppen 1 bis 5, Berlin, 13.11.2020.

9 The media and Covid-19, in: The Economist, 19.12.2020, S. 125.

10 Mathew J. Burrows / Peter Engelke, What World Post-COVID-19? Three Scenarios. Atlantic Council of the United States, Scowcroft Center for Strategy and Security, Washington, D.C. 2020.

11 Vgl. John P. A. Ioannidis, Global perspective of COVID-19 epidemiology for a

full-cycle pandemic, in: European Journal of Clinical Investigation 50 (Dezember 2020) Nr. 12, e13423, S. 1–9; ergänzend SfS-Archiv, III.79, Nr. 147, 148, 153.

12 Martin Kulldorff u. a., Great Barrington Declaration, 4.10.2020. https://gbdeclaration.org.

13 Nisreen A. Alwan u. a., Scientific consensus on the COVID-19 pandemic: We need to act now. Online ab 15.10.2020, Druckfassung in: The Lancet 296 (31.10.2020) Nr. 10260, S. e71–e72. Der Text wurde anschließend als ›John Snow Memorandum‹ unter https://www.johnsnowmemo.com online gestellt und von mehreren tausend Wissenschaftlern und Klinikern unterzeichnet.

14 Nämlich hohe Infektiosität, unkontrollierte Ausbreitung, höhere Sterblichkeit als bei Influenza, mögliche Folgeschäden und unklare Immunitätsdauer.

15 Viola Priesemann u. a., Calling for pan-European commitment for rapid and sustained reduction in SARS-CoV-2-infections, in: The Lancet 397 (9.1.2021) Nr. 10269, S. 92–93, online seit: 8.12.2020, https://doi.org/10.1016/S0140-6736(20)32625-8.

16 In Deutschland gehörten beispielsweise die Präsidenten des Ifo-Instituts für Wirtschaftsforschung, der Max-Planck-Gesellschaft, der Nationalen Wissenschaftsakademie Leopoldina und des Robert Koch-Instituts zu den Erstunterzeichnern.

17 Vgl. beispielsweise Christian Zeller, Für eine europäische Strategie gegen die Pandemie – Unterstützen wir die Initiative aus der Wissenschaft! 21.12.2020, https://intersoz.org/fuer-eine-europaeische-strategie-gegen-die-pandemie/; Verena Kreilinger u. a., Die Pandemie solidarisch europaweit eindämmen, 4.1.2021. Abrufbar auf der Website der Internationalen Sozialistischen Organisation (ISO) https://intersoz.org

18 Selbst wenn das dem Priesemann-Konzept zugrunde gelegte Eindämmungsziel (1:100.000) erreicht würde, gäbe es beispielsweise in Deutschland (83 Millionen Einwohner) täglich 830 Neuinfizierte. Tatsächlich wären es aber bei einer – minimal geschätzten – Dunkelziffer von 3,5 = 2.905 Infizierte. Grundsätzlich könnte eine derartige Inzidenz mithilfe umfassend organisierter Rückverfolgungsmaßnahmen erfasst und eingedämmt werden. Das Problem ist jedoch, dass täglich 2.085 Infizierte unerkannt bleiben. Es sei denn, dass die gesamte Bevölkerung mindestens einmal wöchentlich zwangsweise auf SARS-CoV-2 getestet wird. Anhand dieses Beispiels wird deutlich, wie gefährlich technokratische Visionen sind: Sie wollen die Gesellschaft heilen und blenden die Tatsache aus, dass sie im Fall ihrer praktischen Umsetzung zutiefst inhumane Folgen haben – ganz abgesehen von den katastrophalen gesundheitlichen Nebeneffekten einer derartigen monokausalen Therapie.

3 Die tieferen Ursachen der Coronakrise

1 Vgl. Kapitel II.3 und Kapitel IV.4.
2 Vgl. Kapitel I.4 und I.5, erster Abschnitt.
3 Vgl. Kapitel I.5, zweiter Abschnitt.
4 Vgl. Kapitel II.3, zweiter Abschnitt, und Kapitel IV.5.

5 Vgl. zum Folgenden OECD, A System of Health Accounts 2011; OECD, A System of Health Accounts, revised edition 2017; WHO, World Health Reports 2002, 2004, 2008 und 2010; WHO, World Health Statistics 2016, 2017, 2019 und 2020.
6 Vgl. WHO, A Global Review of Primary Health Care: Emerging Messages, Genf 2003.
7 WHO, World Health Statistics 2020; WHO, Global Spending on Health: A World in Transition, Genf 2019.
8 Ich orientiere mich hier und im Folgenden an den Einkommenskategorien, mit deren Hilfe die WHO und die Weltbank die Weltregionen in die vier Gruppen Low Income Countries, Lower Middle Income Countries, Upper Middle Income Countries und High Income Countries aufteilen. Diese ausschließliche Orientierung am durchschnittlichen Einkommensniveau ist zweifellos problematisch. Ihr Vorzug besteht jedoch meines Erachtens darin, dass sie eine modernisierungstheoretisch begründete Bewertung (unterentwickelte Länder, Entwicklungsland usw.) vermeidet. Wie der allseits akzeptierte Begriff ›Schwellenland‹ zeigt, lässt sich dieser Purismus jedoch nicht uneingeschränkt durchhalten.
9 WHO, Global Spending on Health, Tab 1.1, S. 10. Das Folgende ebenda.
10 Vgl. Gine Elsner u.a. (Hg.), Markt versus Solidarität. Gesundheitspolitik und deregulierter Kapitalismus, Hamburg 2004; zur Entwicklung vor und während der Coronakrise ergänzend SfS-Archiv.III.79, Nr. 154.
11 Vgl. Wikipedia, Healthcare in South Africa, abgerufen an 20.1.2021; ergänzend SfS-Archiv.III.79, Nr.155.
12 Vgl. zum Folgenden Anup Karan u. a., Moving to universal coverage. Trends in the burden of out-of-pocket payments for health care across social groups in India, 1999–2000 to 2011–12, in: PLOS One 9 (2014) Nr. 8: e105162, S. 1–13; Ders. u. a., Extending health insurance to the poor in India: An impact evaluation of Rashtriya Swasthya Bima Yojana on out of pocket spending for healthcare, in: Social Science Medicine 181 (2017), S. 83–92; zur aktuellen Entwicklung ergänzend SfS-Archiv, III.79, Nr. 156.
13 Vgl. zum Folgenden Sanjay Zodpey / Habib Hasan Farooqui, Universal Health Coverage in India: Progress achieved & the way forward, in: Indian Journal of Medical Research 147 (2018) Nr. 4, S. 327–329.
14 Kurz darauf begannen sie zu streiken, um sich eine bessere Schutzausrüstung und Entlohnung zu erkämpfen. Vgl. Ulrike Putz, Indiens Corona-Helferinnen streiken, in: NZZ, 19.8.2020, S. 3.
15 Vgl. zum Folgenden Larisa Popovich u. a., Russian Federation: Health system review, in: Health Systems in Transition 13 (2011), Nr. 7, S. 1–190; Boris A. Rozenfeld, The Crisis of Russian Health Care and Attempts at Reform, in: Julia DaVanzo / Gwendolyn Farnsworth (Hg.): RAND Conference Proceedings. Russia's Demographic »Crisis«, Santa Monica, CA, 1996, S. 163–174; zur aktuellen Entwicklung ergänzend SfS-Archiv, III.79, Nr. 157.
16 Vgl. zum Folgenden Ligia Giovanella / Marcelo Firpo de Souza Porto, Gesundheitswesen und Gesundheitspolitik in Brasilien. Klinikum der Johann Wolfgang Goethe-Universität, Frankfurt a. M., Zentrum der Psychosozialen Grundlagen der

Medizin, Institut für Medizinsoziologe, Arbeitspapier Nr. 25 / 2004; World Bank, Brazil statistical data 2012, 2015, 2018 und 2019 SfS-Archiv, III.79, Nr. 158.

17 Vgl. hierzu und zum Folgenden Annual Reports of Medicare Trustees, 1984, 1996, 2002, 2008 und 2015; Health Care and Education Reconciliation Act of 2010. Washington, D.C.: United States Government Publishing Office, 2010; zur aktuellen Entwicklung SfS-Archiv, III.79, Nr. 159.

18 Karen Clay u. a., The Value of Health Insurance during a Crisis: Effects of Medicaid Implementation on Pandemic Influenza Mortality, in: IZA Institute of Labor Economics Discussion Paper Series Nr. 13200, April 2020.

19 Vgl. Kapitel IV.1.

20 Vgl. hierzu und zum Folgenden Qun Meng u. a., Trends in Access to health services and financial protection in China between 2002 and 2011: a cross-sectional study, in: The Lancet 379 (2012) Nr. 9818, S. 805–814; Bruno Meesen / Gerald Bloom, Economic Transition, Institutional Changes and the Health System: Some Lessons from Rural China, in: Journal of Economic Policy and Reform 10 (2017) Nr. 3, S. 209–231; Quinqyue Meng / Ke Xu, Progress and challenges of the rural cooperative medical scheme in China, in: Bulletin of the World Health Organization 92 (2014) Nr. 6, S. 447–451; zur aktuellen Entwicklung ergänzend SfS-Archiv, III.79, Nr. 160.

21 Wanchuan Lin u. a., The Urban Resident Basic Medical Insurance: a landmark reform towards universal coverage in China, in: Health Economics 18 (2009) Nr. S 2, S. S 83-S 96; Hong Liu / Zhong Zhao, Does health insurance matter? Evidence from China's urban resident basic medical insurance, in: Journal of Comparative Economics 42 (2014) Nr. 4, S. 1007-1020.

22 Vgl. zum Folgenden SfS-Archiv, III.79, Nr. 162.

23 Vgl. Wikipedia, Asklepios Kliniken. Abgerufen 20.2.201. Ergänzend zu den Asklepios Kliniken und zur Privatisierung des Krankenhauswesens SfS-Archiv III.79, Nr. 163.

24 Die Helios-Kliniken verfügten 2018 über 36.090 Betten und 100.144 Mitarbeiter. In ihren 216 Kliniken und Behandlungszentren hielten sich 5.291.000 Patienten auf.

25 Vgl. SfS-Archiv, III.79, Nr. 162.

26 Dabei wurde der internationale Diagnoseschlüssel ICD-10 GM zugrunde gelegt.

27 In Deutschland ging sie bis 2014 von 14 Tagen auf durchschnittlich 9 Tage zurück.

28 Vgl. WHO, Hospitals Databases, Europe, 2006 ff.; Jeremy Hurst, Challenges for health systems in member countries of the Organisation for Economic Co-operation and Development, in: Bulletin of the World Health Organization 78 (2000) Nr. 6., S. 751-760; zur seitherigen Entwicklung SfS-Archiv, III. 79, Nr. 162.

29 Vgl. WHO, Hospitals Databases, Countries – Germany, 1994 ff.; ergänzend SfS-Archiv, III.79, Nr. 163.

30 Falk Osterloh, Mehr Krankenhäuser in roten Zahlen, in: Deutsches Ärzteblatt 117 (2020), Nr. 8, S. 348–349.

ANMERKUNGEN 477

31 Vgl. dazu die laufende Berichterstattung der Monate Mai – Juli 2020 in: The Economist, The Guardian und NYT. Zusammenfassend mit statistischen Angaben: Care homes – No place like home, in: The Economist, 25.7.2020, S. 46–48.
32 Vgl. SfS-Archiv, III.79, Nr. 167.
33 Vgl. dazu die letzte Spalte in Tabelle 3 dieser Studie.
34 Carl-Johan Karlsson, Sweden's Coronavirus Failure Started Long Before the Pandemic, in: Foreign Policy Online, 23.6.2020, in: SfS-Archiv, III.79, Nr. 168.
35 Matthew Goldstein u. a., Push for Profits Left Nursing Homes Struggling to Provide Care, in: NYT, 7.5.2020.
36 Aber auch in diesen Ländern hätte ein erheblicher Teil der Todesfälle vermieden werden können, so etwa in Deutschland. Vgl. Karin Wolf-Ostermann / Heinz Rothgang, Zur Situation der Langzeitpflege in Deutschland während der Corona-Pandemie, Bremen: Institut für Public Health und Pflegeforschung / SOCIUM Forschungszentrum Ungleichheit und Sozialpolitik, Juni 2020.
37 Das Standardwerk der 1970er und 1980er Jahre war Erving Goffman, Asyle. Über die soziale Situation psychiatrischer Patienten und anderer Insassen, Frankfurt a. M. 1972. Zur seitherigen Entwicklung vgl. vor allem Milel W. Ribbe u. a., Nursing homes in 10 nations: a comparison between countries and settings, in: Age and Ageing 16 (1997) Nr. S2, S. 3–12; Klaus Dörner, Leben und Sterben, wo ich hingehöre. Dritter Sozialraum und neues Hilfesystem, Neumünster 2007.
38 Sie wurden teilweise in die bestehenden Sozialhilfe-Einrichtungen und Krankenversicherungen intergiert (in den USA beispielsweise in Medicare und Medicaid) oder als zusätzliche Säule der sozialen Sicherungssysteme neu aufgebaut, so etwa in Europa. Dabei kann die Entwicklung in Deutschland als repräsentativ gelten. Vgl. Thomas Klie, Pflegeversicherung, 7. Aufl. Hannover 2005; Ronald Richter, Die neue soziale Pflegeversicherung – PSG I, II und III: Pflegebegriff – Vergütungen – Potenziale, Baden-Baden 2017.
39 Vgl. hierzu und zum Folgenden Rolf Hirsch / Claus Fussek, Gewalt gegen pflegebedürftige alte Menschen in Institutionen: Gegen das Schweigen. Schriftenreihe »Gewalt im Alter«, Bonn 1999; Markus Breitscheidel, Abgezockt und totgepflegt, Berlin 2005; Karl Beine, Sehen, Hören, Schweigen. Patiententötungen und aktive Sterbehilfe, Freiburg 1998; Claudio Kürten / Klaus Dörner (Hg.). Erfolgreich behandeln – armselig sterben. Macht und Ohnmacht im Krankenhaus und Heim, Neumünster 1999.
40 Seit einigen Jahren gibt es Bestrebungen, zum Modell der ›guten Mischung‹ zurückzukehren und die Hilfsbedürftigen auf kommunaler Ebene zu versorgen. Vgl. Klaus Dörner, Helfensbedürftig. Heimfrei ins Dienstleistungsjahrhundert, Neumünster 2012.
41 Es handelt sich um sogenannte Antigen-Tests. Dabei werden die durch Nasen-Rachenabstriche gewonnenen Sekrete auf SARS-CoV-2-spezifische Eiweißkörper untersucht. Sie sind jedoch mit einem Unsicherheitsfaktor behaftet, weil sie nur bei hoher Viruslast positiv ausfallen und dann durch einen PCR-Test ergänzt werden müssen. Trotzdem sind sie als Basis-Screening gut brauchbar, weil sie eine in regelmäßigen Abständen wiederholte Testung aller Pflegekräfte und Besucher ermöglichen.

42 Bundesministerium für Gesundheit, Verordnung zum Anspruch auf Testung in Bezug auf einen direkten Erregernachweis des Coronavirus SARS-CoV-2 (Coronavirus-Testverordnung) vom 14.10.2020, in: Bundesanzeiger, AT 14.10.2020 V1, S. 1–7.

43 Seit Mitte Oktober 2020 meldete das RKI wieder verstärkte Ausbrüche von Covid-19 in den Alten- und Pflegeheimen mit entsprechend schweren Krankheitsverläufen. Vgl. Täglicher Lagebericht des RKI zur Coronavirus-Krankheit-2019 (COVID-19), 15.10.2020 ff.

Teil VI – Die Folgen der Coronakrise

1 Ängste, Gerüchte und Panikreaktionen

1 Georges Lefebvre, La Grande Peur de 1789, Paris: Armand Colin Éditeur, Neuausgabe 1988.
2 Vgl. María Silvia Trigo u. a., Dubious virus remedies are surging in Latin America, in: NYT, 25./26.7.2020, S. 3; ergänzend SfS-Archiv, III.79, Nr. 169.
3 Trigo u. a., Dubious virus remedies are surging in Latin Amercia, S. 3.
4 Vgl. zum Folgenden Andrew Hill u. a., Minimum costs to manufacture new treatments for COVID-19, in: Journal of Virus Eradication 6 (2020) Nr. 2, S. 61–69; ergänzend SfS-Archiv, III.79, Nr.170.
5 Vgl. ergänzend zu Anmerkung 3 dieses Kapitels World Health Organisation, Coronavirus disease (COVID-19) advice for the public: Mythbusters, Abgerufen von der WHO-Webseite am 17.9,2020.
6 Vgl. den Aufruf ›Break Isolation‹ auf der Menüspalte ›Aufrufe und Initiativen‹ der Webseite https://coronakrise-europa.net
7 Judith Kormann, Den Lockdown auf der Insel aussitzen. Festlandfranzosen lösen auf den Atlantikinseln Ängste aus, in: NZZ vom 22.4.2020, S. 4.
8 Vgl. SfS-Archiv, III.79, Nr. 171.
9 Vgl. dazu die quantifizierenden Angaben in Kapitel V.1.
10 Vgl. die Berichte in: SfS-Archiv, III.79, Nr. 172.
11 Vgl. Wolfgang Hien, Corona-Pandemie: Gesundheitsschutz, Arbeitsverhältnisse, Pflegearbeit, in: Sozial.Geschichte online 29 (2021), Vorveröffentlichung, S. 1–33. https://sozialgeschichte-online.org; ergänzend SfS-Archiv, III.79, Nr. 173.
12 COVID-19 Pandemie – Psychische Störungen werden zunehmen, in: Deutsches Ärzteblatt 117, Juli 2020, S. 310–311;
13 Zur Entwicklung in den folgenden Monaten vgl. die Übersicht bei Jens Bohlken u. a., COVID-19 Pandemie: Belastungen des medizinischen Personals. Ein kurzer aktueller Review, in: Psychiatrische Praxis 47 (2020), Nr. 44, S. 190–197.
14 Vgl. Marc Bloch, Falschmeldungen im Krieg – Überlegungen eines Historikers, in: Ders., Aus der Werkstatt des Historikers. Hg. Peter Schöttler, Frankfurt / New York: Campus Verlag 2000, S. 187–211.
15 Steven Taylor, The Psychology of Pandemics: Preparing for the Next Global

Outbreak of Infectious Disease, Cambridge: Cambridge Scholars Publishing 2019, S. 70.
16 Vgl. hierzu und zum Folgenden SfS-Archiv, III.79, Nr. 174.
17 Vgl. Kap. I.3 dieser Studie.
18 Vgl. Kap. I.4 und I.6 dieser Untersuchung.
19 Vgl. ebenda, Kap. I.6.
20 Vgl. ebenda, Kap. I.6, Abschnitt ›Evakuierungspläne in den Vereinigten Staaten von Amerika‹.
21 Vgl. SfS-Archiv, SfS-Archiv, III.79, Nr. 175.
22 Wohlgemerkt zu Unrecht: Auch die RNA-basierten Vakzine greifen nicht in das Erbgut ein.
23 Vgl. Simone Schlosser, Gut vorbereitet in die Katastrophe. Prepper in Deutschland, SWR 2 Wissen, 23.10.2020.
24 Vgl. Adrienne LaFrance, The Prophecies of Q, in: Writers of the Atlantic: The American Crisis, London 2020, S. 71–79; ergänzend SfS-Archiv, III.79, Nr. 176. Dabei symbolisiert ›Q‹ einen Angehörigen des Sicherheitsapparats der USA mit einer Zugangsberechtigung zu Dokumenten mit einer hohen Geheimhaltungsstufe; ›Anon‹ steht für ›Anonymous‹.
25 Ebenda, Kap. IV.3, Abschnitt ›Kassandra spricht‹.
26 Vgl. Kapitel I.5 und I.6 dieser Untersuchung.
27 Douglas Brinkley, ›I think about the death of human race‹ (Interview mit Bob Dylan), in: NYT, 13/14.6.2020, S. 15.
28 Rolf Dobelli, Jetzt kann nur noch Seneca helfen, in: NZZ vom 9.11.2020, S. 19.
29 Vgl. Klaus Bergdolt, Der Schwarze Tod in Europa, S. 119 ff., 146 ff.
30 Steve Taylor, The Psychology of Pandemics, S. 70, 72 f.
31 Vgl. zum Folgenden SfS-Archiv, III.79, Nr. 177.
32 Ivo Mijnssen, Quarantäne für die Roma in der Slowakei, in: NZZ, 23.4.2020, S. 4.
33 Vgl. zum Folgenden SfS-Archiv, III.79, Nr. 178.

2 Der veränderte Alltag

1 Vgl. Riva Lehrer, The virus has stolen your face, in: NYT, 11.12.2020, S.8; weitere Materialien in: SfS-Archiv, III.79, Nr. 179.
2 Vgl. Carl-Eduard Scheidt, Abschied vom Handschlag, in: Bernd Kortmann, Günther G. Schulze (Hg.), Jenseits von Corona. Unsere Welt nach der Pandemie – Perspektiven aus der Wissenschaft, Bielefeld 2020, S. 43-50; ergänzend SfS-Archiv, III.79, Nr. 180.
3 Vgl. Birth rates: Baby bust, baby boom, in: The Economist, 31.10.2020, S. 53–54.
4 Vgl. dazu die Ausführungen über die gegenläufige Entwicklung der Geburtenraten in den hochindustrialisierten Ländern und in der südlichen Hemisphäre im nächsten Kapitel.
5 Vgl. zum Folgenden SfS-Archiv, III.79, Nr. 182.
6 Vgl. zum Folgenden SfS-Archiv, III.79, Nr. 183.

7 Vgl. Philippe Ariès, Geschichte des Todes, München 1980, S. 741 ff.
8 Funeral Culture: Deathly silence, in: The Economist, 10.10.2020, S. 53 f., hier S. 53.
9 Vgl. Claus Haffert, Eiche massiv oder Faserplatte, in: Weser-Kurier, 17.11.2020, S. 17.
10 Vgl. zum Folgenden SfS-Archiv, III.79, Nr. 184.
11 Seit Mai/Juni 2020 lagen mehrere epidemiologische Berichte über die Ausbreitung von SARS-CoV-2 bei Großveranstaltungen vor. Dabei wurde festgestellt, dass sich die Menge der aus den Atemwegen ausgestoßenen Viruspartikel exponentiell steigert, sobald die eng beieinanderstehenden oder sitzenden Menschen gemeinsame Gesänge anstimmen oder in kollektive Zurufe, Schreie und Sprechchöre ausbrechen.
12 Auf jeden Fall reagierten sie mit erheblichen Entzugserscheinungen. Vgl. »Wir wollen keine Normalitäts-Simulation aufführen«. Christian Arbeit. Stadionsprecher von Union Berlin, über Fußball ohne Publikum, in: NZZ vom 13.11.2020, S. 31.
13 Vgl. zum Folgenden SfS-Archiv, Bestand Coronakrise, Mappe ›Alltag – Kinder und Jugendliche‹; Kai von Klitzing, Kindheit in Zeiten von Corona, in: Bernd Kortmann / Günther G. Schulze (Hg.), Jenseits von Corona, S. 21-30.
14 Sie sind zusammengefasst nachlesbar in: Peter Walger u. a., Kinder und Jugendliche in der Covid-19-Pandemie. Stellungnahme der Deutschen Gesellschaft für Krankenhaushygiene, der Deutschen Gesellschaft für Pädiatrische Infektiologie, der Deutschen Akademie für Kinder- und Jugendmedizin, der Gesellschaft für Hygiene, Umweltmedizin und Präventionsmedizin und des Berufsverbands der Kinder- und Jugendärzte in Deutschland, 19.5.2020. Abrufbar auf der Menüspalte ›Beiträge‹ der Webseite https://coronakrise-europa.net.
15 Vgl. zum Folgenden Bernhard Heinzlmaier, Jugendliche als Betroffene der Corona-Epidemie, in: Hannes Hofbauer / Stefan Kraft (Hg.), Lockdown 2020. Wie ein Virus dazu benutzt wird, die Gesellschaft zu verändern, Wien: Promedia Verlag 2020, S. 233-246; Marc Calmbach u. a., Wie ticken Jugendliche? 2020. Lebenswelten von 14 bis 17 Jahren in Deutschland, Bonn: Bundeszentrale für politische Bildung 2020, Sonderkapitel: Die Coronakrise, S. 576-623.
16 Vgl. Pierre Bourdieu, »Jugend« ist nur ein Wort, in: Ders., Soziologische Fragen, Frankfurt a.M.: Suhrkamp 1993, S. 137.
17 Bernhard Heinzlmaier, Jugendliche als Betroffene der Corona-Pandemie, S. 242.
18 Vgl. Kapitel IV.6 dieser Untersuchung.
19 Vgl. zum Folgenden SfS-Archiv, III.79, Nr. 187.
20 Vgl. The digital surge, in: The Economist, 10.10.2020, S. 62-65; weitere Materialien in: SfS-Archiv, III.79, Nr. 188.

3 Soziale Folgen und sozialpolitische Interventionen

1 Den virologischen Untersuchungsergebnissen zufolge mindestens 1.000 Viruspartikel. Seit dem Auftreten neuer Varianten soll sich die erforderliche Mindestmenge um 30-40 % verringert haben.
2 Vgl. J. A. Patel u. a., Poverty, inequality and COVID-19: the forgotten vulnerable, in:

ANMERKUNGEN

Public Health 183 (2020), S. 110–111; Ahmed Faheem u. a., Why inequality could spread COVID-19, in: The Lancet – Public Health 5 (Mai 2020) Nr. 5, S. E 210.

3 Vgl. Lisa Bowleg, We're Not All in This Together: On COVID-19, Intersectionnality, and Structural Inequality, in: American Journal of Public Health 110 (Juli 2020) Nr. 7; weitere Matetialien in: SfS-Archiv, III.79, Nr. 189.

4 Vgl. zum Folgenden C. J. Duncan / S. Scott, What caused the black death?, in: Postgraduate Medical Journal 81 (2005) Nr. 955, S. 315–320; African Center for Strategic Studies, Lessons from the 1918-1919 Spanish Flu Pandemic in Africa, 13.5.2020; David Arnold, Death and the Modern Empire: The 1918–1919 Influenza Epidemic in India, in: Transactions of the Royal Historical Society 29 (2019), S. 181–200; Davide Furceri u. a., Will Covid-19 affect inequality? Evidence from past pandemics, in: CEPR Press (Hg.), Covid Economics Nr. 12 (1.5.2020), S. 138–157.

5 Die unterschiedlichen minimalen Tageseinkommen beziehen sich auf Entwicklungsländer (1,90 US-Dollar), Schwellenländer mit niedrigen Einkommen (3,20 US-Dollar) und Länder mit mittlerem Einkommen (5,50 US-Dollar). Unter den Begriff ›Multidimensionale Armut‹ subsumieren die Vereinten Nationen inzwischen ergänzend zu den minimalen Einkommensgrenzen alle Haushalte, die keinen Zugang zu sauberem Wasser haben, nicht über ausreichende Lebensmittel verfügen und ihre Kinder nicht zur Schule schicken können.

6 Tageseinkommen bis zu 1,90 US-Dollar.

7 World Bank, Reversals of Fortune. Poverty and Shared Prosperity 2020, S. 5, Grafik 3; vgl. ergänzend auch die aktualisierten Zahlen in Tabelle 10.

8 Andy Sumner u. a., Estimates of the Impact of COVID-19 on global poverty, UN University World Institute for Development Economics Research, WIDER Working Paper 2020/43 (April 2020).

9 World Bank, Reversals of Fortune. Poverty and Shared Prosperity 2020, S. 147 ff.

10 Andreas Wysling, In Turin verschärft sich die Armut, in: NZZ, 23.11.2020, S. 6.

11 UNICEF, Global COVID-19 Situation Report, December 2020.

12 Vgl. Arif Husain, The coming global hunger crisis, in: NYT, 13.-14.6. 2020, S. 12; weitere Berichte in: SfS-Archiv, III.79, Nr. 189.

13 Vgl. International Labour Organization, ILO Monitor: COVID-19 and the world of work. 1st–6th edition, Genf, März–September 2020; OECD, OECD Employment Outlook 2020, Paris 2020. In Tabelle 10 dieser Untersuchung wurden für das gesamte Jahr 2020 die angegebenen Daten aus ILO Monitor, Seventh edition, Genf, Januar 2021 benutzt.

14 ILO Monitor, Sixth edition, Tabelle 1 ohne Paginierung (o. P.) [S. 6].

15 Ebenda, Grafik 4, o. P. [S. 5].

16 Beispielsweise befanden sich in Deutschland im April 6 Millionen (17,8 % aller sozialversicherten Erwerbsabhängigen) in sogenannter Kurzarbeit. Im Juli war es nur noch etwas mehr als die Hälfte (3,32 Millionen bzw. 10 %), und bis zum Beginn der zweiten Pandemiewelle erfolgte ein weiterer Rückgang auf 2,58 Millionen. Dies war die Voraussetzung dafür, dass sich die durch Covid-19 bedingten Arbeitslosenzahlen in dieser Zeitspanne nur um 1,2 % erhöhten. Vgl. Bundesagentur für Arbeit, Monatsbericht zum Arbeits- und Ausbildungsmarkt, Oktober 2020, S. 10 ff., 12 ff.

17 Vgl. zum Folgenden die laufende Arbeitslosenstatistik der ILO (ILOSTAT); OECD, Empolyment Outlook 2020; The Economist, Rubrik ›Economic financial indicators‹ (wöchentliche Aktualisierungen von März–Dezember 2020); ergänzend SfS-Archiv, III.79, Nr. 192.
18 Vgl. zum Folgenden ILO Monitor, sixth edition, Labour income losses, o. P. [S. 9 f.]; ILO, OECD, The impact of COVID-19 pandemic on jobs and incomes in G20 economies, Paris 2020, S. 14 ergänzend SfS-Archiv, III.79, Nr. 193.
19 ILO Monitor, Sixth edition, o.P. [S. 9].
20 Vgl. SfS-Archiv, III.79, Nr. 194.
21 ILO Monitor, Sixth edition, o. P. [S. 9 ff.]. In Tabelle 10 wurden für das gesamte Jahr 2020 die Daten genutzt aus: ILO Monitor, Seventh edition, Januar 2021.
22 Vgl. hierzu und zum Folgenden ILO Monitor, 4th–6th edition; OECD, Employment Outlook 2020; ILO, OECD, The impact of the COVID-19 pandemic on jobs and incomes in G20 economies, S. 10 ff.; Marta Fana u. a., Employment impact of covid-19 crisis: from short term effects to long terms prospects, in: Journal of Industrial and Business Economics 47 (2020) Nr. 3, S. 391-410.
23 OECD, The impact, S. 15. Das Folgende ebenda, S. 15 ff.
24 D. h. unter 50 % des Medianeinkommens der jeweiligen Bevölkerung.
25 Vgl. zum Folgenden OECD, Impact, S. 16 ff.; ILO Monitor, Fourth edition, o. P. [S. 7 ff].
26 Vgl. zum Folgenden ILO Monitor, Fifth edition, o. P. [S. 8 ff.]; OECD, The impact of the pandemic, S. COVID-19, S. 18 ff.; SfS-Archiv, III.79, Nr. 195.
27 Und zwar im Vergleich zur Arbeitslosenquote des Jahrs 2019. ILO Monitor, Fifth edition, Grafik 6, o.P. [S. 11].
28 Vgl. ILO, COVID-19 and the Health Sector, Genf,11.4.2020; ILO, The COVID-19 Response: Getting Gender Equality Right for a Better Future for Women at Work, Genf, Mai 2020.
29 Vgl. Caroline Bradbury-Jones / Louise Isham, The pandemic paradox: The consequences of COVID-19 on domestic violence, in: Journal of Clinical Nursing 29 (2020) Nr. 13–14, S. 2047–2049; Mansi Vora u. a., COVID-19 and domestic violence against women, in: Asian Journal of Psychiatry 53 (October 2020) 102227 ergänzend SfS-Archiv, III.79, Nr. 196.
30 Vgl. zum Folgenden Birth rates: Baby bust, Baby boom, in: The Economist, 31.10.2020, S. 53 f.; SfS-Archiv, SfS-Archiv, III.79, Nr. 181.
31 ILO, The Global Labour Income Share and Distribution, Genf, Juli 2019.
32 Vgl. Isabel Ortiz u. a., The Decade of Adjustment. A Review of Austerity Trends 2010-2020 in 187 Countries. ILO ESS Working Paper Nr. 53, Genf 2015; ILO, World Social Protection Report. Universal social protection to achieve the Sustainable Development Goals 2017-19, Genf 2017.
33 Vgl. dazu Kapitel V.3, Abschnitt ›Der Um- und Rückbau des Krankenhauswesens‹.
34 Vgl. zum Folgenden ILO, Social Protection Monitor: Social Protection Responses to the COVID-19 Crisis around the World, Genf 2020 (laufend aktualisiert); ILO, ILO Brief. COVID-19 crisis and the informal economy. Immediate response and policy challenges, Mai 2020; ILO, Social Protection Spotlight, Mai 2020; Uni-

ted Nations, Special Rapporteur on extreme poverty and human rights, New York, 11.9.2020; ergänzend SfS-Archiv, III.79, Nr, 202.
35 Nach Schätzungen der UNICEF waren es sogar 10,8 Billionen oder gut 10 % des globalen Bruttoinlandsprodukts. Vgl. UNICEF, Global COVID-19 Situation Report, December 2020.
36 Brazil: An increasingly prickly partnership, in: The Economist, 5.9.2020, S. 37 f. Zusätzlich wurde am 2. April 2020 ein Gesetz veröffentlicht, das eine weitere Einkommenssteigerung für besonders gefährdete Haushalte vorsah.
37 OECD, Employment Outlook 2020, 11. Kapitel.
38 Vgl. hierzu und zum Folgenden Peter Ganong u. a. US Unemployment Insurance Replacement Rates During the Pandemic, Becker Friedman Institute, Working Paper Nr. 2020-62, 15.5.2020; ILO, Unemployment protection in the COVID-19 crisis: Country responses and policy considerations, Genf, 16.9.2020; ILO, Social protection responses to COVID-19 pandemic in developing countries: strengthening resilience by building universal social protection, Genf, 14.5.2020.
39 Vgl. American Rescue Plan Act of 2021, in: Wikipedia (USA), abgerufen am 27.3.2021; ergänzend SfS-Archiv, SfS-Archiv, III.79, Nr. 204.
40 Vgl. Wikipedia, CARES Act. Abgerufen am 12.11. 2020. Zu den Folgen einer möglichen Befristung des Hilfspakets ergänzend SfS-Archiv, III.79, Nr. 205.
41 Vgl. dazu ausführlich United Nations, Special Rapporteur on extreme poverty and human rights, S. 7 ff.

4 Die Politik im Ausnahmezustand

1 Thomas Hobbes, Leviathan oder Stoff, Form und Gewalt eines kirchlichen und bürgerlichen Staates. Teil I und II. Hg. Lothar R. Waas, Berlin: Suhrkamp 2011. Dass dies so war, konstatierte sogar ein Feuilletonist der Neuen Zürcher Zeitung: Halmut Stalder, Den Corona-Superstaat zurückbinden, in: NZZ, 25.11.2020, S. 17.
2 Vgl. zum Folgenden SfS-Archiv, III.79, Nr. 20.
3 Vgl. dazu aus der Perspektive der Gegenmaßnahmen Kapitel IV.1–5 dieser Studie.
4 Vgl. Birgit Holzer / Jörg-Manfred Unger, Sars-Cov-2: Frankreich im Ausnahmezustand. dokdoc.eu, deutsch-französischer dialog, 18.12.2020.
5 Vgl. SfS-Archiv, III.79, Nr. 123.
6 Vgl. ebenda, Nr. 22.
7 Bei mehr als 100 registrierten Infizierten pro 100.000 Personen wurde eine bundeseinheitliche ›Notbremse‹ mit nächtlichen Ausgangssperren und weiteren Kontaktbeschränkungen eingeführt. Vgl. dazu die kritische Stellungnahme der Gläske-Gruppe: Matthias Schrappe u. a., Zentralisierte Willkür: Über den Entwurf eines 4. Bevölkerungsschutzgesetzes. 2. Ad hoc-Stellungnahme, Köln u. a. 14.4.2021.
8 Heribert Prantl, Der Bundestag muss seine Selbstverzwergung beenden, in: Süddeutsche Zeitung, 14.11.2020. Vgl. auch die Sammlung seiner kritischen Stellungnahmen: Heribert Prantl., Not und Gebot. Grundrechte in Quarantäne, München 2021.
9 Vgl. SfS-Archiv, III.79, Nr. 12, 151.

10 Vgl. ebenda, Nr. 26, 211.
11 Vgl. ebenda, Nr. 36, 127.
12 Vgl. hierzu und zum Folgenden ebenda, Nr. 213.
13 Vgl. ebenda, Nr. 113, 131.
14 National Bureau of Economic Research – NBER.
15 Marcella Alsan u. a., Civil Liberties in Times of Crisis, NBER Working Paper 27972, Oktober 2020.
16 Vgl. Kap. VI.1.
17 Vgl. Amy Qin u. a., Partners in Coronavirus disinformation. The American far right and the Chinese diaspora join in anti-Beijing effort, in: NYT, 28/29.11.2020, S. 4.
18 Chris Buckley, Chinese see a world turning their way, in: NYT, 15.12.2020, S.1, 6.
19 Vgl. zum Folgenden SfS-Archiv, III.79, Nr. 215.
20 Vgl. Oliver Nachtwesy / Robert Schäfer / Nadine Fei, Politische Soziologie der Corona-Proteste. Grundauswertung. Universität Basel, Institut für Soziologie, 17.12.2020; SfS-Archiv, Bestand Coronakrise, Mappe ›Politische Folgen – Politische Proteste‹; ergänzend SfS-Archiv, III.79, Nr. 215.
21 Vgl. SfS-Archiv, III.79, Nr. 42, 43.
22 Vgl. Hannes Hofbauer, Der autoritäre Staat macht sich breit, in: lunapark 21, H. 52, Dezember 2020, S. 40 f.
23 Vgl. Norman Paech, Demokratie in der Krise. Fragen an Norman Paech (Teil 1), YouTube, 30.10.2020; Heribert Prantl, Kommentare zur deutschen und europäischen Politik in der Coronakrise, in: Süddeutsche Zeitung, April 2020 ff.
24 Joachim Hirsch, Sicherheitsstaat 4.0, in: Hannes Hofbauer (Hg.), Lockdown 2020, Wien 2020, S. 143–153.
25 Vgl. die Flugschrift ZERO COVID – Solidarität in den Zeiten der Pandemie, Michendorf, Februar 2021.
26 Vgl. zum Folgenden SfS-Archiv, III.79, Nr. 217 (Stellungnahmen Agambens und Berichte).
27 Vgl. zum Folgenden (ergänzend zu Anmerkung 1 der Einleitung zu dieser Untersuchung) Klaus Bergdolt, Die Pest 1348 in Italien. 50 zeitgenössische Quellen, Heidelberg 1989; Ders., Die Pest 1348 in Venedig, in: Würzburger Medizinhistorische Mitteilungen 8 (1990), S. 229-244; Michel Foucault, Überwachen und Strafen. Die Geburt des Gefängnisses, Frankfurt a. M. 1976, S. 251 ff.; Volker Reinhardt, Bloss keine Schwäche zeigen. Pandemien bringen den Staat an die Grenzen seiner Möglichkeiten, in: NZZ vom 12.11.2020, S. 15; Ders., Die Macht der Seuche. Wie die Große Pest die Welt veränderte, München: C.H. Beck 2021.

5 Ökonomische Paradoxien der Coronakrise

1 Vgl. zum Folgenden IMF, World Economic Outlook, Oktober 2019 und Januar 2020; ergänzend SfS-Archiv, Bestand VII.02 (Zeitgeschichtliche Sammlung – Lange Stagnation), Nr. 74-89.
2 Vgl. zum Folgenden OECD, World Economic Outlook 2018 und 2019, Paris 2018

ANMERKUNGEN 485

und 2019; Deutsche Bank, Deutschland Monitor Unternehmensfinanzierung, 17.1.2020 und 13.3.2020.
3 Zusammengestellt aus SfS-Archiv, III.79, Nr. 113, 131; zum globalen Kontext ergänzend BIS, Annual Economic Report 2020, I. Kapitel: A global sudden stop.
4 Vgl. zum Folgenden Andrea Komlosy, Entflechtung oder Neuordnung: Globale Güterketten nach dem Lockdown, in: Hofbauer / Kraft (Hg.), Lockdown 2020, S. 101–113, hier S. 105 ff.; SfS-Archiv, III.79, Nr. 221.
5 Vgl. SfS-Archiv, III.79, Nr. 222.
6 Zusammengestellt nach der Rubrik Economic & financial indicators, in: The Economist, 6.6.2020, S. 72.
7 The Wuhan crisis, in: The Economist, 25.1.2020, S. 46 f.
8 Coronavirus economics: Locked down, in: The Economist, 1.2.2020, S. 53 f.; Coronavirus: How bad will it get?, ebenda, S. 10; The Wuhan virus: Under observation, ebenda, 8.2.2020, S. 44 f.
9 Vgl. BIS Annual Report 2020, 1. und 2. Kapitel; Darrell Duffie, Still the World's Safe Haven? Redesigning the U.S. Treasury Market After the COVID-19 Crisis. Brookings Institution, Hutchins Center Working Paper Nr. 62, 2020; Josue Cox u. a., What explains the COVID-19 stock market, NBER Working Paper 27784, September 2020.
10 Vgl. zum Folgenden BIS Annual Report 2020, 2. Kapitel: A monetary lifeline: central banks' crisis response; Patricia C. Mosser, Central Bank responses to COVID-19, in: Business Economics 55 (2020), S. 191-200; Claudio Borio, The Covid-19 economic crisis: dangerously unique, ebenda, S. 181–190.
11 Simon Gilchrist u. a., The Fed takes on corporate credit risk: An analysis of the efficacy of the SMCCF, NBER Working Paper Nr. 27809, September 2020, S. 6 f., 23 f., 26 ff.
12 Josue Cox u. a., What explains the COVID-19 stock market?, NBER Working Paper Nr. 27784, September 2020, S. 2 ff., 12 ff., 20 ff.
13 Vgl. Teil IV.
14 Vgl. zum Folgenden IMF, World Economic Outlook, April 2020; IMF, World Economic Outlook, Update Juni 2020; World Bank, World Economic Prospects, Juni 2020; ergänzend SfS-Archiv, III.79, Nr. 133.
15 Vgl. IMF, World Economic Outlook Oktober 2020, Grafik 2.1, S. 67; BIS, Annual Economic Report 2020, Grafik I.2, S. 5; IMF, World Economic Outlook.
16 The Economist, 12.9.2020, Economic & financial indicators, S. 76.
17 In seiner April-Vorschau war der Internationale Währungsfonds noch für 2020 von einem BIP-Minus im Umfang von 3,0 % und einem Plus von 5,8 % im darauffolgenden Jahr ausgegangen; im Juni-Upgrade korrigierte er die Schätzungen auf -4,9 bzw. +5,4 %.; IMF, World Economic Outlook, Update Juni 2020.
18 Hier war der IMF im April 2020 von Schwankungen des Welthandelsvolumens im Umfang von -11,0 % (2020) und +8,4 % (2021) ausgegangen. In den Juni-Voraussagen verringerte sich die Schätzung etwas, nämlich auf ein Minus von 10,4 % und ein Plus von 8,3 %.
19 IMF, World Economic Outlook Oktober 2020, Tab. 1.1, S. 9; World Bank, Global Economic Prospects, Januar 2021, 1. Kapitel, Tabelle 1.1, S. 4.

20 Vgl. World Bank, World Economic Prospects, Juni 2020, 1. Kapitel, Box 1.4: How does informality aggravate the impact of COVID-19?, S. 36–41.

21 Vgl. Kapitel VI.4.

22 Vgl. beispielsweise die Prognosen für die Euro-Zone und Deutschland: EZB verharrt in Alarmbereitschaft – Euroland droht erneute Rezession, in: Börsenzeitung Nr. 14 vom 22.1.2021, S. 1; Stefan Schneider / Economic Research Team Frankfurt der Deutsche Bank AG, Ausblick Deutschland: November Lockdown = Q4 BIP Lockdown, Ausblick Deutschland, 4.11.2020.

23 Vgl. hierzu und zum Folgenden The Economist, 12.9.2020–22.1.2021; ECB, Economic Bulletin, September 2020–Januar 2021; Deutsche Bundesbank, Monatsbericht November 2020; ergänzend SfS-Archiv, III.79, Nr. 113.

24 Vgl. hierzu und zum Folgenden IMF, Global Fiscal Monitor, April und Oktober 2020; BIS, Annual Economic Report, Juni 2020; World Bank, Global Economic Prospects, Januar 2021.

25 Vgl. (auch zum Folgenden) Tabelle 1.1 des IMF Global Fiscal Monitor, Oktober 2020, S. 6. In Tabelle 11 dieser Untersuchung finden sich ergänzend die aktualisierten Zahlen.

26 IMF, Global Fiscal Monitor, Oktober 2020, Grafik 1.2, S. 2.

27 Vgl. zum Folgenden SfS-Archiv, III.79, Nr. 127, 227.

28 Coronavirus Aid, Relief, and Economic Security Act.

29 Miguel Garza Casado u. a., The effect of fiscal stimulus: Evidence from COVID-19, NBER Working Paper Nr. 27576, August 2020; Tetyana Balyuk u. a., Indirect costs of government aid and intermediary supply effects: Lessons from the Paycheck Protection Program, NBER Working Paper 28114, November 2020.

30 IMF, Global Fiscal Monitor, Oktober 2020, 1. Kapitel S. 6 ff.

31 Vgl. IMF, World Economic Outlook, Washington D.C., April 2021.

32 Tom Orlik u. a., Coronavirus Could Cost the Global Economy $ 2.7 Trillion: Here's how, Bloomberg Economics, 6.3.2020.

33 Florian Dorn u. a., Die volkswirtschaftlichen Kosten des Corona-Shutdown für Deutschland: Eine Szenarienrechnung, in: Ifo-Schnelldienst 73 (2020) Nr. 4, S. 29–35; Ders. u. a., The Economic Costs of the Coronavirus Shutdown for Selected European Countries: A Scenario Calculation, in: EconPol Policy Brief 4 (2020), Nr. 25, S. 1–12.

34 Hansueli Schöchli, Heikle Rechnungen zu den Corona-Massnahmen, in: NZZ vom 22.1.2021, S. 9.

35 Vgl. hierzu und zum Folgenden SfS-Archiv, III.79, Nr. 230.

36 Vgl. zum Folgenden Gilbert Achvar, Der Globale Süden und der große Lockdown, in: Le Monde Diplomatique. Deutsche Ausgabe, November 2020, S. 1, 14 f.; World Bank, Global Economic Prospects, Juni 2020, Box 1.4, S. 36–41.

37 Aziz N. Berdiev u. a., International Disease Epidemics and the Shadow Economy, CESifo Working Paper Nr. 8425, Juli 2020.

38 Vgl. zum Folgenden How will COVID-19 reshape science, technology and innovation? OECD Policy Response to Coronavirus (COVID-19), 23.6.2021; ergänzend SfS-Archiv, III.79, Nr. 231, 232.

39 In den USA sind dies vor allem Rockwell Automation und Emerson, in Europa Siemens und ABB sowie in Japan Fanuc und Keyence.
40 IMF, Fiscal Monitor, Oktober 2020, Grafik 1.2, S. 2.
41 SfS-Archiv, III.79, Nr. 223.
42 Vgl. zum Folgenden IMF, Fiscal Monitor, October 2020; IMF, Fiscal Monitor, Update Januar 2021; IMF, World Economic Outlook, Oktober 2020; World Bank, Global Economic Prospects, Update Januar 2021; BIS, Annual Economic Report, 1. und 2. Kapitel. SfS-Archiv, III.79, Nr. 235.
43 Vgl. hierzu und zum Folgenden BIS, Annual Economic Report 2020, 1. und 2. Kapitel; IMF, Fiscal Monitor, Oktober 2020; World Bank, Global Economic Prospects, Update Januar 2021.
44 Vgl. Vgl. Randall Wray, Modern Monetary Theory: A primer on Macroeconomics for Sovereign Monetary Systems, London / New York 2016; Stephanie Kelton, The Deficit Myth: Modern Monetary Theory and How to Build a Better Economy, New York 2020.
45 IMF, World Economic Outlook, April 2020, Update Juni 2020, Oktober 2020 und Update Januar 2021.
46 Vgl. hierzu und zum Folgenden SfS-Archiv, III.79, Nr. 236.
47 Vgl. Christian Breuer, Staatsverschuldung nach Corona: Rückkehr zur Goldenen Regel, in: Wirtschaftsdienst 101 (2021) Nr. 1, S. 2–3, https://doi.org/10.1007/s10 273-021-2809-5.
48 Michael Schäfer, Ritt auf der Rasierklinge am Aktienmarkt. Mehrere Börsengurus warnen vor dem baldigen Platzen der Blase, in: NZZ vom 29.1.2021, S. 27.
49 Peter A. Fischer, Der Kapitalismus rettet uns, in: NZZ, 6.2.2021, S. 1; Alberto Mingardi, Der angeblich bessere Kapitalismus, ebenda, 15.1.2021, S. 30.
50 Simon Tisdall, After the pandemic: Like it or not, a new age of revolution is dawning, in: The Guardian Weekly, 29.5.2020, S. 18 f.
51 Die Anhänger der ›Modern Monetary Theory‹ hatten dies schon seit 2017 gefordert.
52 Sie schlug in einem Offenen Brief vor, die EZB solle von den Mitgliedsländern der Euro-Zone aufgekaufte Staatsanleihen im Umfang von 2,5 Billionen Euro abschreiben und den von den Pandemiefolgen besonders betroffenen Ländern die Möglichkeit geben, Stimulierungspakete zum sozial-ökologischen Wiederaufbau auf den Weg zu bringen. Nicolas Dufrêne u. a., Schulden abschreiben, Zukunft gewinnen!, in: der Freitag, Nr. 6/2021, 5.2.2021.
53 Peter Mühlbauer, Ruf nach einem Globalfonds für soziale Sicherheit, Telepolis, 15.12.2020.
54 Klaus Schwab / Thierry Malleret, Covid-19: Der große Umbruch, Cologny-Genf: World Economic Forum 2020.
55 Klaus Schwab, Post-Covid-Kapitalismus, in: Die Stiftung (Dezember 2020) S. 68–69, hier S. 68.
56 Vgl. hierzu und zum Folgenden Guido Alfani, Pandemics and Asymmetric Shocks: Lessons from the History of Plagues, VOX CEPR Policy Portal, 9.4.2020; Òscar Jordà u. a., Longer-Run Economic Consequences of Pandemics, Federal Reserve Bank of San Fransisco, Working Paper Series, Working Paper 2020-09, Juni 2020; Pol Antràs u. a., Globalization and Pandemics, NBER Working Paper Nr.

27840, September 2020; Maciej Stefański, GDP Effects of Pandemics: A Historical Perspective, Econ Papers Nr. 2020-057, Dezember 2020; vgl. ergänzend die Arbeitspapiere und Aufsätze zur vergleichenden Pandemiegeschichte in der Menüspalte ›Pandemiegeschichte‹ der Webseite https://coronakrise-europa.net.

57 Nina Boberg-Fazlic u. a., Pandemics and Protectionism: Evidence from the »Spanish« flu, CAGE Working Paper Nr. 479, Juni 2020; Robert J. Barro u. a., The Coronavirus and the Great Influenza Epidemic. Lessons from the »Spanish Flu« for the Coronavirus's Potential Effects on Mortality and Economic Acticity, NBER Working Paper Nr.26866, März 2020.

58 Enrico Berkes u. a., Lockdowns and Innovation: Evidence from the 1918 Flu Pandemic, NBER Working Paper Nr. 28152, November 2020.

ANHANG

ABKÜRZUNGSVERZEICHNIS

ACDC	African Centres for Disease Control
ACE-2	Angiotensin-Converting Enzyme 2
Ad5	Adenovirus Typ 5
AIDS	Acquired Immunodeficiency Syndrome
ARDS	Acute Respiratory Distress Syndrome
BBK	Bundesamt für Bevölkerungsschutz und Katastrophenhilfe
BIS	Bank for International Settlement
BMGF	Bill & Melinda Gates Foundation
BNT	BioNTech
BRD	Bundesrepublik Deutschland
CARES-Act	Coronavirus Aid, Relief, and Economic Security Act
CAS	Chinese Academy of Sciences
CCDC	Chinese Center for Disease Control and Prevention
CDA	Civil Defense Administration
CDC	Centers for Disease Control and Prevention (USA)
CEPI	Coalition for Epidemic Preparedness Innovations
CFR	Case Fatality Rate
COVAX	Covid-19 Vaccines Global Access
Covid-19	Coronavirus Disease 2019
CRP	Crisis Relocation Program
DHS	Department for Homeland Security
DNA	Deoxyribonucleic Acid, Desoxyribonukleinsäure
DPP-4	Dipeptidylpeptidase-4
ECDC	European Centre for Disease Control
EIU	Epidemiologic Intelligence Unit
EU	Europäische Union
FALLEX	Fall Exercise
FDA	Food and Drug Administration
Fed	Federal Reserve System
FEMA	Federal Emergency Management Agency
GAVI	Global Alliance for Vaccine and Immunization
Hb	Hämoglobin
HIV	Human Immunodeficiency Virus
HSS	Health System Strengthening
IFR	Infection Fatality Rate
IgA	Immunglobulin A
IgG	Immunglobulin G
IgM	Immunglobulin M
IHR	International Health Regulations
ILO	International Labour Organization
IMF	International Monetary Fund

KW	Kalenderwoche
LÜKEX	Länder- und Ressortübergreifende Krisenmanagementübung (Exercise)
MERS(-CoV)	Middle East Respiratory Syndrome (Coronavirus)
MHRA	Medicine and Healthcare Products Regulatory Agency
mRNA	messenger RNA
MRT	Magnetresonanztomographie
MSF	Médecins Sans Frontières
NATO	North Atlantic Treaty Organzation
NGO	Non-Governmental Organization
NIH	National Institutes of Health
NPP	Nationaler Pandemie Plan
NYT	The New York Times
NZZ	Neue Zürcher Zeitung
OECD	Organisation for Economic Co-operation and Development
PAHO	Pan American Health Organization
PATH	Program for Appropriate Technology in Health
PCR	Polymerase Chain Reaction, Polymerase-Kettenreaktion
RKI	Robert Koch-Institut
RNA-Virus	Ribonucleic Acid-Virus, Ribonukleinsäure-Virus
R-Zahl	Reproduktionszahl
SADS(-CoV)	Swine Acute Diarrhoea Syndrome(-Coronavirus)
SARS(-CoV)	Severe Acute Respiratory Syndrome(-Coronavirus)
SfS-Archiv	Archiv der Stiftung für Sozialgeschichte des 20. Jahrhunderts
SUS	Sistema Único de Saúde
Thorax-CT	Thorax-Computertomografie
UdSSR	Union der Sozialistischen Sowjetrepubliken
UN	United Nations
UNICEF	United Nations Children's Fund
US	United States
USAID	United States Agency for International Development
USA	United States of America
UV-Licht	Ultraviolett-Licht
VR China	Volksrepublik China
WEF	World Economic Forum
WHO	World Health Organization
WINTEX-CIMEX	Winter Exercise-Civil Military Exercise

TABELLENVERZEICHNIS
– Mit Malte Heuer –

1. Die offizielle und die geschätzte Infektionshäufigkeit am Ende der ersten Pandemiewelle (Stand: 14.5.2020)
2. Offiziell registrierte und geschätzte Todesopfer am Ende der ersten Pandemiewelle (Stand: 14.5.2020)
3. Übersterblichkeit und registrierte Sterbefälle während der ersten Pandemiewelle in Europa
4 a. Infektionshäufigkeit am Ende der Zwischenetappe (Stand: 15.8.2020)
4 b. Sterblichkeit am Ende der Zwischenetappe (Stand: 15.8.2020)
5 a. Die SARS-CoV-2-Pandemie auf dem Höhepunkt der dritten Welle – Infizierte und Geimpfte (Stand 2.5.2021)
5 b. Die SARS-CoV-2-Pandemie auf dem Höhepunkt der dritten Welle – Sterblichkeit (Stand: 2.5.2021)
6. Übersterblichkeit und registrierte Covid-19-Sterbefälle in Deutschland – erste und zweite Pandemiewelle
7. Die schweren Influenzapandemien des 20. und 21. Jahrhunderts im Vergleich mit Covid-19
8. Vergleich einer typischen Influenzapandemie mit Covid-19 (Stand 2.5.2021)
9. Die Mortalität der Covid-19-Pandemie nach Weltregionen im Vergleich mit einer durchschnittlichen Influenza-Pandemie (Stand: 2.5.2021)
10. Die sozialen Folgen von Covid-19 (Stand: Frühjahr 2021)
11. Die Bilanzsummen der führenden Zentralbanken, öffentliche Stimulierungspakete und die staatliche Verschuldung in der Coronakrise 2020/21
12. Die Weltwirtschaft in der Coronakrise 2020/21 (Stand: Frühjahr 2021)

GLOSSAR

Aerosole
Kleinste Tröpfchenbestandteile von einer Größe unter fünf Mikrometern, die aus einem Gas- und Partikelgemisch (Festkörper oder Flüssigkeit) bestehen. In geschlossenen Räumen sind sie besonders stabil. Die von den Infizierten ausgeatmeten bzw. abgehusteten Aerosole sind das Hauptmedium bei der Übertragung von SARS-CoV-2.

Antigen
Komplexe Substanz (Proteine, Polysaccharide usw.), die vom Immunsystem eines Organismus als Fremdkörper erkannt wird und zu einer Immunreaktion führt. Es handelt sich dabei meistens um Bakterien, Viren und Giftstoffe.

Antikörper
Immunologisch aktive Proteine (Immunglobuline), die zur Abwehr von Antigenen produziert und ausgeschieden werden. Sie binden sich an die Antigene und neutralisieren sie durch die Bildung von Antigen-Antikörper-Komplexen.

Boten-RNA – messenger RNA (mRNA)
Ribonucleotid, das die genetische Information von der DNA des Zellkerns zu den außerhalb des Kerns gelegenen Ribosomen zur Proteinsynthese überträgt.

Cluster (Epidemiologie)
Bildung und Ausbreitung von Krankheitserregern in einer bestimmten Örtlichkeit bzw. einem bestimmten Gebiet innerhalb einer gewissen Zeitspanne.

Code (Genetik)
Im Genom gespeicherte Information zur Proteinsynthese. Drei Nukleotide (tripplett) codieren eine Aminosäure.

Covid-19, Coronavirus Disease 2019
Durch das Virus SARS-CoV-2 ausgelöste Erkrankung des menschlichen Atemsystems.

DNA, Desoxyribonukleinsäure
Aus Nukleotiden bestehende Komponente des Genoms. Sie ist in den meisten Fällen zu einem Doppelstrang (Doppelhelix) zusammengefügt.

Dunkelziffer
Die Dunkelziffer ist eine Schätzgröße der Statistik. Sie wird dann angewandt, wenn Erhebungen auf unvollständigen Daten beruhen oder wenn angenommen wird, dass offizielle Statistiken das tatsächliche Ausmaß eines quantifizierten

Ereignisses beschönigen. Dabei kann es sich immer nur um Annäherungswerte handeln.

Im Fall von Covid-19 geht es um die Schätzung der tatsächlichen Infektionszahlen und Sterbefälle. Dafür werden verschiedene Schätzgrößen miteinander kombiniert: (1) die Relation zwischen den offiziell registrierten Infektionszahlen und Sterbefällen, (2) der Anteil der positiv Getesteten an der Gesamtzahl der in einer bestimmten Zeitspanne insgesamt Getesteten, und (3) repräsentative Erhebungen bei Teilen der Bevölkerung, bei denen die PCR-Tests und Antikörperbestimmungen durchgeführt wurden. Während der ersten Pandemiewelle waren die Dunkelziffern besonders hoch. Seit der Einführung breitflächiger Schnelltests und der Verbesserung der Mortalitätsstatistik haben sich die Dunkelziffern deutlich verringert.

Enzyme
Körpereigene Proteine, die bestimmte biochemische Prozesse innerhalb eines Organismus beschleunigen oder steuern.

Fallsterblichkeit – Case Fatality Rate
Verhältnis der registrierten Todesfälle zur Gesamtheit der registrierten Infizierten

Gedächtniszellen
Spezifische Zellen der Immunanwehr (T- und B-Lymphozyten), die bei wiederholtem Kontakt mit Antigenen zu einer raschen Immunabwehr in der Lage sind. Da sie beim Kontakt mit den Antigenen nicht absterben, fungieren sie als ‚Gedächtnis' des Immunsystems.

Gen
Abschnitt des Genoms. Es enthält proteincodierende Regionen (Exons) mit dazwischen gelagerten regulierenden Abschnitten (Introns).

Genom
Gesamtheit des Erbguts eines Organismus. Es besteht beim Menschen aus etwa 22.000 Genen.

Genfähre
Virus aus der Gruppe der Adenoviren, das beim Impfen zum Einbringen eines bestimmten Antigens in den menschlichen Organismus benutzt wird.

Herdenimmunität
Zustand der kollektiven Immunität einer Bevölkerung gegen einen bestimmten Krankheitserreger. Er wird dann erreicht, wenn so viele Menschen auf natürlichem oder pharmazeutischem Weg (Infektion oder Impfung) immunisiert sind, dass die Ausbreitung der Infektion zu stagnieren beginnt und von der epidemischen zur endemischen Phase übergeht. Als Kipppunkt wird eine Immunisierungsquote von 65–75 % angenommen.

HI-V, Humanes Immuninsuffizienz-Virus
Erreger der AIDS-Erkrankung bzw. HIV-Infektion.

Immunität (Medizin)
Durch Immunisierung herbeigeführte Fähigkeit des Organismus, gegen bestimmte Krankheitserreger Antikörper zu bilden bzw. zu mobilisieren und sich vor einer Erkrankung zu schützen.

Immunsystem
Mehrstufiges Reaktionssystem höher entwickelter Organismen zur Abwehr von Antigenen. Es handelt sich um ein komplexes Geflecht aus Organen, Zellgruppen und biochemischen Substanzen, das eine unspezifische und eine spezifische Immunantwort in Gang bringen kann. Unspezifisch sind mechanische Barrieren, biochemische Komplementreaktionen und die zelluläre Immunabwehr (Granulozyten, Makrophagen usw.). Die spezifische Immunabwehr ist gegen bestimmte Antigene gerichtet, gegen die gezielte zelluläre Abwehrmechanismen und molekulare Antikörper (Immunglobuline) gebildet werden. Dabei wird zwischen antigenpräsentierenden Zellen (dendritische Zellen), den die Immunantwort vermittelnden T-Lymphozyten und den B-Lymphozyten unterschieden, die für die humorale Immunantwort der in den Körperflüssigkeiten sezernierten Antikörper zuständig sind.

Infektiosität
Fähigkeit eines Krankheitserregers (Pathogens), in einen Organismus einzudringen und ihn zu infizieren. Konkret beschreibt sie das Ausmaß der Invasion und der Reproduktion des Erregers innerhalb der Wirtszelle und des Organismus.

Inkubationszeit
Zeitspanne zwischen der Übertragung eines Erregers und dem Auftreten der ersten Krankheitssymptome.

Inzidenz
Häufigkeit einer (Infektions-)Krankheit in einer Grundgesamtheit (Bevölkerung) innerhalb einer bestimmten Zeitspanne. Sie wird in der Regel durch die Zahl der Neuerkrankungen ausgewiesen, die in dieser Zeitspanne pro 100.000 Personen auftreten. Aus ihr werden Messzahlen zur Inzidenzrate, Inzidenzdichte und zur kumulativen Inzidenz errechnet.

Das Schlüsselproblem der Inzidenz ist die Erfassung aller Infizierten bzw. Erkrankten. Wenn nur ein Teil der Infizierten behandlungsbedürftig erkrankt und erfasst wird, bleibt die Inzidenz unbekannt. Sie kann dann nur mit Hilfe repräsentativer Stichproben oder anhand von Dunkelziffern geschätzt werden. Bei der aktuell zur Festlegung von Schwellenwerten benutzten 7-Tage-Inzidenz handelt es sich in Wirklichkeit um eine 7-Tage-Testprävalenz, die auf die Gesamtbevölkerung umgerechnet wird.

Kontagiosität
Übertragbarkeit eines Krankheitserregers von Organismus zu Organismus. Der Begriff gibt an, wie groß das Risiko ist, ein Pathogen auf dem jeweils typischen Übertragungsweg zu akquirieren.

Kreuzimmunität
Immunität des Organismus gegen einen bestimmten Krankheitserreger, die durch eine vorausgegangene Immunisierung gegen einen anderen Erreger erworben wurde. Sie kann durch eine Infektion oder eine Impfung bewirkt worden sein. Im Fall von SARS-CoV-2 wird angenommen, dass zwei seit einigen Jahrzehnten bekannte harmlose Erkältungsviren vom Corona-Typ vor allem bei Kindern und Heranwachsenden eine Kreuzimmunität bewirken. Auch die Tuberkulose-Schutzimpfung (BCG-Impfung) wird als Auslöser einer Kreuzimmunität diskutiert.

Letalität, Letalitätsrate – Infection Fatality Rate (IFR)
Verhältnis der Todesfälle zur Gesamtheit der Infizierten innerhalb einer Population. Die Letalität ist von der Fallsterblichkeit zu unterscheiden, die sich nur auf die registrierten Infektionen bezieht.

Monoklonale Antikörper
Immunologisch aktive Proteine (Immunglobuline). Sie werden aus einer Gruppe genetisch identischer Zellen (Zelllinie) gebildet, die auf einen einzigen B-Lymphozyten zurückgeht. Monoklonale Antikörper sind nur gegen ein spezifisches Antigen wirksam.

Mortalität, Mortalitätsrate
Anteil der Todesfälle an der Gesamtbevölkerung. Er wird in der Regel in der Relation 1 (n) : 100.000 angegeben.

Mutation, Mutante
Genetische Veränderung des Erbguts, die weitergegeben (vererbt) wird. Dabei wird zwischen Einzelmutationen (Punkt-Mutationen) und Mehrfachmutationen unterschieden, aus denen neue Varianten eines Krankheitserregers hervorgehen können.

Nosokomiale Erkrankung
Zumeist infektiöse Erkrankung, die während einer klinischen bzw. medizinischen Behandlung auftritt. Die Hauptursache sind resistente Krankenhauskeime.

Nukleinsäure
DNA oder RNA, die einzelsträngig (segmentiert oder unsegmentiert), doppelsträngig oder kreisförmig angeordnet ist.

Nucleotid
Baukomponente der Nukleinsäuren DNA und RNA. Sie besteht aus einem Zuckerring und einer Base. Bei der DNA wechseln sich die Nukleotide A (Adenosin), T

(Tyrosin). G (Guanin) und C (Cytosin) ab. Bei der RNA ist das Tyrosin durch Uridin (U) ersetzt.

Pandemie
Kontinente- und länderübergreifende Ausbreitung einer bestimmten Infektionskrankheit. Die weltweite Ausbreitung und das Ausbreitungstempo einer auf ein bestimmtes Gebiet beschränkten Epidemie wird entscheidend durch die transkontinentalen Transportsysteme beeinflusst. Formell wird der Übergang einer Epidemie zur Pandemie vom Generalsekretariat der Weltgesundheitsorganisation festgestellt.

Pathogen
Protein, das nach dem Eidringen in den Organismus eine Erkrankung auslöst. In den meisten Fällen handelt es sich dabei um Krankheitserreger.

Pathogenität
Krankmachende Potenz einer infektionsauslösenden Substanz (Bakterien, Viren, Parasiten, Toxine usw.). Das Ausmaß der Pathogenität hängt von der Reproduktionsfähigkeit und der Intensität der Bildung zell- und organschädigender Toxine ab.

PCR-Test, Polymerase-Kettenreaktionstest
Gentechnisches Diagnoseverfahren, das qualitativ und / oder quantitativ zum Nachweis von Nukleinsäuren benutzt wird. Zu diesem Zweck werden die Nukleinsäuren vervielfältigt und abgeglichen.

Polymerase
Synthese-Enzym. Es produziert Nucleinsäuren durch Polymerisation.

Prävalenz
Messgröße der Häufigkeit einer bestimmten (Infektions-)Krankheit in einer untersuchten Gruppe der Bevölkerung oder in solchen Teilen der Bevölkerung, die auf das Vorliegen dieser (Infektions-)Krankheit getestet wurde. Die Prävalenz ist strikt von der Inzidenz zu unterscheiden. Es wird zwischen Punktprävalenz (Häufigkeit der Infektion zu einem bestimmten Zeitpunkt) und Periodenprävalenz (Häufigkeit der Infektion in einer bestimmten Zeitspanne) unterschieden.

R-Zahl, Reproduktionszahl
Geschätzte Messgröße, die angibt, wie viele Menschen ein Infizierter innerhalb einer bestimmten Zeitspanne ansteckt. Bei einer Schätzgröße >1 breitet sich die Epidemie aus, bei 1 stagniert die Ausbreitung und bei <1 ist sie rückläufig.

Rekombination
Zusammenfügung von DNA-Fragmenten unterschiedlicher Genome. Bei Viren findet sie in der Regel dann statt, wenn unterschiedliche Subtypen oder Varianten in den Zellen eines Zwischenwirts aufeinandertreffen.

Repräsentative Stichprobe
Spezifische Form der Datenerhebung, die es gestattet, aus einer kleinen Stichprobe Aussagen über eine wesentlich größere Grundgesamtheit zu machen. Bei ihr sind die Charakteristika der Stichprobentechnik und der Erhebungsmethode detailliert festgelegt. Entscheidend für die Repräsentativität ist dabei die Einhaltung des Zufalls- und Quotenprinzips. Stichproben, die bei einer zufällig ausgewählten Teilgesamtheit regelmäßig wiederholt werden, werden als Kohortenstichprobe bezeichnet.

RNA – Ribonukleinsäure
Aus Nukleotiden bestehende Komponente des Genoms. Sie ist meistens einzelsträngig und im Gegensatz zur DNA sehr variabel.

RNA-Impfstoff, mRNA-Impfstoff
Gentechnisch hergestellter Impfstoff, bei dem die Boten-RNA (mRNA) zur direkten Übertragung des besonders infektiösen Genabschnitts des Erregers benutzt wird, um eine starke Immunreaktion auszulösen. Sie wurde erstmalig zur Immunisierung gegen SARS-CoV-2 entwickelt und benutzt einen Genabschnitt zur Codierung des Spike-Proteins.

Siebe-Tage-Inzidenz
Bezeichnung für den Nachweis der innerhalb einer Woche nachgewiesenen Infektionen in der Gesamtbevölkerung. Korrekterweise müsste im Fall von Covid-19 von einer Sieben-Tage-Testprävalenz gesprochen werden, weil ein Großteil der Infizierten unerkannt bleibt.

Transkription (Genetik)
Übersetzung von DNA in RNA, in den meisten Fällen in Boten-RNA.

Übersterblichkeit – Excess Mortality
Erhöhte Zahl von Sterbefällen während einer bestimmten Zeitspanne verglichen mit der normalerweise erwarteten Sterblichkeit. Sie wird durch den Abgleich der in einer bestimmten Jahreszeit registrierten Sterbefälle mit dem Durchschnitt der in dieser Periode in den voraufgegangenen drei bis fünf Jahre dokumentierten Sterbefälle ermittelt. Die Übersterblichkeit ist die wichtigste statistische Messgröße zur Abschätzung der Schwere einer Epidemie.

Vakzine, Vakzin
Impfstoff. Das Substantiv wird entweder im Femininum oder Neutrum dekliniert.

Verdopplungszeit
Zeitspanne, in der sich während einer Epidemie die registrierte bzw. in Modellrechnungen vorausgeschätzte Infektionshäufigkeit verdoppelt. In den zumeist kurzen Phasen eines exponentiellen Anstiegs kann sie sich auf wenige Tage verkürzen.

Vektorvirus
Virus, das bei der Impfstoffentwicklung als Medium zur Übertragung von Antigenen in den Organismus benutzt wird.

Virus
Aus Nukleinsäuren bestehendes bewegliches Partikel, das mit genetischen Informationen zur Vermehrung ausgestattet und häufig in Proteine verpackt ist. Es besteht aus bis zu 2.500 Genen. Viren können selbst keine Proteine synthetisieren und sind deshalb bei ihrer Vermehrung auf Wirtszellen angewiesen. Sie gelten als Motor der biologischen Evolution und sind nur selten für Menschen und Tiere pathogen.

Zoonose
Erkrankung, die durch eine Virusübertragung vom Tier auf den Menschen ausgelöst wird.

HINWEISE ZU QUELLEN UND LITERATUR

Eineinhalb Pandemiejahre sind inzwischen vergangen. Sie sind aber noch nicht von der Zeitgeschichte inventarisiert worden. Daraus ergaben sich spezifische Probleme der Quellenerschließung. Archivbestände oder anderweitig zugängliche Sammlungen existieren noch nicht. Es werden Jahre vergehen, bis die politischen Entscheidungszentren und Krisenstäbe ihre Registraturen und Datenbanken an die Archive abgegeben haben. Anschließend wird eine dreißigjährige Sperrfrist die kritische Geschichtsschreibung erschweren.

Infolgedessen standen für die vorliegende Untersuchung keine Archivunterlagen zur Verfügung. Auch andere physische Materialsammlungen waren nicht greifbar, weil die Lesesäle der Bibliotheken, Medienredaktionen und einschlägigen Forschungsinstitute lange geschlossen waren. Es blieb deshalb nichts anderes übrig, als für die Zwecke des Forschungs- und Publikationsprojekts eine eigenständig konzipierte Sammlung anzulegen. Ihr Aufbau hatte die vielschichtigen Ebenen der Coronakrise zu reflektieren und sich gleichzeitig so an ihren Schnittstellen zu orientieren, dass sie dem sechsteiligen Aufbau der Untersuchung entsprachen und zugleich die empirische Grundlage für die integrierende Analyse des Gesamtprozesses bildeten. Auf diese Weise entstanden mehrstufig strukturierte Materialsammlungen zu den jeweiligen Themenschwerpunkten, die durch den Aufbau themenübergreifender Registraturen (Pandemie-Lageberichte, Weltregionen und Nationalstaaten, vergleichende Pandemiegeschichte, interdisziplinäre Aspekte von Covid-19, alphabetisch sortierte Forschungsberichte und Arbeitspapiere, Personen- und Sachregister usw.) ergänzt wurden.

Eine derart dichte Koordination zwischen dem Aufbau des Sammlungsbestands und der integrierenden Analyse war nur dank der inzwischen unerschöpflich gewordenen Zugriffsmöglichkeiten auf Dokumente und Texte möglich, die das Internet bietet. Dort konnten die Portale und Webseiten der internationalen Fachbibliotheken, Forschungsgesellschaften, wissenschaftlichen Zeitschriften und gesundheitspolitischen Institutionen zur Vervollständigung und Aktualisierung der Materialsammlung konsultiert werden. Den Kern bildeten dabei die in den Portalen ›PubMed‹ und ›Google Scholar‹ mithilfe einfacher Suchbegriffe abrufbaren Arbeitspapiere und Forschungsberichte. Sie ließen sich durch die regelmäßige Recherche auf den Webseiten der Weltgesundheitsorganisation (WHO), führender Fachzeitschriften (Science, Nature, The Lancet, British Medical Journal, New England Journal of Medicine, Deutsches Ärzteblatt usw.), der wichtigsten nationalen Centers for Disease Prevention and Control sowie Wissenschaftsgesellschaften und Forschungsinstitute ergänzen. Eine wesentliche Ressource für den evidenzbasierten Blick auf die paradoxe Dichotomie von Lockdowns und sozio-ökonomischen Stimulierungspaketen bildeten darüber hinaus die Bulletins und periodischen Lageberichte der führenden Weltinstitutionen (Bank for International Settlement, International Labour Organization, International Monetary Fund, OECD, Vereinte Nationen, Weltbank) und Zentralbanken, insbesondere der Federal Reserve der USA, der Europäischen Zentralbank und der Bank of England. Hinzu kam die laufende Auswertung einiger Printmedien, insbesondere internationaler Tageszeitungen und Wochenmagazine (in erster Linie Neue Zürcher Zeitung, New York Times, Süddeutsche Zeitung, Le Monde Diplomatique und The Economist). Eine nicht zu unterschätzende Rolle spielten schließlich einige interne Planungspapiere aus Ministerien und Krisenstäben, die hin und wieder von Whistleblowern ins Netz gestellt oder von investigativen Journalisten aufgedeckt wurden. Die Verifikation ihrer Echtheit und teilweise auch ihre Beschaffung waren schwierig. Sie gewährten jedoch wichtige Einblicke in den Arkanbereich des Pandemiemanagements der politischen Führungsschichten.

Zu Beginn der Manuskriptüberarbeitung wurde das Sammlungsgut archivisch erschlossen und als Bestand III.79 ›Coronakrise‹ zusammengefasst. Das machte es möglich, die benutzten Quellen systematisch auszuweisen und weiter präsent zu halten.

Der auf acht Regalmeter angewachsene Sammlungsbestand wurde durch die Standardwerke und Handbücher der einschlägigen biologisch-medizinischen Fachgebiete, des Public Health, der Statistik und der vergleichenden Pandemiegeschichte ergänzt. Soweit auf sie direkt Bezug genommen wurde, sind sie im Anmerkungsapparat ausgewiesen. Eine deutlich schmalere Untergruppe bildeten einige Sammelbände und Monographien, die sich auf das aktuelle Pandemiegeschehen beziehen. Zur Klärung der in dieser Untersuchung aufgeworfenen Fragen trugen sie nur selten bei. Soweit dies der Fall war, wurden sie ebenfalls im Anmerkungsapparat vermerkt.

PERSONENREGISTER

Adams, Jerome Michael; 467
Agamben, Giorgio; 402, 403
Azar, Alex Michael; 258, 467

Biden, Joseph ›Joe‹ Robinette Jr.; 280, 283
Birx, Deborah Leah; 258, 467
Bolsonaro, Jair Messias; 270, 271, 294, 468
Buffett, Warren; 42, 44, 45, 53, 445

Chamenei, Ali (Ajatollah); 294
Chen, Chi-Mai; 463, 464
Collins, Francis Sellers; 467

Dylan, Bob; 479

Engels, Thomas J.; 467

Fauci, Anthony Stephen; 259, 262, 467
Ferguson, Neil Morris; 242, 245, 304, 465, 468

Gao, George; 450
Gates-Familie; 44
Gates, Melinda; 42-44, 50, 51, 76, 77, 79, 445-447, 451, 490
Gates, William ›Bill‹; 42-44, 47-51, 53, 76, 77, 79, 356, 445-447, 451, 490

Hahn, Stephen; 467
Hirsch, Joachim; 402, 477, 484
Hobbes, Thomas; 394, 483

Ihekweazu, Chikwe; 450
Ioannidis, John P. A.; 466, 473

Kadlec, Robert; 468
Kekulé, Alexander S.; 57
Koch, Robert; 23, 80
Kohn, Stephan; 466
Kreilinger, Verena; 244, 245, 465, 474

Lauterbach, Karl; 472
Li, Wenliang; 88, 443, 451, 463
López Obrador, Andrés Manuel; 269, 270
López-Gatell Ramírez, Hugo; 270, 468

Mandetta, Luiz Henrique; 271, 468
Modi, Narendra Damodardas; 141, 303

Nava, Francesca; 473
Netanyahu, Benjamin; 286

Paech, Norman; 402, 484
Pazuello, Eduardo; 469
Pence, Michael Richard ›Mike‹; 258
Pettenkofer, Max Joseph von; 80
Prantl, Heribert; 396, 402, 483, 484
Priesemann, Viola; 323, 474
Pueyo, Tomás; 243-245, 247, 248, 465

Reagan, Ronald; 74
Redfield, Robert Ray; 262, 467
Ritschl, Albrecht; 80, 451
Rockefeller-Familie; 43
Rockefeller, David; 445
Rockefeller, John Davison; 43

Schmitt, Carl; 403
Schreckenberger, Waldemar; 448
Schwab, Klaus Martin; 436, 487
Seneca, Lucius Annaeus; 359, 479

Tegnell, Anders; 253, 467
Teich, Nelson Luiz Sperle; 271, 469
Trump, Donald John; 258, 262, 294, 467, 468

Verma, Seema; 467

Xi, Jinping; 90

Yersin, Alexander; 441

Zeller, Christian; 244, 245, 465, 474
Zhang, Jixian; 88

© Verlag Antje Kunstmann GmbH, München 2022
Umschlaggestaltung: Heidi Sorg und Christof Leistl
unter Verwendungeiner Grafik von Dirk Brockmann
Satz + Typografie: frese-werkstatt.de
Druck und Bindung: CPI – Clausen und Bosse, Leck
ISBN 978-3-95614-484-4

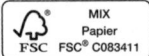